Dr. Sabine C. Stebel

Einmal mit Profis arbeiten

oder

Uğurs Geständnis

Lektürehilfe zu „Projekt Lightspeed“

Impressum:

3. Auflage, 2024

Coverentwurf: Pyari Cordero

Layout: Sabine Glocker

Titel: Einmal mit Profis arbeiten – Lektüre zu „Projekt Lightspeed“.

Kontakt: www.hesper-verlag.de

ISBN: 978-3-943413-43-4

Inhalt

Dramatis Personae

In der Reihenfolge ihres Erscheinens auf der Bühne des Stücks (mit Ausnahme der Statisten = Politiker)

Uğur Şahin	Universalwissenschaftler und verkanntes Genie
Özlem Türeci	seine Frau, ebenfalls geniale Wissenschaftlerin, die Einzige mit dem vollen Überblick
Helmut Jeggle	Ökonom
Matthias Kromayer	Risikokapitalgeber
Lynda Stuart	Immunologin, Vizedirektorin der Bill-und-Melinda-Gates-Stiftung
Sierk Poetting	gelernter Physiker, Finanzvorstand, verantwortlich für Personalfragen, Ex-Unternehmensberater für McKinsey & Co., wollte immer Astronaut werden und bei der Mondlandung dabei sein
Ryan Richardson	amerikanischer Ex-Investmentbanker für J.P. Morgan im Gesundheitssektor, hat Ganymed für Uğur Şahin und Özlem Türeci verkauft, Chief Strategy Officer von BioNTech
Sean Marrett	Chief Commercial Officer oder Ex-Börsenfutzi auf Betteltour
Strüngmann-Brüder Hauptinvestoren	bayerische Milliardäre, denen mal Ratiopharm gehörte,
Holger Kissel	Molekularbiologe, der sich um Pharma-Allianzen kümmert
Philip Dormitzer	Ex-Novartis, wissenschaftlicher Vorstand bei Pfizer für Virusimpfstoffe und US-Vize des Unternehmens
Klaus Cichutek	Chef des PEI
Corinna Rosenbaum	leitende Projektmanagerin für die Zusammenarbeit mit Pfizer am Grippeimpfstoff
Tom Madden	englischer Wissenschaftler, Ex-Mitarbeiter von Acuitas

Andreas Kuhn	Biochemiker, BioNTechs Herstellungsfachmann, überwacht die Herstellung in Idar-Oberstein
Sebastian Kreiter	einer der dienstältesten Wissenschaftler von BioNTech
Jasmina Alatovic	das Ein-Frau-Team der Öffentlichkeitsarbeit, Mitarbeiterin von Roshni Bhakta
Mustafa Diken	enger Mitarbeiter von Uğur Şahin
Barney Graham	erfahrener Immunologe und Virologe am NIH
Antony Fauci	Chef des NIH, bekannt unter dem „Spitznamen" Dr. Death, Erfinder von AIDS, der US-Mengele
Fu Gao	der chinesische Fauci, Mitglied der Leopoldina
Stephanie Hein	verantwortliche Wissenschaftlerin, zuständig für das „RNA-Depot" von BioNTech
Aimin Hui	Onkologin bei Fosun, einem chinesischen Chemiekonzern
Francois Perrineau	Verantwortliche für Sicherheit und den technischen Bereich
Katalin Karikó	Erfinderin der Pseudouridyl-Methode zur Stabilisierung der mRNA und somit deren Umwandlung im modRNA, angeblich ungarische Spionin, Senior-Vizepräsidentin von BioNTech bis September 2022, seitdem Professorin an der Universität Szeged
Drew Weissman	Immunologe, Ex-NIH-Mitarbeiter, Ex-Fauci-Mitarbeiter, auch Erfinder der Pseudouridyl-Methode zur Stabilisierung der mRNA und somit deren Umwandlung im modRNA
Stephanie Erbar	Spezialistin für Infektionskrankheiten aus Marburg
Annette Vogel	seit 2014 Virologin bei BioNTech
Robin Shattock	Immunologe, Imperial College London
Tim Beissert	Mitglied von Team Optimal RNA bei BioNTech
Zhang Yongzhen	Professor am Shanghai Public Health Clinical Center
Thomas Ziegenhals	genialer Biochemiker
Johanna Drögenmüller	geniale Biochemikerin

Alex Muik	Biochemiker
Christoph Huber	Mentor von Uğur Şahin und Özlem Türeci, hat mit ihnen zusammen vor zehn Jahren das Forschungsinstitut TRON gegründet
Bianca Sänger	einzige Mitarbeiterin von Alex Muik
Roshni Bhakta	amerikanische Molekularbiologin
Michael Motschmann	Chef der kleinen Investmentfirma MIG
Roger Perlmutter	Vorstandsvorsitzender von Merck
Ira Mellman	Immunologe bei Genentech
Kathrin Jansen	Mikrobiologin, leitete die Entwicklung des Gebärmutterhalskrebsimpfstoffs
Albert Bourla	griechischer Tierarzt, der sich 25 Jahre bei Pfizer hochgearbeitet hat, bis er 2019 Vorstandsvorsitzender von Pfizer wurde
Mikael Dolsten	wissenschaftlicher Leiter von Pfizer
Claudia Lindemann	Master in Pharmazie, ausgebildete Virologin, ohne spezielle Erfahrung mit Krebserkrankungen, mit der Leitung der toxikologischen Studien betraut
Jan Diekmann	Leiter von BioNTechs präklinischer Toxikologiegruppe
Martin Bexon	externer medizinischer Berater
Christopher Marhallsay	Leiter des Medical Writing
Christian Miculka	Projektmanager bei BioNTech
Ruben Rizzi	zuständig für Zulassungsfragen bei BioNTech
Ulrich Blaschke	technischer Entwicklungsexperte von BioNTech
Lars Hendrik Röller	Merkels Wirtschaftsberater
Pascal Soriot	CEO von AstraZeneca
Kate Bingham	Leiterin der britischen Impfstoff-Taskforce unter Boris Johnson
Moncef Slaoui	Leiter der Operation Warp Speed

Bill Gruber	klinischer Leiter Phase-III-Studie bei Pfizer
Steve Lockhardt	klinischer Leiter Phase-III-Studie bei Pfizer
Donna Boyce	Leiterin Regulatorikabteilung bei Pfizer
Christoph Prinz	seit Anfang 2020 bei BioNTech und leitet ein Team, das mitverantwortlich ist für die gleichbleibende Qualität der hergestellten mRNA-Chargen
Dietmar Katinger	Geschäftsführer von Polymum
Valeska Schilling	Produktionsleiterin in Marburg
Helma Heinen	langjährige Assistentin von Uğur Şahin und Özlem Türeci
Eleni Lagkadinou	griechische Spezialistin für klinische Entwicklung zum Zeitpunkt der Handlung, seit März 2022 bei Roche in Basel

DrBines Vorwort

Normalerweise schreibt man Rezensionen über ganze Bücher. Dieses Buch jedoch beschreibt so viel Inkompetenz in geballter Form, dass ich, als jemand, der auf dem Gebiet des Protein-Engineering promoviert hat[1], das Buch Kapitel für Kapitel rezensieren muss, um all die Anfängerfehler, Hybris und Selbstüberschätzung zusammenzufassen, die dieses Buch beschreibt.

Warum habe ich auf diesem Gebiet promoviert, Proteinfaltung und das Wissen darüber (oder eher was man alles nicht weiß) studiert, wenn dann ein dahergelaufener Ignorant einfach so mal ein Protein entwirft, sämtliche Sicherheitsvorkehrungen im Protein-Engineering ignoriert (weil man sie nicht einmal kennt) und damit Milliarden scheffelt?

Bei der beschriebenen Inkompetenz bekommt man als jemand vom Fach (und davon gibt es leider nicht viele. In Deutschland kann man die an zwei Händen abzählen und einer davon arbeitet mittlerweile bei BioNTech, scheint aber das Problem auch nicht verstanden zu heben) graue Haare, wenn man das liest und verträgt maximal ein Kapitel pro Tag. Danach hat man Magenschmerzen, einem ist übel und schwindelig vom Kopfschütteln.

Normalerweise schreibe ich (zugegebenermaßen ziemlich bissig-ätzende) Rezensionen zu Klassikern, weil sich da die Autoren nicht mehr beschweren können.

Shakespeare war KEIN Genie, er war der Walt Disney seiner Zeit, hat Geschichten plagiiert und ganze Testpassagen aus fremden Büchern kopiert und das Ganze dann mit Sex and Crime gewürzt. Er hatte eine steile Lernkurve, aber einige seiner Stücke sind einfach nur grottenschlecht, daher schweigt man sie im Unterricht und an der Uni meist tot und beschränkt sich auf jene Stücke, die zu Recht Klassiker wurden.

Vielleicht wird auch „Projekt Lightspeed“ ein Klassiker der Beschreibung von Inkompetenz und Hybris, das in späteren Jahren zur Warnung gelesen wird, wie man es eben NICHT macht. Und wenn man sich schon so saublöd anstellt, dann hält man die Klappe und veröffentlicht das nicht auch noch in Buchform.

Doktor Sabine C. Stebel (DrBine)

Freiburg, 25.07.2023

PS: Der Text wurde im Februar 2024 teilweise aktualisiert – nur falls jemand verwirrt ist, dass Informationen enthalten sind, die nach dem Schreiben des Vorworts datieren.

Vorwort

Schon das Vorwort hat einige Passagen, die ich, milde ausgedrückt, „problematisch" finde. Abgesehen davon, dass der Autor sich als Fanboy outet und froh ist, dass seine Eltern die Plörre (= Covid-Impfung, Schlumpfung, Gentherapie, mRNA-Impfung, mod-RNA-Impfung, Immunisierungsversuch, Sumpfsuppe, sucht euch einen Namen aus) gespritzt bekommen haben, was einen eindeutigen Bias (Verzerrungseffekt, systematische Über- oder Unterschätzung einer nicht erwartungstreuen Schätzfunktion oder konstante Größe, die einem Nutzsignal überlagert wird) erahnen lässt, sind mir folgende Passagen im Prolog unangenehm aufgefallen:

„Nur neun Monate, nachdem er mich auf die Spur von BioNTech gesetzt hatte, sagte ich ihm, dass das zwölf Jahre alte Unternehmen auf spektakuläre Weise ‹geliefert› hatte. Augenblicke später stand die Nachricht von der Entwicklung eines bemerkenswert wirksamen Impfstoffs ganz oben auf der Website der Financial Times." (S. 10)

Das heißt, der Autor dieses Buchs hat das Produkt der Firma, über die er berichtet, über seine Zeitung direkt gepusht! Die Medien (in diesem Fall die Financial Times, nicht gerade ein kleines, regionales Käseblatt ohne überregionalen Einfluss) haben also die BioNTech-Brühe von Anfang an gehypt, weil einer ihrer Schreiberlinge Fan der Hersteller ist und deren Haus- und Hofschreiberling. Ähnlich wie bei überteuerten Apple-Produkten, die Menschen bei klarem Verstand nie nutzen würden (ja, steinigt mich, ich stehe nicht auf geschlossene Systeme, die mir ferngesteuert Bilder löschen können oder Produkte einfach abschalten, weil sie nicht mehr unterstützt werden wie die alten iPods, die man nun nicht mehr mit Musik beladen kann wie einen alten USB-MP3-Player. Selbst schuld kann ich da nur sagen).

„Infolgedessen stützen sich meine Skizzen von Personen und Orten gelegentlich auf Beschreibungen Dritter. Die Erinnerungen an ein schwieriges Jahr waren manchmal zwangsläufig unvollständig und die von den Beteiligten ein und derselben Ereignisse gemachten Datums- und Zeitangaben gelegentlich widersprüchlich. Wo immer möglich, habe ich die Fakten unabhängig überprüft, aber meine Schilderung einiger Ereignisse beruht auf den bestmöglichen Erinnerungen von ein paar wenigen Beobachtern." (S. 11)

Daten sind in diesem Buch also generell erst einmal mit Vorsicht zu genießen, bis man nicht Unterlagen hat, diese zu untermauern, sollte man irgendwelche beschriebenen Inkompetenzen vor Gericht zerren wollen. Clever ... Ob diese Passage enthalten ist, damit man sie nicht auf Daten festnageln kann, weil diese sind ja, wie im Vorwort geschildert, widersprüchlich und nicht supergenau, kann ich nicht sagen. Macht aber die Darstellung des Rests schon mal zu etwas, was man mit Vorsicht genießen sollte und potenziell zu einem fiktionalen Buch, als das ich es auch behandeln werde.

Daher ist dieses Buch, das du gerade liest, auch ein sogenannter Lektüreschlüssel bzw. eine Lektürehilfe. Lektüreschlüssel sind Bücher, die Schülern helfen sollen, historisch wichtige literarische Werke besser zu verstehen.

Interessanterweise widersprechen Uğur Şahin und Özlem Türeci dem Vorwort und der angeblichen Ungenauigkeit der geschilderten Ereignisse. In der Danksagung sagen sie nämlich irgendwie das Gegenteil dessen, was in der Einleitung behauptet wird:

„Wir erklärten uns bereit, Co-Autoren des Buches zu werden, mit dem Ziel, die Wissenschaft hinter dem ‹Projekt Lightspeed› so genau wie möglich darzustellen, die einzelnen Schritte auf dem Weg dorthin zu erläutern und die Anstrengungen und die harte Arbeit der vielen Gefährten zu würdigen, die ihr Menschenmöglichstes taten, um dieses Projekt ins Ziel zu bringen." (S. 347)

Was nun? Möglichst genau oder gelegentlich widersprüchlich mit Erinnerungslücken, wie man sie aus der Politik[2] oder von Anthony Fauci[3, 4] kennt. Immer, wenn es opportun ist, kann man sich nicht erinnern. Was für ein Zufall.

Daher liebe Anwälte ... Noch einmal, nur falls mich jemand juristisch ärgern möchte: Ich rezensiere hier einen fiktionalen Roman, einen historischen Roman, der auf realen Ereignissen basiert. Ähnlichkeiten mit lebenden Personen sind möglicherweise rein zufällig und Ähnlichkeiten zu Datensätzen, die herausgeklagt wurden[5], sind tatsächlich teilweise auch eher marginal. Den rosafarbenen Stift der Wahrheit, der Stellen markiert, die tatsächlich den Tatsachen der beschriebenen Epoche entsprechen, musste ich nur im einstelligen Bereich zücken, was meine Hypothese des streckenweise fiktionalen Romans untermauert.

Die Daten des Buchs widersprechen streckenweise dermaßen den bei der EMA und FDA eingereichten Daten und Belegen (darauf gehe ich dann in den entsprechenden Kapiteln ein), dass ich das Buch als fiktiven Roman behandle, dessen Protagonisten nur zufällig Ähnlichkeit mit lebenden Personen haben. Fiktive Romane darf ich satirisch rezensieren, wie ich will, das ist Kunst. Satire darf alles, zumindest aktuell noch. Der amerikanische Satiriker CJ Hopkins hat letztendlich auch vor Gericht gegen die Berliner Justiz gewonnen.[6] Aber wer weiß, welche Zensurgesetze noch entworfen werden, die dann vielleicht sogar rückwirkend angewendet werden. Den aktuellen Politdarstellern traue ich in ihrer Verzweiflung mittlerweile alles zu. Witze versuchen sie ja bereits zu zensieren[7] und der Bundesnachrichtendienst sammelte damals DDR-Witze, um die wahre Lage in einem Land zu bestimmen.[8] Witze und Satire zu zensieren, wäre somit eine Form der Geheimniswahrung und sicherlich irgendwie begründbare Antispionagemaßnahme.

Als historischer Roman betrachtet hat dieses Erstlingswerk die üblichen Probleme vieler historischer Romane: Man nimmt das historische Setting als Hintergrund der Geschichte und hat es sich leider gespart, die geschichtlichen Details korrekt zu recherchieren. Klassiker sind zum Beispiel Sonnenblumen oder Tomaten in Gärten der römischen Antike (beide kommen aus Amerika) oder Eukalyptusbäume (aus Australien) im mittelalterlichen Spanien. Ist mir alles schon untergekommen. Die Autoren fanden es nicht lustig, dass ich sie auf die Fehler in Onlineleserunden hingewiesen habe.

Die Fehler des historischen Settings dieses Romans sind jedoch deutlich diffiziler zu zerlegen als so offensichtliche Fehler in historischen Liebesschmonzetten frustrierter Hausfrauen.

„Einige Ortsnamen und Erkennungsmerkmale wurden auf Wunsch der Sicherheitsdienste, die BioNTech und seine Zulieferer vor aktuellen Drohungen schützen sollen, geändert oder weggelassen. Aus demselben Grund wurden andere Teile der Lieferkette nicht im Detail beschrieben. Nichts davon tut dem Wahrheitsgehalt der Geschichte in irgendeiner Weise Abbruch."

DAS sehe ich anders! Wenn man angeblich ein Sachbuch schreibt, darf man nicht einfach Fakten ändern. Warum halten sie Zulieferer geheim. Das ist doch schon sehr suspekt in der Einleitung, zumal einige der Lieferanten aus den EMA- und FDA-Daten ja durchaus bekannt sind, darunter Acuitas[9], Merck[10], Evonick[11] und Polymum[12]. Auch dass mit Rentschler[13] zusammengearbeitet wird, ist kein Geheimnis. Eine Liste der Zulieferer, die zum Zeitpunkt der Veröffentlichung dieses Buchs anhand von Pressemeldungen aufgestellt werden konnte, ist am Ende dieses Buchs zu finden.

Im Übrigen wird Uğur Şahin als Professor der Immunologie bezeichnet. Wie kann es dann sein, dass er Immunbiologie nicht einmal auf Mittelstufenniveau (Klasse acht bis zehn, also mittlerer Abschluss) beherrscht?

Was wissen wir eigentlich über die vorherige Firma Ganymed, die für so unglaublich viel Kohle an Astellas[14] vertickt wurde. Ist das sauber gelaufen? Warum wurde verkauft? Was lief damals? Warum eine neue Firma aufziehen, wenn die alte erfolgreich war? Fragen über Fragen.

Prolog

Der Stil des Autos ist schwurbeliges Groschenheftgeblubber. Voller unnützer Adjektive, die nichts zum Inhalt beitragen und keinen Informationswert transportieren. Zusätzlich teilt er leider Charles Dickens Liebe zur Beschreibung von Kleidungsstücken, was mich schon bei Dickens genervt hat. Mir ist wurscht, was die Leute tragen, solange sie nicht nackt durch die Gegend rennen und alles bedeckt ist, was bedeckt sein sollte. Das ist jedoch in der aktuell woken Zeit möglicherweise bereits politisch inkorrekt, das weiß ich nicht so genau, da ich den schnellen Wandel der gesellschaftlichen Moral nicht mehr so aktiv verfolge.

Der Prolog beginnt direkt einmal mit einem Haufen Lügen, bei dem man sich schon fragt, wie es möglich ist, eine derartige Lügendichte in so wenig Text unterzubringen. Das ist schon fast Kunst:

„[D]ie den umfassend getesteten und zugelassenen Impfstoff gegen ein Virus erhielt, das bereits 1,5 Millionen Menschen das Leben gekostet hatte. Elf Monate lang war die Welt gegen Covid-19 ebenso machtlos wie gegen die Spanische Grippe vor gut einhundert Jahren[.]“ (S. 13)

Wie viele Lügen kann man in eineinhalb Sätze packen? Erstaunlich. Ich zähle fünf. Wer bietet mehr?
1. Die Staaten geben mittlerweile nach und nach zu, dass sie massiv überzählt haben, auch Deutschland.[15]
2. Umfassend getestet? Teleskopierung, fehlende Tierversuche oder nur minimale Tierversuche gelten nun also als „umfassend getestet“? Okay, mittlerweile sagt ja die FDA (oder war es die CDC), dass man für Humanmedikamente keine Tierversuche mehr braucht,[16] und die Übertragbarkeit der Ergebnisse der Tierversuche ist auch mehr als zweifelhaft. Aber meine persönliche Meinung zu „umfassend getestet“ sähe wahrlich anders aus.
3. Zugelassen impliziert eine reguläre Zulassung. Tatsächlich handelte es sich um eine EUA[17] (Emergency Use Authorization) bzw. um eine bedingte Zulassung, was in Europa einer Conditional marketing authorisation[18] der EMA entspricht.
4. Die Welt war machtlos gegen eine normale Grippewelle, wie sie jedes Jahr vorkommt?[19] Die Welt war leider hilflos gegen die Schwachsinnsanordnung der ungebildeten, korrupten Politiker und die Welt (= Menschen) hatte nicht den Arsch in der Hose, NEIN zu sagen (so wie ich), weil sie zu feige waren, den persönlichen (finanziellen) Preis dafür zu zahlen.
5. Die Spanische Grippe war möglicherweise eine bakterielle Infektion, wie Antony Fauci[20] und John Brundage[21] bestätigt haben. Möglicherweise ausgelöst durch

experimentelle Impfungen der US-Truppen gegen Meningitis und dann aus den USA über Truppentransporte nach Europa eingeschleppt. Die Gerüchte kamen durch einen wissenschaftlichen Report eines gewissen Frederick L. Gates, M. D. in den Umlauf, der 1918 eine Publikation mit dem Titel „Bericht über die Antimeningitis-Impfung und Beobachtungen über Agglutinine im Blut von chronischen Meningokokkenträgern" veröffentlichte.[22]
Für all jene, die nicht gerne Fußnoten lesen und das gerne als Querschwurbelei abbügeln möchten, packe ich diese Fußnote daher ausnahmsweise hier noch einmal direkt in den Text. Dieses Paper ist in PubMed hinterlegt und für jeden einsehbar:

Gates FL. *A REPORT ON ANTIMENINGITIS VACCINATION AND OBSERVATIONS ON AGGLUTININS IN THE BLOOD OF CHRONIC MENINGOCOCCUS CARRIERS. J Exp Med. 1918 Oct 1;28(4):449-74. doi: 10.1084/jem.28.4.449. PMID: 19868270; PMCID: PMC2126288.*
https://pubmed.ncbi.nlm.nih.gov/19868270/

Der Name des Arztes und Parallelen zu aktuell lebenden, historischen Persönlichkeiten sind möglicherweise reiner Zufall und deuten nicht zwangsweise auf ein nahes Verwandtschaftsverhältnis hin. Jeder, der wollte, bekam damals beim Militär die experimentelle Impfung. Inwieweit die Probanden wirklich wollten, sei bei militärischen Impfexperimenten einmal dahingestellt. Das Paper sagt dazu nur: „In einigen Regimentern waren die Impfungen bereits vor dem 5. Februar abgeschlossen."
Übrigens hat man damals schon auf Anweisung eines Doktor Thomas Tuttle sinnlosen Maskenterror veranstaltet, der damals wie heute nichts brachte. Die Bilder damals und 2020/21 gleichen sich. Die Details werden im Buch „Virus-Wahn" ab Seite 250 detailliert mit Quellenangaben geschildert. Von der Mainstream-Wissenschaft wird das aber als Verschwörungstheorie abgelehnt. Auch hier Parallelen zur Covid-Plandemie, wo viele der Patienten an einer bakteriellen Pneumonie litten,[23, 24] während man gleichzeitig vom Einsatz von Antibiotika bei Lungenentzündung seit einiger Zeit per Leitlinie abgeraten hat.[25] Die Toten wurden dann aber auf das Virus geschoben. Die NY Post hat übrigens aus Versehen zugegeben, dass die Spanische Grippe wohl doch nicht so tödlich war, wie in den Geschichtsbüchern behauptet wird[26] – im Vergleich zu Cholera und Co. im Jahrhundert davor.

RICHTIG fremdschämen musste ich mich hierfür:

Auf Seite 13 *„fuhr man die leere Ampulle sowie die für diese historische Injektion verwendete Spritze ins Londoner Science Museum. Dort würden sie für immer einen Platz bekommen – neben der Lanzette von Edward Jenner"*.

Welch Ironie. Ich habe gehört, dass Jenners erstes Kind einen Impfschaden davontrug und er dann das zweite Kind nicht mehr impfen ließ. Jenners Versuche konnten von Kollegen nicht reproduziert werden.[27]

Aber dass zwei Massenmordinstrumente nebeneinander im Museum liegen, das hat schon was.

„Neun Monate später war ein außerordentlich wirksamer Impfstoff verfügbar, der auf einer Plattform basierte, die noch nie zuvor für ein zugelassenes Medikament eingesetzt worden war." (S. 14)

Neun Monate, so lange dauert auch eine menschliche Schwangerschaft. Das hat schon fast symbolischen Charakter.
Erinnert sich jemand an das Video mit den sinkenden Effektivitätszahlen?[28] Mittlerweile bestreitet ja niemand mehr, dass der Impfstoff die Übertragung nicht verhindert – nicht einmal das RKI – und das hat es dem Bundestag am 23. März 2022 vor der Abstimmung zum Impfpflichtgesetz auch mitgeteilt.[29]
Was den Eigenschutz angeht ... Einfach einmal in die Nebenwirkungsliste der Post-Marketing-Unterlagen[30] schauen oder in die Cleveland-Studie[31]. Covid war eine der häufigsten Nebenwirkungen ...[32]
Obwohl das RKI dem Bundestag klar mitteilte, was Sache ist, behauptete der Gesundheitsminister Karl Lauterbauch noch am 24. März 2022: „Der einzige zuverlässige Weg aus der Pandemie heraus ist die allgemeine Impfpflicht."[33]

Immerhin hier, auf Seite 14, steht es schwarz auf weiß, der Beleg, dass so etwas noch nie zugelassen wurde und auch immer noch nicht wirklich zugelassen ist, es ist immer noch eine Notfallzulassung, die teils die Zulassung für diverse Altersgruppen in manchen Ländern wieder verloren hat.
Doktor Tess Lawrie hat die Tatsache, dass noch nie eine RNA-Technologie zugelassen wurde, in einem Review ausführlich belegt.[34, 35] Auch neun Monate nach Veröffentlichung dieses Papers ist es nicht in der PubMed-Datenbank (pubmed.ncbi.nlm.nih.gov), die die meisten Biowissenschaftler für ihre Recherche nutzen, gelistet. PubMed wird vom NIH (National Institute for Health = Faucis Königreich) gehostet. Sicherlich nur Zufall.

Kapitel 1 – Der Ausbruch

Steigen wir also in Kapitel 1 von „Projekt Lightspeed“ ein – Der Ausbruch.

[SPOILERALARM]

Wer sich die „Spannung“ erhalten will und das Buch vorher selbst lesen möchte, sollte dieses Buch nicht lesen! Ich verrate alles! Schamlos! Mit einer Prise beißender bis stark ätzender Ironie. Also nichts für Schneeflöckchen oder Warmduscher.

Trigger-Alarm (nur so zur Sicherheit)!

Wir befinden uns mit den nun folgenden Kapiteln im beschreibenden historischen Einführungsteil der satirischen Lektürehilfe zu Joe Millers, Uğur Şahins und Özlem Türecis „Projekt Lightspeed“. Ja, Uğur Şahin und Özlem Türeci (ich nutze im Folgenden nur die Vornamen) haben auch mitgeschrieben und das Buch schätzungsweise Korrektur gelesen, sie können sich also nicht herauswinden.

In diesem Teil der realsatirischen, wissenschaftlichen Lektürehilfe geht es um die Zusammenfassung der einzelnen Kapitel mit teilweiser Einordnung in den historischen Gesamtzusammenhang und Korrektur der darin verbreiteten Lügen, damit die SuS (Schülerinnen und Schüler) sich nicht die Mühe machen müssen, das Buch selbst zu lesen und so ihre Lebenszeit nicht verschwenden, wie ich es musste, denn ich musste das Buch leider mehr als einmal lesen. Das Schleudertrauma wegen des häufigen Kopfschüttelns ob der Inkompetenz und des geschilderten Wahnsinns kuriere ich aktuell, Monate später, noch aus. Die Übelkeit, die der Inhalt bei mir verursachte, wird wohl noch eine Weile anhalten. Inwieweit ich einige der Passagen vor Gericht als Gutachter gegen sie verwenden kann, wird sich noch herausstellen. Das Geständnis ist, aus meiner Sicht, ziemlich vollumfänglich.

Diese Buch ist/war somit für mich eine Art von Psychotherapie. Aus dem Kopf durch die Hand auf das Papier, damit ich diesen gequirlten Schwachsinn irgendwie wieder aus meinem Kopf bekomme. Die Interpretation, ob es sich bei diesem Schwachsinn um den Inhalt des Buchs oder dieses Buchs handelt, überlasse ich am Ende dem geneigten Leser.

Ja, lieber Leser, ich sehe dich bereits schmunzeln. Du hast also in deiner Schulzeit auch nur die Lektürehilfe gelesen, und fast nie oder niemals das Buch im Original selbst, und trotzdem die Klassenarbeit irgendwie ganz passabel bis gut bestanden.

In diesem Fall kannst du dir das Original tatsächlich sparen. Meine wissenschaftlich satirische Lektürehilfe ist wesentlich unterhaltsamer und im Fall eines Blackouts wäre der Brennwert des besprochenen Buchs nicht sonderlich hoch.

Kleiner Tipp: Die Lehrer haben die Lektürehilfen übrigens auch alle. Teils, weil sie zu faul oder zu bequem sind, um selbst zu denken, teils, um sich abzusichern, was die aktuell politisch korrekte Interpretation des Stoffs ist, damit die SuS im Fall des Abiturs keinen Stress mit einem möglicherweise politisch korrekten Zweit- oder Drittkorrektor bekommen.

Auswendiglernen der Essays der Lektürehilfen bringt übrigens keine guten Noten, man muss die Gedanken des Autors der Lektürehilfe zumindest selbst formulieren können (und ja, so einen Fall mit auswendig gelerntem Essay habe ich im Referendariat wirklich am Rand mitbekommen, die Benotung gestaltete sich am Ende etwas schwierig. Es gab möglicherweise einen Fleißpunkt).

Das erste Kapitel „Der Ausbruch“ fängt, trotz seines ominösen Endzeittitels, der wahrlich mehr Action verspricht, erst einmal ein wenig träge, dröge und lahm an. Wenig zum Aufregen, teils eher langweilige (Selbst-)Beweihräucherung und übersteigerte Heldenverehrung. Ja, es ist wirklich amüsant zu lesen, dass Uğur und seine Familie selbst nie einen Fernseher besessen haben (S. 17) und es vorziehen, sich in ihrer eigenen „Filterblase“ durch Onlinepublikationen zu informieren, *„die sie für beachtenswert hielten“* (S. 18).

Diese Quellen werden nicht näher spezifiziert, es ist also schwer zu sagen, welchem Bias Uğur durch seine persönliche Filterblase unterliegt. Möglicherweise Nature, Science und PNAS, also einem Pharmafilter und den üblichen Gatekeepern der Mainstream-Wissenschaft. Was nicht in das Weltbild der universitären Mainstream-Wissenschaft passt, landet auf Substack oder auf Preprint-Servern, bis die Zeiten besser werden und der Wind sich dreht. Alternativ publiziert man in unbekannten, indischen wissenschaftlichen Zeitschriften wie der Nobelpreisträger Luc Montagnier. Sollte man es doch geschafft haben, eine kleine wissenschaftliche Zeitung zur Veröffentlichung gefunden zu haben, wird der Artikel einfach nicht in den üblichen Datenbanken gelistet, damit man ihn nicht findet. Zensur gibt es auch in der angeblich so neutralen und sachlichen Wissenschaft. Nicht umsonst sagte Max Plank: „Die Wahrheit triumphiert nie, ihre Gegner sterben nur aus.“ Das war schon immer so und hat sich nicht geändert. Ich habe mich daher für die ursprüngliche Veröffentlichung dieser nun in Buchform erschienenen Texte für Substack entschieden, wo sie in ihrer ursprünglichen Form aktuell (2023) immer noch kostenlos, ungeschliffen und voller Rechtschreib- und Kommafehler zu finden sind.

Uğur weiß also auch um die Macht der Massenmedien, tappt dabei in die Falle der wissenschaftlichen Fälschungen und nutzt das Mainstream-Medien(MSM)-Manipulationssystem anschließend selbst als Instrument der Propaganda und Manipulation zusammen mit seinem Hofschreiberling Joe Miller – also aktuell immer noch – mit diesem Buch, das hier rezensiert, zerlegt und fein säuberlich filetiert wird.

Das Buch „Projekt Lightspeed“ ist somit Propaganda in seiner reinsten Form und voller Lügen durch Weglassen oder Irreführung mit Begriffen. Daher sind auch meine vielen Fußnoten erforderlich, denn anders als der Mainstream bemüht man sich als echter Wissenschaftler mit Gewissen und vereidigt auf die DFG-Richtlinien (ja, ich musste nach meiner Promotionsprüfung einen Eid auf die DFG-Richtlinien schwören, damals eine Freiburger Spezialität) zumindest um Belege.

Uğur jedoch nutzte zusammen mit der Bundesregierung lieber 16 Millionen Euro teure propagandistische Werbekampagnen[36] und die Zensur kritischer Stimmen[37, 38, 39], bleibt selbst aber Belege und Quellen schuldig, vor allem auch in diesem Buch. Immer wenn es ans Eingemachte geht, spart sich Joe die Endnoten – ein Schelm, wer Böses dabei denkt.

Anfang 2020 reist Uğur auf Seite 17 (mit detailliert beschriebener Kleidung, das erspare ich dem Leser, denn diese Beschreibungen haben, im Gegensatz zu den Beschreibungen von Charles Dickens, keinen historischen Wert bezüglich der Mode der beschriebenen Epoche) zur J.P. Morgan Healthcare Conference.[40]

Diese Konferenz gibt es wirklich und sie fand auch im Jahr 2023 statt.

„Diese Veranstaltung hatte sich zum Mekka der Pharmaindustrie entwickelt, bei dem einmal im Jahr eine Riesenshow veranstaltet wurde, die Zehntausende von Wissenschaftlern und Investoren sowie Unternehmen anlockte.“ (S. 18)

„Uğur erklärte seinem Publikum, 2020 sei das Jahr, in dem BioNTech seine Skeptiker überzeugen werde.“ (S. 21)

Uğur macht also Versprechungen bei einer Banksterveranstaltung, dass 2020 das Jahr von BioNTech wird. Ist er Hellseher oder hat er schon einen perfiden Plan? Es ist einfach, die Zukunft vorherzusagen, wenn man sie selbst erschafft. Future proves past. Wie viele Zufälle, bis es mathematisch unmöglich wird?

Wurde auf dieser Konferenz vielleicht Druck vonseiten der Investoren ausgeübt? Stand da ein gewisser Erfolgsdruck dahinter, weil ihm sonst die Firma um die Ohren geflogen wäre, weil diese von Risikokapitalgebern abhängig war und BioNTech einen riesigen Schuldenberg aufgetürmt hatte (Spoiler zu Kapitel 2, der Schuldenberg der Firma wird tatsächlich in diversen Kapiteln immer wieder hervorgehoben)?

„Kaum hatte er seinen Vortrag beendet, flog er nach Seattle zu einem Treffen mit Vertretern der Bill-und-Melinda-Gates-Stiftung, die BioNTech für die Entwicklung einer Reihe neuer Impfstoffe kürzlich 100 Millionen Dollar ***zugesichert hatte*** [Hervorhebung von mir]. *Einige Stunden später ging es weiter nach Boston zu einem Zwischenstopp bei einem auf Krebs-Immuntherapie spezialisierten Unternehmen, das BioNTech gerade für 67 Millionen Dollar kaufen wollte."* (S. 21)

Ich habe dazu nur gefunden, dass Bill Gates 55 Millionen Dollar in BioNTech investiert hat, wie man es auch auf Seite 45 im Buch findet. Von weiteren 100 Millionen Dollar habe ich sonst nirgends mehr etwas gelesen. Waren das wohl möglicherweise leere Versprechen, denn in einem späteren Kapitel geht BioNTech an der New Yorker Börse auf Betteltour (und wird erst einmal ausgelacht)? Möglicherweise ist diese Passage ein Seitenhieb in Richtung Gates Foundation, in der Art von „Ihr hättet mehr Kohle machen können, wart damals aber zu geizig".

Man fragt sich an dieser Stelle schon, was diese Einkaufstour eines eigentlich verschuldeten Unternehmens soll. Macht Uğur einen auf Amazon? Nie Gewinn machen, immer investieren und so Steuern vermeiden? Gut, die Stadt Mainz ist nun stinkreich durch die Gewerbesteuern von BioNTech, die müssen wohl doch zumindest ordentlich Steuern gezahlt haben[41] – anders als Amazon.

Nebenbei, englischer Slang, kennt man von „Salt 'n' Pepa". Das „n" steht für „and". „Bio and Tech" enthält auch das Codewort „NT", unter dem die Idee zu dieser Firma (daher wohl das in der Mitte großgeschriebene „NT" bei BioNTech) schon zu Ganymed-Zeiten in Uğurs Kopf fermentierte, das kommt aber erst später (ups, schon wieder gespoilert ...).

Okay, Uğur trifft Billyboys Vertreter und versucht, Geld für IMPFSTOFFE zu schnorren (das er wohl doch nie erhalten hat)?! Hab' ich da was nicht mitbekommen? Uğur forscht doch angeblich zu diesem Zeitpunkt, bevor er laut selbst diesem Buch anfängt, an seinem ersten Impfstoff zu brauen, an Krebstherapien. BioNTech bekommt aber von Billyboy 2020 Geld für IMPFSTOFFE versprochen, mit dem er direkt schnell noch ein Unternehmen kauft, das was ganz anderes macht. Vielleicht hat er auch einfach nur das Schuldenkonto noch weiter ins Minus getrieben, ein paar Millionen machen bei einem Schuldenberg von rund 400 Millionen Euro (S. 62) nun auch nicht mehr so viel aus.

An dieser Stelle ist ein normaler Leser, der nur die staatlich genehmigten MSM hört, möglicherweise verwirrt, weil BioNTech immer als Krebsforschungsbiotechklitsche beschrieben wurde. Wer sich mit der Firma nicht näher auseinandergesetzt hat, weiß somit nicht, dass BioNTech zu dieser Zeit zusammen mit Pfizer bereits seit 2018 (S. 66) an (erfolglosen) Grippeimpfstoffen und anderen (erfolglosen) Impfstoffen forschte. Billyboy hatte schon im September 2019 Aktien von BioNTech gekauft und *„Die Bill- und Melinda-Gates Stiftung hat [sic!] die Mainzer Biotechfirma BioNTech investiert. Neben einer neuen Form der Krebstherapie bietet BioNTech auch Know-how zur Behandlung von HIV und Tuberkulose“*[42]. Mehr Kohle scheint Billyboy letztendlich doch nicht investiert zu haben.

Gates hat übrigens seine BioNTech-Aktien Ende 2022 abgestoßen und fing dann direkt an, zuzugeben, dass modRNA-Impfstoffe nicht wirken, weil sie eine Übertragung nicht verhindern, bei Varianten versagen und bei alten Leuten nicht lange wirken:

„‚Die derzeitigen Impfstoffe sind nicht infektionshemmend‘, sagt Gates, ‚sie sind nicht breit gefächert – wenn also neue Varianten auftauchen, verliert man den Schutz – und sie haben eine sehr kurze Wirkungsdauer, vor allem bei den Menschen, auf die es ankommt, nämlich den alten Menschen.‘“[43, 44]

Zu diesem Zeitpunkt hatte er seine Aktien mit maximalem Gewinn verkauft. Fällt das eigentlich unter Insidertraiding?

Die etwas suspekte Kooperation mit Pfizer besteht zu diesem Zeitpunkt auch bereits seit einer Weile. Warum ich suspekt sage, dazu komme ich dann im entsprechenden Kapitel, wo es darum geht, wie diese Kooperation zustande kam, und das hat irgendwie einen schwer zu definierenden und sehr schalen Beigeschmack.

Ab Seite 21 fangen dann wieder die Lügenmärchen an, wie man sie aus den MSM, den kontrollierten, zensierten, vertrauenswürdigen Systemmedien, kennt. Ein wenig elaborierter und nicht in ganz so hoher Dichte wie im Prolog, aber dennoch die üblichen, abgedroschenen MSM-Lügen, die schon lange widerlegt sind.

1. Die Lüge der asymptomatischen Verbreitung. Auf Seite 21 steht: *„[So] konnte dieser Erreger unerkannt von symptomfreien Menschen weitergegeben werden. Es war ein stiller Angreifer.“*

Uğur ist Arzt, er müsste eigentlich schon aus seinem Studium wissen, dass es so etwas bei Atemwegserkrankungen nicht gibt, denn wie sollen die Erreger aus der Lunge oder dem Atemwegstrakt ohne Husten, Niesen, laufende Nase herauskommen? Beamen die sich einfach so in Nachbars Nase? Popeln und dann irgendwo drankleben? Aber dann müsste man den Popel ja irgendwie aktiv in die eigenen Atemwege transferieren. Nicht sonderlich praktikabel, schätze ich, zumindest ab einer gewissen Altersgruppe ist Popelessen nicht mehr so angesagt (angeblich). Das sieht Biochemieprofessor Scot Napper (University of Saskatchewan) anders. Er ist der Meinung, dass Popelessen Teil des Immunsystems ist und wichtig für die Gesundheit – kein Scherz. Und wenn der MDR das so bestätigt, muss das wahr sein! Das wurde sogar vom MDR-Faktenchecker überprüft![45] Gut, Uğur praktiziert nicht mehr, da kann man schon mal ein paar Grundlagen (aus dem vorklinischen Abschnitt) des Grundstudiums wieder vergessen haben.

Vielleicht wussten die Herren Wissenschaftler aber auch nicht, dass es ein Luftvirobiom gibt, ähnlich wie es ein Haut- oder Darmmikrobiom gibt. Die Viren ziehen möglicherweise mit den Winden um den Planeten und regnen dann sanft auf uns herab.[46, 47] Wie genau wollte man diese atmosphärischen Viren, zu denen das SARS-CoV-2-Virus durchaus mittlerweile gehören könnte, ausrotten und unter Kontrolle bringen?

Zunächst verbreitet Doktor Osten auch aktiv die Lüge von der asymptomatischen Verbreitung[48] (seine Doktorarbeit suchte man an seiner alten Uni erst einmal vergeblich, weil Wasserschaden[49]). Und wie man es kennt: Die Korrektur dieser Auslassung/Lüge/Unterschlagung der asymptomatischen Verbreitung bekommt man dann einfach praktischerweise nicht mehr mit[50] (darauf baut ja auch die Tagesschau, die Errata/Richtigstellungen auch gern irgendwo ganz klein, wo es keiner findet, versteckt[51]). Doktor Osten hat KEIN ERRATUM eingereicht (er hatte schon die Dollarzeichen in den Augen, weil er dabei war, einen sinnlosen, nutzlosen, schlecht designten PCR-Schwachsinnstest[52] zu veröffentlichen), was wissenschaftlich gesehen ein Unding ist (sowohl der PCR-Schwachsinnsschwindeltest als auch das „Vergessen" eines Erratums).

Letztendlich hatte die Webasto-Chinesin definitiv Symptome und hatte sich Paracetamol (oder das chinesische Äquivalent) eingeworfen. Da es sich dabei meines Wissens nicht um eine Partydroge handelt, hat sie dies sicherlich nicht zum Spaß gemacht.

Ganz abgesehen davon gab es da noch die große Wuhan-Studie, die die asymptomatische Verbreitung widerlegt hat.[53] Aber auch hier westliche Arroganz: Chinesischen Daten kann man nicht vertrauen oder gar lesen, weil sie von Chinesen sind und Chinesen Kommunisten sind und Kommunisten generell Daten fälschen, weil Kommunismus sonst nicht funktioniert – oder so ähnlich.

Wahrscheinlich hat Doktor Osten von sich auf andere geschlossen und dabei vollkommen ignoriert, dass er sich hierbei rassistisch und nicht inklusiv verhält. Aber Rassismus scheint beim Ignorieren unliebsamer Daten oder auch ganzer Staaten noch vollkommen okay zu sein, solange es politisch korrekter Rassismus ist, der sich gegen Russen oder Chinesen wendet.

2. Die Lüge der mRNA (S. 28)

Der Autor schreibt immer nur von mRNA und lügt damit bewusst den Leser an. Es handelt sich um modRNA, das hat mit RNA in etwa so viel zu tun wie ein Bobbycar mit einem Lamborghini. Beide haben vier Räder und man kann damit fahren.

Leider enthält modRNA aber ein Nukleosid (N1-Methylpseudouridin (m1Ψ)), das normalerweise nur selten in der 18S-RNA der Ribosomen oder einigen tRNAs verwendet[54] wird und schon gar nicht in der Menge wie in der modRNA, in der angeblich (der Beweis steht aus, weil sequenzieren kann man das nicht wirklich[55]) ausnahmslos ALLE Uridine durch N1-Methylpseudouridin ersetzt wurden. Dies führt dazu, dass diese Erbinformation auch nach 28 Tagen nach der Schlumpfung noch direkt aus dem Blut sequenziert werden kann.[56]

Nicht schön ... So viel zum Thema zerfällt sofort, wenn man sie schief anschaut oder anhustet. Hätte man VIELLEICHT vorher mal testen sollen?

Vielleicht während der klinischen Studie, nur so als Vorschlag, wenn man den Leuten vielleicht ohnehin Blut abgenommen hat? Hat man bestimmt in dem ganzen Plandemiestress einfach vergessen. Kann schon mal passieren. Schwamm drüber.

Man muss zugestehen, dass Joe in einem späteren Kapitel auf die verschiedenen RNA-Varianten eingeht und da das Thema modRNA tatsächlich zusammen mit uRNA und dem absolut gruseligen saRNA-Prinzip (kommt alles noch in späteren Kapiteln) abhandelt. Da ist bei den normalen Lesern aber wahrscheinlich nur kleben geblieben, dass RNA schnell abgebaut wird, und sie kommen nicht auf die Idee, dass es halt bei modRNA nicht so ist.

Hier wird manipuliert, indem die Informationen fragmentiert werden und kein Zusammenhang hergestellt wird. Ein Klassiker. Details, wie das funktioniert, findet man in *„Warum Schweigen Die Lämmer?“*[57].

Nun folgen seitenweise Lobhuddelei auf die Kindheit zweier Migrantenkinder. Die Kinder von Migranten sind ja so fleißig, fleißiger als deutsche Kinder.[58] Auch noch eine Prise Migrationspropaganda gefällig? Wundert mich, dass in diesem Buch bisher noch nicht gegendert wurde, und es fällt ein eklatanter Mangel an Transpersonen und gleichgeschlechtlichen Beziehungen auf. Wie konnte das Buch so durch das Lektorat kommen? Ich warte gespannt auf das lesbische oder schwule Pärchen, das sicherlich in einem der Kapitel noch eine Rolle spielen wird. Auf die Diversity-Lobhuddelei muss man jedoch bis zum letzten Kapitel warten, da kommt sie aber mit dem Holzhammer.

Überhaupt, Uğur scheint ja der letzte Universalgelehrte zu sein, so direkt nach Leonardo da Vinci, ein verkanntes Genie (Uğur, nicht Leo), denn Uğur hat

„Ende der 1980er Jahre [...] neben dem Medizinstudium noch einen Fernkurs in Mathematik belegt“ (S. 26).

Ich habe auch Mathematik für Biologen zwei Jahre lang als Kursassistent betreut und die Musterlösungen erstellt. Meine Übungsgruppe hat in der Klausur besser abgeschnitten als die des Dozenten. Dennoch würde ich mich nicht als Mathematiker bezeichnen, nur weil ich einen Schein „Mathe für Naturwissenschaftler“ habe. Da der Fernkurs schon eine Weile zurückliegt (deutlich länger als meine Zeit als Kursassistent und ich würde mir Matrizenrechnung und Differenzialgleichungen aktuell NICHT zutrauen, auch wenn ich es damals unterrichtet habe), rechnet Uğur mit

„einigen einfachen Annahmen: dass die gesamte menschliche Bevölkerung für dieses Coronavirus anfällig ist, das eine Übertragungsrate von zwei bis sieben haben könnte, was bedeutet, dass jede Person, die die Krankheit in sich trägt, (und) sie auf mehrere Personen übertragen würde. Wegen der wenigen verfügbaren Daten über Todesfälle durch die neue Krankheit rechnete er mit einer Sterblichkeitsrate von 0,3 bis 10 von hundert Infizierten, wobei die Älteren wohl am oberen Ende dieser makabren Skala liegen würden. Im günstigsten *Fall würde dies weltweit zwei Millionen Todesfälle bedeuten, was die letzten Epidemien weit übertreffen würde“ (S. 25).*

Uğur macht dabei leider einige Fehler, die er aufgrund seines Unwissens um sein Unwissen nicht wissen konnte (finde die Stilform der Konsonanz in diesem Satz, das gibt Zusatzpunkte):

1. Kreuzimmunität zu SARS-CoV-2 wurde in mehreren Publikationen belegt [59, 60, 61] und stand im Januar 2021 sogar im Ärzteblatt[62] und dann noch einmal im Mai 2023, weil sie sich wohl nicht mehr an ihren Artikel von 2021 erinnerten.[63] Das Virus traf auf eine zu einem hohen Prozentsatz bereits kreuzimmune Bevölkerung, das war spätestens September 2020 klar. Danach kamen noch zwei weitere Belege. Insgesamt einmal Science und zweimal Nature. Dennoch widersprach die Pharma vehement dem geschäftsgefährdenden Gerücht der natürlichen Immunität und ließ entsprechende Aussagen zensieren.[64] Sequenzalignments, also Vergleiche mit der RNA des Spikeproteins der saisonalen Coronaviren, hat Uğur sich irgendwie in all dem Stress, eine Pandemie zu erfinden, wohl einfach gespart.

2. Modellierungen stehen auf mehr als tönernen Füßen, wie andere Wissenschaftler bereits feststellen mussten. Die berühmte Hockeykurve der Klimaerwärmung von Doktor Michael Mann ist gerichtlich bestätigter Betrug[65, 66], was leider nicht in den Schulbüchern anzukommen scheint. Das liegt möglicherweise daran, dass die MSM sich darüber lieber ausschweigen und einfach nicht berichten, wie es ihre (gesetzlich festgeschriebene) Aufgabe wäre, wenn nicht Politiker, die auf Zensur stehen, in den Aufsichtsräten der Sender säßen und die meisten Redakteure selbst dem Klimawandelschwachsinnsschwindel aufgesessen wären. So viel zur vierten Säule der Demokratur.

   Neil Ferguson vom Imperial College erging es mit seinen Modellierungen auch nicht viel besser. Mit seinen schrottigen Modellierungen[67, 68, 69] stürzte er die Welt in nutzlose, sinnlose, schädliche und (individuell) teils tödliche Lockdowns.[70] Selbst Klabauterbach gibt mittlerweile zu, dass einige der Maßnahmen Schwachsinn waren.[71, 72] Und Ferguson ist Professor, der hat nichts anderes zu tun, als schlechte Modellierungen zu schreiben und dafür vom Deep State bezahlt zu werden. Oder er steht einfach auf nicht funktionierende Modelle, die Panik schüren, wie bei BSE (2001), H7N9 (2005) und H1N1 (2010). Jedes Mal trafen seine herbeigerechneten Katastrophen nicht ein. Keine Ahnung, warum er nie für seine Inkompetenz und den damit angerichteten Schaden gefeuert wurde. Uğur tritt hier direkt in Neils Fußstapfen, nur mit noch weniger Ahnung von Mathematik und Modellierung.

   Die schönen 3-D-Bilder des Spikeproteins sind übrigens auch nur (Cryo-EM-)Modelle. Echte Röntgenkristallstrukturen existierten zum Zeitpunkt des Geschehens dieses Buchs nicht und auch zum Zeitpunkt des Erscheinens dieses Lektüreschlüssels gab es nur Modelle – viele, sehr unterschiedliche Modelle.[73] Selbst Pfizer schreibt in den herausgeklagten Daten, dass sie mit verschiedenen Softwares modelliert und dann von Hand nachjustiert haben, bis es ihnen in den Kram passte, sie drücken das nur wissenschaftlich schwurbeliger aus.

   „Das Atommodell aus PDB ID 6XR8 (Cai et al., 2020) wurde starr in die Dichtekarte eingepasst, dann flexibel mittels Phenix unter Verwendung von Realraumverfeinerung abwechselnd mit manueller Modellierung mit Coot angepasst. Die Statistiken zur Datenerfassung, 3D-Rekonstruktion und Modellverfeinerung sind in Tabelle 1 aufgeführt.“[74]

   Das Modell, von dem in den Pfizer-Unterlagen die Rede ist (6XR8), wurde übrigens erst nach dem Design des in diesem Buch beschriebenen Produkts am 6. Juli 2020[75] veröffentlicht. In den Pfizer-Unterlagen wurde also

NACHTRÄGLICH modelliert. Womit Uğur bzw. BioNTech zu diesem Zeitpunkt tatsächlich als Datengrundlage arbeitete, ist unbekannt.

3. Auf welche Daten stützt Uğur seine Annahmen?! Hat er diese gewürfelt? Tarot gelegt? Rote Autos gezählt, die in einer bestimmten Zeit vorbeifuhren, oder seine Tochter eine Zahl zwischen null und x nennen lassen?! Seine Zahlengrundlage erinnert an „[Doktor] Merkel erklärt dir die Reproduktionszahl“[76].

4. Wenn er doch Mathematik studiert hat, muss er doch Zahlen und Mengenlehre gehabt haben. *„SARS hatte über 770 Opfer gefordert und MERS mindestens 850“ (S. 26)*. Also beide zusammen 1.620 Opfer WELTWEIT bei circa 2.500 Toten in Deutschland täglich vor den Todesspritzen aus Uğurs Firma. Wozu die Panik?! Das sind 880 Tote weniger, als täglich in Deutschland allein ohnehin sterben. Kosten-Nutzen-Rechnung, Teil der Ausbildung zum Einzelhandelskaufmann scheint man in der Politik auch eher selten gelernt zu haben, dass man so eine Geldverschwendung zulässt (oder man wurde halt einfach bestochen), denn für die Pharma hat es sich auf jeden Fall gerechnet.

Seine Frau ist von seiner „Kühnheit“ der Prognose dann auch entsprechend beeindruckt (S. 27), wie es sich für eine gute Ehefrau gehört.

Es war eine Pandemie ausgebrochen, *„ohne dass die Welt es wahrgenommen hatte“* (S. 27). Ich würde mal vermuten, es hat einen Grund, warum es keiner bemerkt hat: ES GAB NIE EINE PANDEMIE![77] Zumindest keine, die zu einer messbaren Übersterblichkeit geführt hätte. Im Gegenteil, die Todeszahlen 2020 lagen unter dem erwarteten Wert der Statistiken der Vorjahre.[78, 79, 80]

Überhaupt, was brachte ihn schon zu so einem frühen Zeitpunkt darauf, von nutzlosen Maßnahmen wie Lockdowns und einer Maskenpflicht zu fantasieren (S. 26)? Diese Schwachsinnsmaßnahmen sind so schwachsinnig, dass sie aus gutem Grund vorher nie verwendet wurden (außer von ein paar Bekloppten, die schon zur Zeit der Spanischen Grippe eine Maskenpflicht durchsetzen wollen. Geschichte wiederholt sich. Hat damals nichts genutzt und war diesmal auch kontraproduktiv).[81, 82] Schulschließungen (S. 28), wie kommt er auf Schulschließungen? Woher diese Schwachsinnsideen, die nachweislich nichts gebracht haben[83, 84] und in Jahr drei von Corona, im Februar 2023, vom Europäischen Gerichtshof für Menschenrechte (EGMR) untersucht wurden?[85] Lockdowns waren ebenfalls sinnlos und destruktiv.[86, 87] Wer hat ihm diese Maßnahmen eingeflüstert? Hat er der deutschen Politmarionettenriege diese Maßnahmen eingeflüstert? Woher kam diese Schnapsidee (er trinkt ja keinen Alkohol)? Schlimmer noch: Auf Seite 28 erklärt Uğur, dass er sich gegen die Vorhersage von Experten mit fundiertem Wissen im Hinblick auf vergangene Epidemien (nämlich, dass sie kommen und eben wieder vergehen) stellt, während er Özlem versichert, dass es dieses Mal anders kommen würde.

Warum genau sollte man auch auf Experten hören, die Erfahrung auf dem Gebiet haben? Selbstüberschätzung, Hybris und ein Schuss Heldenkomplex wegen einer Überdosis Marvel-Filme (S. 20)?

Ab Seite 26 wird es dann wieder wissenschaftlich so richtig abstrus.

„Die Ende des 19. Jahrhunderts entdeckte RNA"

Ganz abgesehen davon, dass RNA und modRNA zwei Paar Schuhe sind, hab' ich da was verpasst? Sollte es nicht Mitte oder Anfang des 20. Jahrhunderts heißen? Watson und Crick haben (ganz abgesehen davon, dass sie den Röntgenfilm von Rosalind Franklin benutzt haben und sie kein Co-Autor ihres Papers war), die Struktur der DNA 1953 veröffentlicht.[88]

Joe behauptet ferner auf Seite 26: *„RNA kann auch als chemischer ‹Katalysator› wirken und ohne die Hilfe anderer Moleküle (einfach so) Kopien von sich selbst produzieren."*

Okay, auch an dieser Stelle frage ich mich, habe ich da was in der Genetikvorlesung verpasst? Wovon redet der Mann hier eigentlich? Hab' ich im Studium so nicht mitbekommen. Wie genau soll das funktionieren? Meint er die „RNA-Welt-Theorie"? Schaut man in die angegebene Quelle[89], yup, scheint so. Die ist so „speziell", damit beschäftigen sich nur so ein paar „Spezialisten", die keiner zu meiner Zeit ernst nahm. Der Autor stellt diese ziemlich abseitige Theorie als Fakt dar, genau wie er nicht zwischen mRNA und modRNA unterscheidet. Ist das nun mutwillige Datenfälschung oder versteht er vielleicht wirklich nicht, wovon er da auf Seite 35 schreibt?

„Nackte RNA wird außerhalb von Zellen innerhalb von Sekunden abgebaut, dank allgegenwärtiger Enzyme in der Luft und auf Oberflächen."

Ja, RNA, aber nicht modRNA. Das hier ist echt Lügen für Erwachsene oder Fortgeschrittene bzw. Lüge für Schafe und Lämmer, die dann schweigen. Man lässt einfach ein paar „wichtige" Details weg – wie, dass das Zeug 28 Tage nach Schlumpfung noch direkt aus dem Blut sequenziert wurde. So viel zum Thema „schneller" Abbau. Ich bin jetzt kein Mathematiker, aber mir scheint es, dass 28 Tage minimal länger sind als wenige Sekunden. Selbst Moderna schreibt in den eigenen Unterlagen auf Seite 190 etwas von einer Halbwertszeit von 63 Stunden.[90] BioNTech/Pfizer haben sich, meines Wissens, nicht einmal die Mühe gemacht, das zu messen.

Ab Seite 35 geht es dann endlich wieder ans Eingemachte in Sachen der geballten Inkompetenz:

„Falls es gelang – und dahinter stand ein großes Fragezeichen –, einen Weg zu finden, die mRNA direkt zu ***den richtigen Immunzellen im menschlichen Körper*** [Hervorhebung von mir] *zu bringen und sie in diesen lange genug aktiv zu halten, boten sich beinahe unendliche Möglichkeiten."*

Man wollte also Immunzellen transfizieren (also mit neuem genetischem Material versehen, das sie dann einbauen und anwenden)? DAS hat man aber in den MSM anders dargestellt. Da sollte die Schlumpfung an der Einstichstelle des Muskels bleiben und nicht Immunzellen transfizieren und zudem auch ganz schnell wieder abgebaut sein, sowohl die modRNA als auch das Spikeprotein. Was nun? Welche Zellen und wie genau wollte man das anstellen, das zielgenau hinzubekommen?

Da wären wir wohl bei Karikó, der ungarischen Spionin.[91] DAS ist aber eine ganz andere Geschichte, auf die ich hier nicht eingehen werde, das würde zu weit führen. Karikó, auf deren Arbeit[92] die Grundidee basiert, war Senior Vice President[93] bei BioNTech (hier mal eben ganz kurz zusammengefasst: Dendritische Zellen patrouillieren in den Schleimhäuten und der Haut, fressen DNA/RNA und präsentieren diese den T-Zellen und können diese aktivieren und so eine Psoriasis (Schuppenflechte) auslösen, wenn es dumm läuft). Man hatte also das Ziel, diese dendritischen Zellen zu transfizieren und das Immunsystem abzuschalten, wovon in den MSM aber NIE die Rede war.[94] Wie genau wollte man das Immunsystem danach eigentlich wieder anschalten? Darüber habe ich nie etwas gelesen.

Des Weiteren: Die Nanolipide gehen über den Blutkreislauf in ALLE Zellen und nicht nur in die dendritischen Zellen, das wusste man auch schon lange aus Tierversuchen sogar aus Pfizer-eigenen Daten.[95] Wie wollte man das steuern? Also schon hier widersprechen sich die damaligen Werbebotschaften der Regierungen und das, was man geplant hatte, und das, was tatsächlich im Organismus passiert, und das, was in diesem Buch steht. Der Mensch denkt, Gott lenkt.

Hier haben wir nun aber auch das kleine Problem von Uğur, dass er leider nicht in der Lage ist, eine kleine Transferleistung zu erbringen, obwohl er ja angeblich Professor für Immunologie ist. Er forscht ja an Krebs. Da ist ein Autoimmunangriff genau das, was man will. Man will das Gewebe zerstören. Dieses autoimmunogene Prinzip nun als „Impfung" zu verwenden und davon auszugehen, dass es schon keine Autoimmunreaktion geben wird?!

Hallo?! Was genau hat er sich dabei gedacht oder eben nicht gedacht? Dabei steht es doch sogar auf Seite 37 explizit in diesem Buch, in exakt diesem Kapitel:

„Waffen wie Antikörper und T-Zellen, die Scharfschützen der Immunarmee, greifen mit aller Macht an, sobald sie ein spezifisches Molekül als ihr Ziel ausgemacht haben."

JEDE Zelle, die Spikes produzieren wird (dendritische Zellen oder welche auch immer), wird von den T-Zellen getötet werden, sobald sie das Spike exprimieren, was genau der Funktionsmechanismus der Plörre sein sollte ... Was ist daran nicht zu verstehen?! Das lernt man im Biologieunterricht in der neunten Klasse.

Selbst Matthias Kromayer, Risikokapitalgeber und sicherlich kein Biowissenschaftler, wird Seite 41 zitiert:

„Ich habe Uğur unverblümt gesagt, dass ich das schlichtweg für verrü"

Leider fehlt der Rest des Satzes, lässt sich aber mit „verrückt halte" extrapolieren. Er ist klüger und hat mehr Ahnung als Uğur an dieser Stelle. Hätte Uğur mal auf Menschen mit solidem, gesundem Menschenverstand gehört.

Das erinnert mich daran, warum in Klassenarbeiten maximal zwei von zehn Aufgaben Transferaufgaben sein sollen (ich war mal kurz im Referendariat für berufliche Schulen mit der Fachkombination Biologie und Englisch), weil einem sonst zu viele Schüler durchfallen und man die Klassenarbeit wiederholen muss. Das ist in meiner Schulzeit in der siebten Klasse tatsächlich bei einer Grammatikarbeit in Deutsch passiert, die war so unglaublich schlecht, dass sie wiederholt werden musste. Ich hatte auch in der Wiederholung eine Vier oder Fünf, das war jetzt nicht so die Verbesserung von einer Sechs.

Transferleistungsaufgaben haben die höchste Punktzahl und die wenigsten Schüler können sie wirklich lösen, weil man selbst denken muss. Im heutigen Schulsystem geht es aber um KOMPETENZEN.[96] Die Problemlösekompetenz setzt aber leider kein Wissen voraus, sondern eher eine stoibersche Kompetenz Kompetenz.[97] Immerhin besser als die Inkompetenz, um die es hier geht.

*„[BioNTech] hatte inzwischen über 400 Krebspatienten mit mRNA-Technologie behandelt." (*S. 36)

Nur mit welchem Ergebnis? Irgendwer geheilt? Hat irgendwer überlebt? Mir wurde da aus Wien zugetragen, dass bei den Versuchen alle Patienten verstorben sind, und auch an der Freiburger Uniklinik kam laut Flurfunk bei modRNA-Studien nichts heraus, was ich als Exitus der Probanden interpretiere.

Auf welchem erfolgreichen Konzept genau baut er sein neues Produkt auf? Vielleicht auf verzweifelter Hoffnung, denn:

„Eine erste klinische Studie, die BioNTechs individualisierten mRNA-Impfstoff bei Hautkrebspatienten einsetzte, zeigte ***vielversprechende Ergebnisse*** [Hervorhebung von mir].*"* (S. 38)

Hier hätte ich gerne Fußnoten mit den Studiennummern gehabt, Belege. So, in dieser Form, sind das reine Behauptungen, die hier verbreitet werden.

Im Klartext: Es lagen noch keine Ergebnisse vor, nur „vielversprechende Ergebnisse", also die Hoffnung, dass es vielleicht doch irgendwann klappen könnte mit der modRNA. War die „Behandlung" der 400 Krebspatienten eine nach dem Motto „Wer früher stirbt, stirbt nicht an Krebs wie bei den klinischen Studien zur Schlumpfung"? Studie freiwillig abgebrochen wegen Tod[98] (das ist KEIN SCHERZ. Schaut einfach in die Fußnote (da packe ich auch Witze rein)). Die Patienten sind nicht verstorben, sondern hatten eine schwere Nebenwirkung (SAE – Serious Adverse Event), aber NICHT TOD.[99] Das kommt dabei heraus, wenn man zulässt, dass die Pharma die Regeln für Studien selbst schreibt, Stichwort wäre in diesem Zusammenhang die Brighton Collaboration.[100, 101] Wer mehr über die Brighton Collaboration wissen will, kann sich das Video dazu von Amazing Polly ansehen.[102]

Wo sind die Publikationen zu diesen Studien?! Sicherlich nicht in den Endnoten zu Kapitel 1. Muss man da nicht irgendwo irgendetwas veröffentlichen, auch wenn es schiefgelaufen ist? Oder sind alle freiwillig aus der Studie ausgestiegen wegen vorzeitigen Ablebens wie bei der Schlumpfung? (KEIN SCHERZ, schaut in die Fußnoten aus dem Abschnitt darüber).

Der Bias des Autors erstreckt sich leider auch auf Billyboy, den *„größten Philanthropen der Welt"* (S. 43). Ich denke mal, eine neutrale Berichterstattung kann man bei dieser Wortwahl von diesem Buch wahrlich nicht erwarten. Zugegeben, von diesem Buch, das du gerade liest, auch nicht.

Der Autor ist voll das Schlafschaf und Fanboy von Billy und BioNTech und macht das löblicherweise zumindest sehr klar. Er lässt den Leser wirklich nicht im Zweifel, was man von seiner Sichtweise der Ereignisse zu halten und zu erwarten hat. Das zumindest ist ehrlich. Auf Seite 44 fragt man sich daher schon, ob das Zitat wirklich von Uğur stammt oder von Yuval Harari – oder hat Uğur Harari (hackable animals) inspiriert? Hat nicht Moderna etwas Ähnliches behauptet?[103]

„Auch das Immunsystem konnte gehackt werden, und einer der besten Biohacker der Welt stand persönlich vor ihm."

An dieser Stelle hätte der Autor vielleicht mal nachschlagen sollen, was Biohacker sind (abgesehen von einer Netflixserie).[104]

„BioNTech hatte sein Engagement im Bereich Infektionskrankheiten ausgeweitet und entwickelte mit Pfizer zusammen einen Impfstoff gegen Grippe, forschte mit der Universität von Pennsylvania an verschiedenen Krankheitserregern und arbeitete mit der Gates-Stiftung an Lösungen für zwei der ‹drei großen Infektionen›, die verheerend in den Entwicklungsländern grassieren." (S. 45)

So nebenbei, es ist gerade eine HIV-Impfung von Johnson & Johnson (der Name kommt mir bekannt vor, war da nicht auch was mit Coronaimpfung?) krachend gescheitert.[105] Da Impfungen ja eigentlich generell nicht funktionieren (kann man in „Schildkröten bis nach unten" nachlesen und Pasteur hat schon seine Daten gefälscht[106]), ist das nicht überraschend. Überraschend ist eher, dass es aufgefallen ist und gestoppt wurde. Bei den C-Schlumpfungen ist nämlich zunächst nicht aufgefallen, dass sie nicht schützen. Die anderen beiden Kandidaten sind übrigens Tuberkulose und Malaria.

„Als Uğur im Januar 2020 zum ersten Mal erwog, einen Impfstoff gegen das Coronavirus zu entwickeln, befanden sich diese Projekte noch im Anfangsstadium, weit entfernt von klinischen Tests; von einer Zulassung oder Produktion in großen Mengen konnte erst recht keine Rede sein." (S. 45)

Nur mal, ob ich es richtig verstanden habe. BioNTech arbeitet mit Pfizer zusammen an Impfungen, gesponsert von Billyboy und das schon seit einigen Jahren, nicht nur Wochen oder Monaten, und diese sind noch *„weit entfernt von klinischen Tests"*.

Im Klartext: Keine Ergebnisse, nicht einmal Vorabergebnisse, keine Erfahrung, keine Ahnung. Na toll, einmal mit Profis arbeiten. Es wird noch besser und mein Schleudertrauma vom Kopfschütteln ein wenig stärker:

„Zunächst jedoch war Uğur gezwungen, in einem Crashkurs Näheres über Coronaviren zu erfahren, von denen er relativ wenig wusste." (S. 46)

Keine Ahnung von Coronaviren, keine Ahnung von Virologie, ein echter „Profi". WOW, ich bin NICHT beeindruckt. Ich habe zumindest die Vorlesung „Einführung in die Virologie" besucht, die immer mit einem interessanten Toten begann, teils Selbstmorde von Doktoranden im Labor, weil sie an ihrem Projekt verzweifelten und sich dann im Labor erhängten. Das fand ich damals ganz amüsant, leider legte der Professor für diese Anekdoten nie Belege vor, sie waren vielleicht auch frei erfunden.

Ich kann mich nicht an viel erinnern, außer dass es Viren gibt, die alle drei Leseraster nutzen und nicht nur im Hauptleseraster Proteine herstellen. Coronaviren scheinen das (hoffentlich?) nicht zu tun, weil sie sich den Luxus eines großen Genoms leisten und das nicht nötig haben wie einige kleine Viren, die auf Datensparsamkeit getrimmt sind. Die sind sozusagen gezippt. Aber prüfen sollte man so etwas halt schon. Hat man das geprüft und sicherheitshalber mal die Nebenleseraster mit stillen Mutationen auf Stopp gestellt? Ich frage nur, weil mir die Software fehlt, das selbst zu prüfen. Ich hatte früher „GCG“ auf einer SUN-Maschine, das funktionierte noch mit DOS-Befehlszeilen (ja, ich bin (noch aus dem letzten Jahrhundert und so alt).

Uğur erinnert mich an dieser Stelle übrigens an eine blonde, langhaarige Praktikantin (an mehr kann ich mich bei ihr nicht erinnern), die ich in meiner Zeit als Doktorand hatte und die neben dem Bunsenbrenner das damals noch gasbetriebene Deo zückte, um sich einzunebeln.[107] Die Deos von damals, die mit brennbarem Gas, bevor das Klima, ihr wisst schon ... Aber davon überzeugt sein, dass man mit seiner Promotion später den Nobelpreis bekommen wird. Genau an die Sorte Praktikant erinnert mich Uğur.

Uğur hat also keine Ahnung von der recht komplexen, mittlerweile in ganzen Büchern beschriebenen Genetik der Coronaviren, hat keine Ahnung von Proteindesign, hat keine Ahnung von Impfstoffentwicklung, hat noch nicht einmal vorläufige Ergebnisse seiner aktuell laufenden klinischen Versuche, der Rest ist nicht einmal so weit, dass es klinische Versuche gäbe. Das macht echt Hoffnung auf Erfolg, kann ich dazu nur sagen. Zudem kommt erschwerend hinzu:

„Mehrere Teams hatten sich damals an der Entwicklung eines Impfstoffs versucht. Als das Virus verschwand, verloren Pharmaunternehmen das Interesse, und die Finanzierung versiegte.“ (S. 47)

Ähm, nein, die Versuchstiere verstarben an ADE und man warnte vor weiteren Versuchen. Das ist so etwas von übel nach hinten losgegangen, dass man das sicherheitshalber eingestellt hat.[108] Gut, weiß man als Anfänger/Praktikant nicht, hätte einem jemand sagen können, der schon länger auf dem Gebiet gearbeitet hat, wie zum Beispiel Peter Dashak[109] oder Doktor Osten (aka Doktor Drosten), nur so als Vorschlag. Da hätte man aber fragen müssen und vor allem wissen müssen, dass man fragen muss und wen man fragen muss.

Das setzt allerdings voraus, dass man erkennt, dass man etwas nicht weiß. Wenn man aber noch auf der Erkenntnisstufe der Unwissenheit um die eigene Inkompetenz ist, da wird es halt schwierig.

Das „Witzige“ ist ja, dass die Paper, die ich hier als Gegenargument, das Thema „Coronaimpfstoff“ auch nur anzufassen, in den Fußnoten liste, einige Seiten weiter im nächsten Kapitel zitiert werden und zwar als Beleg, wie genial man doch war, dass es einem dann doch genauso ergangen ist wie den Forschern davor. Nur anders formuliert in der Art von „Unser Impfstoff ist besser und macht diese bekannten Probleme nicht", aber dazu komme ich dann in den späteren Kapiteln. Wie meinte (angeblich) Einstein: *„Die Definition von Wahnsinn ist, immer wieder das Gleiche zu tun und andere Ergebnisse zu erwarten."* Kann man dieses Zitat als einen Beleg für Uğurs Geisteszustand heranziehen?

Apropos (Größen-)Wahnsinn:

„Es war keineswegs sicher, dass ein ‹künstliches› Spike-Protein, das im Labor losgelöst von übrigen Viruspartikeln, die es stabil halten, hergestellt wurde, jede mikroskopisch kleine Delle mit dem Spike eines Coronavirus teilen würde. ***Eine Abweichung um den Bruchteil einer Haaresbreite gefährdete diejenigen, die ihn erhalten*** [Hervorhebung von mir]. *Uğur war sich dieses Risikos bewusst und suchte anhand der* ***genetischen Sequenz*** [Hervorhebung von mir] *und eines digitalen Modells des Virus, das er schnell erstellt hatte, nach präzisen Stellen in der Kette, an denen er das Protein ‹spleißen› konnte, wobei genügend der umgebenden Buchstaben – die Aminosäuren – erhalten blieben, um es zu stabilisieren, sodass es seine perfekte Form behielt (S. 48)."*

Verstehe ich das richtig? Jemand, der keine Ahnung von Coronaviren hat, keine Ausbildung in Protein-Engineering hat (so wie ich, die auf dem Gebiet promoviert hat), weil er immer nur mit RNA gearbeitet hat, der grob weiß, dass das Ganze tückisch sein kann, schnippelt sich am Computer die Gensequenz raus und denkt, das passt schon?

Ganz abgesehen davon ... Man kann die 3-D-Proteinstruktur nicht anhand einer RNA- oder DNA-Sequenz vorhersagen, nicht einmal mit Deep Learning.[110]

Um das Problem, eine 3-D-Proteinstruktur anhand einer DNA- oder RNA-Sequenz vorherzusagen, einmal bildlich zu illustrieren, zitiere ich aus einer wissenschaftlichen Publikation zur Proteinfaltung:[111]

„So kann man beispielsweise den Weg einer Multitonnen-Rakete durch 150 Millionen Meilen freien Raum bis zu einer punktgenauen Landung auf dem Mars berechnen. Die Gleichungen, die die Raumfahrt bestimmen, sind genau bekannt, die Computerleistung ist ausreichend, und die zu kontrollierende Strecke ist klar. Die Berechnung der strukturellen Reise winziger Proteinmoleküle durch die Submikrometer des Faltungsraums hat sich als schwieriger erwiesen."

Die erste Marslandung scheiterte an einem Rechenfehler.[112]

Uğur hat also, mit seinem Fernkurs Mathematik, ein 60 Jahre altes Problem gelöst. Er hat an seinem Heimcomputer oder Laptop berechnet, was mit Rechenclustern und Deep Learning offiziell nicht geht. Gratulation! Eine echte wissenschaftliche

Glanzleistung. Leider hat er bis heute nicht veröffentlicht, mit welchen Algorithmen ihm das gelungen ist. Er wäre der Held auf dem Gebiet der Proteinfaltung.

Es wird sogar noch schlimmer:

„Nun musste ein Team, das keine besondere Kenntnis über den neuen Erreger hatte, zusammengestellt werden, das kritische Fragen für die Vakzine gegen ein neues Virus erarbeiten sollte." (S. 49)

Okay, noch einmal, verstehe ich das richtig? Ein Typ, der nicht einmal die Grundkenntnisse des Proteindesigns beherrscht, keine Ahnung von Viren hat, arbeitet mit einem Team, das ebenfalls keine Ahnung hat und auch keinen Protein-Engineer sein Eigen nennt und nicht einmal die Methodik kennt, wie man Proteine anschließend charakterisiert, an einem Mittel, das Milliarden Menschen verabreicht wurde?

Das ist, als heuere ein Klempner, der sich mit geschlossenen Rohrsystemen mit angeschlossener Pumpe auskennt, als Gefäßchirurg an. Das ist echt gruselig und so viel Inkompetenz auf einem Haufen, dass ich Pickel bekomme, wenn ich das lese.

„Am 24. Januar 2020 gab es weltweit weniger als 1000 bestätigte Fälle der neuen Krankheit. Am 25. Januar fassten Uğur und Özlem ***zunächst allein den Entschluss*** [Hervorhebung von mir], *einen Impfstoff herzustellen. Am Sonntagabend, dem 26. Januar, hatte Uğur das Design der ersten acht Impfstoffkandidaten ersonnen und die technischen Konstruktionspläne für sie skizziert."*

Ich weiß nicht, wer hier „Mäckle macht gute Laune" kennt und hört. Der meint ja immer, Uğur hätte das Konstrukt am Klo erdacht. Ging wohl doch ein wenig langsamer als eine Sitzung, aber nicht wesentlich länger. Das mit dem Alleingang hat Mäckle aber dann doch korrekt erfasst. ALLEINGANG! Ein Wissenschaftler ohne die zu diesem Projekt nötigen Grundkenntnisse in Virologie und Proteindesign beschließt im ALLEINGANG einfach so mal, ein Konstrukt zu erstellen. Was kann da schon schiefgehen? Außer allem, was man sich in seinen schlimmsten Albträumen ausmalen kann.

Meine Interpretation dieses ersten Kapitels der Dokumentation von Hybris und Ignoranz fällt vernichtend aus und ich frage mich, was in den restlichen neun Kapiteln noch kommen kann. Wie viel schlimmer kann es noch werden?

Fassen wir mal dieses Kapitel kurz zusammen:

Die Investoren haben Druck gemacht bei der J.P.-Morgan-Show 2020, Uğur hat ihnen Erfolg versprochen und sucht nun VERZWEIFELT nach einem Erfolgsprojekt. Er bastelt sich in kompletter Selbstüberschätzung eine Epidemie zusammen, obwohl schon damals alles dagegen spricht,[113] aber es MUSS halt, weil Uğur dieses Projekt für das

Überleben seiner Biotechklitsche braucht, die hoch verschuldet ist. Daher hat er wohl alle Hebel in Bewegung gesetzt, dass es auch eine Pandemie wird (obwohl es keine wurde – außer in den Medien. Eine virtuelle Testpandemie).

Ohne Sinn und Verstand und ohne Grundkenntnisse der Vorsichtsmaßnahmen des Proteindesigns schustert er RNA-Sequenzen zusammen (modRNA-Sequenzen, was der Autor unterschlägt). Im Alleingang. Ohne einen Wissenschaftler, der davon Ahnung oder Erfahrung hat, auch nur zu fragen.

Okay, kann man machen, würde ich halt nicht empfehlen.

Kapitel 2 – Projekt Lightspeed

Willkommen zu Kapitel 2 der Geständnisse eines wahnsinnigen Wissenschaftlers (ich liebe Alliterationen). An dieser Stelle lasse ich es einfach mal offen, ob ich damit Uğur oder mich meine. Nur so zur Sicherheit, wegen möglicher Klagen und dergleichen.

Kapitel 2 heißt Lightspeed, also Lichtgeschwindigkeit.

Wie wir in Physik alle gelernt haben sollten, kann die Lichtgeschwindigkeit nie erreicht werden, zumindest nicht von Materie. Denn je mehr man sich der Lichtgeschwindigkeit nähert, desto mehr Energie braucht man und die Masse geht gegen unendlich.

Unendlich hat aber, wie der Name schon sagt, kein Ende, kann also niemals erreicht werden und damit auch die Lichtgeschwindigkeit nicht. Der Versuch, Lichtgeschwindigkeit erreichen zu wollen, ist in unserem klassischen physikalischen 3-D-System von Anfang an zum Scheitern verurteilt, zumindest laut Einsteins Spezieller Relativitätstheorie.

Hätte Uğur da nicht lieber einen weniger ominösen Namen wählen können, nicht einen, der direkt das Ende vorausnimmt? Wo bleibt da die Spannung? Oder handelt es sich vielmehr um eine selbsterfüllende Prophezeiung?

Wo waren wir das letzte Kapitel stehen geblieben?

Ach ja, Uğur, *„Forscher und ein […] von Risikokapital abhängige[r] Unternehmer“* (S. 52), der mittlerweile *„400 Millionen Euro Schulden angehäuft hatte“* (S. 62), staubt seine Mathematikkenntnisse des Fernstudiums von 1980 ab und rechnet sich abends, daheim, mal schnell zwischen zwei Toilettengängen (weil auf der Toilette denkt er über das modRNA-Konstrukt nach) eine Pandemie herbei. Deren Variablen hat er Pi mal Daumen gewürfelt, vermute ich mal, denn eine Herleitung seiner Schätzwerte liefert er uns leider nicht, denn er arbeitet nach Popper.

„Nach Popper gelangt man zu dem, was man ‹Wahrheit› nennen könnte, indem man dem ‚Tribunal der Erfahrung‘ kühne und ideenreiche Hypothesen vorlegt. Kann eine Idee oder ein Vorschlag nicht widerlegt werden und wurden alle anderen Möglichkeiten ausgeschlossen […], verfügt man über eine erhärtete Tatsache.“ (S. 52)

Die Sache hat nur einen Haken. Das System heißt *„Tribunal der Erfahrung“*. Hat man keine Erfahrung oder nur Erfahrungen, die nicht zum zu bearbeiteten Themenkomplex passen, kann man das System vergessen, vermute ich. Wie wir im letzten Teil gesehen haben, fehlen Uğur leider die Kenntnisse, die er zum Bearbeiten des Problems benötigt hätte. Das weiß er aber nicht, da er sich in der Erkenntnisphase der Unwissenheit bezüglich der eigenen Unwissenheit befindet.

Uğur glaubt daher:

„Eine globale Pandemie war im Entstehen, und keine nichtklinische Methode – gleich, ob Händewaschen, Maskentragen, Quarantänen oder Lockdowns – konnte sie nachhaltig aufhalten. Ein Impfstoff vielleicht, aber nur dann, wenn er rechtzeitig zur Verfügung stand.“ (S. 53)

Worauf der diesen Glauben gründet, ob auf die Bibel, den Koran, das Tarot, das verschweigt uns der Autor leider. Da es zu diesem Zeitpunkt, Anfang Januar 2020, noch keinerlei wissenschaftliche Daten gibt, die Uğurs Glauben untermauern könnten, ist der Begriff Glauben hier gut gewählt.

Mein Mathelehrer meinte immer: „In Naturwissenschaften weiß man oder man weiß nicht. Geglaubt wird im Religionsunterricht.“ Recht hatte der Mann, Gott habe ihn selig.

„Witzig“ ist ja, dass Uğur auf Seite 53 glaubt, dass weder Masken noch Händewaschen noch Quarantänen noch Lockdowns etwas bringen werden, und was macht er ab Kapitel 4 (S. 122)? Er wäscht sich panisch die Hände und das Gesicht, trägt eine Maske und geht daheim in Klausur. Muss man jetzt nicht verstehen, ist sicherlich Teil des *„Tribunals der Erfahrung“* nach Popper.

„Offenbar habe das Coronavirus eine Inkubationszeit von zwei Wochen, was einer asymptomatischen Verbreitung weiteren Vorschub leiste.“ (S. 54)

DAS war selbst mir neu. Ich wollte auf Nummer sicher gehen und schauen, welches wissenschaftliche, Peer-Review-Paper Joe hier als Quelle heranzieht ... Die Tagesschau vom 26.01.2020, 20:00 Uhr. Keine Fragen mehr, euer Ehren.

Tagesschau als Primärquelle für diese Behauptung über die Inkubationszeit?! Das soll wohl ein schlechter Scherz sein! Wenn man mal in eine normale wissenschaftliche Publikation schaut, sieht das schon etwas anders aus. Die Inkubationszeit war für die Alpha-Variante, um die es hier geht, circa 5,0 Tage, Beta 4,5 Tage, Delta 4,4 Tage und Omikron 3,4 Tage.[114] Nicht einmal nahe an „zwei Wochen“, selbst bei meinen eingerosteten Mathematikkenntnissen.

Die Tagesschau hat hier ganz klar den üblichen Müll verbreitet, den sie schon seit Jahren verbreitet, und für gewöhnlich spart sie sich auch, ihre Quellen zu verlinken (weil die wahrscheinlich nicht existieren, genauso wenig wie Studien, die angeblich belegen, dass die Pockenimpfung gegen Affenpocken schützen würde, was das PEI aber behauptet). Sauberes Zitieren war nie die Stärke der staatlichen Medien.

Eine Korrektur erwartet man wohl vergeblich von Joe, Uğur oder der Tagesschau. Ob ihnen überhaupt in den letzten drei Jahren aufgefallen ist, wie falsch sie lagen?

„BioNTechs Mitarbeiter hatten sich mittlerweile an Uğurs jährliche ‚Januarüberraschung' gewöhnt, die er ihnen präsentierte, wenn sie nach den Weihnachtstagen ins Büro zurückkehrten. Die Zeit zum Nachdenken, die ihm der Urlaub gewährte, nutzte Uğur, um sich ausschließlich auf ein bestimmtes Thema zu konzentrieren – meist eines, bei dem das Unternehmen in einer Sackgasse gelandet war." (S. 55)

Ist sich Joe eigentlich bewusst, was er da geschrieben hat? Uğur brütet gewohnheitsmäßig fixe Ideen aus, wenn er zu viel Zeit hat, und die scheitern dann auch gewohnheitsmäßig. Das ist ein derartig regelmäßiges Ritual, dass seine Mitarbeiter das erwarten, ertragen und über sich ergehen lassen, auch wenn sie den Ausgang bereits kennen und erwarten, dass es auch diesmal scheitert.

Solange der Lohn pünktlich auf dem Konto landet, gilt halt auch in der Wissenschaft „Wes Brot ich ess, des Lied ich sing"[115]. Das Hautproblem bei Uğurs Ideen scheint zu sein:

„[D]ie Waffen wurden geschmiedet, aber sie brachten nicht bei jedem Patienten die nötige Kraft auf." (S. 55)

Rückblickend, mit der Kenntnis, dass Covid-19 eine der Hauptnebenwirkungen des Präparats in den Studien war,[116] und das wusste Pfizer und damit BioNTech schon im Februar 2021, scheint sich ein System herauszukristallisieren, das den Mitarbeitern von BioNTech schon seit Langem bekannt war, nur Uğur halt nicht: Halbwissen ist nur Halbwissen und kann sehr gefährlich werden oder im besten Fall scheitern, bevor es jemandem schadet. Das obige Zitat kann aber auch Hoffnung für Impfgeschädigte sein, denn „nicht die nötige Kraft" aufzubringen, könnte in diesem Fall vielleicht das Leben verlängern oder retten. Ob sich die Plörre wie andere gescheiterte Gentherapien (Modernas gescheiterter Versuch[117] gegen das Crigler-Najjar-Syndrom oder Novartis' teuerstes Medikament Zolgesma gegen spinale Muskelatrophie, das wohl auch nicht so lange wirkt wie gewünscht) nach einigen Jahren im Körper der Geschädigten von allein deaktivieren wird, muss die Zeit erweisen.

Uğur erinnert mich hierbei an meinen Doktorvater. Solange ich seine Anweisungen ignoriert habe, lief es. Habe ich auf ihn gehört, hat es mich Wochen meines Lebens gekostet und es kam nichts bei raus. Irgendwann meinte er nur: „Warum rede ich noch mit dir, du machst doch ohnehin, was du willst." Ich habe ihm nicht widersprochen und hatte meine Ruhe. Bei BioNTech hörten die Mitarbeiter leider auf ihren Chef. Das hat bereits viele Menschen das Leben gekostet und wird noch viele töten, befürchte ich.

„Um die Aussichten zu erhöhen, rechtzeitig einen wirksamen Impfstoff zu haben, werde BioNTech die übliche Vorgehensweise bei der Impfstoffherstellung vollkommen verändern." (S. 58)

Was kann da schon schiefgehen, wenn man die etablierten, üblichen Regeln, die aus gutem Grund existieren, einfach über Bord wirft. Das ist in diesem Fall natürlich einfach, denn ich wette, Uğur kennt die etablierten Regeln nicht einmal. Niemand bei BioNTech kennt die etablierten Regeln, denn die hätte man irgendwann mal bei einem Großkonzern lernen müssen. Ich vermute mal spontan, keiner in der Firma hatte Erfahrung mit der Impfstoffentwicklung. Somit kennt niemand die SOP (Standard Operating Procedure) für die Entwicklung von Impfstoffen oder überhaupt Medikamenten jenseits der Phase I.

Wer aber bei Big Pharma so richtig Kohle verdient hat als Spezialist, heuert nicht bei einer Start-up-Klitsche an – und das sage ich aus eigener Erfahrung. Nachdem ich selbst bei zwei größeren Konzernen (Novartis hat mich gefeuert, weil ich für die Pharma untragbar wäre. Ich solle lieber für die andere Seite arbeiten. Ich schätze, das mache ich nun auch. Dabei war ich damals echt noch recht handzahm) war, habe ich kurz bei einem Start-up angeheuert. Ich habe selbst in der Probezeit gekündigt (obwohl es der erste unbefristete Vertrag in meinem Leben war. Ich hatte aber im Vorstellungsgespräch gewarnt, dass die Probezeit für beide Seiten da ist, so fair war ich zumindest). Dieses Chaos und Herumlavieren ohne Ahnung inklusive Anfängerfehler, weil ein Großteil der Crew frisch von der Uni ist und sonst keinerlei Erfahrungen hat, ist schwer erträglich. Es ist nicht lustig, wenn man beim Kunden steht und der Logistiker vergessen hat, die Geräte zu verschicken. Ich war damals bereits in einer Phase, dass ich genau aus diesem Grund einen Kofferraum voller Geräte hatte, exakt für so einen Fall, der dann praktisch sofort eingetreten ist. Start-up halt, ganz abgesehen davon, dass man Absprachen aus den Vorstellungsgesprächen auch ganz gerne einfach ignoriert. Ich war nicht die Einzige mit Erfahrung, die in der Probezeit gekündigt hat. Die Firma ist mittlerweile auch insolvent[118] und das Gerät an einen erfahrenen Konzern übergegangen.

„Bislang gab es keine Berichte über Menschen, die außerhalb Chinas an der Krankheit starben. Doch am Ende desselben Montags begann BioNTech mit der Arbeit an einem Projekt, das innerhalb von elf Monaten alle historischen Rekorde für die Herstellung eines Medikaments brechen sollte." (S. 59)

Hier muss man natürlich einschränken, dass „keine Berichte“ nicht heißt, dass es keine Fälle gibt. Zu dieser Zeit gab es bereits im Dezember 2019 einen bestätigten Fall in Paris,[119, 120] in Italien im September 2019[121] und es scheint, dass das Virus in Barcelona bereits im März 2019 kursierte.[122, 123] Die Fälle wurden aber als ganz normale Grippe behandelt und wurden erst im Nachhinein zu Corona umdeklariert und von den Medien größtenteils ignoriert. Diese Studien, besonders des Abwassers und mit PCR, können durchaus ihre Defizite haben, aber das hatten alle Tests in der Coronazeit auch. Das ist ein konstanter Fehler, der sich durch alle Paper und Daten der Coronazeit durchzieht, weil alle die fehlerhafte Methodik verwendet haben. Somit in sich (in-)konsistent, würde ich vermuten.

Begeben wir uns weiter in die Welt der wissenschaftlichen Substacks und Blogs, findet man Hinweise, dass das „neue“ Coronavirus möglicherweise seit 2018[124] kursierte und das NIH möglicherweise bereits seit Juli 2019 an einem neuen Coronavirusimpfstoff arbeitete.[125, 126]

Zudem wurden Teile des Spikeproteins bereits 2019 in Bakterienproben von Patienten in China[127] gefunden und das auf einem sogenannten Plasmid mit zwei Antibiotikaresistenzen.

Plasmide sind ringförmige DNA-Stränge, die Bakterien neben ihrem normalen Genom haben. Traditionell enthalten Laborplasmide, zum Beispiel der pBR322-Reihe[128, 129], zwei verschiedene Antibiotikaresistenzen. Wenn man sich mit den Arbeiten von Ralph Baric beschäftigt, hat er das Erbgut des Coronavirus auf eine Reihe von Plasmiden verteilt, sodass man das Erbgut des Coronavirus in handlichen Stücken bearbeiten konnte und sich nicht mit dem ganzen Genom herumplagen musste. Da das ein wenig komplexer ist, gibt es hierzu einen eigenen Substack von mir,[130] damit man grob versteht, wie pikant es ist, dass man Teile des Spikeproteins auf einem Plasmid in Patienten in China gefunden hat – und zwar schon 2019. Auch in Bodenproben aus der Arktis aus der Vorcoronazeit wurde das Spikeprotein gefunden.[131, 132]

Die Impfplörre beginnt übrigens auch als Plasmid, das als Kopiervorlage dient. Dieses Plasmid hat ebenfalls zwei Antibiotikaresistenzen und einem SV40-Promotor,[133, 134] der das Spikegen im Zellkern, wo Plasmide integrieren können,[135] ablesbar macht. Die Plörre war und ist leider bis zu 35 % mit Plasmid-DNA verunreinigt.[136, 137, 138]

Ich kann aktuell nicht beurteilen, was das letztendlich für die Geschichte des Spikeproteins, seine Herkunft und seine Zukunft bedeutet. Das Spike und möglicherweise das Coronavirus SARS-CoV-2 ist definitiv älter als der Ausbruch auf dem Wuhan-Fischmarkt und irgendwas stinkt hier daher gewaltig – und zwar weder nach Fisch noch nach Pangolin, denn die hatten damit nichts zu tun. Für den Pangolin war diese Aktion aber gut, denn es ist nun illegal, dass man ihn verspeist.[139] Man könnte sagen, das Coronavirus könnte dem Pangolin das Leben gerettet haben oder zumindest sein Aussterben verzögert haben. Die positiven Lichtblicke dieser Zeit sind so gering, da erfreut man sich an jeder Kleinigkeit.

All diese oben erwähnten Hinweise führen die Wuhan-Fischmarkt-Geschichte komplett ad absurdum, denn die Wuhan-Geschichte war deutlich später als die Proben, in denen das Spikeprotein bereits vorher nachgewiesen wurde.

Das hat nur leider kaum einer hinterfragt. Wenn das Virus im September in Italien bereits kursierte und im Dezember in Paris, wie kann es da Ende Dezember aus einem Labor in Wuhan entfleucht sein?!

Ab Juni 2023 kursierte dann auf dem Substack PUBLIC die Theorie, es wäre Ben Hu gewesen.[140]

„Die Zeitschrift zitiert dabei anonym ‚mehrere US-Regierungsbeamte', die im Rahmen einer langwierigen Untersuchung befragt wurden und behaupten, ‚Patient null' sei der chinesische Virologe Ben H., der 2019 am Wuhan Institute of Virology arbeitete und dort die Gain-of-Function-Forschung über Coronaviren leitete."

Anonyme Regierungsquellen also. Sicherlich total vertrauenswürdig. Was ich bei diesen Behauptungen vermisse, ist ein DATUM ... Denn, wie gesagt, das Spike scheint schon länger im Boden nachweisbar und kursierte nachweisbar auch schon Mitte 2019. Angeblich sollen Wuhan-Wissenschaftler mit Symptomen des Covid-Syndroms bereits im November im Krankenhaus gewesen sein. Nur: In Barcelona war das Virus schon im März 2019 nachgewiesen. Das passt einfach nicht zusammen. Außer Ben Hu hat Urlaub in Barcelona gemacht.

Bei der Chronologie der Ereignisse gibt es bis heute (02/2023) Lücken so groß wie Scheunentore. Daher lasse ich die Finger von einer Chronologie, das ist aktuell eine unendliche Geschichte mit zu vielen möglichen falschen Fährten, um die Wahrheit zu verschleiern.

Da solche Informationen mittlerweile eigentlich nur noch in Blogform verbreitet werden können und eher selten als Paper erscheinen werden, binde ich sie auch in diese Analyse ein, obwohl sie natürlich nicht den gängigen wissenschaftlichen Standards für Veröffentlichungen entsprechen – genauso wenig wie diese Lektürehilfe.

Was die *„historischen Rekorde"*, die hier gebrochen wurden und werden, angeht, sind diese wohl eher im Bereich von Todesfällen, Anzahl der Nebenwirkungen und Impfschäden zu verzeichnen, deren Ausmaß zum aktuellen Zeitpunkt nicht ansatzweise abschätzbar ist und schon gar nicht mit einem Fernkurs Mathematik aus dem Jahr 1980 (auch wenn sich in den Grundlagen der Mathematik seitdem nichts geändert haben dürften). Denis Rancourt hat es dennoch versucht und kam auf bisher circa 13 Millionen Schlumpfungsopfer, also Opfer des Genexperiments, weltweit.[141]

„Als Fan von Superheldenfilmen hatte Uğur bereits einen Namen für diese historische Mission gefunden. ‚Wir nennen es', sagte er, während er am Whiteboard stand und jede Silbe beim Schreiben laut aussprach: ‚Projekt Lightspeed.'" (S. 59)

Uğur leidet wirklich an einem massiven Heldenkomplex, der gefährliche Ausmaße annimmt. Lightspeed (Julie Power) scheint eine eher obskure Heldin aus dem Marvel-Universum zu sein,[142] die nur echte Fans kennen.

Das Leitmotiv der Inkompetenz und des Unwissens zieht sich auch durch dieses Kapitel:

„In einem anderen Schreckensszenario könnte das Virus durch Mutation noch effizienter werden und noch mehr Menschen infizieren, und zwar viel schneller." (S. 61)

Wie ich bereits erwähnt habe, hatte ich nur die Vorlesung „Einführung in die Virologie", die ich im fünften Semester gehört habe. Da habe ich aber bereits Ende der 1990er-Jahre gelernt: Ein Virus kann ENTWEDER tödlicher werden ODER ansteckender. Beides geht nicht, weil es, wenn es zu tödlich ist, seine Opfer zu schnell umbringt, als dass es sich verbreiten könnte. Ein tödliches Virus limitiert seine Verbreitung also selbst. Da ein Virus aber gerne überleben möchte und dazu einen Wirt braucht, ist die HÖCHSTE EVOLUTIONSSTUFE jenes Virus, dass man es nicht bemerkt und einfach als unauffälligen Gast lebenslang beherbergt.

Das sind die sogenannten Drei-Tage-Fieber, die Kinder durchmachen. Die kleinen Gäste bleiben dann irgendwo versteckt in uns für den Rest der gemeinsamen Zeit und sind so unauffällig, dass ich ihre Namen bereits wieder vergessen habe, weil sie einfach uninteressant sind.

So weit die Theorie im Rahmen des Glaubenskonstrukts der Virologie, das man aktuell zu demontieren versucht. Ob es Viren wirklich gibt oder nicht, ist eine schwierige Frage. Nur weil man etwas nicht isolieren kann, heißt es nicht, dass es nicht existiert, denn man kann nur einen Beweis führen, aber keinen NICHT-Beweis (einen Beweis, dass es etwas nicht gibt). Das ist das Problem.

Jedes Ansinnen, einen NICHT-Beweis, also den Beweis einer Nichtexistenz, zu verlangen, ist wissenschaftlich unseriös, mal ganz vorsichtig formuliert. Daher gilt/galt auch im juristischen Bereich, die Schuld muss bewiesen werden und nicht die Unschuld (okay, seit und während Corona wurde die unwissenschaftliche Beweisumkehr eingeführt, die halt nicht führbar ist und somit für den Angeklagten rein mathematisch-wissenschaftlich zu einem Problem wird, weil er vor ein unlösbares Problem gestellt wird[143]).

Einen Großteil der marinen Bakterien kann man (angeblich) auch nicht isolieren oder kultivieren,[144] dennoch existieren sie. Sogar in unserem Mikrobiom finden sich neue Bakterienarten, die man vorher nicht kannte, dennoch existieren sie. Aber auch hier ist Vorsicht geboten, es könnte sein, dass das, was ich an der Uni über nicht kultivierbare Bakterien gelernt habe, sich genauso als eine Lüge herausstellen könnte wie vieles andere, was man an der Uni gelernt hat.[145]

Dann hätten die Virenskeptiker recht, die behaupten, dass Viren nicht existieren, weil keine Isolate existieren würden und man nur Sequenzen durch „reassembly PCR"[146] irgendwie aus dem Nichts erschaffen hat. Dennoch kann man Viren im Rasterkraftmikroskop deutlich messbar platzen lassen.[147] Das stelle ich mir schwierig vor, wenn sie nur eingebildet wären.

Ich bin mir nicht sicher, was schrecklicher an diesem Schreckensszenario auf Seite 61 ist: Die Unkenntnisse in Virologie auf Niveau eines Nebenfächlers des fünften Semesters, die hier offenbart werden, oder das extrem unwahrscheinliche bis hin zu unmögliche Szenario selbst, das Uğur sich da ausmalt.

„Sollte sich das ‚Projekt Lightspeed' als Rohrkrepierer erweisen, könnte sich eine sehr schwierige Situation für unser Unternehmen ergeben." (S. 62)

BioNTech sitzt zu diesem Zeitpunkt bereits auf 400 Millionen Euro Schulden, ist von Risikokapital abhängig und weiß, dass die Schlumpfung einfach ein finanzieller Erfolg werden muss, sonst sind sie am Ende (in einer ähnlichen Lage befindet sich zu dem Zeitpunkt auch Moderna.) Nur was sie nicht bedacht haben: Wenn man ein tödliches Medikament auf den Markt bringt, so lukrativ es auch kurzfristig sein mag, ist das ebenfalls das Ende der Firma, langfristig gesehen – das hoffe ich zumindest!

Dazu kommt möglicherweise Druck, der auf der J.P.-Morgan-Konferenz ausgeübt wurde. Das erzeugte möglicherweise einen Tunnelblick, alles zu tun, um dieses Unternehmen zu retten, koste es, was es wolle – auch unzählige Menschenleben.

An dieser Stelle betritt auf Seite 63 Sierk Poetting, ein gelernter Physiker und Finanzvorstand von BioNTech, der früher Unternehmensberater für McKinsey & Company war und ebenfalls einen Heldenkomplex hat, die Bühne. Sierk wollte immer Astronaut werden und bei der Mondlandung dabei sein (S. 63). Er hat also auch einen Heldenkomplex und genauso wenig gesunden Menschenverstand wie sein Chef, denn er meint: *„Uğur hat normalerweise recht […], daher dachten wir: ‚Unterstützen wir ihn also.'"* DAS klang auf Seite 55 eher anders, das mit dem „Uğur hat normalerweise recht".

Auf Seite 64 nimmt das Unheil dann endgültig seinen Lauf, denn *„Poetting kümmerte sich um die Lieferketten und Produktionskapazitäten, außerdem verwaltete er die Kriegskasse".*

Abgesehen von der Kriegsrhetorik, Poetting ist Physiker! Die Physiker, die ich an der Uni kannte, haben Sach- und Verbrauchsmittel im Kurs eins zu sieben gegen Reisemittel getauscht (dafür war dann eine separate Buchhaltung nötig, die für die Jahresendberichte diesen Tausch wieder virtuell rückgängig machte). Die Physiker, die ich kannte, hatten keine Ahnung von Chemikalien, weil sie so etwas einfach nicht verwenden.

Das waren entweder Theoretiker, die modellieren, oder Bastler, die große Dinge bauen wie das CERN in der Schweiz oder Teslaspulen. Daher kennen Physiker auch den Unterschied der Chemikalienreinheitsstufen nicht. Vor allem kennen sie den Unterschied zwischen „biotech grade" (nur für Experimente und nie/nimmer/nicht jemals für Lebewesen) und „pharmaceutical grade" (das „gute" Zeug für Medikamente). Dieser Unterschied ist auch Anwälten leider meist nicht bekannt.

Was habe ich mir den Mund fusselig geredet, als die Sicherheitsdatenblätter von ALC-0315 auf Telegram herumgingen und ich sie darauf hingewiesen habe, dass sie sich mit einem Sicherheitsdatenblatt in „biotech grade" den Hintern abwischen können, da diese Reinheitsstufe für Menschen und Tiere generell nicht zugelassen ist.[148]

Bis heute gibt es kein einziges Sicherheitsdatenblatt dieser Lipide (ALC-0315 und SM-102) in „pharmaceutical grade" … Warum wohl? Gibt es diese Lipide überhaupt in pharmazeutischer Qualität?

Dazu kommen wir an einem späteren Zeitpunkt (ab Kapitel 8) noch, hier nur ein wenig „predictive priming", um für das Problem zu sensibilisieren, das zu diesem Punkt seinen Anfang nimmt, zusammen mit der unangemessenen Kriegsrhetorik, die auch Novartis irgendwann in seinen Werbefoldern verwendete, was mir Übelkeit verursachte. Andererseits … Die Pharmaindustrie als Kriegstreiber passt doch schon wieder irgendwie, ich sage nur I.G. Farben.

„Özlem war für die wissenschaftliche Arbeit und die klinischen Studien verantwortlich." (S. 64)

Seite 64 ist ziemlich praktisch, sollte es mal zu Prozessen kommen, den hier wird schwarz auf weiß bereits dokumentiert, wer für was zuständig war.

„BioNTech, das vor dem Ausbruch des Coronavirus noch Jahre von einem zugelassenen Arzneimittel entfernt gewesen war, hatte für Vermarktungsthemen und Kommerzialisierung nur einen einzigen Mitarbeiter. Alles in allem hatte das Unternehmen keinerlei Erfahrung in Verkauf, Marketing oder Medienarbeit." (S. 66)

Keine Erfahrungen mit Studien, keine Erfahrungen mit Vermarktung, keine Erfahrung mit Marketing oder Medienarbeit, keine Erfahrung mit nichts. Auch dieser rote Faden der Ahnungslosigkeit und Inkompetenz auf allen Gebieten, der im ersten Kapitel auf fachlicher Ebene begann, wird hier nahtlos fortgeführt. In diesem Fall wurde dem Unternehmen aber von der Bundesregierung werbetechnisch unter die Arme gegriffen. Wie wir wissen, auch wenn generell nur für die Impfung im allgemeinen und nicht für ein bestimmtes Produkt geworben wurde. Das ist nämlich laut Heilmittelwerbegesetz für verschreibungspflichtige Medikamente oder Medikamente gegen meldepflichtige Krankheiten (und das war Corona) verboten.[149] Das unterstreicht erneut die Inkompetenz und das Unwissen der Protagonisten, denn warum denken sie über PR nach, wenn sie doch gar nicht werben dürfen und schon gar nicht den Patienten direkt mit ihrer Werbung ansprechen dürfen?

Nicht einmal diese Basics, die jeder Pharmareferent und auch jeder praktizierende Arzt kennt (er muss die Werbeunterlagen der Pharma unzugänglich für Patienten halten), kennt Uğur oder sonst irgendjemand in der Firma.

Einmal mit Profis arbeiten hätte da vielleicht geholfen, aber wie erwähnt: Profis bekommt ein Start-up eher selten.

Immerhin hat das Unternehmen Kontakte zu Pfizer, weil es seit 2018 zusammen mit Pfizer an bisher (erfolglosen) Grippeimpfstoffen und anderen (erfolglosen) Impfstoffen forscht. Uğur kontaktiert also auf Seite 67 einen alten Pharmahasen bei Pfizer.

Philip Dormitzer ist Ex-Novartis-Grippefutzi und zu diesem Zeitpunkt mittlerweile wissenschaftlicher Vorstand bei Pfizer USA für Virusimpfstoffe und zugleich US-Vize des Unternehmens. Ein Profi eben, im Gegensatz zu Uğur und dem ganzen Rest bei BioNTech.

„‚[D]as wird nicht funktionieren.' Philip Dormitzer war ein alter Hase in der Branche, hatte bei Novartis die Projekte des Schweizer Unternehmensbereichs bei Ausbrüchen von Grippeepidemien organisiert und hatte dort die Diskussionen über Impfstoffe gegen SARS und MERS mitgeführt." (S. 67)

Überprüfen wir einmal Dormitzers erfahrene Aussage von Seite 67 aus Sicht von Februar 2023, ob er nicht vielleicht doch spontan recht hatte.

1. *Beide Erreger konnten durch Hygienemaßnahmen unter Kontrolle gebracht werden, bevor die Projekte gestartet wurden, und Dormitzer war der Meinung, es würde im Fall von SARS-CoV-2 auch so verlaufen.* – korrekt!
   Die Minipandemie war schon vor/während des ersten Lockdowns bereits vorbei[150, 151] und wurde nur noch durch Fake Tests, die nicht zwischen Grippe und Corona unterscheiden konnten, künstlich am Leben erhalten. Ein Test, der das können sollte und von Roche großspurig angekündigt war, hat es meines Wissens nie zur Marktreife gebracht.[152] Und da dieser Test im Dezember 2021 großartig beworben wurde, kann man davon ausgehen, dass alle Tests davor eben nicht zwischen Influenza und Corona unterscheiden konnten. Das hat wohl zum angeblichen Verschwinden der gemeinen Influenza in diesen Jahren geführt, zumindest auf dem Papier. Ganz abgesehen von den ellenlangen Listen an potenziellen Kreuzreaktionen der Schnelltests auf unzählige andere Erkältungserreger. Falsch positiver Test, ick hör dir trapsen.

2. *Außerdem hatte ihn die Erfahrung gelehrt, dass Impfstoffe immer zu spät kommen, selbst wenn man erprobte Technologien verwenden kann.* – korrekt!
   Es wurde bereits in eine ganz andere „Welle“ an Spikemutanten hinein behandelt. Das gibt mittlerweile sogar Pfizer selbst in einem Preprint, indirekt und zwischen den Zeilen, zu.[153] Die tödlichen Folgen, die das für frisch transfizierte Menschen hatte, die das Pech hatten, in den ersten Tagen danach dem Virus zu begegnen, hat Fabian Spieker in seinem Substack für die USA sehr genau untersucht und belegt.[154, 155]

   Der Alphastamm, gegen den die Schlumpfung entwickelt wurde, existierte zum Zeitpunkt des Experiments gar nicht mehr, war somit bereits ausgestorben.[156] Es wurde gegen einen nicht mehr existierenden Virentypus wie wild gespritzt. Interessanterweise tauchten die neuen Varianten an den Orten und in den Ländern auf, in denen BioNTech und Pfizer ihre Schlumpfungsversuche durchführten, weil auf das Virus dadurch natürlich evolutionärer Druck ausgeübt wurde, der es dazu zwang, diesem auszuweichen. Das ist Grundwissen erstes Semester Zoologie bzw. gesunder Menschenverstand, denn Druck erzeugt bekanntlich Gegendruck bzw. schrottige Impfstoffe lassen ein Virus mutieren.[157, 158]

3. *„BioNTechs mRNA-Plattformen waren bisher nicht in klinischen Versuchen für Infektionskrankheiten erprobt worden, betonte er, und es gab keine Hinweise, die dafür sprachen, dass sie schneller als der Verlauf der Pandemie sein*

> *könnten. […] [S]ie seien sich alle einig, dass BioNTechs Technologie einfach noch nicht ausgereift genug für diese Herausforderung sei.“ (S. 67 f.)* – korrekt!
> Alpha war bereits tot, verschwunden, ausgestorben, sie waren langsamer und die Vorsicht, zu der er hier mahnt, weil es noch keine klinischen Versuche gibt, zeugen auch von Vorsicht und Voraussicht eines alten Hasen. Was Uğur NATÜRLICH ignoriert, denn er weiß es ja besser – wie immer.

Zudem gibt es einen einfachen Grundsatz in der Epidemiologie: „NIE IN EINE PANDEMIE HINEINIMPFEN!“, das hätte er vielleicht auch noch erwähnen können, wo er schon dabei war.[159]

„Unbeeindruckt von Pfizers Ablehnung begann Uğur, sich auf die nächste Aufgabe seiner Liste zu konzentrieren: den Dialog mit den Zulassungsbehörden.“ (S. 68)

Ich habe das Gefühl, dass sich hier ein weiteres Persönlichkeitsmuster Uğurs abzuzeichnen beginnt: Gute Ratschläge von Leuten mit Erfahrung werden ignoriert, wenn sie einem nicht in den Kram passen.

In Kapitel 1 hatte ich Joe noch zugestanden, dass er den Unterschied zwischen modRNA, die er später behandelt, und mRNA mutwillig nicht erklärt. Aber auf Seite 69 kommen mir Zweifel, ob er den Zusammenhang zwischen den Kapiteln und somit zwischen modRNA und mRNA selbst wirklich verstanden hat. Das Kapitel, in dem zwischen diesen Varianten unterschieden wird, kam vielleicht erst später hinzu und er hat den Zusammenhang intellektuell nicht herstellen können? Und auch wenn Joe es nicht verstanden hat, Uğur und Özlem hätten das zumindest an dieser Stelle auf Seite 69 richtigstellen müssen.

„Die Regulierung der mRNA-Wirkstoffe hatte sich in den Jahrzehnten […] langsam weiterentwickelt. Ende der 1990er Jahre wurden Nukleinsäure-Wirkstoffe […] von der amerikanischen Behörde für Lebensmittel- und Arzneimittel (FDA, Food and Drug Administration) und der Europäischen Arzneimittel-Agentur (EMA, European Medicines Agency) noch immer pauschal als ‚Gentherapien‘ eingestuft. Diese Kategorisierung wurde zum Gegenstand hysterischer Kommentare von Impfgegnern […]. Es gab Schreckensgeschichten über gentechnische Verfahren, die bleibende Spuren bei den Patienten hinterlassen hätten, nachdem sich gezeigt hatte, dass einige DNA-Impfstoffe das Genom tatsächlich – wenn auch völlig harmlos – veränderten. […] Die messenger-RNA dagegen, die der Körper in Minutenschnelle nach Erfüllung ihrer Funktion abbaut, ruft solche Veränderungen nicht hervor. Das Molekül betritt zwar die Zelle, erreicht aber meist nicht das Innere des Zellkerns, und es ist höchst unwahrscheinlich, dass es die DNA verändert.“

Das komplette Zitat ist eine Mischung aus dreister Lüge und Verunglimpfung, zudem fehlen jegliche Beweise, Belege und Zitate für die Behauptungen, die hier aufgestellt werden. Nur weil eine Substanz juristisch umdeklariert wird,[160] ändert das nicht ihre biologische Funktion. Die Umdeklaration einer Gentherapie, aus rein juristischen Gründen, in eine Impfung entspricht einem bekannten historischen Vorbild. In der Fastenzeit taufte ein Kardinal, der keine Lust auf 40 Tage vegetarisches Dasein hatte, Biber aufgrund ihres Schuppenschwanzes „Karpfen"[161]. Zoologisch war der Biber immer noch Säugetier und somit Fleisch, juristisch und religiös jedoch Fisch. Gott jedoch lässt sich nicht so leicht betrügen, das wird auch Uğur noch lernen müssen, auf die harte Tour, zusammen mit vielen Millionen seiner Opfer. Gegen Mutter Natur gewinnt man nicht einfach so juristisch, sie richtet nach dem Naturgesetz, das von keiner menschlichen Jurisdiktion ausgehebelt werden kann – Definition hin oder her.

Selbst Stefan Oelrich, Bayer-Vorstand und Charité-Aufsichtsratsmitglied, hat das auf dem Berliner World Health Summit Ende Oktober 2021 klipp und klar richtiggestellt: *„Ich sage immer gerne: Wenn wir vor zwei Jahren eine Umfrage in der Öffentlichkeit gemacht hätten – ‚Wären Sie bereit, eine Gen- oder Zelltherapie in Ihren Körper zu injizieren?' – hätten wir wahrscheinlich eine Ablehnungsquote von 95 % gehabt."*[162, 163]

Auch vor der US-Börsenaufsicht gab BioNTech 2019 offen auf Seite 14 zu, dass „mRNA-Therapien als Gentherapie-Arzneimittel eingestuft" werden.[164]

Selbst die Bundesregierung bezeichnete 2012 diese Art der Therapie noch als Gentherapie.[165] Diese strengen Regeln, die für diese Art von Produkten galten, wurden aus gutem Grund eingeführt und zwar aufgrund eines sehr spektakulären Todesfalls im Jahr 1999.[166, 167] Mit dessen Aufklärung war der mittlerweile Ex-Chef des Paul-Ehrlich-Instituts (PEI), Klaus Cichutek, beauftragt, der in diesem Kapitel noch eine Rolle spielen wird.

Jesse Gelsinger, das Opfer von 1999, ist zwar das bekannteste Opfer dieser Art von Genexperimenten, es gab aber noch weitere, weniger bekannte Fälle wie die CRISPR-Versuche von Wu Shixiu,[168, 169] einem Onkologen, bei dem 20 von 21 Patienten starben.[170]

Das Veröffentlichen negativer Daten gestaltet sich leider traditionell sehr schwierig[171, 172] und man muss alles sehr positiv formulieren[173, 174] und an die große Glocke hängt man so etwas natürlich auch lieber nicht.

Auch in den Datenbanken für klinische Versuche werden solcherlei Informationen nach Abschluss der Studie NICHT EINGETRAGEN!

Genau wie ich das Baerböckchen gerne einmal (korrekt mit Operatoren[175]) fragen würde: „Liste die Feldzüge gegen Russland auf, die NICHT im Desaster für den Angreifer endeten“, würde ich Uğur gerne fragen: „Liste die Gentherapieexperimente auf, die NICHT für die Mehrzahl (also mehr als 50 %) der Teilnehmer tödlich oder schädigend ausgingen.“

Wie viele der Embryonen haben es wohl nicht überlebt, damit 2 CRISPR-Babys geboren werden konnten?[176, 177]

Zugegeben, ich mische hier gerade verschiedene Varianten der Genmanipulation fröhlich durcheinander. Bei den Schlumpfungen wurde nicht CRISPR verwendet, sondern der alte Adenovirenklassiker, der 1999 ins Desaster führte. AstraZenecas Produkt, Johnson & Johnson/Janssens Produkt und Sputnik basieren auf der Adenovirenplattform. Die mRNA-Therapie führte bei Behandlungsversuchen von Mukoviszidose zu Leukämie.[178] Bei BioNTech ist das Ganze noch mit modRNA verschärft.

Die Veränderungen sind auch alles andere als „harmlos“. Das Spikegen wandert in Leberzellen in Zellkultur binnen nur sechs Stunden in den Zellkern.[179, 180, 181, 182] Okay, streng genommen wissen wir nicht, ob es transkribierte modRNA war oder das Plasmid, darauf haben die Autoren nicht getestet. Das war Pfizer selbst aber nicht neu. Dass das Spike in den Zellkern geht, sieht man am FRET[183]-Signal im *„nonclinical Evaluation Report BNT162b2 [mRNA] COVID-19 vaccine (COMIRNATY™)“*[184] auf Seite 35.[185] Man hat es aber nicht explizit in den Text geschrieben. Im Zellkern verhindert das Spike möglicherweise die Reparatur von Doppelstrangbrüchen.[186] Das Spike konnte auch an der Oberfläche von Exosomen gefunden werden.[187] Das wird dann euphemistisch als „neuer Mechanismus der Immunaktivierung durch mRNA Vaccine“ bezeichnet.

Daran ist aber gar nichts neu. Da die modRNA laut Pfizer-Daten an das endoplasmatische Retikulum adressiert ist,[188] das die Poststelle der Zelle ist, die Membranproteine in Vesikeln durch den Organismus schickt, handelt es sich hierbei um 100 Jahre altes Grundwissen der Erstsemestervorlesung „Einführung in die Zellbiologie“.

Ein „neuer“ Mechanismus, den Uğur sicherlich nicht auf dem Schirm hatte, schätze ich mal. In den „guten“ alten Zeiten würde man sich mit dem Zitieren dieser Paper wissenschaftlich auf dünnem Eis bewegen, weil einige der in diesem Absatz zitierten Paper zurückgezogen wurden. ABER aktuell ist es so, dass Wissenschaftler bei kontroversen Daten teils unter Druck gesetzt und gezwungen werden, ihre Paper zurückzuziehen.[189] Die Pharmalobby ist mächtig und die Journals leben von den Werbeanzeigen der Pharma und den Hochglanzkopien der von der Pharma selbst gefälschten Studien, die sie an die Ärzte als Beleg ihrer nicht funktionierenden und teils schädlichen Chemiebrühe verteilen. Geht einfach in die Unibibliothek und blättert durch eine Printversion gewisser wissenschaftlicher Journals und schaut, wer da ganzseitige Anzeigen schaltet, dann wisst ihr, wie ihr die „Qualität" dieses Journals einordnen könnt.

Mittlerweile sehe ich es als Gütemerkmal an, wenn solch kontroverse Paper erzwungenermaßen depublizieren und somit zensiert werden, denn dann war das Ergebnis gefährlich für die Geschäftsinteressen der Strippenzieher. Daher gehen viele Autoren mittlerweile einfach direkt über Preprint-Server, Substack oder ResearchGate (das teils auch „gefährliche" Literatur löscht wie im Fall von Rancourt (der versucht hat, die Schlumpfungstoten abzuschätzen) oder Montagnier[190] (der HIV-Sequenzen im Spike nachgewiesen hat).

Diese Paper kursieren dann aber immer noch als PDF in Telegram-Kanälen oder werden, im Fall des Nobelpreisträgers Luc Montagnier, in obskuren indischen Journals veröffentlicht, sodass man es über die üblichen wissenschaftlichen Datenbanken wie PubMed[191] (gehostet vom NIH und somit mitten in Faucis Königreich) nicht findet.

Die zufällige, stabile Integration von neuen Gensequenzen in ein Genom wurde früher dazu verwendet, um Onkogene (also Krebsgene) oder Tumorsuppressorgene wie p35 zu identifizieren. Man hat da einfach zufällig irgendwo Gensequenzen reinkloniert, indem man zum Beispiel Transposons, sogenannte springende Gene, verwendete. Wenn die Zelle zur Krebszelle wurde, hatte man ein Krebsgen gefunden oder ein Tumorsuppressorgen kaputtgemacht.[192] Ich denke mal, dass an dieser Stelle klar sein sollte, warum es ganz schlecht ist, wenn sich ein Gen oder Plasmid irgendwo zufällig ins Genom insertiert, also reinkopiert, so wie ein pseudolateinisches Zitat mit Copy-and-paste mitten in einen Text mit „Lorem ipsum dolor sit amet, consectetur adipiscing elit"[193] ... Ein Immunologe sollte zudem wissen, wie Onkogene historisch identifiziert wurden. Ich habe das im ersten Semester, Ende der 1990er-Jahre, in „Einführung in die Genetik" gelernt.

Ganz abgesehen davon, dass die stabile Integration des Spikegens in den Zellkern direkt als DNA-Kopie dazu führen kann, dass man nun dieses körperfremde Eiweiß für einige Jahre produziert. Harmlos ist für mich irgendwie anders! Wir bewegen uns hier, wie erwähnt, auf dem Niveau der Vorlesung „Einführung in die Genetik", also nichts wirklich Spezialisiertes.

Wenn man sich fragt, ob Größenwahn, Inkompetenz und Verzweiflung allein reichen, so eine Katastrophe wie die Covid-Spritzen zu entwickeln und unters Volk zu bringen, ist die Antwort: NEIN!

Es braucht auch Seilschaften von guten alten Bekannten, die ebenfalls skrupellos sind und/oder von Technikgläubigkeit verblendet sind. Eine Mischung aus Inkompetenz und Seilschaften ist rückblickend ziemlich explosiv und geht eher selten gut aus.

Wir erinnern uns noch einmal an 1999.

Wer war mit der Aufklärung des Todes von Jesse Gelsinger beauftragt? Richtig! Klaus Cichutek! Derjenige, der zum Zeitpunkt dieser Geschichte Chef des Paul-Ehrlich-Instituts (PEI) war! Nur so zur Erinnerung, wenn wir uns jetzt den nächsten Passagen widmen und das Thema Seilschaften zu sezieren beginnen.

„Dank der engen Zusammenarbeit mit den Zulassungsbehörden erhielten schwer kranke Menschen im Rahmen von Studien, die in Europa, Amerika und Australien durchgeführt wurden, BioNTechs RNA-Krebsimpfungen. […] Die Behörde[das PEI] *[…] hatte zwei junge Unternehmen unter ihre Fittiche genommen. CureVac […] und BioNTech […] waren weltweit die Spitzenreiter in der mRNA-Forschung und warteten nur darauf, ihre Entwicklungen am Menschen zu erproben. […] war die Behörde entscheidend an der Entwicklung regulatorischer Rahmenbedingungen für mRNA-Impfstoffe beteiligt. Über Jahre arbeitete es* (das PEI) *eng mit den Start-ups zusammen, mit dem Ziel, zu prüfen und sicherzugehen, dass der Wirkstoff Menschen unbedenklich verabreicht werden konnte. PEI-Mitarbeiter verfassten zusammen mit den mRNA-Pionieren, einschließlich Uğur und Özlem, wissenschaftliche Artikel. Das Paar nahm an von der Behörde organisierten ‹Forschungsklausuren› teil […]. Gemeinsam erarbeiteten sich die Innovatoren und Regulatoren neue Technologien wie die mRNA."* (S. 70 f.)

Das klingt doch mal so richtig eng und kuschelig. Die Glucke PEI nimmt ihre Küken CureVac und BioNTech unter ihre Fittiche, das warme, weiche Federkleid. Was für wissenschaftliche Artikel haben das PEI und BioNTech gemeinsam geschrieben? Schauen wir uns doch einmal die Fußnote[194] einmal genauer an. Es handelt sich um eine Publikation namens „The European Regulatory Environment of RNA-Based Vaccines", also „Die europäische regulatorische Umwelt von RNA-basierten Impfstoffen". Was haben das PEI und BioNTech denn da gemeinsam bereits 2017 in einem Buchkapitel aus der Reihe „Methods in Molecular Biology" ausgebrütet? Für diese Buchreihe habe ich auch ein Kapitel geschrieben, nur in einem anderen Band, zehn Jahre früher.[195] Das ist die Art Buchreihe, die Habilitanden zusammenstellen, weil sie für ihre Habilitation zwei Bücher veröffentlichen müssen. Da nervt man dann ein paar Bekannte und Freunde, ob sie nicht so nett wären, ein Kapitel zu schreiben, den Rest füllen dann die Doktoranden aus dem Dunstfeld des Editors auf (so kam ich an mein Buchkapitel). Das ist der Hintergrund, den man haben sollte, um die „Qualität" dieser Buchreihe korrekt einordnen zu können. Einige bis viele dieser Kapitel sind Vorabveröffentlichungen von noch unausgegorenen Teilergebnissen von Promotionen, die teils auch nie anderweitig veröffentlicht werden. Das muss nicht bei jedem Band so sein, wird aber auf viele Bände dieser Reihe zutreffen. Mit solchen Büchern machen dann Verlage wie Springer ihre Kohle, die Autoren der Buchkapitel bekommen häufig nicht einmal ein Belegexemplar und müssen sich oft ihr eigenes Buchkapitel kaufen, wenn sie es denn in der Druckversion wollen (daher finden sich auf den Websites der Autoren häufig die Korrekturdruckfahnen und nicht das Endprodukt). Geld bekommen die Autoren schon mal gar nicht. Springer nutzt den Publikationsdruck und Publikationszwang schamlos aus. Immerhin reichte damals der Nachweis dieses Kapitels, damit ich an den nicht öffentlichen Tagen für Fachbesucher auf die Frankfurter Buchmesse durfte. Damals, als die Buchmesse noch groß und divers war und nicht Kleinverlage, die ihr politisch nicht genehm waren, auslud.[196]

Dieses Buchkapitel von Uğur und Özlem ist dann auch entsprechend unspektakulär, wie man es von dieser Buchreihe auch erwartet. Letztendlich nur ein Review (also ein Übersichtsartikel) über die gesetzlichen Regulatorien zur Zulassung von mRNA-Produkten. Da findet man dann auf Seite 209 schon die Grundlagen, die Uğur ausnutzen würde, um die Zulassung seiner Todesspritze durchzuboxen. Oder hat eher die EMA das Produkt im Auftrag des DOD (Department of Defence = US-Verteidigungsministerium) durchgeboxt?[197, 198, 199] Im Artikel steht auf Seite 209 grob, dass es neben der regulären, zentralisierten Zulassung durch die EMA auch eine Zulassung ohne komplette Daten gibt, eine sogenannte „conditional marketing authorization" unter der Bedingung, dass das Nutzen-Risiko-Verhältnis nach Ansicht der EMA positiv ist (was es dann natürlich war, man hatte sich abgesprochen mit FDA (USA) und MHRA (UK)). Das geht nur bei Produkten, für die es keine alternativen Behandlungsmöglichkeiten gibt, wie zum Beispiel Hydroxychloroquin[200] oder Ivermectin[201] im Fall des Chinaschnupfens.

Könnte es vielleicht daran liegen, dass man diese sicheren, einfachen, billigen Medikamente deswegen schlecht gemacht hat und den Zugang sehr erschwert hat bzw. sie sogar am Zoll einkassiert hat, wenn man versuchte, sie aus anderen Ländern nach Deutschland zu importieren?

Klingt irgendwie nach noch mehr Seilschaften oder fachlich korrekt: „regulatory capture" (Definition auf Wikipedia: *„Regulatory capture (deutsch etwa: Vereinnahmung einer Regulierungsbehörde) ist eine Form politischer Korruption, die auftritt, wenn Regulierungsbehörden oder politische Entscheidungsträger zweckentfremdet werden, um den kommerziellen, ideologischen, oder politischen Zielen einer kleinen Interessensgruppe (Lobby) Vorschub zu leisten bzw. diese gegenüber dem Allgemeinwohl zu priorisieren. Regulatory capture stellt eine Form von Staatsversagen dar. Betroffene Behörden werden auch als ‚vereinnahmte Behörden' (engl. captured) bezeichnet."*[202]).

„Uğur hatte ein kollegiales Verhältnis zu dessen Präsidenten, dem Biochemiker Klaus Cichutek. […] Am Dienstag […] griff Uğur zum Telefon und rief Cichutek direkt an." (S. 71)

Männerfreundschaften sind doch etwas Tolles.

„In seinem Telefongespräch mit Cichutek unterstrich Uğur, dass er den Ausbruch des Coronavirus extrem ernst nehme […]." (S. 71)

Hat Uğur Klaus etwa diesen Floh ins Ohr gesetzt, weil er *„nur darauf [wartete], [seine] Entwicklungen am Menschen zu erproben"*? Da er nun eine Möglichkeit sah, wie man nun diesen Sonderweg der EU-Zulassung nutzen konnte, der sich nebenbei auf mRNA bezieht und nicht auf modRNA, die von den Regulatorien gar nicht abgedeckt war? So sehe ich das jedenfalls. Die EU ging davon aus, dass mRNA nicht in den Zellkern geht und daher keine Gentherapie ist. Ob ihnen der Unterschied zwischen mRNA und modRNA klar war? Oder wussten sie es und es war ihnen egal, weil die EU und besonders Deutschland, als Vasall der USA, den Befehlen des DOD gehorchen musste?

„Ein früher Pionier experimenteller Therapien versprach Cichutek, alles zu tun, um zu helfen." (S. 72) Und Uğur wusste: *„Bei ‚gutem Willen' der Genehmigungsbehörden, hatte Uğur zu Kollegen gesagt, könnten schon Ende des Jahres weltweit Spritzen […] Menschen zugutekommen."* (S. 72)

Der „gute Wille" war die positive Beurteilung durch die Kommission, also Flintenuschi (Ursula von den Leinen bzw. von der Leyen), die ja für ihre [IRONIE] Unkorrumpierbarkeit[203] und Abneigungen gegen Vetterleswirtschaft[204] bekannt ist [/IRONIE]. Flintenuschi wurde dann ja in die EU weggelobt, wo sie, ohne jemals auch nur zur Wahl gestanden zu haben, die Macht über die EU übernahm. Was kann da schon schiefgehen?[205, 206]

„Wie in einem Gerichtssaal können Experten wie die vom PEI in gewissen Grenzen frei ihre ‚Paragraphen' auslegen, solange man ihnen ein überzeugendes Argument liefert und es mit wissenschaftlichen Daten belegt." (S. 74)

Da frage ich mich schon, wozu überhaupt Gesetze und Paragrafen, wenn das PEI dann doch machen kann, was es will? Zumal bei „überzeugenden Argumenten" ja der Datenfälschung (zu der es bei den später folgenden Studien massiv kam[207]) Tür und Tor geöffnet sind. Wenn das Gegenüber vom PEI von der entsprechenden zugrunde liegenden Biologie keine Ahnung hat, kann man denen alles als sicher und effektiv verkaufen, weil sie gar nicht merken, wie sie mit schönen Worten und schwurbelig klug klingenden Erklärungen von vorne bis hinten „verarscht" werden. Zumal Klaus Cichutek auch zusätzlich ein eher kurzes Gedächtnis hat und den Namen Jesse Gelsinger mittlerweile bestimmt vergessen hat und dessen unangenehm lästigen Tod, der die Gentherapie jahrelang gestoppt und „überreguliert" hat. Das Vorwissen von Klaus Cichutek auf diesem Gebiet ist ein sehr interessantes Thema, dem ich einige Substack-Artikel gewidmet habe.[208, 209, 210] Der Mann war fachlich sehr versiert und wusste mehr als so mancher Kritiker der modRNA-Produkte. Umso unverständlicher, dass er diese Produkte letztendlich genehmigt und unterstützt hat.

„Das Unternehmen (BioNTech) hatte diese Rezeptur noch nie für eine Injektion in einen menschlichen Muskel verwendet." (S. 75)

Es hat also keine klinischen Daten, keine toxikologischen Daten oder überhaupt irgendwelche Daten.

Aber was soll's: *„Mikroskopisch kleine Fettkügelchen, sogenannte Lipid-Nanopartikel, nutzte man schon seit den 1990er Jahren, um DNA in Zellkulturen einzubringen."* (S. 75)

So groß kann der Unterschied zwischen (tierischer) Zellkultur aus nur einem Zelltyp von meist robusten Krebszellen und einem Organismus mit verschiedenen Zelltypen und deren komplexer Interaktion schon nicht sein. Außerdem Fett ist doch Fett. Oder doch nicht? Warum jammert die WHO so wegen trans-Fettsäuren,[211] wenn es doch eigentlich wurscht ist, welche Industriefette man für die Lipidkügelchen nimmt. Überhaupt, gegen trans-Fette zu sein, ist nicht inklusiv und diskriminiert trans-Fette! Jeder hat ein Recht darauf, trans zu sein, ohne deswegen diskriminiert zu werden – auch Fette!

Man wusste zwar seit spätestens 2013, dass Nanopartikel Blutgerinnsel verursachen können,[212] aber praktischerweise hat eine Zellkultur das Problem nicht, weil sie halt kein Herz-Kreislauf-System hat und auch kein Blut. 2017 wusste man übrigens, dass die Nanolipide stark inflammatorisch sind (also Entzündungen hervorrufen).[213]

„Einen großen Durchbruch hatte das Team mehrere Jahre zuvor erzielt, als es Nanopartikel entwickelte, die für die Verwendung von intravenösen, also mit einer Nadel direkt in die Venen injizierten mRNA-Impfstoffen geeignet waren. Lipidformulierungen, die direkt in die Blutbahn gelangen, sind besonders schwierig zu entwickeln, da sie sich augenblicklich im gesamten Blutgefäßsystem verteilen und es sichergestellt werden muss, dass sie keine allergische Reaktion oder gar einen anaphylaktischen Schock auslösen." (S. 76)

Schon wieder fehlt hier, wo es spannend wird, die Fußnote mit der Nummer der Studie oder zumindest ein Hinweis auf die Publikation, in der diese Daten letztendlich veröffentlicht wurden.

Haben die Testpersonen überlebt? Spannend ist auch der folgende Satz:

„Lipidformulierungen, die direkt in die Blutbahn gelangen, sind besonders schwierig zu entwickeln, da sie sich augenblicklich im gesamten Blutgefäßsystem verteilen."

Exakt das ist auch bei den Covid-Todesspritzen passiert, die angeblich im Muskel verbleiben sollten. Irgendwie dumm gelaufen, schätze ich.

Man wusste, dass das eine sehr große Gefahr ist und Autopsien haben mittlerweile gezeigt, dass das verwendete ALC-0315 und somit die spikegenerierende modRNA im ganzen Körper in diverse Organe verteilt wurde[214, 215, 216, 217, 218]. Aber wozu Daten erheben?

ALC-0315 wird sich schon ganz anders verhalten als andere kationische Nanolipide, weil ... Ja, warum nur? Weil Uğur es so will und sein Wille die Welt so gestaltet, wie er sie möchte, so wie Pippi Langstrumpf es singt: *„Zwei mal drei macht vier, widewidewitt und drei macht neune, ich mach mir die Welt, widewide wie sie mir gefällt."* Zwei mal drei macht vier, nach dieser Devise oder dieser Art verqueren Mathematik (möglicherweise basierend auf einem nicht wirklich verstandenen Fernkurs Mathematik in den 1980er-Jahren) wurden dann letztendlich auch die klinischen Versuche durchgeführt.

Uğur weiß zu dem Zeitpunkt bereits, dass

„der Impfstoff weltweit Milliarden Menschen in behelfsmäßigen Impfzentren verabreicht werden muss." (S. 67)

Ich frage mich, woher er das schon zu diesem frühen Zeitpunkt wusste. Vielleicht aufgrund des Wissens, dass minus 80 °C für Hausarztpraxen eher unpraktikabel ist, da minus 80 °C kalte Kühlschränke groß, laut und sehr teuer sind? Man muss ja nicht immer direkt böse Motive unterstellen. So gemein bin selbst ich nicht – oder doch, manchmal schon.

„Für diesen Zweck war eine Injektion in den Armmuskel eine praktikable Option. BioNTech forschte an intramuskulären Lipidformulierungen. Aber da es keinen Grund gegeben hatte, diese zu priorisieren, waren keine Vorkehrungen getroffen, um sie klinisch in Menschen einzusetzen. So hatten die Forscher von BioNTech keine Verfahren für die Herstellung in Reinräumen entwickelt. Das neu aufzusetzen, würde zu lange dauern. Das Team von Uğur und Özlem musste eine Möglichkeit finden, dem Paul-Ehrlich-Institut eine bereits bestehende Lipidformulierung zu präsentieren, die schon von den Arzneimittelbehörden genehmigt worden war." (S. 77)

DAS dürfte unmöglich gewesen sein, denn es gab/gibt meines Wissens keine Lipidformulierung, die jemals für den Menschen genehmigt worden wäre!

Die Geschichte der kationischen Nanolipide ist lang und verwickelt und voller Missverständnisse, aber irgendwie sind alle Hersteller miteinander und mit ihren jeweiligen Regierungen verbandelt, zum Beispiel durch den Bayh-Dole Act im Fall der US-Regierung.

„Der Bayh-Dole Act, auch Patent and Trademark Law Amendments Act oder Bayh-Dole-Gesetz genannt, ist ein Gesetz in den Vereinigten Staaten, das Einrichtungen, an denen Forschungsarbeiten mit der Hilfe von Bundesmitteln durchgeführt werden, das Recht zur Verwertung der Forschungsergebnisse einräumt.“[219]

Die Regierung, die das Projekt, aus dem die Erfindung hervorgegangen ist, darf aber auch eine nicht exklusive Lizenz beantragen. Die Lizenz- und Patentrechte dieser kationischen Nanolipide sind ein Minenfeld, das man seinen Gegnern gelegt hat – von Anfang an. Die Herstellerfirmen haben sich fröhlich gegenseitig verklagt und wurden von Lizenznehmern wie Moderna verklagt. Die Lage ist, gelinde ausgedrückt, unübersichtlich und die meisten Fäden führen zu Acuitas in Kanada.

Wer es ganz genau wissen will, kann das im Substack von Liam Sturgess[220] nachlesen. Sein Artikel dürfte sogar noch länger und ausführlicher sein als dieses Kapitel. Er behandelt die Geschichte der mRNA und Nanolipide ganz von Anfang an, aber leider auf Englisch.

Die einzige Firma, die Uğur hier meinen könnte, die klinische Versuche mit mRNA und modRNA in Lipidvesikeln unternommen hat, ist Moderna. Whitney Webb hat sich mit diesem Desaster in drei Artikeln ausführlich auseinandergesetzt, daher gehe ich hier nicht ins Detail. Wer es genau wissen will, kann das bei Whitney Webb in ihrem Dreiteiler zu Moderna nachlesen.[221] Ich beschränke mich hier auf die „Highlights“ ihrer Recherche zum Thema Toxizität der Nanolipide in einfach und hoffentlich verständlich.

Moderna hat auch ein Problem mit seinen Nanolipiden. Ganz abgesehen davon, dass sie sich bei den Lizenzverhandlungen saudumm angestellt haben und dann angefangen haben, gegen Acuitas zu verklagen. Die Lipide waren leider so toxisch, dass sie sich nicht dazu eigneten, um einem Patienten in regelmäßigen Abständen verabreicht zu werden. Dabei hatte sich Moderna doch eigentlich eine ganz einfache Krankheit als „proof of principle“ ausgesucht: das Crigler-Najjar-Syndrom.[222] Ein einfacher Gendefekt, bei dem ein Enzym in der Leber kaputt ist oder ganz fehlt. Man müsste also nur durch mRNA dieses Enzym in der Leber bilden und das Problem ist – schwups – gelöst. Da die kationischen Nanolipide ohnehin in der Leber landen, hat man auch kein

Problem mit der richtigen Adressierung. Das Problem war halt, dass nicht genug Enzym produziert wurde und man regelmäßig nachspritzen musste (was gut für das Geschäft gewesen wäre). Die Nanolipide von Acuitas waren aber zu toxisch für eine wiederholte Anwendung, was irgendwie nicht so optimal war in Kombination mit dem zu lösenden Problem. Ganz abgesehen davon hatte Bancel Forbes erzählt, dass die Acuitas-Nanolipide nicht sehr gut wären.[223, 224] 2018 packen sie dann auf Seite 33 gegenüber der Exchange Commission ein wenig deutlicher aus:

„Die meisten unserer Prüfmedikamente werden in einem LNP [Lipid-Nanopartikel] formuliert und verabreicht, was zu systemischen Nebenwirkungen führen kann, die mit den Bestandteilen des LNP zusammenhängen und möglicherweise noch nicht am Menschen getestet wurden. Obwohl wir unsere LNPs weiter optimiert haben, gibt es keine Garantie dafür, dass unsere LNPs keine unerwünschten Wirkungen haben werden. Unsere LNPs könnten ganz oder teilweise zu einer oder mehreren der folgenden Reaktionen beitragen: Immunreaktionen, Infusionsreaktionen, Komplementreaktionen, Opsonierungsreaktionen, Antikörperreaktionen, einschließlich IgA, IgM, IgE oder IgG oder einer Kombination davon, oder Reaktionen auf das PEG von einigen Lipiden oder PEG, die anderweitig mit dem LNP verbunden sind. Bestimmte Aspekte unserer Prüfpräparate können Immunreaktionen entweder durch die mRNA oder das Lipid sowie Nebenwirkungen innerhalb der Leberwege oder den Abbau der mRNA oder des LNP hervorrufen, die in einer oder mehreren unserer klinischen Studien zu signifikanten unerwünschten Ereignissen führen können.“[225, 226]

Ich werde hier jetzt nicht in die hässlichen medizinischen Details der Reaktionen gehen, die hier beschrieben werden. ALLE unschön! Das will man alles definitiv nicht haben. Diese Effekte sind von den Covid-Schlumpfungen mittlerweile leider hinlänglich bekannt. UND DAS SIND NUR DIE NANOLIPIDE! Da ist noch nicht der Inhalt gemeint, der kann noch zusätzlich Unheil anrichten. Genau diese Acuitas-Nanolipide, die Uğur dem PEI an dieser Stelle demnächst als zugelassen und klinisch getestet unterjubeln will – mit etwas Hilfe des Chefs von Acuitas namens Tom Madden.[227] Tom hat natürlich keinen Bias und wird seine Lipide natürlich kritisch sehen und er hat auch keine Dollarzeichen in den Augen, wenn er an die Zukunft seiner Firma denkt, wenn der Deal abgeschlossen würde.

„Im Fall des Covid-19-Impfstoffs war es das von den Zellfabriken hergestellte Spike-Protein. In Bezug auf die Arzneimittelbehörden war der Umstand am wichtigsten, dass die Lipide von Acuitas bereits in menschlichen Studien verwendet wurden und ihre Verträglichkeit an Probanden gezeigt worden war.“ (S. 77)

Viel Spaß, das zu beweisen, kann ich nur sagen. Aber irgendwie hat er es geschafft, dem PEI das Blaue vom Himmel zu lügen und einige Kleinigkeiten zu unterschlagen.

Wie zum Beispiel das Revusiran-Desaster, das Alnylam gezwungen hat, seine mRNA-Therapie für eine angeborene Herzkrankheit schnell einzustampfen, weil sie wohl die Versuchspersonen getötet hat.[228, 229] Oder das Desaster für Arbutus und deren RNAi-Impfstoff gegen Hepatitis B, der angeblich dazu führte, dass die Patienten wohl Hepatitis B entwickelten.[230] Auch Moderna hatte offensichtliche Sicherheitsprobleme[231] mit seinen Produkten und stand finanziell genauso schlecht da wie BioNTech zum Zeitpunkt der Handlung dieses Kapitels. Sowohl Moderna als auch BioNTech sollten das Sicherheitsproblem auf die exakt gleiche Weise lösen: Beschleunigung und Auslassen der Sicherheitsstudien in Tieren, sodass keine Sicherheitssignale erzeugt werden konnten, die bei Moderna vorher immer schon im Tierversuch zu Problemen geführt hatten. Man findet halt nur das, wonach man sucht. Wenn man geflissentlich in die andere Richtung schaut ...

„Der zeitaufwendigste Teil in den frühen Stadien einer Impfstoffentwicklung sind toxikologische Studien, in denen der Wirkstoff an Säugetieren – meist Mäusen oder Ratten – auf seine Verträglichkeit getestet wird." (S. 81)

Fünf Monate, die man sich direkt einfach mal gespart hat, wer braucht schon toxikologische Studien?

Pfizer hat das auch rotzfrech in seine Zulassungsunterlagen geschrieben! Keiner kann behaupten, man hätte das nicht gewusst:

„Die Toxizität der LNP-Formulierung oder der neuen Hilfsstoffe allein wurde nicht speziell untersucht."[232]

Begründet wurde das damit, dass es chemisch ähnliche Verbindungen gäbe, die in Orphan Drugs (Medikamente für superseltene Krankheiten, auch die haben erleichterte Zulassungsbedingungen, weil die Patienten sonst gar keine Behandlung hätten) wie Onpattro zugelassen wären. Wozu das Theater, jede Chemikalie einzeln zu prüfen? Fett ist Fett, passt schon, hört auf, unnötig herumzustressen wegen ein paar Chemikalien, bei denen der LD50-Wert (die Dosis, bei der 50 % der Versuchstiere sterben) nicht bestimmt wurde und deren Toxizität nie von jemandem untersucht wurde. Schön auch der Nebensatz *„die Strukturen von ALC-0315 und DLin-MC3-DMA sind nicht ähnlich"*. Direkt nach der Behauptung, man würde keine Toxizitätstest machen, WEIL die Strukturen ähnlich wären.

Safety of the novel excipients was not assessed in a second species. No further data would be submitted as stated by the Sponsor. In response to the TGA enquiry regarding the toxicity assessment of the novel excipients in the LNP formulation, the Sponsor referred to the evaluation of the siRNA product Onpattro™ (patisiran) [1, 2] administered as a LNP formulation, which is approved in the US, Europe and Canada (not reviewed by TGA) for the treatment of hereditary transthyretin-mediated amyloidosis (hATTR amyloidosis) by IV infusion every 3 weeks. The LNP in Onpattro™ is composed of DLin-MC3-DMA, PEG2000-C-DMG, DSPC, and cholesterol. No nonclinical safety concerns regarding excipients, impurities, or degradation products were identified in the FDA and EMA evaluations. The primary toxicity observed in both rats and monkeys was an elevation in liver enzymes, with hepatocyte vacuolation. Therefore, the Sponsor argued that ALC-0315 and ALC-0159 would have

Nonclinical Evaluation of BNT162b2 [mRNA] COVID-19 vaccine (COMIRNATY) Submission No. PM-2020-05461-1-2

similar toxicity profile to the lipids DLin-MC3-DMA and PEG2000-C DMG, respectively, as they were structurally and functionally similar (See Section 1.4). However, while the pegylated lipids (ALC-0159 and PEG2000-C DMG) are structurally similar, the structures of ALC-0315 and DLin-MC3-DMA are not similar. Nonetheless, given that both the novel excipients are amino or amino/PEG lipids and the potential lifetime exposure is expected to be low (see discussion below), the Sponsor's justification for not conducting repeat dose toxicity studies with the novel excipients in a second animal species is acceptable.

Es steht echt so in den Dokumenten, die den Behörden eingereicht wurden. Wenn diese Unterlagen nicht gelesen werden, ist das halt Pech. Sie haben zumindest in diesem Zusammenhang nichts verschleiert, denn sie wussten wohl irgendwoher, dass sie trotzdem damit durchkommen würden.

Nur mal als Zusammenfassung, wie absurd dreist hier vorgegangen wurde. ALC-0315, das kationische Nanolipid, das BioNTech/Pfizer dem PEI wohl als sicher verkauft haben, wurde von Moderna angeblich, wie alle Acuitas-Nanolipide, als mittelmäßig und problematisch eingestellt, weil sie die Sicherheitsprobleme nicht in den Griff bekommen haben. Das hätte die Firma beinahe ruiniert, wenn Corona Moderna nicht genauso den finanziellen Arsch gerettet hätte wie BioNTech. Mit diesem von Moderna als zu unsicher eingestellten Acuitas-Nanolipid mixt sich BioNTech seine Giftspritze zusammen, um dann in den Zulassungsunterlagen zu schreiben, dass sie keine toxikologischen Studien brauchen. Sie vergleichen mit einem komplett anderen, zugelassenen Nanolipid, das eine komplett andere Struktur hat und Teil einer RNAi-Therapie ist (nur falls mir hier jemand vorwerfen will, ich würde Äpfel mit Birnen vergleichen). Wenn Pfizer alle Formen der Gentherapie und alle Formen der Nanolipide in einen inhaltlichen Topf werfen darf, darf ich das erst recht.

Joe behauptet auch in diesem Buch einfach mal, wohl in der Hoffnung, dass das schon keiner überprüfen wird:

„Die präklinischen Toxikologiestudien würde das Unternehmen parallel zur Phase-I-Studie durchführen, und falls dort Unregelmäßigkeiten beobachtet würden, könnte immer noch die klinische Studie pausiert werden.“ (S. 85)

In den australischen FOIA-Dokumenten steht klar, dass es keine toxikologischen Untersuchen gab (auch keine Genotoxizitätsstudien (Schädigung des Erbguts), keine Kanzerogenitätsstudien (ob das Zeug vielleicht Krebs auslöst[233]), keine Immunotoxizitätsstudien (ob es vielleicht zu VAIDS oder anderen immunologischen Entgleisungen kommen könnte)[234]. Alles Pillepalle, wer braucht schon solche Daten, wenn es darum geht, einen Schnupfen zu verhindern, der allen unter 80 kaum gefährlich werden konnte? Außerdem meint Özlem auf Seite 86:

„Angesichts unserer bisherigen klinischen Erfahrungen mit mRNA-Impfstoffen waren wir jedoch der Meinung, dass die toxikologische Studie an Tieren uns nicht viel mehr sagen würde, als wir bereits wussten.“

Keine Fragen mehr, euer Ehren.

Sie kann mRNA wohl auch nicht von modRNA unterscheiden und spielt vielleicht darauf an, dass die Ergebnisse von Tierversuchen ohnehin nur bedingt auf den Menschen übertragbar sind. ABER ein Sicherheitssignal ist ein Sicherheitssignal. Wenn eine Ratte Rattengift frisst und stirbt, kann man davon ausgehen, dass es für den Menschen sicherlich nicht zum Verzehr freigegeben werden sollte.

„Uğur und Özlem wussten, dass die Behörde einen Ermessensspielraum hatte. Wenn man dem PEI einen überzeugenden Plan unterbreitete, konnte es durchaus sein, dass die Experten zustimmten.“ (S. 82)

Das PEI hat dann wohl beide Augen zugedrückt und seinen Ermessensspielraum bei der Auslegung der Vorschriften maximal erweitert oder wie es im Buch doch so schön heißt:

„[Das] PEI [kann] in gewissen Grenzen frei [seine] ‚Paragraphen‘ auslegen, solange man ihnen ein überzeugendes Argument liefert und es mit wissenschaftlichen Daten belegt.“ (S. 74)

Was „Experten“, die auch gerne anonym von den MSM (die von Zwangsgeldern finanzierten Propagandaschleudern) herangezogen werden, in ihrer Expertise taugen, haben wir die letzten drei Jahre hinlänglich erleben dürfen, besonders die nicht namentlich erwähnten Experten aus informierten Quellen. Letztendlich ohnehin vollkommen egal, denn mit der „Verordnung zur Sicherstellung der Versorgung der Bevölkerung mit Produkten des medizinischen Bedarfs bei der durch das Coronavirus

SARS-CoV-2 verursachten Epidemie“[235] erteilte der Bundestag dem PEI und allen beteiligten Behörden ohnehin einen Freifahrtschein, alle Regeln, die zum Schutz der Patienten jemals erlassen wurden, für die Schlumpfstoffe einfach zu ignorieren und mit den Füßen zu treten. Beipackzettel? Umweltverschmutzung, rettet die Bäume, liest doch ohnehin keiner. Verfallsdatum? Ach was, einmal dran riechen, ob es noch okay ist (wenn die Lunge[236] und die Hornhaut[237] danach verätzt sind, war es noch frisch genug), und rein damit in den Arm.

„Letztendlich waren die PEI-Experten und BioNTech nicht über die Risiken eines beschleunigten Verfahrens uneins, sondern über die Vorteile.“ (S. 86)

Das sind die Vorteile, wenn man als Firma unter den Fittichen des PEI groß geworden ist. Man kennt sich, man versteht sich und man ist sich einig. Die einzige Sorge scheint eher zu sein:

„ob sich die Pandemie wohl als so tödlich erweisen werde, dass man die klinischen Studien streichen und einen ungetesteten Impfstoff verabreichen müsste, um zu verhindern, dass ein Großteil der Weltbevölkerung ausgelöscht werde.“ (S. 87)

Ein potenziell tödliches Medikament, das die Menschheit auslöschen kann und vielleicht teilweise auslöschen wird, ungetestet einzusetzen, um eine maximal etwas schwerere Grippewelle nicht zu bekämpfen, weil Grippeimpfstoffe nicht funktionieren bzw. nur einen minimalen Effekt haben und das weiß man auch bei Cochrane schon seit Jahren.[238]

Kapitel 2 wird ab dieser Stelle ab Seite 82 nun endgültig abstrus. Joe fängt an, historische Unfälle bei der Impfstoffherstellung aufzuzählen, wohl als Kontrast gedacht zur Genialität und Nebenwirkungsfreiheit der BioNTech-Spritzbrühe (was leider so richtig nach hinten los geht und eher zu einer Unterstreichung der Hybris von Uğur entartet). Er listet das Cutter-Unglück von 1955 auf (S. 82), bei dem ein verseuchter Polioimpfstoff Kinder mit Kinderlähmung infizierte und tötete. Ganz abgesehen davon, dass der Polioimpfstoff wohl bis ins Jahr 2000 mit irgendwelchen SV-40-Affenviren verseucht war, weil der Impfstoff in Affennierenzellen kultiviert wurde. Dieses SV-40-Affenvirus löst nach Jahrzehnten bei den Geimpften Krebs aus. Das stand 2004 sogar im Spiegel.[239] Da war der Zensor wohl kurz pinkeln,[240] als das damals online ging.

Joe behauptet auch, dass der Grippeimpfstoff von 1957 Millionen Leben gerettet hätte (S. 86 f.). Das sieht man bei Cochrane anders, da spricht man Grippeimpfstoffen komplett ab, dass sie Leben retten. Man kann einen moderaten Effekt an Infektreduktion beobachten,[241] das war's aber auch schon. Nichts mit Millionen geretteten Leben. Cochrane formuliert vorsichtig und höflich, aber der Schutzeffekt ist minimal, sehr minimal. Ich vermute, Vitamin D, Zink und Querzetin dürften einen höheren Schutzeffekt haben als eine Grippeimpfung.

Bei der Schweinegrippeimpfung „vergisst" Joe auf Seite 87 mal so nebenbei, zu erwähnen, dass diese Narkolepsie auslöste[242] und schnell vom Markt genommen werden musste, als es Todesfälle gab. Selbst der Spiegel gab zu, dass der Hersteller Sicherheitssignale einfach ignoriert hat.[243] Was lernen wir aus dem Pandemrix-Desaster? Dass die Hersteller aus ihren Fehlern nicht lernen. Dass Profit über Menschenleben geht. Und dass Menschen wohl generell nicht in der Lage sind, aus der Geschichte Lehren zu ziehen.

Joe erwähnt auf Seite 83 sogar den Nürnberger Kodex (dieser Verschwörungsschwurbler) und alternative Behandlungen für Covid (unterschlägt dabei aber Ivermectin und Hydroxychloroquin), die *„in frühen Studien vielversprechende Resultate zeigten, aber den Patienten nicht zugänglich gemacht wurden."*

Warum wohl wurden sie nicht zugänglich gemacht? Das teure, tödliche, Nieren zerstörende von Baric (schon wieder Baric) entwickelte Remdesivir[244] wurde doch auch zwangsweise zugänglich gemacht und viele Patienten wurden gegen ihren Willen damit bis zum Exitus zwangsbeglückt, statt mit dem viel billigeren Ivermectin behandelt zu werden, das ihnen wirklich geholfen hätte.

Um die Sicherheit der BioNTech-Brühe zu unterstreichen, zählt Joe auf Seite 84 sogar gescheiterte klinische Studien auf, bei denen Menschen starben und die gestoppt werden mussten. Auch hier wohl in der Absicht zu zeigen, wie supertoll doch die Schlumpfung im direkten Vergleich wäre, denn:

„Diese beiden experimentellen Mittel griffen in den biologischen Prozess ein. Impfstoffe, besonders die mRNA-basierten, tun das nicht – vielmehr ahmen sie eine natürliche Ansteckung nach."

Ich weiß jetzt nicht genau, wie Joe sich normalerweise mit einer Erkältung auf natürliche Art und Weise ansteckt. Ich stecke mich normalerweise nicht damit an, indem ich mir den Atemwegsinfekt in die Blutbahn injiziere. Möglicherweise mache ich da einfach was falsch, dass ich den Erreger einatme, er meine Schleimhäute in Nasen und Rachenraum infiziert, dort die Zellen tötet und das Immunsystem zur Produktion von IGA (Antikörpertyp, der in den Schleimhäuten zu finden ist) animiert. Was könnte natürlicher sein, als sich einen Atemwegsinfekt ins Blut zu spritzen und so eine Sepsis (Blutvergiftung), also den schlimmsten anzunehmenden Unfall einer Erkältung, zu simulieren, um einen Schnupfen zu verhindern – ganz abgesehen davon, dass nach einer Impfung keine IGA, sondern andere Antikörpertypen gebildet werden, die NICHT in den Schleimhäuten aktiv sind. Das lernt man normalerweise in Immunbiologie und das sollte Uğur daher auch wissen. In meinem alten *Janeway Immunologie* von 1997 findet man diesen Unterschied jedenfalls bereits.

Kapitel 3 – Die Unwägbarkeiten

Nachdem ich in der Analyse von Kapitel 2 die Hundertermarke der Fußzeilen geknackt habe, will ich es dieses Kapitel 3 ein wenig ruhiger angehen, versprochen. Einfach nur entspannt und giftig ablästern, so zur Abwechslung, wie es eigentlich der Plan für alle Kapitel war, was schon bei den ersten beiden Kapiteln leider aus realsatirischen Gründen ziemlich schiefgegangen ist. Eigentlich wollte ich keinen mit zu viel Wissenschaft direkt in den Tiefschlaf oder in ein wissenschaftlich induziertes Koma schicken.

Ich frage mich, ob ich dabei bin, hier eine neue literarische Form zu entwickeln: die wissenschaftlich belegte Realsatire als Subgenre der Laborliteratur.[245, 246] Ja, es gibt ein eher unbekanntes Literaturgenre, die sogenannte Lab-Lit, die Liste der Bücher dieses Genres ist noch sehr übersichtlich.[247]

In Kapitel 3 erfahren wir mehr über die (liebenswerten) Macken des verkannten Genies Uğur. Nachdem Uğur sich in Kapitel 2 mit seinen eingestaubten Mathematikkenntnissen aus dem Fernkurs Mathematik von 1980 eine Pandemie herbeigerechnet hatte, kam er zu dem Schluss:

„Eine globale Pandemie war im Entstehen, und keine nichtklinische Methode – gleich, ob Händewaschen, Maskentragen, Quarantänen oder Lockdowns – konnte sie nachhaltig aufhalten." (S. 53)

Und weil die Situation so unglaublich gefährlich ist, fliegt er erst einmal mit seiner Familie in den Urlaub. Denn:

„Uğur [war sich] sicher, das Risiko, sich mit diesem Virus anzustecken, wäre in einem Einkaufszentrum größer als am Strand von Lanzarote, solange nicht entsprechende Maßnahmen in Deutschland eingeführt würden." (S. 92)

Vielleicht bin ich einfach zu dumm, um zu verstehen, was die Sicherheitsmaßnahmen in Deutschland mit der Sicherheit an einem Strand von Lanzarote zu tun haben. Was genau bringt es am Strand von Lanzarote, wenn es in Deutschland irgendwelche Regeln gibt, an die man sich auf Lanzarote aber nicht hält?

Um das zu verstehen, braucht man wahrscheinlich den IQ eines verkannten Genies wie Uğur.

Erinnert ihr euch noch, wie man die Strände absperrte[248, 249] oder Spielplätze[250], um das Ansteckungsrisiko unter freiem Himmel in den Griff zu bekommen? Die

Polizeiautos in Freiburg patrouillierten sogar Spielplätze ab, um das durchzusetzen und gegebenenfalls Strafen zu verteilen.

Klabauterbach hat ja mittlerweile bei Lanz zugegeben, dass die Maßnahmen unter freiem Himmel Schachsinn waren,[251] aber dennoch nutzte man diesen Schwachsinn, um bei Montagsspaziergängen mit Zollstock den Abstand zwischen den Teilnehmern durchzusetzen. Zudem nutzte man diesen Schwachsinn als Vorwand, um Proteste, Demos oder Montagsspaziergänge zu verbieten, weil absehbar war, dass man sich nicht an die schwachsinnigen Coronaregeln halten würde.[252] Man zwang Demoteilnehmer, unter freiem Himmel schwachsinnigerweise Masken zu tragen. Weigerten sich zu viele Teilnehmer, wurde der komplette Demozug aufgrund dieses Schwachsinns gestoppt und es wurde mit der Auflösung der Demonstration gedroht. So habe ich es bei der Demo in Freiburg erlebt. Wer seine Maske unter der Nase trug, wurde mit einer Ordnungswidrigkeit beglückt – wegen dieses Schwachsinns.

Die Klagen liefen im Sommer 2023 noch, als man letztendlich einen Tag vor Ende der Maskenpflicht gegen diesen Schwachsinn rebellierte und sich weigerte, den Platz der Alten Synagoge zu verlassen, einen öffentlichen Platz! Ins Einkaufszentrum durfte man, aber nur, um Lebensmittel zu kaufen. Hätte man ein Buch gekauft, wäre man sicherlich sofort an Corona gestorben oder hätte damit seinen Nachbarn zum Tode verurteilt, besonders als Impfverweigerer, weil das Virus superklug ist und das unterscheiden konnte, ob man Nudeln oder ein Buch kauft. Online Bücher kaufen war aber okay, obwohl das Virus theoretisch durch den Postboten durch die Gegend getragen werden konnte und das über deutlich weitere Strecken, als wenn man das Buch einfach im Einkaufszentrum vor Ort gekauft hätte.

Das Virus konnte übrigens auch unterscheiden, ob man im Restaurant stand (Maskenpflicht) oder saß (keine Maskenplicht). Sitzend konnte man sich nach dieser Logik also nicht ansteckend, sondern nur stehend, dennoch mussten Rollstuhlfahrer auch Maske tragen bzw. im ÖPNV musste man sowohl sitzend als auch stehend maskiert sein, selbst als die Maskenpflicht fast überall sonst bereits gefallen war. Schwachsinn halt, alles Schwachsinn. Heutzutage reicht aber Schwachsinn bereits zur kompletten Einschränkung der Bürger- und Menschenrechte. Man stelle sich vor, es gäbe wirklich einmal einen echten Grund und nicht nur Schwachsinn als Begründung. Wie würden die Regelfetischisten, Coronazis und Zeugen Coronas da erst abgehen und sich ausleben.

ABER bevor Uğur als potenzieller Superspreader in den Urlaub fährt (so wie die Skifahrer in Ischgl[253]), gibt es am 13. Februar 2020 auf Seite 82 bei BioNTech noch schnell eine Großveranstaltung der ganzen Firma in der Townhall im Alten Postlager in Mainz, an der immerhin 1.300 Mitarbeiter teilnahmen.

„Er wusste, dass Lockdowns unvermeidlich kommen würden und dass dies deshalb die vermutlich letzte Gelegenheit war, seine Leute persönlich für ein Projekt zu begeistern." (S. 94)

Eines der Themen war: *„Wenn kein neues Geld hereinkäme, sagte Poetting, wären die Mittel Mitte 2021 aufgebraucht."* (S. 93)

Die leidigen Lockdowns wieder und die finanziell unschöne Lage der Biotechklitsche. Woher hat Uğur nur diese fixe Idee? Das würde ich wirklich gerne wissen.

Schon früh war klar, dass Lockdowns nichts bringen, und letztendlich haben sie nichts gebracht, als wirtschaftlichen und psychischen Schaden zu verursachen.[254] Schon mit reinem, intuitivem Menschenverstand sah man das recht bald bei der Negativkontrolle Schweden. Die sich allen Maßnahmen verweigernden Schweden waren ganz klar auf dem richtigen Weg, aber wehe man erwähnte das gegenüber einem Zeugen Coronas. Da wurde man direkt verbal gelyncht und das habe ich mehr als einmal persönlich erlebt.

Die deutsche Journaille schrieb gegen diese Beweise an und hetzte ihre von Soros finanzierte[255] Faktencheckermeute gegen alles, was gegen den Glauben an ihren neuen Gott Corona sachlich argumentierte.

Sie erhoben eine Heilige namens Corona, die Schutzpatronin gegen Seuchen und gleichzeitig auch Schutzpatronin des Geldes, der Metzger und Schatzgräber zu ihrem neuen Gott. Irgendwie schon passend, wenn man es rückblickend betrachtet. Corona wurde zu einem Kult,[256] dem man angehörte oder eben nicht und Uğur wurde zu einem ihrer Hohepriester, der den Gläubigen die Weihe und somit die Aufnahme in die Gemeinschaft der Gläubigen durch die Impfung verlieh, wenn auch nicht persönlich, sondern durch heilige Männer, Frauen, Nonbinäre, Transpersonen und Politiker wie Klabauterbach[257] höchstselbst in weißen Kitteln.

Wer wird diesen Gläubigen wohl die letzte Ölung verabreichen?

Hier erfahren wir auch ENDLICH, mit welchen Variablen Uğur gerechnet hat.

„Seine Einschätzung der globalen Transportwege und verfügbaren Daten zur Übertragung des Virus war nüchtern: Dieser Krankheitserreger könnte bis zu 0,3 Prozent, wenn nicht sogar drei von 100 der Infizierten töten, erklärte er den Versammelten. Der Höhepunkt der weltweiten Ausbreitung würde vermutlich nicht vor Juni erreicht werden. Da es weder Impfungen noch effektive Behandlungsmethoden gebe, stehe der Welt eine Pandemie bevor, die bis zu drei Millionen Leben fordern könne. Er fügte

hinzu, dass BioNTech in Anbetracht des Potenzials der eigenen Technologie in der moralischen Pflicht sei, sich der aufkommenden Bedrohung entgegenzustellen." (S. 94)

Uğur ist nicht nur ein Mathegenie, er kann auch die weltweiten Transportwege so nebenbei im Detail analysieren oder hat er dafür vielleicht *Where is George*[258, 259] oder *Plague Inc.*[260] genutzt, die (meiner Meinung nach stinklangweilige) Seuchensimulation? Das werden wir wohl nie erfahren. Bei seiner 0,3 bis 3 % sogenannten „infection fatality rate" bleibt er ebenfalls die Herleitung der Zahlen schuldig.

Es handelt sich ja auch nur um einen Faktor zehn, den er hier als Spanne angibt. Des Weiteren liegt er mit dem Höhepunkt der Pandemie im Juni falsch. Der war bereits kurz vor dem ersten deutschen Lockdown[261, 262] im März 2020 und selbst wenn er mit Juni richtig gelegen hätte, was hätte dann eine Impfung im Winter noch gebracht?

Wenn er bereits in vier Monaten, also im Juni, den Höhepunkt erwartet hat, konnte er seine Arbeit an dieser Stelle auch direkt einstellen und die Welle einfach einmal um den Globus rollen lassen. Und wo er schon dabei ist, unterschlägt er einfach mal Chloroquin[263] als seit 2005 bekannte Behandlungsmöglichkeit gegen Coronaviren, von Fauci höchstselbst veröffentlicht. Und falls das alles zur Motivation der Mitarbeiter nicht ausreichen sollte, haut er gleich noch die mittlerweile hinlänglich bekannte Moralkeule obendrauf.

Wir nähern uns einem Bereich des Buchs, bei dem ich eigentlich gar nichts schreiben muss, sondern nur kürzen möchte, was „unwichtig" ist. Die Realsatire schreibt sich zwischen Seite 96 und 101 praktisch von allein. Daher werde ich erst nach der Zusammenstellung kommentieren, um den selbstentlarvenden Effekt des Originaltexts nicht zu ruinieren. So schön pointiert zusammengefasst, das hätte ich besser nicht machen können.

Zum Zeitpunkt des Townhall-Meetings, vor dem Urlaub in Lanzarote, wissen Uğur und Özlem bereits Folgendes:

1. *„Für die Wissenschaftler ist besonders die Tatsache frustrierend, dass es darüber hinaus außerordentlich schnell mutiert. Das macht es sehr schwierig, ein Antigen zu definieren, eine Zielstruktur, die man dem Immunsystem als ‹Steckbrief› präsentieren kann, damit es weiß, gegen welchen Eindringling es vorzugehen hat."* (S. 96)
2. *„Wie jeder, der im September Schnupfen hat, bestätigen kann, ist es der Wissenschaft nicht gelungen, einen Impfstoff gegen die gewöhnliche Erkältung zu entwickeln, die durch Dutzende verschiedener Rhinoviren- und Coronavirenstämme verursacht wird, die zu vielfältig sind, als dass sie mit einer einzigen Schutzimpfung bekämpft werden könnten."* (S. 97)

3. *„dass angesichts der milden Symptome dieser Erkrankungen auch keine großen Anstrengungen unternommen wurden, Impfungen gegen diese Viren zu entwickeln."* (S. 97)
4. *„BioNTech [...] setzte seine Reputation auf einen Impfstoff, der im ungünstigsten Fall mehr Schaden als Nutzen anrichten könnte."* (S. 99)
5. *„Jedes Jahr werden Millionen von Säuglingen wegen des Virus ins Krankenhaus eingeliefert. Das Vakzin sollte also ein medizinischer Durchbruch werden. Doch was folgte, war einer der größten Rückschläge in der Geschichte der klinischen pharmazeutischen Impfstoffentwicklung. Etwa 80 Prozent der geimpften Kinder erkrankten nach Kontakt mit RSV schwer. Zwei Kinder starben. Statt das Virus zu neutralisieren, schien der Impfstoff dessen Wirkung noch zu verstärken."*[264] (S. 99)
6. *„2005, so las er, hatten kanadische Forscher einen Impfstoff entwickelt, der auf einem ungefährlichen Pockenvirus-Vektor basierte, welcher die Information für das Spike-Protein enthielt, jene knubbeligen Ausstülpungen, die dem Erreger das Aussehen einer Krone verleihen und sich an die Rezeptoren der Lungenzellen heften. Der Impfstoff wurde an Frettchen getestet, und man stellte fest, dass er nicht nur nicht vor der Erkrankung schützte. Im Gegenteil: Die geimpften Tiere, die sich danach mit dem Virus infizierten, zeigten weit schlimmere Krankheitsverläufe als die in der Kontrollgruppe."*[265] (S. 100)
7. *„Schwere akute Lungenschäden wurden auch von einem Forscherteam in Hongkong beobachtet, das ein Vakzin an chinesischen Rhesusaffen testete."*[266] (S. 100)
8. *„Tierversuche mit Mäusen und Kaninchen, an denen man ein Vakzin gegen den MERS-Virus, den Nachfolger des ursprünglichen SARS-Virus, testete, verliefen ebenfalls katastrophal."*[267] (S. 100)

„Die kleinste Ungenauigkeit bei der Entwicklung eines neuen prophylaktischen Arzneimittels konnte sich als fatal erweisen. Forscher hatten jahrelang versucht, diesen Fallstrick zu umgehen, meist über den Weg von Versuch und Irrtum. Doch diese Zeit hatte BioNTech nicht. Es hatte genau eine Chance, einen Notfall-Impfstoff zu entwickeln, bevor das Virus sich zu weit verbreitet hatte, um es aufzuhalten." (S. 101)

„Das Mantra lautete: ‹Erst das Schnellste, dann das Beste.› BioNTech würde nicht auf das perfekte Konstrukt warten. Die Aufgabe bestand darin, das Antigen und diejenigen mRNA-Plattformen zu ermitteln, die einen funktionierenden Impfstoff liefern konnten, und diesen zur Zulassung zu bringen." (S. 113)

„Im Gespräch mit zwei seiner engsten Mitarbeiter [...] hatte Uğur drei Möglichkeiten aufgezeigt.

Die erste und ***optimistischste*** [Hervorhebung von mir] *war die Annahme, dass das Unternehmen* ***Glück*** [Hervorhebung von mir] *hatte – bereits die erste Version seines Impfstoffdesigns, wie simpel er auch sein mochte, würde nicht zu ADE oder anderen gravierenden Ereignissen führen.*

Die zweite und ***pessimistischste*** [Hervorhebung von mir] *hingegen lautete, dass der Impfstoff gegen SARS-CoV-2 ADE verursachen würde, unabhängig davon, was man unternahm, um dies zu verhindern.*

Die dritte und ***für die Wissenschaftlerseele aufregendste*** [Hervorhebung von mir] *war, dass ein* *sorgfältig durchdachtes* [Hervorhebung von mir] *Vakzin diese Risiken umgehen würde.*

‹Wir werden verschiedene Kandidaten entwerfen›, sagte Uğur, ‹dann die Versuche durchführen und abwarten, was die Daten uns sagen.›“ (S. 101)

Das lasse ich erst einmal sacken.

Einmal tief durchatmen.

Kaffee/Tee oder etwas Alkoholisches holen!

Machen wir den Realitätscheck im Februar 2023 (in Auszügen, darüber wurden mittlerweile ganze Bücher geschrieben und ich wette, es werden noch viele, viele, sehr detaillierte Bücher darüber geschrieben werden, die jeden einzelnen Aspekt feinsäuberlich sezieren werden).

Zu 1.: Das Spike ist nach den Spritzversuchen massiv mutiert, wie es auch zu erwarten war. Evolutionärer Druck erzeugt Gegendruck. Schon Ende 2021 ist es, milde ausgedrückt, unübersichtlich bei den Punktmutationen des Spikeproteins.[268, 269] Bereits Ende 2020 war absehbar, dass der Original-Wuhan-Stamm gegen seine Nachkommen verloren hatte.[270]

Zu 2.: Bei der Schutzwirkung sieht Uğurs Gesundheitsspritze auch eher alt aus:

27. Februar 2021:	Geimpfte sind NICHT mehr ansteckend![271]
4. August 2021:	Hohe Viruslast bei infizierten Geimpften[272]
20. August 2021:	Ähnliche Viruslast bei infizierten Geimpften und Ungeimpften[273]
30. September 2021:	Viruslast gleich hoch wie bei Ungeimpften? Was neue Studie für Geimpfte bedeutet[274]

12. Oktober 2021:	Geimpfte sind Träger von infektiöseren und gegen Antikörper resistenten Varianten.[275]
18. Oktober 2021:	Walgreen-Daten zeigen Pandemie der Geimpften.[276]
1. November 2021:	Neue Coronastudie warnt: Geimpfte sind infektiöser als bislang angenommen.[277]
21. November 2021:	Sind Geimpfte wirklich so ansteckend wie Ungeimpfte?[278]

2022

20. Februar 2022:	Daten aus USA und UK: Covid-Impfung erheblich gefährlicher und tödlicher als Coronainfektion[279]
19. April 2022:	Neue Studie in The Lancet bestätigt leicht erhöhte Sterblichkeit bei mRNA-Impfung.[280]
7. Mai 2022:	Covid-Impfung verschlechtert Immunabwehr bei Infektion.[281]
19. Juni 2022:	Daten aus Israel zeigen Wirkungslosigkeit der mRNA-Impfstoffe.[282]
6. Juli 2022:	UK-Studie: „Wirksamkeit des Impfstoffs für die 3. Dosis war seit dem 20.12.2021 negativ."[283]
1. September 2022:	Studie Universität Oxford: Impfung vergrößert Risiko von Infektionen um 44 Prozent[284]

2023

15. Februar 2023:	Impfauffrischung praktisch nutzlos[285]
16. Februar 2023:	Natürliche Immunität besser als Impfung[286]
19. Februar 2023:	Betrug bei Pfizer-Zulassungsstudien[287]
19. Februar 2023:	Wann genau hätten CDC, FDA und PEI gegen die Covid-Impfstoffe einschreiten müssen?[288]
19. Februar 2023:	Impfschäden: Erster Prozess gegen BioNTech beginnt im März, weitere folgen.[289]
25. Februar 2023:	Eurostat: Übersterblichkeit in Deutschland steigt auf 37 Prozent[290]

26. Februar 2023:	GAME OVER: Medicare-Daten zeigen, dass die Covid-Impfstoffe die Sterbewahrscheinlichkeit erhöhen.[291]
19. April 2023:	Studie der Cleveland Clinic zeigt, dass das Risiko einer Covid-Infektion mit der Anzahl der Impfdosen ansteigt.[292]
6. Mai 2023:	Wirksamkeit des Covid-19-Impfstoffs sinkt innerhalb von Monaten gegen null: Studie[293, 294]
2. Mai 2023:	Covid-Impfstoffe können einen erblinden lassen.[295, 296]
11. Juni 2023:	BioNTech: Erster Prozess wegen des Verdachts auf Impfschaden beginnt und wird überraschend abgesetzt.[297, 298]
14. Juni 2023:	Horowitz: Vertrauliches Dokument von Pfizer zeigt, dass das Unternehmen 1,6 Millionen unerwünschte Ereignisse beobachtet hat, die fast jedes Organsystem betreffen.[299 300]

Und das ist nur eine winzig kleine Auswahl der Chronologie des Schreckens, die noch einige Jahre kein Ende finden wird.

Zu 3.: Covid-19 war nie schlimmer als eine normale, schwere Grippewelle, wie sie alle paar Jahre vorkommt.[301] Das hat mittlerweile sogar Bill Gates zugegeben.[302]

Zu 4.: Ja, Uğurs preisgekrönte Heilspritzen erzeugen ADE.[303, 304] ADE ist die Abkürzung für „antibody dependend enhancement", also wenn Antikörper eine Infektion verschlimmern. Das konnte man aber vorher nicht wissen oder testen, weil es laut PEI keine entsprechenden Tiermodelle gibt.[305] Daher musste man das wohl direkt im Menschen testen.

Zu 5. und 6.: Kindersterblichkeit explodiert seit Impfung der unter 15-Jährigen[306] mit einer um 698 % erhöhten Kindersterblichkeit allein in Europa.[307] Dennoch hat man einen RSV-Impfstoff, bei dem zwölf Kinder in der Studie starben,[308] zugelassen[309] und denkt erneut über Meldepflicht[310] nach. Entsprechend „irritiert" ist daher auch das Gesundheitspersonal und fragt sich, ob es nun erneut zu einer sinnlosen Impfpflicht kommen soll.[311] Der Beipackzettel liest sich nicht unbedingt vertrauenserweckend.[312]

„Die kleinste Ungenauigkeit bei der Entwicklung eines neuen prophylaktischen Arzneimittels konnte sich als fatal erweisen."

Ich wiederhole mich nur ungern und erinnere hier an meine Ausführungen zu Kapitel 1 dieses Buchs.[313] Genauer bin ich auf das Problem in einer separaten sechsteiligen

Substack-Reihe über Uğurs Anfängerfehler im Proteindesign eingegangen,[314] die man sich auch als Hardcore-Hauptseminarsvortrag zu den Grundregeln des Protein-Engineering beim Corona-Ausschuss[315] oder auf Solari Report[316] als groben Überblick anhören kann. Aus Sicht eines Protein-Engineers absolut fatale, peinliche Anfängerfehler, vor denen bereits vor 15 Jahren explizit in der entsprechenden Fachliteratur gewarnt wurde. Die Details würden hier zu weit führen und werden vielleicht als separates Buch erscheinen.

Uğur hat keine Ahnung von Coronaviren.

Hat definitiv absolut keine Ahnung von den Grundlagen des Protein-Engineerings bzw. der Proteinfaltungsliteratur der letzten 20 Jahre.

Hat keine Ahnung von Impfstoffdesign.

Hat keine Ahnung, wie man ein Protein charakterisiert.

Hat keine Ahnung, dass er keine Ahnung hat.

Er hat ein Team, das keine Ahnung von diesen Dingen hat.

Er hofft einfach auf sein GLÜCK und dass es beim ersten Mal schon irgendwie funktionieren wird. Auch wenn das für die Wissenschaftlerseele (oder eher sein Wissenschaftlerego?) schon sehr aufregend ist.

Ich glaube, mehr Beispiele brauche ich zu diesem Komplex nicht geben, und kann mir weitere Beispiele des Desasters und Ausführungen, wie es zu all dem kommen konnte, sparen. Wir werden damit live und in Farbe die nächsten Monate und Jahre konfrontiert.

Das waren drei Jahre, in denen man zugesehen hat, wie ein Auto mit voller Geschwindigkeit auf eine Wand zurast, und weiß, dass das nicht gut gehen kann, aber dass man das Auto weder stoppen noch den Fahrer irgendwie von seinem Tun abhalten kann (weil er möglicherweise schon plötzlich und unerwartet ..., ihr wisst schon). Man ist zum Beobachten verdammt und dazu, danach die Scherben wegzukehren, den Schaden zu kitten und anschließend die Toten zu begraben.

Der Autor Joe oder Uğur, wer auch immer dieses Kapitel geschrieben hat, geht ab Seite 102 in die Details der Anfängerfehler, die bei der Konstruktion des Impfspikes gemacht wurden, zumindest in Auszügen der Probleme, die sie erfasst haben, mit ihrem sehr limitierten Unwissen über Protein-Engineering. Es sind SEHR viel mehr Fehler, die begangen wurden! Denen habe ich meinen oben erwähnten sechsteiligen Substack über Anfängerfehler im Proteindesign gewidmet.

„Die Studie zeigte auch, dass die körpereigene Immunreaktion auf eine SARS-Coronainfektion vor allem auf dieses Protein [das Spike, Anmerkung von mir] *abzielt und es die effizienteste Möglichkeit ist, die Bedrohung zu stoppen."* (S. 102)

Praktischerweise „vergisst" der Autor an dieser Stelle, „die Studie", auf die er sich hier bezieht, als Fußnote anzugeben. Im hauseigenen BioNTech-Infobrief liest sich das dann doch irgendwie ganz anders.

„Während sich bei Geimpften nur Antikörper gegen das Spike-Protein detektieren lassen, sind im Serum von Genesenen auch Antikörper gegen andere Proteine des SARS-CoV-2-Virus zu finden, zum Beispiel das Nukleokapsid-Protein (N-Protein)."[317]

Im Klartext, bei der natürlichen Infektion finden sich Antikörper gegen diverse Strukturen des Virus, auch gegen dessen Hülle und nicht nur gegen das ohnehin schon mutierte Spike. Das impliziert, dass natürliche Immunität besser ist. Die Verschwörungstheorie von der besseren natürlichen Immunität durfte mittlerweile auch im Lancet[318] veröffentlicht werden, während man dafür in den Coronajahren vom Zensor auf den (Un-)Sozialen Medien direkt gesperrt wurde.

„Kurz bevor es an die Lungenzellen andockt, verändert sich das Spike-Protein von einer kompakten disteláhnlichen Form in eine Struktur, die eher einem hohen, langgestreckten Kelch gleicht. Hat das Spike-Protein erst einmal an die Zelle angedockt, verändert es erneut seine Form, und ein Teil des Spikes wird ausgefahren wie eine Schnappmesserklinge, mit der es die Zellmembran durchsticht, sodass das Virus in die Zelle eindringen kann. Das Genom gelangt in die Zelle und kann dort vervielfältigt werden. Damit der Impfstoff wirken konnte, musste er also die Kelchform des Spike-Proteins nachbilden. Die Eingreiftruppen des Immunsystems würden so informiert, das Virus anzugreifen, bevor es zum Schnappmesser wurde – der Form also, die es nutzt, um in die Zelle einzudringen. ***Mit etwas Glück*** [Hervorhebung von mir] *würde so der wirksame Andockprozess des Virus unterbrochen. [...]* ***Die Proteinstruktur, abgelöst vom Virus, war von Natur aus nicht formstabil. Es war durchaus möglich, dass die körpereigenen Zellen, wenn die mRNA ihnen die Blaupause der Gensequenz für das Spike-Protein lieferte, eine leicht veränderte Struktur zusammenbaute und nicht die exakte Form*** [Hervorhebung von mir]." (S. 103)

„2012 entwickelte [Barney Graham] einen Ansatz, spike-ähnliche Antigene in der Form, die sie vor Eintritt in die Zelle haben, zu bewahren. Das gab Hoffnung, endlich ein sicheres RSV-Vakzin zu finden." (S. 104)

Hier zitiert der Autor einen Beleg, der nicht zum Text passt. RSV ist kein Coronavirus. Er/sie ist sogar zu dumm, korrekte Quellen zu zitieren. Was RSV mit dem Coronavirus zu tun hat, das erklärt er praktischerweise auch nicht.

Das ist schon die zweite Stelle, bei der mir das aufgefallen ist. Als wenn es so schwer wäre, das korrekte Zitat direkt bei PubMed bei „zitieren“ herauszukopieren, wie ich es auch mache. Ich schätze, der Autor redet hier vom sogenannten Prolinschloss[319, 320](„prolin lock“). Das hat übrigens nicht funktioniert. Zwei Proline sind generell instabil und man hat das Spike aktiv und frei zirkulierend im Blut nachgewiesen[321] und zwar bis 187 Tage und in 50 % der getesteten behandelten Menschen.[322] Um die Form zu stabilisieren, braucht es wohl sechs Proline.[323] Wer es ganz genau wissen will, kann sich dazu ein sehr gut gemachtes Video von Florian Schilling ansehen, es heißt „Good Spike - Bad Spike?“[324]. Florian kann das in seinen Videos viel schöner erklären, als ich das hier als Text beschreiben kann. Diese Proline (übrigens Aminosäuren, die man über die Nahrung zu sich nimmt) ziehen aber Probleme nach sich, die hier verschwiegen werden. Da wäre zum Beispiel Prolinmangel bei Spikeproduzenten, der von einigen Behandlern Geschlumpfter festgestellt wurde. Des Weiteren kann schon der Austausch von zwei Aminosäuren die Struktur eines Proteins auf unvorhergesehene Weise verziehen und über sogenannte „Einflüsse über lange Distanz“ verändern, was nichts anderes heißt als: Wir haben keine Ahnung, warum da ein Effekt entstanden ist, wollen das so explizit aber nicht in den Text schreiben. Also das, was Uğur mit nicht formstabil bzw. „leicht veränderte Form“ meint.

Proline haben zudem eine lange bekannte, unangenehme Eigenschaft:

„Ein auffälliges, wiederkehrendes Merkmal des intermolekularen Aufbaus, das sowohl zum Domänenaustausch als auch zur Aggregation führt, sind Prolinreste. Es scheint, dass die Prolin-Isomerisierung der Schalter ist, der die Umwandlung zwischen monomeren und oligomeren Formen auslöst.“[325]

Das heißt im Klartext, Proline können dazu führen, dass Proteine Amyloide bilden. Amyloide sind krank machende Proteinaggregate, die man als Krankheitsbild in der Medizin als Amyloidose kennt. Unter durch Proteinfehlfaltung verursachte Krankheiten fallen des Weiteren Alzheimer, Parkinson, Spongiforme Encephalitis, Diabetes Typ II. Die Menge des fehlgefalteten Proteins kann in einigen Organen durchaus den Kilogrammbereich erreichen.[326]

Was soll man von NIH und Mitarbeitern von Fauci auch anderes erwarten? Inkompetenz oder vielleicht bewusste Lügner, überall, denn sie haben sowohl BioNTech als auch Moderna beraten und damit letztendlich (auch aufgrund von Wissenschaftsfördermitteln) so RICHTIG Kohle gemacht.[327] Für Gates und Konsorten mögen 400 Millionen Dollar Taschengeld sein, ich könnte damit problemlos für den Rest meines Lebens gut leben. Ich bin mir nicht sicher, aber könnte es sein, dass 400 Millionen Dollar möglicherweise/vielleicht/in seltenen Fällen/unter Umständen einen Interessenkonflikt für das NIH bezüglich der Zulassung eines Mittels darstellen könnten? Da ich bisher nie in so einer Verlegenheit war, kann ich das leider nicht aus persönlicher Erfahrung beurteilen. ABER Graham arbeitet für das NIH, das National Institute for Health, Faucis Königreich in den USA. Das Prolinschloss ist vom NIH (National Institute for Health) unter Patentnummer US10960070B2 patentiert.[328] Patenthalter ist unter anderem der hier erwähnte Barney Graham.

„Und er hätte mit Anthony Fauci, dem Leiter der Abteilung für Infektionskrankheiten der NIH, vereinbart, bei den globalen Bemühungen um die Bekämpfung der Pandemie die Expertise der amerikanischen Regierungsbehörde der internationalen Allgemeinheit zur Verfügung zu stellen." (S. 105 f.)

Als wenn eine Biacore[329]-Messung so schwer gewesen wäre, um mal zu schauen, ob es wirklich nicht bindet. Lieber spekulieren als einfach einmal mit dem Goldstandard zur Protein-Protein-Interaktion nachzumessen?! Physikalisch nennt man eine Biacore-Messung (benannt nach der Firma, die das entwickelt hat, damals in den 1990er-Jahren[330]) auch Oberflächenplasmonenresonanzspektroskopie. Ein echt sehr langes Word, super, um Galgenmännchen zu spielen, aber echt schwer auszusprechen. Wer genau wissen will, wie Oberflächenplasmonenresonanzspektroskopie[331] funktioniert, kann das sogar bei Wikipedia nachlesen, so bekannt, alt und politisch unbedenklich ist das Thema. Der englische Wikipedia-Artikel[332] ist aber deutlich besser als der deutsche.

Zu Fauci, alias Dr. Death, und seinen Verbrechen wurde ein ganzes Buch (mit sehr vielen Fußnoten) geschrieben. Wer sich für diesen Herrn interessiert, und vor allem Fußnoten liebt, sollte unbedingt das Buch *„Das wahre Gesicht des Dr. Fauci"* von Robert F. Kennedy Jr. lesen. Kurzum, was aus Faucis engerem Zirkel kommt, dem darf man nicht trauen. Sowohl Graham als auch Gao gehören zu Faucis Dunstkreis, genau wie Doktor Osten übrigens auch. Daher wollte der US-Kongress auch Doktor Ostens E-Mails und Chatverläufe zur Labortheorie.[333] Was damals sonst noch so kommuniziert wurde, kann jeder in den Fauci-E-Mails nachlesen,[334] die über FOIA (Freedom of Information Act, entspricht dem deutschen Informationsfreiheitsgesetz) herausgeklagt wurden. Das hat man aber im Voraus geahnt und einige der Beteiligten haben lieber die privaten E-Mail-Konten verwendet.[335, 336]

„Uğur wusste nun nicht, ob Graham bereits an Covid-19 arbeitete, aber es hatte sich gezeigt, dass der genetische Code des in Shanghai sequenzierten neuen Coronavirus zu 54 Prozent identisch mit dem MERS-Virus war. Ähnlich genug jedenfalls, um etwaige Erkenntnisse beim MERS-Virus-Spike für ein Covid-19-Vakzin zu nutzen. Nachdem er das Genom der beiden Viren verglichen hatte, stellte Uğur fest, dass Grahams Methode ***vermutlich*** [Hervorhebung von mir] *auch das Spike-Protein der Wuhan-Variante stabilisieren konnte. Mit dieser Konstruktion würden sich die Chancen erhöhen,*

dass die BioNTech-Impfstoffe nicht nur wirkten, sondern den gefürchteten ADE-Effekt vermieden." (S. 104)

Um die hier erwähnte „Ähnlichkeit" einmal ins Verhältnis zu setzen: Schimpanse und Mensch unterscheiden sich in ihrem Genom zu circa 1 %. Mensch und Banane teilen circa 50 % ihres Erbguts miteinander.[337]

Uğur vermutet wieder nur, statt einfach einmal eine Biacore-Messung durchzuführen und zu messen, ob das Protein wirklich in der nicht bindenden Formation gehalten wird. Würde es binden, gäbe es ein Signal, würde es nicht binden, gäbe es kein Signal. Man bräuchte beide Konstrukte zum Vergleich und müsste diese vorher herstellen und charakterisieren, was man sich gespart hat. Wozu das Produkt charakterisieren, dass die Menschen anschließend den Rest ihres Lebens produzieren würden? Obwohl schon seit 15 Jahren bekannt ist, dass, wenn man rationales Proteindesign betreibt, man anschließend das Produkt unbedingt charakterisieren muss. Das habe ich selbst vor 15 Jahren so in einem meiner Buchkapitel veröffentlicht.[338]

Ich habe damals Folgendes geschrieben und ich zitiere mich hier schamlos selbst:

„Um ein Protein durch rationales Design zu optimieren, sollte die Struktur des Proteins oder eines nahen Homologen bekannt sein. Bessere Ergebnisse lassen sich erzielen, wenn Informationen über den Mechanismus und die Funktion des Proteins verfügbar sind. Die Integration von Wissen in den Entwurfsprozess ist jedoch sehr zeitintensiv. Varianten werden auf der Grundlage von Intuition, Sequenzalignments und In-silico-Modellierung geplant. Schließlich werden die erforderlichen Aminosäureaustausche für die optimierten Proteine durch ortsgerichtete Mutagenese in das Wildtyp-Gen des ursprünglichen Proteins eingeführt. ***<u>Nach der Überexpression dieser Proteinvarianten müssen sie weiter charakterisiert werden.</u>****"*

Wie bereits erwähnt, es ist so richtig schiefgegangen – in ALLEN Punkten. Spike nicht stabil, ADE ausgelöst[339, 340], hätte man vorher doch lieber gemessen. Dazu müsste man aber die Methoden kennen, mit denen man Proteine charakterisiert. Dazu bräuchte man jemanden, der von so etwas Ahnung hat. Hier beißt sich die Schlange erneut in den Schwanz.[341]

Als wäre das nicht schlimm genug, kommen nun noch die Chinesen hinzu und geben ihren Senf in Form von Fu Gao dazu,[342] dem chinesischen Fauci-Gegenstück, der schon lange mit Fauci zusammenarbeitete. Auch Fu Gao ist eine „interessante" Persönlichkeit.

„Atemwegsinfektionen waren, wie das Paar wusste, schwer zu bekämpfen. Die einzige Möglichkeit des Immunsystems, die Infektion zu verhindern, war das Abfangen des

Virus (mit blockierenden Antikörpern) auf dem millimeterkurzen Weg von der Schleimhaut in Nase und Mund beziehungsweise der Oberfläche von Lungenzellen in die Zellen selbst. Ist eine Person einer großen Anzahl von Coronaviren ausgesetzt und sind die Antikörper nicht schnell genug, dringt der Erreger durch die Zellwand ein und vervielfältigt sich innerhalb der Zellen zu Zehntausenden, ja Millionen Kopien von sich selbst." (S. 108)

Die beiden haben doch Medizin studiert. Wie genau sollen Antikörper im Blut bei exakt diesem Vorhaben helfen, da es sich sogar um komplett unterschiedliche Antikörpertypen handelt, die in Schleimhäuten und im Blut beheimatet sind? Wahrscheinlich muss man durch die Gehirnwäsche eines Medizinstudiums gegangen sein, damit einem dieser Logikbruch nicht auffällt.

Es wird aber noch besser!

„Die zweite Schutzmacht ist die zelluläre Immunantwort, die sich all jene Fremdkörper vornimmt, die durch das erste Abwehrnetz geschlüpft sind. Diese hoch spezialisierte Truppe besteht aus den sogenannten T-Zellen. Sie zerstören Körperzellen, die von der Infektion befallen sind." (S. 109)

Was wird wohl mit Zellen passieren, die das Spikeprotein von Uğurs preisgekrönter Gesundheitsspritze produzieren? Kleine Hilfestellung: „T-Zellen zerstören Körperzellen, die von der Infektion befallen sind."

Und falls der Leser das an dieser Stelle nicht verstanden hat, wird der Autor auf Seite 100 deutlicher:

„Wenn die T-Zellen zum rechten Zeitpunkt eingreifen, retten sie Leben. Erscheinen sie aber mit Verspätung in der Kampfzone und hat das Virus bereits viele Zellen der Organe infiziert, greifen sie zwar weiterhin den ‹Feind› an, doch dieser Angriff führt zum Kollateralschaden des gesunden Gewebes, mit potenziell tödlichem Ausgang."

Nur zum besseren Verständnis: Uğur will die Menschen zu Spikeprotein-Fabriken umfunktionieren, die in allen Körperzellen unkontrolliert Spike produzieren, zumindest jedoch in den inneren Zellen des Blutgefäßsystems und im Lymphsystem, da gerät sein Produkt auf jeden Fall hinein und über den Blutstrom auch ins Herz und in die Herzkranzgefäße. Damit will er T-Zellen aktivieren, die dann diese Spikeprotein produzierenden Zellen töten. Und das nur, um einen Schnupfen zu verhindern, der an ganz anderen Stellen des Körpers entsteht.

Selbst wenn die Schlumpfung so funktioniert hätte, wie von den Systemmedien fälschlicherweise behauptet und nur die Muskelzellen an der Einstichstelle das

Spikeprotein produziert hätten, wären diese Muskelzellen anschließend abgetötet worden. Man hätte also im besten Fall ein Loch im Oberarm, wo die Muskelzellen abgestorben wären. Inwieweit das die Armfunktion behindert hätte, kann ich nicht sagen. Das wäre zumindest ein kleinerer Preis gewesen, den man zu zahlen gehabt hätte, als das, was auf die Opfer dieser Lügenkampagne nun zugekommen ist und noch zukommen wird.

„Frühe Studien an genesenen SARS-Patienten hatten gezeigt, dass Heilung ***nur durch Aktivierung dieser T-Zell-Kräfte*** [Hervorhebung von mir] *möglich war."* (S. 109)

Erinnert sich der geneigte Leser noch an die Besessenheit von Antikörpertitern? Jeder, der mit T-Zell-Immunität argumentierte, diese auch nachweisen konnte, wurde abgebügelt und war ein rechtloser Ungeimpfter.

T-Zell-Immunität wurde nicht als Nachweis der Immunität anerkannt, nur Impfantikörper!

Das war Willkür oder, um es mit Karlchens Worten auszudrücken, „Schwachsinn".

„In der stark politisierten Welt der medizinischen Forschung, in der Akademiker ihre Lieblingstheorien verteidigen und oft lebenslang einen Groll gegen diejenigen hegen, die sie verunglimpfen, war das Ehepaar streng agnostisch geblieben und ließ sich allein von soliden Daten leiten." (S. 111)

Was soll ich nach den bisher analysierten Kapiteln zu dieser Behauptung noch sagen – außer: NEIN!

Von wegen „sich von Daten leiten lassen". Und streiten braucht man sich nicht, wenn man über die Regierungskontakte alle Andersdenkenden zensiert und mundtot macht. Aber das haben wir bereits alles in den vorherigen Kapiteln abgehandelt, ich wiederhole mich nur sehr ungern.

„‹Sobald wir in der Lage sind, mit einem Impfstoff, der die Menschen schützt und sicher ist, zur Eindämmung der Notlage beizutragen, können wir bei Bedarf an einer noch besseren zweiten Generation arbeiten›, erklärte er den Anwesenden. Jetzt war es vorrangig, die Unbekannten zu klären – die Frage, ob es überhaupt ein funktionierendes Vakzin geben konnte und ob dieses Schaden anrichtete." (S. 113)

Der Satz *„– die Frage, ob es überhaupt ein funktionierendes Vakzin geben konnte und ob dieses Schaden anrichtete."* steht da WIRKLICH so drin! Der Satz ist NICHT von mir hinzuerfunden.

Die Realsatire schreibt sich hier wirklich ohne mein Zutun ganz von selbst.

Der Bivalente-Booster, die zweite Generation, war ein kompletter Rohrkrepierer[343, 344] und extrem mit bakteriellen Plasmiden verunreinigt[345] – genau wie die Chargen der Impfstoffe davor auch.

Der hier zitierte Substack-Artikel von Kevin McKernan (Anandamide) ist eine der wissenschaftlichen Perlen auf Substack. Das ist es, was ich meinte, als ich erklärte, dass Wissenschaft aktuell über Twitter und Substack läuft. Auf Twitter angekündigt, auf Substack veröffentlicht. Alles am Zensor vorbei, teils anonym und sofort verfügbar nach Erzeugung der Daten. Transparenter geht es aktuell wirklich nicht.

Wie auch immer, Uğur macht erst einmal so etwas Ähnliches wie Urlaub mit seiner Familie auf Lanzarote.

Als Kind spielte ich gerne das Spiel „Ich packe meinen Koffer“, das wurde in der Unterstufe gerne in den Vertretungsstunden gespielt. Was packt Uğur denn so ein, wenn er in den Urlaub fliegt?

„Wie üblich würde er darauf bestehen, den Aufpreis für ein zusätzliches Gepäckstück zu bezahlen, für einen Koffer voller Elektronik, darunter ein Laptop und zwei große Monitore, ohne die er seine Gedanken nicht ordnen konnte. Die Familie verreiste auch nicht ohne eigene Kaffeemaschine und -mühle. So war sichergestellt, dass der Brennstoff, den die beiden Ärzte für den morgendlichen Antrieb benötigten, von gleichbleibender Qualität war.“ (S. 92)

Wer unschuldig ist, werfe den ersten Stein. Wer bin ich, zu richten meinen Nächsten, wenn ich doch immer mein Kuschelkissen mit auf Reisen nehme, seit meiner Kindheit. Ist natürlich nicht mehr das Originalkuschel meiner Kindheit, sondern mindestens Kuschel Nummer sechs, aber ohne Reisekuschel geht es nicht. Dafür brauche ich keinen Extrakoffer, Kuschel nimmt aber schon einiges an Platz ein, selbst wenn man es in einen Vakuumbeutel packt. Es ist aber definitiv leichter als zwei große Monitore, eine Kaffeemaschine und eine Kaffeemühle. Mahlt Uğurs Kaffeemaschine nicht automatisch? Meine Kaffeemaschine mahlt auch, ist aber definitiv zu groß für einen Koffer.

Während seines „Urlaubs“ zoomt Uğur mit China, vor allem mit Fosun (S. 114). Fosun ist eine der Firmen, in die auch Hunter Bidens Metabiota[346] investiert hat.[347] Metabiota und Hunters Investmentfirma Rosemond Seneca[348] haben Geld des DOD (US-Verteidigungsministerium) für Ralph Barics EcoHealthAlliance gewaschen. EcoHealthAlliance hatte wiederum Kontakte zum Virologischen Institut in Wuhan[349] und zu INQTEL[350]. Wer es genauer wissen will, kann das bei Thomas Röper[351] in „Inside Corona“[352] nachlesen. Oder in den Anklageschriften des US-Anwalts Renz[353].

Interessant auch, dass sich China selbst vehement weigert, mRNA-Schlumpfstoffe zu verwenden,[354] und sie als Gift bezeichnet. Und das obwohl China in die später folgenden Studien dieser Substanzen verwickelt war[355] und diese Schlumpfstoffe auch hergestellt hat,[356] aber natürlich nur für das Ausland. Dennoch: *„[D]as Interesse bei Fosun ‹kam direkt von der Unternehmensspitze›"* (S. 115). Und weil gerade so eine supergefährliche Pandemie grassiert, die Millionen von Menschen töten wird, reist Uğur zwei Wochen später (wahrscheinlich mit einem Flugzeug) nach Boston, um Aimin Hui, seinen Kontakt bei Fosun, persönlich kennenzulernen (S. 115).

Kapitel 4 – Die Biohacker

Nein, in Kapitel 4 geht es nicht um die Netflixserie Biohacker, auch wenn diese sicherlich spannender wäre, schätze ich, ich habe aber kein Netflix. Dieses Kapitel ist eine historische Füllepisode, in der zum Großteil ein sentimentaler Blick auf die frühe Forschung von Uğur und Özlem und deren berufliche Langzeitbeziehung zu einigen ihrer ehemaligen Studenten geworfen wird, die bis heute für sie arbeiten. Das muss man ihnen zugutehalten, sie haben für ihre Angestellten und Mitarbeiter immer gesorgt und sich um deren finanzielle und wissenschaftliche Planbarkeit und Sicherheit gekümmert. Schlechte Menschen sind sie wohl eigentlich nicht, schätze ich. Nur verblendet und von sich zu sehr überzeugt vielleicht?

Dieses Kapitel bringt einem die handelnden Personen des Buchs menschlich ein wenig näher, was vielleicht auch der Sinn sein sollte, wenn es jemals zu Prozessen kommen sollte. Bei Prozessen erzählt man auch immer von der schweren Kindheit und Jugend der Täter. Das gehört zum Ritual, um die Strafe zu reduzieren.

Dieses Kapitel beginnt damit, dass Uğur es geschafft hat, mit seiner Rede beim Gesamtfirmentreffen in Kapitel 3, derart Angst unter den Mitarbeitern zu verbreiten, dass Sierk Poetting in Panik verfällt, als in der Nähe der damals größten Produktionsanlage von BioNTech in Idar-Oberstein (BioNTech IMFS GmbH, Vollmersbachstr. 66, D-55743 Idar-Oberstein, Germany, Tel.: +49 67 81 98 55 0 E-Mail: idar-oberstein.info@biontech.de[357]) ein Coronaverdachtsfall in einem Regionalzug wohl aus dem Zug zwangsentfernt wird[358] (S. 120). Das Lustige daran ist, der Mann hat letztendlich gar kein Corona. Man dreht durch, weil jemand mit Schnupfen im Zug vorbeifährt. Wenn es nicht so traurig wäre, wäre es fast schon lustig.

Auch lustig ist, wenn man sich noch an das Vorwort erinnert:

„Einige Ortsnamen und Erkennungsmerkmale wurden auf Wunsch der Sicherheitsdienste, die BioNTech und seine Zulieferer vor aktuellen Drohungen schützen sollen, geändert oder weggelassen. Aus demselben Grund wurden andere Teile der Lieferkette nicht im Detail beschrieben. Nichts davon tut dem Wahrheitsgehalt der Geschichte in irgendeiner Weise Abbruch." (S. 11)

Warum genau schreibt BioNTech dann alle Adressen, Telefonnummern und E-Mails seiner Produktionsanlagen auf die Website, wenn sie doch so geheim sind?

Diese Hysterie sollte symptomatisch für die folgenden drei Jahre werden. Bei BioNTech fängt man an, langsam hohl zu drehen. Sierk nimmt paranoide Vorschriften voraus, wie sie später teils Vorschrift in ganz Deutschland werden sollten, wie zwei Wochen Betretungsverbot nach Aufenthalt in einem Corona-Hotspot. Schon putzig, weil man sich ja schon seit Minimum Dezember 2019 angesteckt haben konnte, wenn man an den bestätigten Fall aus Paris denkt, den ich in Kapitel 2 erwähnt hatte (neben diversen anderen). Echt früh dran der Sierk. Uğur und Özlem finden das toll, weil sie sich um die Angestellten sorgen, die den Mainzer Karneval besucht haben.

Uğur selbst ist nach seinen Rechenübungen auch voll im Panikmodus:

„Ihre Eltern waren auf einer Veranstaltung, die sich als voller als erwartet herausgestellt hatte, und Uğur suchte nach einer Fluchtstrategie. [...] Kurz darauf waren die Eltern auch schon zurück, und Uğur sauste sofort ins Badezimmer, um sich die Hände und das Gesicht einzuseifen." (S. 121 f.)

Hat Uğur nicht auf Seite 53 geschrieben:

„keine nichtklinische Methode – gleich, ob Händewaschen, Maskentragen, Quarantänen oder Lockdowns – konnte sie nachhaltig aufhalten. Ein Impfstoff vielleicht, aber nur dann, wenn er rechtzeitig zur Verfügung stand."

Was genau verspricht sich Uğur somit eigentlich vom Händewaschen, Maskentragen, seine Mitarbeiter in Quarantäne zu schicken, wenn es doch ohnehin nichts aufhalten kann? Wahrscheinlich bin ich einfach zu dumm, um das zu verstehen.

Özlem hört beim Joggen sogar den Drosten-Podcast (S. 122). Ich habe nur in eine einzige Folge hineingehört, ich weiß nicht mehr, welche Folge das war. Da hieß es, dass bei einigen Patienten keine Antikörper gebildet werden und die T-Zellen das alles erledigen. Drosten war davon verwirrt. Mir sagte das nur: so harmlos, dass die T-Zellen zu den B-Zellen sagen: „Geht weiter Karneval feiern, Jungs, wir erledigen das allein." So harmlos, dass Menschen mit einer angeborenen Mutation, dass sie gar keine Antikörper bilden können, mit diesem Virus keine Probleme haben (auch in der Podcast-Folge, glaube ich, mich zu erinnern. Ich werde aber definitiv nicht noch einmal in so einen Podcast reinhören, damit ich hier eine Fußnote setzen kann, ich bin kein Masochist).

Warum also diese Panik? Hat Özlem diese Doktor-Osten-Podcast-Folge etwa verpasst?

„Im Gegensatz dazu war bislang noch kein einziges mRNA-Medikament zur allgemeinen Anwendung freigegeben worden. [...] Anders als das mRNA-Forschungsunternehmen Moderna verfügte BioNTech über keine klinischen Daten für die spezielle Kombination ihrer mRNA-Plattformen mit den neuen Lipidhüllen, die man einsetzen

wollte, um den Impfstoff in den Muskel zu injizieren. [...] Aber es war unmöglich vorherzusagen, wie sie im menschlichen Organismus und gegen einen bislang noch unerforschten Krankheitserreger reagieren würden." (S. 123)

Alle diese Lügen, die sich hier immer wieder wiederholen, sind echt ermüdend, getreu nach dem Goebbels-Motto *„Eine Lüge muss nur oft genug wiederholt werden. Dann wird sie geglaubt."*. Spannend auch, wenn man sich das komplette Goebbels-Zitat anschaut: *„Wenn man eine große Lüge erzählt und sie oft genug wiederholt, dann werden die Leute sie am Ende glauben. Man kann die Lüge so lange behaupten, wie es dem Staat gelingt, die Menschen von den politischen, wirtschaftlichen und militärischen Konsequenzen der Lüge abzuschirmen. Deshalb ist es von lebenswichtiger Bedeutung für den Staat, seine gesamte Macht für die Unterdrückung abweichender Meinungen einzusetzen. Die Wahrheit ist der Todfeind der Lüge, und daher ist die Wahrheit der größte Feind des Staates."*

Wir haben in diesem Buch also einen weiteren Mechanismus der Propaganda und der Beeinflussung gefunden – neben dem Auslassen, Verschweigen und einfach ganz platten Lügen: diese Lügen immer wieder zu wiederholen.

Welche Lügen werden hier wiederholt, die wir bereits in anderen Kapiteln ausführlich bearbeitet haben (daher verzichte ich hier auf Fußnoten, die sind in den vorherigen Kapiteln)?

1. *„Anders als das mRNA-Forschungsunternehmen Moderna verfügte BioNTech über keine klinischen Daten für die spezielle Kombination ihrer mRNA-Plattformen mit den neuen Lipidhüllen, die man einsetzen wollte, um den Impfstoff in den Muskel zu injizieren."* (S. 122 f.)
   Man lässt hier weg, dass diese Daten sehr, sehr schlecht waren. MASSIVE Sicherheitsprobleme bei den kationischen Nanolipiden! Offiziell sind die Acuitas-Lipide daher bei Moderna nicht mehr in Verwendung (SM-102 ist dafür sogar noch eine toxikologische Stufe schlechter als ALC-0315 von Acuitas, wenn man den Sicherheitsdatenblättern glauben kann, die mal kursierten).

2. *[...] Aber es war unmöglich vorherzusagen, wie sie im menschlichen Organismus und gegen einen bislang noch unerforschten Krankheitserreger reagieren würden."* (S. 123)
   Man verschweigt das Thema Kreuzimmunität (ebenfalls bereits in vorherigen Kapiteln abgehandelt). Das Immunsystem ist bereits mit allen potenziellen Antikörpern für alles, dem man jemals begegnen könnte, ab Geburt ausgestattet.

Ich zitiere mal aus meinem alten Janeway-Immunologie von 1997, Seite 32: *„Man kann Antikörper gegen fast jede Substanz erzeugen."* Der Mechanismus, warum das so ist (den ich euch an dieser Stelle erspare), ist die Standardprüfungsfrage in der Diplomprüfung für das Nebenfach Immunbiologie.

In meiner Prüfung wurde das auf genetischer Ebene bis ins tiefste Detail abgefragt. Da ich auswendig lernen hasse, hatte ich das natürlich nicht auswendig gelernt und darauf gesetzt, dass ich niemals solche primitiven Basics in einer Prüfung gefragt würde. Bei Zellbiologie hatte ich Glück, ich habe bis heute niemals den Citratzyklus oder den Zellzyklus auswendig gelernt, bei Immunbiologie hatte ich Pech und wurde gequält und musste in meinem Gedächtnis kramen. ABER im Gegensatz zu den Einser-Kandidaten, die super auswendig lernen können, wusste ich 20 Jahre später immer noch, wo ich die Informationen finde, sollte ich sie jemals brauchen. Wer hätte das gedacht, dass ich 20 Jahre später tatsächlich die V(D)J-Rekombination noch einmal irgendwo erwähnen und brauchen würde.

Falls es jemand googeln will, es geht um „somatische Rekombination separater Gensegmente bzw. die V(D)J-Rekombination". Kapitel 3.11 in meinem alten Janeway bzw. findet man auch auf der Seite DocCheck[359]. Was genau unterrichtet Uğur noch einmal an der Uni? Immunologie? Wie groß ist die Chance, dass Medizinstudenten die V(D)J-Rekombination im Studium gelernt haben? Ich frage nur, weil sie halt mitgemacht haben, obwohl sie es hätten besser wissen müssen. Ich wiederhole mich ungern, aber diesen Satz aus dem Janeway wiederhole ich gerne noch einmal: **Man kann Antikörper gegen fast jede Substanz erzeugen**. Somit auch gegen jedes beliebige, dahergelaufene, angeblich neue Virus. Da die Bildung der entsprechenden Vorläuferzellen mit der Pubertät abgeschlossen ist, ändert sich am Repertoire dieser Zellen auch mit einer Impfung nichts. Diese Zellen wären auch ohne Impfung da gewesen und könnten nicht aktiviert werden, wenn sie nicht schon da gewesen wären. Nebenfachwissen, nicht einmal Wissen des Hauptfachs Immunologie, wird sogar in der Einführungsvorlesung durchexerziert. Da kann sich kein Biologe und kein Mediziner rauswinden mit „Ich habe das nicht gewusst". KEINER! Hättet ihr in der Vorlesung aufgepasst, hätte man euch nicht drei Jahre dermaßen verarschen können. Ich habe kein Mitleid mit euch!

Und wo wir schon bei Lügen sind, es kommt auf Seite 124 noch der Klassiker Edward Jenner, der englische Landarzt, der die Impfung erfand. Seine Versuche konnten nicht repliziert werden, sein zweites Kind impfte er nicht mehr, nachdem das erste wohl einen Impfschaden hatte.

Lest dazu das Buch *„Die Impf-Illusion“* von Roman Bystrianyk, in dem mit den üblichen Lügenklassikern der Ausrottung der Pocken, Polio und Masern durch die Impfung aufgeräumt wird. Wer es eilig hat, Bystrianyk hat auch eine Website, auf der man die Grafiken aus dem Buch kostenlos direkt zusammengestellt anschauen kann.[360]

Unabhängig davon wurden Bystrianyks Daten auch durch die Autoren des Buchs *„Viruswahn“*, Engelbrecht und Köhnlein, bestätigt. Diese Krankheiten wurden durch Hygiene und bessere Lebensbedingungen ausgerottet!

Die Impfung kam danach und hat diese Krankheiten möglicherweise eher am Leben erhalten, weil man Menschen mit teils lebenden, abgeschwächten Formen dieser Krankheitserreger infiziert, denen sie sonst in ihrem Leben wahrscheinlich niemals begegnet wären. Polioausbrüche kommen eigentlich hauptsächlich nach Billyboys Impfaktionen vor[361, 362] und das gibt die WHO mittlerweile selbst zu,[363] weil es wohl zu offensichtlich geworden ist, da man nun dummerweise sequenzieren kann und somit weiß, ob man es mit einem natürlichen, wilden Virus zu tun hat oder einem verwilderten Impfstamm. Dumm gelaufen, wer hätte das ahnen können, da das Problem ja schon in den 1970er-Jahren in Deutschland hinten auf den Impfpässen stand – mit einer Hotline, bei der man sich diesbezüglich beschweren konnte. Nebenbei: Pasteur hat auch massiv betrogen, dazu kann man *„The Private Science of Louis Pasteur“* des mittlerweile verstorbenen Historikers Gerald L. Geison lesen, aber auch das hatte ich schon in vorherigen Kapiteln erwähnt.

Entlarvend ist folgende Stelle auf Seite 126:

„Es dauerte ungefähr sechs Monate, bis die Impfstoffe gegen die Schweinegrippe verfügbar waren. Da war, wie an anderer Stelle geschildert, die zweite Welle der Schweinegrippe längst vorbei.“

Ich hatte bereits in einem früheren Kapitel erwähnt (irgendwie wiederholt sich in diesem Kapitel echt viel), dass Transferleistungen in Klausuren die höchste Punktzahl bekommen, und das aus gutem Grund: Punkte zu verbinden, scheint für viele Menschen sehr schwer zu sein. Daher verbinde ich hier einmal die Punkte, warum dieses Zitat so entlarvend ist. Es hat damals sechs Monate gedauert, einen Impfstoff herzustellen, und da war bereits die zweite Welle rum. Wie lange dauerte es, bis Uğurs Genozidserum zum Einsatz kam? Elf Monate. Das ist Grundschulmathematik des Zahlenraums bis 20, also erste Klasse: Elf minus sechs ist gleich fünf. Uğur brauchte fünf Monate länger als damals beim Schweinegrippeimpfstoff und wie bereits MEHRFACH erwähnt und zweimal zitiert, es war bereits im Frühjahr 2020 aus und vorbei mit Corona, der Rest war nur noch eine Testpandemie, worüber ganze Bücher geschrieben wurden, die das statistisch belegen – ganz abgesehen davon, dass viele der angeblichen Tests sogar komplett erfunden waren,[364] inklusive ganzer nie existierender Testzentren.[365] Meines Wissens wurden diese erfundenen Tests nie aus der Statistik entfernt, denn sie hatten ihren Sinn erfüllt, die Gier der Betrüger hatte man im viel größeren Betrug einkalkuliert, daher werden sie von der Justiz auch mit Samthandschuhen angefasst.[366]

Auffällig in diesem Kapitel ist die Kriegsrhetorik, derer sich die Pharma (wie bereits in einem früheren Kapitel erwähnt) sehr gerne bedient. Auf Seite 128 findet man eine schöne Liste an verwendeten Kriegsbegriffen: „Waffen“, „Streitkräfte“, „Truppen“, „Arsenal“, „Truppe“, „Kampf“, „Angriffstruppen“, „einsetzbare Kräfte“, „stationiert“. Auf Seite 138 gibt der Autor das dann auch zu, falls jemand das nicht selbst beim Lesen herausgefunden hat, und macht weiter mit: „Infanterie“ (zweimal), „Scharfschützen“ (dreimal), „attackieren“, „Armee“, „Angriffe“ und „Waffen polieren“. Und wenn man nach zwei Seiten noch nicht genervt genug von dieser Art von Rhetorik ist, gibt es auf Seite 131 noch einen Nachschlag mit „Infanterie“, „Einheit“, „Generäle“, „Truppen“, „strategisch wichtige Punkte“, „Angreifer“. Das Sammelsurium könnte man als Wortinspirationen für einen Kriegsbericht aus der Ukraine verwenden, schätze ich. Ich kann dieser Art der Formulierung so gar nichts abgewinnen, mich stößt diese Art der Rhetorik einfach nur ab. Darauf nimmt der Autor aber leider keine Rücksicht und macht rücksichtslos auf Seite 132 weiter damit: „Kampf“, „Truppen“ (zweimal), „mobilisiert“, „Gegner“, „Kampf“, „Feind“ (zweimal), „Streitkräfte“. Auf Seite 133 kommen dann noch ein paar Nachzügler in der Form von: „Generäle“, „Feindes“, „Truppen“ und „schlagkräftig“.

DAS nennt man Framing!

Die Art der Vokabularwahl beeinflusst, wie man eine Situation betrachtet – auch durch mitcodierte Subbedeutungen, sogenannte Konnotationen. Hier werden die Leser auf einen Krieg gegen das Virus eingestimmt, auf ein Schlachtfeld, das Opfer fordern wird. Anstatt auf eine friedliche Koexistenz mit einem Trainer unseres Immunsystems einzustimmen, der dafür sorgt, dass unser Immunsystem dazulernt und sein jährliches (unvermeidliches) Update bekommt. Denn es ist beim menschlichen Immunsystem wie mit einem Update bei einem alten Rechner. Je älter, desto schwerer kommt ein alter Rechner mit großen Systemupdates klar, kleine Updates verkraftet er aber ganz gut. Daher sind jährliche, kleine Immunsystemupdates wichtig und gut. Vermeidet man sie (wie bei Windows, weil man genervt ist und einstellt, dass nur einmal im Monat genervt werden möchte), dann kann das unangenehm für das Computer- oder Immunsystem werden. Wie man bereits im Winter 2022/2023 merkte, als die Kliniken mit Kindern überfrachtet waren, denen die zwei Jahre an kleinen Updates verweigert wurden. Dann gab es halt ein großes Update und – schwups – lag das Kind im Krankenhaus. Dumm gelaufen, aber absolut vorhersehbar.

Letztendlich ist dieses Kapitel vor allem ein historischer Exkurs in die frühe Forschung von Uğur und Özlem (ohne Fußnoten, wie fast die ganze Zeit) und auch ein Exkurs in die dendritischen Zellen, die eigentlich die Steckbriefe des Spikes produzieren sollten, was auch eine Wiederholung ist. Das ganze Kapitel ist eine einzige Wiederholung bzw. Füllepisode, wie man das aus den alten Serien kennt. Eine Staffel hatte damals in den 1990er-Jahren 22 Teile. Es gab die Folgen, die die Handlung voranbrachten, und dann die Füllepisoden, um auf 22 Folgen zu kommen. Dieses Kapitel macht den Eindruck, eine solche Füllepisode zu sein, in der viele Themen noch einmal recycelt werden, ohne dabei die Handlung wirklich voranzubringen.

Seitenweise geht es um die frühe Forschung von Uğur und Özlem und wie sie einige ihrer nun wichtigsten Mitarbeiter schon damals an der Uni kennengelernt haben und diese selbst ausgebildet haben. Als nette, kuriose Geschichte gibt es noch, wie Uğur und Özlem vor der Arbeit schnell mal geheiratet haben – mit ihren Mitarbeitern als Trauzeugen (S. 142).

Kann man machen, ist sicherlich effizient, wäre jetzt nicht meine Traumhochzeit.

Auch die Vorgeschichte von Karikó bekommt man hier erzählt, wie sie Geld im Teddy ihres Kindes versteckt in die USA schmuggelte (S. 154) und dergleichen. Unterhaltsam bringen die Autoren einem die Figuren dieser Geschichte menschlich ein wenig näher. Wer wohl diese Kapitel geschrieben hat? Uğur und Özlem oder Joe?

Diese Typen waren schon immer recht verschroben, wie es scheint, und glaubten (ja, der Begriff „Gläubige“ wird auf Seite 147 wirklich verwendet) an die mRNA bzw. modRNA. Wir wären also wieder beim Thema Kult. Auch die Hohepriester dieses mRNA-/modRNA-Kults glauben, genauso wie ihre Jünger, an diese Technologie. Glauben ist hier, meiner Meinung nach, eher eine euphemistische Umschreibung einer fixen Idee, von der man einfach nicht lassen will oder kann.

Es gibt einen kurzen Exkurs, wie Karikó und Weissman die modRNA erfanden, indem sie Uracil durch Pseudouridyl ersetzten und diese modRNA damit weniger immunogen machten (S. 148), und NATÜRLICH zitiert der Autor das Paper dazu NICHT.[367] Professionell ist echt anders. Vermutlich hat Joe dieses Kapitel geschrieben, der keine Ahnung hat, wie wichtig es für das ist, was später folgen sollte.

Highlights zum Zerpflücken sind dementsprechend rar gesät in diesem Kapitel, hier schreibt sich die Realsatire nicht von allein wie in Kapitel 3.

„RNA von Viren und Bakterien schaffen es, die RNA infizierter Zellen gnadenlos zu verdrängen. Sie dringen in die Zelle ein und blockieren die Proteinbiosynthese der körpereigenen RNA, um ihre eigene Vermehrung sicherzustellen." (S. 143)

Dieses Zitat machte mich dann jedoch stutzig. Wie verhält sich eigentlich die modRNA in der Zelle? Verdrängt sie auch die RNA infizierter Zellen? Wie viele Spikeproteine pro RNA werden eigentlich gebildet? Wie lange wird das Spikeprotein produziert? Fragen, die nicht einmal die Swissmedic beantworten konnte.[368, 369]

Ein insgesamt recht ereignisloses Kapitel. Regelrecht langweilig, aber zumindest unterhaltsam zu lesen. Der Autor erwähnt in der Danksagung, dass er erst lernen musste, was ein Assay ist. Ich vermute, die Kapitel entstanden zunächst als einzelne Assays zu unterschiedlichen Themenbereichen und zu unterschiedlichen Zeitpunkten und wurden anschließend einfach zu einem Buch zusammengefügt. Daher wiederholt sich möglicherweise auch so vieles und einige der Personen werden in unterschiedlichen Kapiteln mehrfach neu eingeführt. Das könnte auch die Diskrepanz in der Verwendung von modRNA/mRNA vielleicht ansatzweise erklären. Hohe Schreibkunst ist „Projekt Lightspeed" wahrlich nicht. Dieses Kapitel lässt mich satirisch ziemlich unbefriedigt zurück.

Kapitel 5 – Testphase

Was hier getestet wird, ist vor allem meine Geduld und mein Sinn für schwarzen Humor, würde ich sagen. Vielleicht werden auch ein wenig meine Mathematikkenntnisse des Zahlenraums bis 20 (erste Klasse) getestet. Dazu vielleicht ein klein wenig Auffrischung einfacher Kommazahlen und Prozentrechnen. Beim Rest, der hier angeblich getestet wird, bin ich mir absolut nicht sicher, was da eigentlich getestet werden sollte. Vielleicht hätte man bei den Protagonisten dieses absurden Theaters[370] lieber einmal einen Drogentest gemacht.

„Im Januar 2020 war BioNTech immer noch in erster Linie ein Unternehmen mit Fokus auf Krebsimmuntherapien. [...] *Da es bereits zahlreiche Grippeimpfstoffe gab, war es auch einfach zu beurteilen, wie gut Medikamente, die auf den Technologien in BioNTechs stetig wachsendem mRNA-Werkzeugkasten basierten, wirklich funktionierten, indem man sie mit herkömmlichen Impfstoffen verglich. Im Jahr 2011 sicherte sich das Unternehmen Zuschüsse der deutschen Regierung für dieses Pilotprogramm, das Uğur und Özlem bewusst im Verborgenen hielten."* (S. 151 f.)

Man bekam also bereits 2011 von der Bundesregierung Geld für mRNA-Impfstoffe gegen Influenza?

Das wollte ich mir genauer anschauen, was sich aktuell nervig gestaltet, weil man immer mehr Infos zur Brühe aus den letzten Jahren bekommt und etwas tiefer graben muss, wenn man ältere Infos zu dieser Biotechklitsche will. Es gab wohl insgesamt drei Förderungen durch das BMBF (Bundesministerium für Bildung und Forschung):[371]

Zwei Förderungen im Rahmen der Gründungsoffensive Biotechnologie (GO-Bio) zwischen 2007 und 2013 (insgesamt 4,1 Millionen Euro)[372] in der Gründungsphase von BioNTech.

Zuwendungsempfänger: Universitätsmedizin der Johannes Gutenberg-Universität Mainz

Förderung: GO-Bio Phase I (01.03.2007 bis 28.02.2010, 1.242.119 Euro)

Zuwendungsempfänger: BioNTech RNA Pharmaceuticals GmbH

Förderung: GO-Bio Phase II (01.03.2010 bis 31.12.2013, 2.892.862 Euro)

Eine weitere Förderung durch das Cluster „Ci3-Cluster für individualisierte Immunintervention“, das von 2012 bis 2017.[373]

Zudem profitierte das Unternehmen von weiteren Projektförderungen durch das BMBF und von dem im Juni 2020 aufgelegten Sonderprogramm zur Beschleunigung von Forschung und Entwicklung von Impfstoffen gegen SARS-CoV-2.[374]

Zu Influenza konnte ich da nichts finden, außer der Formulierung „Impfstoffe zur Immuntherapie von Krebserkrankungen“. Das klingt nicht direkt nach Influenza. Die 2011er-Förderung kann eigentlich nur GO-Bio Phase II gewesen sein.

Wie man im Vorwort aber dort bereits schrieb, an einige der Daten konnte man sich nicht mehr so genau erinnern. Da gehört vielleicht auch dazu, dass man sich zu erinnern glaubt, dass es damals Geld für einen mRNA-Impfstoff auch für oder gegen Influenza gab. Ohne die Förderverträge einzusehen, kann ich dazu hier nichts wirklich Genaues sagen.

Wie auch immer. Man will also mit Grippeimpfstoffen vergleichen, die laut Cochrane eigentlich nicht wirklich gut funktioniert haben und auch immer noch nicht funktionieren.[375] Dies hat sogar das BMBF 2015 für alte Menschen zugegeben.[376]

Das kann ja heiter werden. Zumal mittlerweile selbst Fauci zugegeben hat, dass Influenzaimpfstoffe für die Tonne sind. Okay, er drückt es wissenschaftlich höflicher aus mit „weniger als suboptimal“.

Wenn wir suboptimal mit „nicht sonderlich gut“ übersetzen, ist „weniger als suboptimal“ Schrott oder eben direkt für die Tonne!

Grippeimpfstoffe hätten nach heutigen Standards niemals eine Zulassung bekommen,[377] was schon einiges heißt, nachdem sogar die modRNA-Giftspritze zumindest eine bedingte Zulassung bekam. So nutzlos sind Grippeimpfstoffe, selbst bei den heute wirklich extrem niedrigen Standards, die bei der Zulassung aktuell als Maßstab herangezogen werden, wie zum Beispiel, dass man in den USA nicht einmal mehr Tierversuche braucht.[378] Fauci und seine Co-Autoren schreiben übrigens auch, dass sowohl die Influenzaimpfstoffe als auch die modRNA-Plörre einen unvollständigen und nur sehr kurzlebigen Schutz erzeugen würden.

So viel zu Thema zwei Spritzen und für immer geschützt, wie es zu Anfang der Pandemie hieß, bzw. Janssens/Johnson & Johnsons Marketing setzte auf nur eine einzige Spritze und gut war's.

Der Knaller in Faucis Paper ist aber dieser Satz, für den man als Impfverweigerer in der Coronazeit auf allen Plattformen gesperrt worden wäre und als Arzt Besuch von der örtlichen Polizei bekommen hätte:

„[N]atürliche mukosale Infektionen mit Atemwegsviren erzeugen keine vollständige und langfristige schützende Immunität gegen Reinfektionen, wie können wir dann erwarten, dass Impfstoffe, insbesondere systemisch verabreichte nicht replizierende Impfstoffe, dies tun?" (Original: *„natural mucosal respiratory virus infections do not elicit complete and long-term protective immunity against reinfection, how can we expect vaccines, especially systemically administered non-replicating vaccines, to do so?"*)

Willkommen in der Familie der Verschwörungstheoretiker, Dr. Death. Das sagte Sucharid Bhakdi von Anfang an, daher verfolgt und diffamiert man ihn seit Jahren.

Fauci und die Pharmaindustrie wissen sicherlich seit Jahrzehnten, dass sie da keine Placebos verspritzen. Diese Substanzen haben keinen Nutzen, aber sie können Schaden anrichten und Fauci und die Pharma haben 60 Jahre lang die Klappe gehalten und den Profit eingestrichen, selbst bei Impfungen, die Schaden aber nicht nutzen. Die Systemmedien haben schon damals einfach die Klappe gehalten und das Geschäft ging weiter.[379]

Früher, im Wilden Westen, nannte man so etwas übrigens das Verkaufen von „Schlangenöl"[380, 381]. Das Prinzip, komplett nutzlose Kuren für überteuerte Preise an irgendwelche gutgläubigen Schafe zu verkaufen, ist alt und erprobt. Schon Dickens hat darüber in den *Pickwick Papers* geschrieben. Der Medizinstudent Benjamin „Ben" Allen[382] ging aber (soweit ich mich erinnere) bankrott, weil er ständig betrunken war und seine Kunden durch Unwissenheit vergiftete, falls sie nicht klug genug waren, den Apotheker zu wechseln. Auch das kommt mir aktuell irgendwie bekannt vor, woher nur?

Mit etwas gesundem Menschenverstand und einer soliden literarischen Bildung bezüglich der erwähnten klassischen Literatur hätte man sich das auch eigentlich denken können. Seit 60 Jahren impft man fröhlich gegen die saisonale Grippe an. Diese Produkte werden jedes Jahr frisch saisonal mit circa sechs Monaten Versatz aus acht Komponenten frisch zusammengesetzt und die Grippe ist immer noch nicht ansatzweise ausgestorben, sondern mutiert weiter entspannt vor sich hin. Außer: Sie wird kurzfristig in Corona umbenannt, wie es 2021 passiert, da war sie „ausgestorben"[383]. Wahrscheinlich sollten wir auch in Zukunft mit einem komplett nutzlosen Mittel gegen eine vollkommen andere Krankheit vorgehen, damit wir die Influenza in den Griff bekommen, das hat ja 2021 schon so super funktioniert.

„Zwei Jahre später stellten sie eine erste Spezialistin für Infektionskrankheiten ein. Stephanie Erbar hatte anfangs nicht den Eindruck, an einem besonders wichtigen Projekt von BioNTech zu arbeiten. Über ihre Kollegen, die Krebstherapien entwickelten, sagt sie: ‹Die hatten Angst, sich anzustecken. Ich durfte nur nachmittags oder abends im Labor arbeiten, wenn sonst keiner da war.› Ihr erster Arbeitsplatz befand sich in einem Raum, der ‹Tote Taube› genannt wurde, weil dort ein verrottender Vogel auf dem Dachfenster lag." (S. 152)

Schaut man bei LinkedIn, fing Stephanie Erbar 2013 bei BioNTech als *Project Manager - Senior Scientist* an. Sie wurde im September 2016 *Head of Infectious disease vaccines*, von Oktober 2020 bis Februar 2022 Director of Infectious disease vaccines und ist seit Februar 2022 Senior Director Infectious disease vaccines. Studiert (2001–2006) und promoviert (2006–2010) hat sie in Marburg mit anschließendem Postdoc auch in Marburg (2010–2013). Da ihr Name dankenswerterweise nicht sonderlich häufig ist, kann man ihre wissenschaftliche Tätigkeit auf PubMed gut verfolgen.[384] Sie hat wohl auf dem Nipahvirus promoviert und geforscht im Labor von Andrea Maisner,[385] die leider keine Alumnisektion auf ihrer Website hat.

Stephanie ist zumindest auf einem Drosten-Paper als Mitautorin mittig mit drauf.[386] Sie hat 2018 bereits bei BioNTech ein Paper mit dem Titel „Selbstvervielfältigende RNA-Impfstoffe bieten gleichwertigen Schutz gegen Influenza wie mRNA-Impfstoffe, aber in viel niedrigeren Dosen"[387] veröffentlicht. Nachdem wir gelernt haben, dass Influenzaimpfstoffe weniger als nutzlos sind ... Verbinde die Punkte!

Eine Virologin erzählte mir einmal, dass man als Doktorand in der Virologie als Familienmitglied begrüßt wird. Die Virologen wären alle wie eine kleine Familie. Ich schätze so ähnlich wie bei der Mafia. La Famiglia[388] hält zusammen und wer sie verrät, hat dafür einen hohen persönlichen Preis zu zahlen, wie diese Ärztin mit Fachspezialisierung Virologie. Wer sich gegen die Familie stellt, bekommt Probleme. Stephanie Erbar gehört zur Familie. Man kennt sich. Sie kennt Doktor Osten, er kennt Fauci (das weiß man aus den Fauci-E-Mails, Drosten war teils einer der direkten Empfänger). Stephanie Erbar arbeitet für BioNTech. Das Niphavirus führt über Fauci übrigens auch wieder ins Institut für Virologie in Wuhan.[389] Kann natürlich Zufall sein. Viele Gruppen forschen auf diesem Virus. BioNTech bekommt die Prolinschloss-Infos aus Faucis Institut. Das Prolinschloss habe ich schon im letzten Kapitel abgearbeitet. Eine kleine, kuschelige Virologenfamiglia.

Annette Vogel[390] kommt 2014 dazu (S. 153). Auch sie hat ein problemlos zugängliches LinkedIn-Profil.[391] Biologiestudium in Göttingen von 2002 bis 2004, dann von 2004 bis 2008 Master in Tübingen und Volontariat im Verlag Spektrum (2006–2007), um sechs Jahre am Friedrich-Loeffler-Institut[392] auf der Insel Riems zu promovieren und

Postdoc-Runden zu drehen. Annette Vogel ist die Erstautorin des Papers, das behauptet, dass die BioNTech-Giftspritze Makaken[393] (das sind Affen) gegen den Chinaschnupfen schützen würde.[394]

Seltsamerweise habe ich in diesem Buch, das ich hier gerade filetiere, von diesen Affenversuchen nichts gelesen. Man wollte wohl die Gemüter der Leser nicht mit Primatenversuchen verstören, schätze ich. Die Zielgruppe dieses Buchs hat sich aus Solidarität schlumpfen lassen und weil jedes Leben zählt, auch und vor allem das von Tieren, daher wurden ja auch direkt viele Zootiere mit der BioNTech-Brühe „beglückt"[395], sodass nun die Tierversuche in diversen Arten auf Kosten der Zoos nachgeholt werden, könnte man sagen.

Vielleicht liegt es auch daran, dass sie die Affen für nichts und wieder nichts getötet haben, weil sie als Modelltiere für Covid-19 wohl ungeeignet waren („We conclude that the 2–4-year-old male-macaque challenge model is primarily a model of SARS-CoV-2 infection rather a model than [sic!] of COVID-19 diseae [sic!].").

Das jedoch verwirrt mich. Wie kann BNT162b Affen vor einer Krankheit schützen, die sie gar nicht bekommen können?!

Was mich noch mehr verwirrt. Wie konnte so unglaublich schlechtes Englisch inklusive Tippfehler ein Nature-Paper werden?! Es sollte heißen „rather than a model of COVID-19 disease". Ein Rechtschreibfehler und ein Satzbaufehler in einem halben Satz in einem Nature-Paper spricht für mich – als jemand, der Englischlehrerin werden wollte – gegen ein wie auch immer stattgefundenes Peer-Review. DAS hätte auffallen müssen, selbst wenn man die Materie, um die es geht, nicht versteht.

2015 kommt noch ein Wissenschaftler ins BioNTech-Team, der jedoch nicht benannt wird (S. 153).

Es folgt wohl das bereits früher erwähnte (erfolglose) Projekt gegen HIV (unter Federführung des Imperial College in London):

„Gemeinschaftsprojekte mit der Veterinärsparte von Bayer an Impfstoffen für Nutztiere und mit der Universität von Pennsylvania an einer Vielzahl von Krankheitserregern hinzu. Es folgte eine Kooperation mit der Bill-und-Melinda-Gates-Stiftung und 2018 ein Großprojekt mit Pfizer zur Grippe." (S. 153)

Imperial College, da war doch was mit Neil Ferguson? DAS hatte ich aber schon in Kapitel 2 abgehandelt.[396]

An dieser Stelle zitiert der Autor des Kapitels dann die BioNTech-Firmenwebsite und kein einziges wissenschaftliches Paper und keine klinische Studie!

Daraus schließe ich: „Ein Satz mit X, das war wohl nix!“, aber man formuliert es höflicher:

„Doch während ebenfalls mit mRNA arbeitende Unternehmen wie Moderna und CureVac klinische Versuche mit Impfstoffen gegen Infektionskrankheiten starteten, blieben ähnlich gelagerte Programme von BioNTech, wo man immer noch Krebsprojekten den Vorzug gab, in der Erkundungsphase.“

Es gibt eine Tabelle darüber, was ein Wissenschaftler sagt und was ein Wissenschaftler damit meint. Diese Liste hing damals in jedem Labor am Witzebrett, obwohl es KEIN WITZ war.[397] Erkundungsphase, schon klar.

Da Moderna zugegeben hat, dass ihr modRNA-Impfstoff gegen Grippe noch schlechter als die Klassiker abgeschnitten hat,[398, 399, 400] die schon „nicht sonderlich gut“ laut Fauci und Cochrane sind, muss ich dazu wohl nicht mehr viel sagen.

„Als Uğur das ‹Projekt Lightspeed› ins Leben rief, bestand die Einheit, die sich explizit um Infektionskrankheiten kümmerte und nun von Annette Vogel geleitet wurde, aus gerade einmal fünfzehn Personen.“ (S. 154)

Auf Seite 155 beginnt man nun endlich, zwischen den verschiedenen RNA-Formen zu unterscheiden, was bisher im Buch unterlassen wurde (möglicherweise in der Hoffnung, dass die meisten Leser bereits vorher aufgegeben haben, sich durch das Buch zu kämpfen, oder dass das Buch das gleiche Schicksal erleidet wie „Mein Kampf“, das am meisten ungelesene Buch der Geschichte, gleich nach Klaus Schwabs „Great Reset“. Ich habe mein Exemplar gebraucht und ungelesen gekauft, weil ich den Autoren kein Geld in den Rachen werfen wollte, also „Projekt Lightspeed“, nicht „The Great Reset“. „The Great Reset“ habe ich tatsächlich auch gelesen und das Buch konnte in einer normalen Rezension mit etwas Überlänge filetiert werden).

Da jedoch im vorherigen Kapitel Karikós und Weissmans Erfindung der modRNA historisch behandelt wurde (auch wenn man sich jegliche Belege in Form von Fußnoten gespart hat), kommen zur bio-mRNA, wie ich sie nenne, also dem normalen chemischen mRNA-Molekül, und der modRNA (in der N1-Methylpseudouridin-Version, die sich von der von Karikó und Weissman getesteten Variante chemisch noch einmal ein wenig unterscheidet) noch ein paar andere RNAs, die man auch parallel testen wollte. modRNA gab übrigens der Firma Moderna ihren Namen.

Lustigerweise muss BioNTech die Technik, die von ihrer Mitarbeiterin Karikó entwickelt wurde, lizensieren, weil die Rechte bei der Uni liegen, über die das Patent eingereicht wurde. Wer wissen will, warum das so ist, sollte meinen Substack über Patente an Unis[401] lesen.

Dieses Patent ist eines der rosaroten Einhörner, das die brotlosen Sci-Fi-Autoren der restlichen Unipatente alimentiert.

Als wäre das aktuelle Gruselkabinett mit den Variationen an modRNA, die im Einsatz sind, und dem Schaden, den bereits modRNA anrichtet, nicht schon schlimm genug, bietet BioNTech in seinem Portfolio noch *„[s]elbstamplifizierende mRNA, oder saRNA, und transamplifizierende mRNA, taRNA"* (S. 156) an.

Wenn ihr dachtet, modRNA sei schlimm, dankt eurem Gott auf Knien, welcher auch immer es sein mag, dass saRNA nicht zum Einsatz kam.[402] Wer das genauer wissen will, kann das beim zitierten Artikel von Jessica Rose nachlesen. Das ist hier zu spezialisiert und ich will keinen mit diesen Details direkt ins Koma schicken. Um es salopp auszudrücken: Die SA zu Hitlers Zeiten kann unter Widerständlern nicht mehr Furcht und Schrecken verbreitet haben als das Konzept der saRNA unter Wissenschaftlern mit Verstand und Gewissen.

Es scheint jedoch rückblickend, als hätten wir bezüglich der saRNA dann doch Glück gehabt. a_concerned_amyloidosis hat dazu etwas am 9. Juli 2023 und es scheint nicht die von Jessica Rose befürchtete Katastrophe eingetreten zu sein, ganz im Gegenteil: *„Ich kann verkünden, dass BNT162c2, der viel gemunkelte selbstverstärkende mRNA-Impfstoff, Schrott war. Zwei Dosen erreichten null Abweichung von der Grundlinie in allen Kohorten über sechs Monate. Die eine Kohorte mit Antikörpern unten rechts? hatte auch den einzigen covid Fall in der Studie."*[403, 404] Irgendetwas ist da wohl gehörig anders gelaufen als geplant – und das ist auch gut so. Dennoch hat man in Japan ein entsprechendes Produkt auf die Bevölkerung losgelassen.[405] Diesmal aber ein Arcturus-Produkt.*„Ihre Zurückhaltung [...] lag auch daran, dass es keine Erkenntnisse darüber gab, wie diese Technologien in Kombination mit jeweils neuen Lipiden funktionieren würden. Jahre zuvor hatten Uğur und Özlem bei der Optimierung ihrer Krebsimpfstoffe entdeckt, dass diese Hüllstoffe zu einer ‹Vervielfachung der Wirkung der mRNA› führen. Die Zusammensetzung dieser Fettkügelchen konnte nicht nur so angepasst werden, dass eine intravenöse oder intramuskuläre Verabreichung der mRNA möglich war, sondern sie konnte auch den genauen Bestimmungsort des Moleküls regulieren, sodass die Impfstoffentwickler die Organe und Zelltypen auswählen konnten, an die sie ihre Fracht liefern wollten. Wie sich das für das ‹Projekt Lightspeed› gewählte Lipid in Kombination mit den einzelnen mRNA-Plattformen des Unternehmens verhalten würde, blieb eine offene Frage."* (S. 157)

Wie war das noch einmal in Kapitel 2[406] mit den kationischen Nanolipiden, die man dem PEI als sicher und bereits zugelassen unterjubeln wollte? Zur Erinnerung:

„Das Team von Uğur und Özlem musste eine Möglichkeit finden, dem Paul-Ehrlich-Institut eine bereits bestehende Lipidformulierung zu präsentieren, die schon von den Arzneimittelbehörden genehmigt worden war." (S. 77)

Wir haben hier also nicht nur ein Problem mit den kationischen Nanolipiden höchstselbst, sondern auch mit der Kombination des Inhalts, dessen Wirkung vervielfacht werden könnte, und dies kombiniert mit verschiedenen mRNA-Varianten, die sich im Körper alle unterschiedlich verhalten.

Was kann da schon schiefgehen, wenn man einen Blindflug startet? Das wird sicherlich bereits beim ersten Versuch gleich vollkommen fehlerfrei funktionieren, ganz bestimmt. Ehrenwort!

Wie super das mit der Adressierung des Bestimmungsorts funktioniert hat, konnte man ja in den Pfizer-Unterlagen sehen.[407] Die kationischen Nanolipide verteilen sich überallhin und so wirklich überraschend ist das auch nicht. Wenn man ein Medikament in den Muskel spritzt, dann will man vor allem eines: Dass sich diese Substanz schnell und gleichmäßig im Körper verteilt, daher spritzt man sie ja in den Muskel. Das lernt man im Medizinstudium. Uğur und Özlem sind beide Ärzte, sogar Internisten, Onkologen und Immunologen. Wie können sie auch nur ansatzweise auf die Idee kommen, dass eine in den Muskel gespritzte Substanz an Ort und Stelle verbleibt oder sich zielgenau an einen bestimmten Ort im Körper begibt?

In der Biologie geht es immer um Gradienten. Auch wenn ein Großteil einer bestimmten Substanz vorzugsweise in einem bestimmten Bereich des Organismus anzufinden ist, ist sie doch in geringeren Konzentrationen in anderen Bereichen zu finden. Gradienten, Konzentrationen, Verhältnisse von Konzentrationen zueinander, das hat regulatorische Funktion und ist nur ansatzweise verstanden, daher gab es vor 25 Jahren einen Nobelpreis[408] dafür. Und das war nur für Gradienten in Embryonen von Drosophila melanogaster, der nervigen Fruchtfliege. Beim Menschen ist man vom Verständnis her noch nicht ansatzweise angekommen.

Die kationischen Nanolipide sind industrielle Fette. Fett und Fett gesellt sich gern. Wohin wird ein Fettmolekül wohl wandern? In fettreiche Organe vielleicht? *„Sie konnte auch den genauen Bestimmungsort des Moleküls regulieren, sodass die Impfstoffentwickler die Organe und Zelltypen auswählen konnten."* Das halte ich für einen aus Unwissenheit geborenen Irrglauben oder Selbstüberschätzung, weil man denkt, gegen die Biologie und ihre Gesetze gewinnen zu können. Jeder, der das glaubt, wird scheitern!

Keiner kann gegen die Biologie und ihre biologischen Gesetze gewinnen. Mutter Natur und die Naturgesetze gewinnen IMMER! Das sollte jedem klar sein, der sein

Biologiestudium auch nur ansatzweise verstanden hat, und das gilt auch für die Medizin als spezialisierte Untersektion der Biologie in der universitären Hackordnung.

Wer von der universitären Hackordnung in den Naturwissenschaften noch nichts gehört hat. Hier ist sie:

Physik ist angewandte Mathematik.

Chemie ist angewandte Physik.

Biologie ist angewandte Chemie.

Medizin ist angewandte Biologie.

Als Biologe war man dann doch froh, nicht ganz unten in der Hackordnung zu stehen und noch eine Disziplin zu haben, auf die man herabschauen konnte. Während man von den anderen Fakultäten gemobbt wurde, als geisteswissenschaftliche Disziplin unter den Naturwissenschaften, während die Mediziner als die Handwerker unter den Naturwissenschaften galten. Möglicherweise ist es doch kein Zufall, dass vor allem diejenige in der intellektuell naturwissenschaftlichen Hackordnung ganz unten stehende Disziplin dieses Desaster ausgelöst hat, zugegebenermaßen mit ein wenig Hilfe von der zweitplatzierten Disziplin von hinten.

„Die Aufgabe dieser neuen Lipide war dieselbe wie jene der Krebsvakzine: die mRNA zu den dendritischen Zellen zu transportieren[.]“ (S. 158)

Das klang bei RTL aber irgendwie anders:

„Der Wirkstoff könne für einige Stunden im Muskel bleiben und der Körper habe so Zeit, ihn zu erkennen und darauf zu reagieren, erklärt der Rostocker Virologe Andreas Podbielski.“[409, 410]

Was nun? Muskel oder dendritische Zellen, die sich in den Lymphknoten und vorzugsweise in Oberflächengeweben des Körpers, wie Haut, Rachen, Speiseröhre, Vagina, Gebärmutterhals und Anus, und in den inneren Schleimhäuten aufhalten. DAS klingt mir jetzt nicht wirklich so, als könnte man das zielgerecht auf ein Organ hin optimieren. Die dendritischen Zellen sind praktisch überall im Körper gut und strategisch verteilt.

Das nennt man dann literarisch übrigens ein Oxymoron. Das Oxymoron ist eine rhetorische Figur, bei der zwei einander widersprechende bzw. sich gegenseitig ausschließende Begriffe verwendet werden – wie schwarzer Schimmel oder gerade Kurve. Das, was man hier plant, ist ein biologisch-medizinisches Oxymoron, was aber keinem aufzufallen scheint.

Ich will nur sichergehen, dass ich das alles hier richtig nicht verstanden habe: Man will *„die mRNA* [man unterscheidet erneut nicht zwischen den RNA-Typen, [Anmerkung von mir] *zu den dendritischen Zellen transportieren“*, *„sodass die Impfstoffentwickler die Organe und Zelltypen auswählen konnten.“* Welche der Organe, in denen sich die dendritischen Zellen herumtreiben, sollten das denn sein? Es sind so viele! Als Arzt hat man doch sicherlich gelernt, in welchen Organen man dendritische Zellen findet und wenn nicht: Es steht sogar in der Wikipedia[411]! Wikipedia ist natürlich keine zitierfähige wissenschaftliche Quelle, aber man kann sich ja die Fußnoten ansehen.

„Es gab nur ein intramuskuläres Lipid, das jederzeit in Produktion für klinische Studien gehen konnte: eine Formulierung von Acuitas, die BioNTech ursprünglich in dem Partnerprojekt mit Pfizer zur Entwicklung eines Impfstoffs gegen Grippe testen wollte. Es war diese Lipidformulierung, die das Paar und sein Team der deutschen Aufsichtsbehörde bei dem ersten Treffen im Februar vorgestellt hatten.“ (S. 158)

Das Problem mit den Acuitas-Nanolipiden, die Moderna beinahe ruiniert haben, habe ich bereits ausführlich in meiner Analyse von Kapitel 2 ausgeführt. Das ist an dieser Stelle einfach eine glatte Lüge! Nun auf Seite 158 die Bestätigung schwarz auf weiß: BioNTech hat dem PEI die Acuitas-Nanolipide, die Moderna als Sicherheitsrisiko in seinem Investorenbericht listete, als sicher verkauft!

Nicht nur das. Man hat die EMA beim pKs-Wert und der damit einhergehenden angeblichen Eignung des Lipids belogen, indem man als Beleg ein Moderna-Paper zitiert hat, das das genaue Gegenteil aussagte.[412, 413]

Praktischerweise spart man sich an dieser Stelle den Namen des Lipids (ALC-0315) und auch einen Beleg für diese Behauptung:

„Die vorhandenen Daten zeigten, dass die Formulierung sicher war, aber das Team hatte keine Daten darüber, ob diese Lipidformulierung die mRNA-Plattformen, die sie seit Jahren entwickelt hatten, wirksamer oder weniger wirksam machen würde.“ (S. 158)

Immer wenn es spannend wird, fehlen die Endnoten in „Projekt Lightspeed“. Ich habe bis heute kein einziges Sicherheitsdatenblatt dieser Substanz gesehen, bei der die LD50 für Injektion bestimmt worden wäre. LD50 ist die Kennziffer, die bezeichnet, bei welcher Menge einer Substanz die Hälfte der Versuchstiere verstorben ist. Diese Kennziffer wurde für ALC-0315 nicht bestimmt. Woher will man also wissen, ob diese Substanz sicher ist? Diese Daten würden mich sowie viele andere Wissenschaftler brennend interessieren.

Was aber bekannt ist, ist die OEB-Einstufung der Lipide und des Gesamtprodukts Comirnaty. OEB steht für „occupatinal exposure limit", also Arbeitsplatzgrenzwerte. Laut dem Sicherheitsdatenblatt des Herstellers Pfizer sind die Lipide OEB 3.[414] OEB 3 entspricht „hazardous" (= gefährlich, was ich nicht als gut verträglich definieren würde, so rein vom Wort her. Das scheinen mir eher Antonyme (Oppositionswörter/Gegensatzwörter) zu sein). Das Endprodukt Comirnaty hingegen ist OEB 5,[415] also „very highly hazardous" (= sehr hochgradig gefährlich, scheint mir noch gegensätzlicher zu sicher und effektiv bzw. gut verträglich zu sein. Gibt es eine Steigerung zu Antonym? Antonymissimus?). Bei OEB 5 hätte man die Spritzen unter einem Abzug aufziehen müssen, da dies die Sicherheitsstufe von konzentrierter Schwefelsäure ist. Hat man das den Mitarbeitern in den Impfzentren oder Arztpraxen mitgeteilt und auch OEB-5-gerechte persönliche Schutzausrüstung zur Verfügung gestellt? Das könnte eine Frage für die zuständige Berufsgenossenschaft sein, schätze ich.

„Moderna und CureVac, die beide Coronavirus-Impfstoffprojekte gestartet hatten, verfügten über zahlreiche klinische Daten zu der Kombination der mRNA-Formate und Lipidformulierungen, die sie verwenden wollten. BioNTech nicht." (S. 158)

Clever formuliert. Moderna und CureVac haben zahlreiche klinische Daten. Was CureVacs Daten besagen, kann ich nicht sagen, aber was Moderna an Daten hatte, las sich in der Analyse zu Kapitel 2 nicht gerade sicher. Die Nanolipide sind ein altbekanntes Problem, das war Moderna definitiv bekannt,[416] denn sie hatten ja tatsächlich zahlreiche klinische Daten von GESCHEITERTEN Versuchen. Das klingt hier auf Seite 158 aber irgendwie anders, wenn Joe oder Uğur das so formulieren.

„Sie würden zwanzig verschiedene Kandidaten eines Covid-19-Impfstoffs testen, in unterschiedlichen Dosierungen und parallel. Dies waren Vakzinkandidaten, die modRNA, uRNA und saRNA, eingebettet in die Lipide von Acuitas, ins Rennen schickten und als Impfantigene das vollständige Spike-Protein sowie sein RBD-Teilstück allein testen sollten. [...] Um keine Zeit zu verlieren, wurden bereits vom ersten Tag an Impfstoffchargen nach den hohen Standards produziert, die für klinische Tests erforderlich waren." (S. 159)

Die Datenlage der präklinischen Versuche der 20 Schlumpfstoffkandidaten ist dünn. Ich habe dazu leider keine Daten gesehen. Vielleicht sind sie in der Datenflut auch einfach untergegangen, auch ich kann nicht alles im Auge behalten.

Wie haben diese 20 Konstrukte im direkten Vergleich abgeschnitten? Wurden alle diese 20 Konstrukte in Sentinels (also mit ersten menschlichen Versuchskaninchen) getestet (Kapitel 7, dazu komme ich noch) und wenn ja, leben diese Menschen noch? Wie geht es diesen Menschen? Hat jemand Daten zu den Sentinels?

„Für alle Impfstoffhersteller war es eine Grundvoraussetzung, dass der genetische Code des Coronavirus – sequenziert dank der Geistesgegenwart Zhang Yongzhens, Professor am Shanghai Public Health Clinical Center – am 11. Januar 2020 auf die Open-Source-Website Virological.org hochgeladen wurde. […] Der erste Schritt zur Herstellung des eigentlichen Impfstoffmaterials bestand darin, DNA-Kopien für die Kandidaten zu erstellen, die dann als Vorlage für die Produktion von RNA dienen sollten. Die Molekularbiologin Stephanie Hein, zuständig für das ‹RNA-Depot› von BioNTech, ein tatsächliches Lager mit Antigenen oder Zielmolekülen für die Impfstoffe und Therapien des Unternehmens, arbeitete schnell, um die genetischen Sequenzen für diese Vorlagen zu designen und zu erstellen. Sie enthielten bis zu 4000 Nukleotide und mussten aus fünfzig bis achtzig kleineren Bausteinen zu einem perfekten, fehlerfreien Code zusammengesetzt werden, bestehend aus den Nukleotiden G, A, T, C. Nach der Fertigstellung mussten die Sequenzen kloniert und auf ihre Richtigkeit überprüft werden.“ (S. 160)

Für alle Kritiker, die seit drei Jahren mahnen, dass es kein Isolat gibt, hier eure Absolution und das vom Ursprung selbst.

Ego te absolvo! (Mk 2, 1–12)

ES GAB NIE EIN VIRENISOLAT!

Alle Schlumpfstoffhersteller beziehen sich auf ein möglicherweise synthetisch zusammengesetztes, unnatürliches, möglicherweise sogar komplett am Computer erfundenes, toxisches Protein, das möglicherweise mit Absicht, von wem auch immer, in dieser Datenbank als Sequenz platziert wurde.

Wurde diese Sequenz wirklich aus einem Patienten sequenziert oder einfach von einem Biowaffenlabor (der USA oder Chinas zum Beispiel) in die Datenbank eingepflegt, damit irgendwelche Goldgräber ohne Ahnung von Proteindesign und Proteincharakterisierung daraus, vielleicht sogar gänzlich unwissentlich, die Biowaffe und Todesspritze herstellen?

Stellt man diese Unwissenheit in diesem Buch vielleicht so explizit dar, damit man in späteren Prozessen auf mildernde Umstände plädieren kann?

Zumindest in Argentinien war das Schlumpfstoffprojekt ein dem Militär unterstelltes Projekt,[417, 418] wie die Unterlagen belegen, die der Anwalt Augusto Roux (Versuchsperson #12312982 in der Pfizer-Studie C4591001), der in der Studie einen Impfschaden erlitt und als Covid-Fall umklassifiziert wurde, herausklagte.[419, 420]

Da hat sich Pfizer anscheinend mit dem Falschen angelegt. Kleiner Hinweis für die nächsten Studien, die man fälschen will: Anwälte sollte man nicht dazu verwenden, Daten zu fälschen, die kennen sich aus, schreiten zum Äußersten und klagen! Bei kleinen Kindern wie Maddie De Garay[421] ist man da eher auf der sicheren Seite, wenn man Daten fälscht, es sei denn, die Eltern stellen sich als wehrhaft heraus. Der Maddie-De-Garay-Fall ist bei den warnenden Stimmen schon lange bekannt (seit August 2021). Die Welt[422] brauchte über ein Jahr, die Geschichte anzugehen und zu berichten, und hat durch ihre Trödelei oder Feigheit Tausende von Menschenleben auf dem Gewissen. Sie ging aber mit dieser alten, schon fast verstaubten Geschichte, möglicherweise nach einer kleinen Tour durch alte Substacks aus dem letzten Jahr, an die Öffentlichkeit.[423]

Ich sehe keinen Grund zum Jubeln, dass die ersten MSM nun berichten, wo es ohnehin zu spät ist, und selbst Fauci versucht, sich jetzt herauszuwinden.

Die von Zwangsabgaben finanzierten Altmedien wie ARD, ZDF und der ganze restliche korrupte Sumpf, denen die Leser davonlaufen, wollen nur noch schnell ihren Kragen retten und verlassen wie die Ratten das sinkende Schiff.

Also beginnen sie, alte Geschichten aus Substacks von vor einem Jahr zu veröffentlichen, und versuchen, damit ihr Image aufzupolieren. Das spricht erneut für die Qualität der unabhängigen Substack-Veröffentlichungen im Gegensatz zu den langsamen, verzweifelt agierenden Altmedien.

„Die Laborverfahren für diesen Ansatz, die sogenannte Gensynthese, waren bei BioNTech vor Jahren etabliert worden und gehörten inzwischen zur Routine. […] ‹Wir waren jetzt nur noch zu zweit statt zu dritt im Team, und einer arbeitete Teilzeit›, sagt Hein. Sie hatte keine andere Wahl, als nach zwei Jahren zum ersten Mal wieder ihren Laborkittel anzuziehen und selbst die Pipette in die Hand zu nehmen.“ (S. 160)

Ich will jetzt nicht Steffis Fähigkeiten anzweifeln, auch wenn ich glaube, dass ich sie persönlich aus meiner Zeit an der Uni Freiburg kenne. Es gab da eine Stefanie Hein; sie promovierte bei Professor Wolfgang Hess, für den ich als Projektadministrator für Drittmittel eines BMBF-Projekts namens FRISYS tätig war. Ich kann mich an Stefanie nicht gut erinnern, ich fand sie eher unauffällig: blond, mit Locken und Brille mit dickem Rand, etwas stämmiger gebaut, unterdurchschnittlich groß, auf jeden Fall kleiner als ich. Eines Tages stand sie erstaunt in meinem Büro und betrachtete meine Gewächshäuser, in denen ich meine Tomaten, Maracujas und Kaktusfruchtpflanzen für den Garten vorzüchtete (es muss also Februar/März gewesen sein), und fragte erstaunt, woher ich die Samen hätte. Ich meinte, die hätte ich aus den Früchten gekratzt, die ich mir zu Mittag geholt hatte. Sie war baff, dass man einfach so Samen aus

Früchten kratzen kann und die dann wieder Pflanzen werden. Zu der Zeit promovierte Steffi bereits an der Fakultät für Biologie 2 der Universität Freiburg. Stefanie Hein hat kein ResearchGate-Profil, kein XING- oder LinkedIn-Profil. ABER es gibt immer noch PubMed.[424] Und wen finden wir da auf einem BioNTech-Paper, in dem die Brühe Affen vor einer Krankheit schützen sollte, die sie gar nicht bekommen können, und gleichzeitig auf den AG-Hess-Papern ... Meine Steffi, an die ich mich nur noch wegen des Gesprächs über Blumensamen und ihre Wissenslücke auf Niveau der Grundschule erinnere. Das ist ähnlich wie mit dem 360°-Baerbock-Zitat, schätze ich, was die Größe der Bildungslücke angeht.

Diese Steffi Hein ist als *„verantwortliche Wissenschaftlerin, zuständig für das ‚RNA-Depot' von BioNTec*h" (S. 160) benannt. Irgendwie blöd für sie, dass ich sie persönlich gekannt habe (und noch zwei weitere aktuelle Mitarbeiter von BioNTech).

Stefanie hat also persönlich zur Pipette gegriffen und die Prototypen der Biowaffe hergestellt, nachdem sie zwei Jahre nicht mehr praktisch im Labor gearbeitet hat. Mutig. Ich würde mich in einem Labor nach zwei Jahren erst einmal vorsichtig als Praktikant bei der TA (technischen Angestellten) melden und mich wieder einweisen lassen, ehe ich Mist baue – jetzt, nach 15 Jahren, erst recht.

Es gab da zu meiner Zeit einen (mittlerweile emeritierten) Professor, dessen Namen ich nicht nennen werde. Er war Mikrobiologe und hatte ab und zu die Anwandlung, dass er doch gerne wieder einmal praktisch an der Bench arbeiten möchte. Wenn er diesen Drang gegenüber einem Mitarbeiter oder seiner Sekretärin äußerte, brach im Labor Panik aus. Man versteckte alles, was unersetzlich war. Versteckte alles, was wichtig war. Beschriftete schnell noch alles ordentlich, weil er dazu neigte, unbeschriftete Chemikalien einfach in den Ausguss zu leeren, so als Lektion. Dabei landeten auch schon mal Dinge im Abwasser, die man gesondert hätte entsorgen müssen, nur wenn sich einer fragt, wie es mit den Sicherheitsmaßnahmen in der Uni aussieht.

Man bereitete ihm die Bühne. Eine Illusion von Labor, die so in der Realität eigentlich nicht existierte. Eine Matrix-Version des Labors. Oder wie Shakespeare sagen würde: „Die ganze Welt ist eine Bühne."[425]

Er belüftete aus Versehen das Anaerobenzelt (eine spezielle Kammer, in der man mit Bakterien arbeitet, die keinen Sauerstoff vertragen) und legte das Labor dennoch für mehrere Tage lahm, obwohl man alles getan hatte, was man konnte, um derartige Ausfälle zu verhindern.

Steffi greift also selbst zur Pipette. Nach zwei Jahren Abstinenz.

„Sosehr Hein und ihr Team sich auch bemühten, es gelang ihnen nicht, alle Nukleotide in der richtigen Reihenfolge zu kombinieren und die Segmente in der richtigen Anordnung korrekt zu verschmelzen. Sie versuchten alle möglichen Lösungen, aber jedes Mal, wenn sie geklonte Vorlagen analysierten, stimmte etwas in der Sequenz nicht." (S. 160)

Warum bin ich jetzt nicht überrascht?

Und wenn das Problem schon im kleinen Ansatz in der Routine auftritt, wie groß ist die Wahrscheinlichkeit, dass diese Probleme möglicherweise/vielleicht/ab und zu/fatalerweise bei der Massenproduktion auftreten und dann übersehen werden?

Da das Endprodukt leider von behördlicher Seite nie offiziell sequenziert wurde, werden wir das wohl niemals erfahren. Die Behörden haben nicht einmal die Konzentration bestimmt.[426] Und streng genommen wurde das Produkt auch nur in der klinischen Phase I und II auf diese Weise hergestellt. Für die Massenproduktion nahm man dann ein komplett anderes Verfahren, bei dem Plasmide als „Kopiervorlage" dienten. Dazu kommen wir an der historisch korrekten Stelle, genauer in einem späteren Kapitel.

Das, was nach dem neuen Verfahren dann wirklich sequenziert wurde, von unabhängigen Wissenschaftlern, und auf Substack veröffentlicht wurde, hat definitiv ein Problem. Gefunden wurde nämlich doppelsträngige Plasmid-DNA[427] mit SV40-Promotor, womit wir im Bereich Gentherapie mit Plasmid-DNA wären.[428] Das hat so gar nichts mit dem ursprünglichen Plan gemeinsam. Das sind echt schlechte Nachrichten, weil sich Plasmide wohl in das Genom des Zellkerns integrieren können, immer dann, wenn eine Zelle sich teilt.[429] Das betrifft fast alle Zelltypen. Oder wie Jikkyleaks das so schön auf Twitter ausdrückte: *„Keine Sorge, wir können uns jetzt alle wieder beruhigen. Der Einbau von Plasmid-DNA in den Zellkern erfolgt ‚nur' während der Mitose und Meiose (also dann, wenn Zellen sich teilen). Das betrifft also nur die Leber, die Haut, den Magen-Darm-Trakt, Spermien, Eizellen, Lymphozyten, Knochenmark ... (Es ist nicht genug Platz für die Liste). #plasmidgate"*[430]

Jikkyleaks hat dazu auch ein schönes Meme:[431]

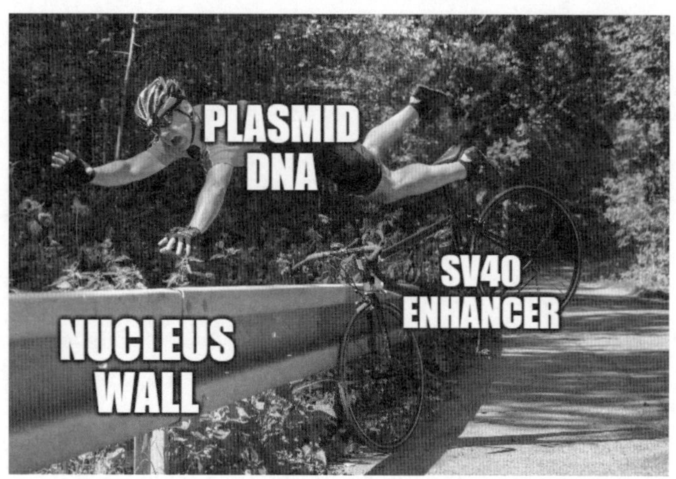

Die Darmbakterien kann man mit diesem Konstrukt möglicherweise auch transfizieren und auch unser übriges Mikrobiom. Diese Bakterien haben anschließend zwei Antibiotikaresistenzen, die sich bei pathogenen Organismen als Problem erweisen könnten. Von den Folgen der Übertragung des Plasmids von Bakterium zu Bakterium in einer Kläranlage oder wo auch immer in der freien Natur muss ich an dieser Stelle sicherlich nicht anfangen. Das zieht einen Rattenschwanz an Problemen nach sich, da bekommt man graue Haare. Stichwort wäre hier der horizontale Gentransfer.[432] Sehr unschön!

Aber entspannt euch, selbst DNA-Fragmente reichen, Unheil in der Zelle durch zufällige Insertionsmutagenese oder „antisense"-Oligonukleotide anzurichten. Das habe ich genauer in einem separaten Substack ausgearbeitet, das würde hier zu weit führen.[433] Und dabei sind wir nicht einmal bei Problemen mit dsRNA-Verunreinigungen angekommen.

„Der erste Impfstoffkandidat stand Ende Februar als DNA-Vorlage bereit." (S. 162)

Wenn der erste Schlumpfstoffkandidat Ende Februar 2020 bereitstand, womit wurden dann die Versuchstiere im Januar 2020 gespritzt?[434]

Ich frage nur, weil ich ein wenig verwirrt bin. Im bei der FDA eingereichten Dokument von BioNTech namens „R-20-0072 125742_S1_M4_4223_R-20-0072" steht auf Seite 8, dass die Tierstudien vom 14. bis zum 23. Januar 2020 stattfanden. Wenn BioNTech nicht auch einen Fluxkompensator[435] sein Eigen nennt, haben wir hier ein zeitliches Problem, das entweder dieses Buch zu einem fiktiven Roman macht, den ich zerlegen darf, wie ich will, oder das die bei der FDA eingereichten Daten zu einem Fantasieprodukt degradiert. Möglicherweise trifft sogar beides zu. Vielleicht waren aber auch die führenden Wissenschaftler einfach dement und haben den Überblick über Tag, Monat und Jahr verloren und sind nun bereits in einem Altenpflegeheim, wo man sich um das Problem professionell kümmert.

Das eingereichte Dokument ist, in der aktuell zugänglichen Form, durch Schwärzungen leider stark verstümmelt, obwohl man hier tonersparend vorgegangen ist und hellgrau verwendet hat. Eines ist aber klar: Die Mäuse wurden frühzeitig getötet und es gibt somit keine Daten, wie lange die Tiere nach der Injektion noch gelebt hätten. DAS wäre auch interessant gewesen. Verkürzt das Produkt die Lebensspanne der Nager?

Wollte man so genau wohl einfach nicht wissen. Ganz abgesehen davon, dass man den am wenigsten sensitiven Test (Luciferase) verwendet hat, damit man ja nichts findet, was stören könnte, wozu sich schon Robert Malone ausführlich geäußert hat.[436, 437]

Interessant wird es, wenn man tiefer in die von BioNTech eingereichten Dokumente eintaucht, was a_concerned_amyloidosis am 27. Juli 2023 gemacht hat. Da wird es spannend, denn da gibt es ein RNA-Analyse-Zertifikat von 2019.[438, 439] Ja! 2019!

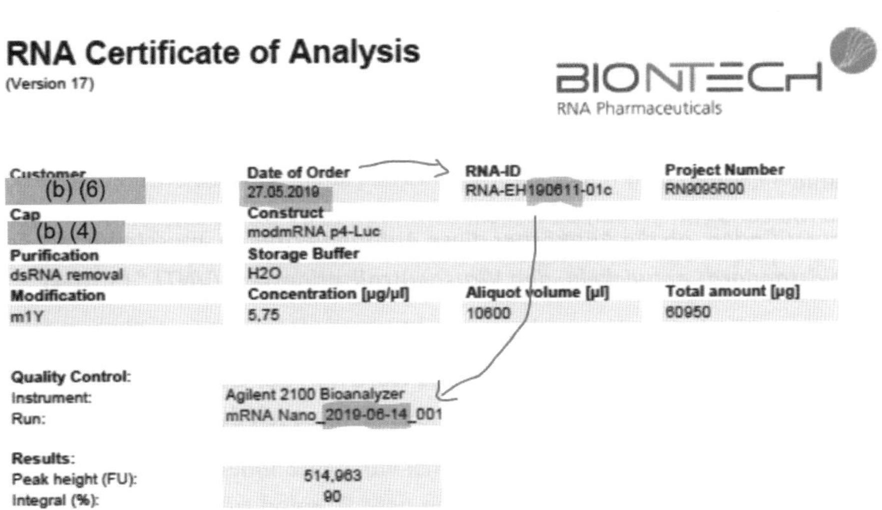

R&D Report R-20-0072 Version 03 Page 31 of 36

RNA Certificate of Analysis
(Version 17)

BIONTECH
RNA Pharmaceuticals

Customer	Date of Order	RNA-ID	Project Number
(b) (6)	27.05.2019	RNA-EH190611-01c	RN9095R00
Cap	**Construct**		
(b) (4)	modmRNA p4-Luc		
Purification	**Storage Buffer**		
dsRNA removal	H2O		
Modification	**Concentration [µg/µl]**	**Aliquot volume [µl]**	**Total amount [µg]**
m1Y	5,75	10600	60950

Quality Control:
Instrument: Agilent 2100 Bioanalyzer
Run: mRNA Nano_2019-06-14_001

Results:
Peak height (FU): 514,963
Integral (%): 90

a_concerned_amyloidosis hat das in ihrem Substack sehr genau untersucht und aufgeschlüsselt, was ich hier jetzt nicht seitenweise wiederholen will, das wäre zu speziell und würde an dieser Stelle zu weit führen. a_concerned_amyloidosis kommt zum folgenden gruseligen Ergebnis: Diese Charge aus 2019 würde zu Daten der bei der

erst einmal beweisen, dass es bei diesem Protein funktioniert. Hat man das mit Positiv- und mit Negativkontrollen bewiesen?

Ein weiteres Problem ist, dass das Spikeprotein möglicherweise für den Eintritt in die Zelle nicht nur ACE2 verwendet, sondern sogenannte Co-Rezeptoren. Man ist aktuell der Meinung, dass das Spikeprotein wohl Co-Rezeptoren für den Eintritt in die Zelle verwendet,[446] hat sie aber nicht identifiziert. Also, selbst wenn die verwendeten Affenzelllinien humanisiert gewesen sind (was nicht ausgeführt wurde), hätte man diese bisher unbekannten Rezeptoren sicherlich nicht humanisiert. Humanisiert bedeutet, dass man einen menschlichen ACE2-Rezeptor statt eines ACE2 vom Affen verbaut hat. Unbekannte Co-Rezeptoren jedoch kann man nicht humanisieren, weil man sie nicht kennt, daher auch UNBEKANNT. Auch das hätte man vorher prüfen müssen. Verwendet das Spikeprotein Co-Rezeptoren? Ja oder nein? Hat man das geprüft?

Es macht auch gar nicht misstrauisch, dass gerade eine chinesische Firma *„Sino Biological, die auch einen Standort etwas westlich von Frankfurt hatte, ihren Kunden eine DNA-Matrize anbot, die die gesamte Sequenz des Coronavirus-Spike-Proteins kodierte"* (S. 169).

Wohlgemerkt auch nur eine DNA-Vorlage, kein Virusisolat. Die spielen hier alle mit dem Fantasieprodukt aus der Datenbank, dessen Ursprung durchaus in einem Biowaffenlabor (in der Ukraine (auch einer Stadt namens Chyna[447]), den USA oder China) liegen könnte.

„Allerdings sind in der Gesamtmenge der Zellen in den einzelnen Schalen auch beim Fehlen von Antikörpern nur eine kleine Zahl von Zellen infiziert: 500 von 40000. Beim Blick durchs Mikroskop erlaubte es die Auflösung nicht, den Unterschied zwischen 500 und 50 infizierten Zellen zu erkennen, um feststellen zu können, inwieweit ein Impfstoff Wirkung zeigte. Über die folgenden Wochen hinweg versuchten Alex Muik und seine einzige Mitarbeiterin Bianca Sänger, die Methode zu verbessern und an den verschiedensten Geräten, die ihnen zur Verfügung standen, zu testen." (S. 174)

Das Auflösungsproblem ist an dieser Stelle eigentlich bereits vollkommen egal, weil man ein Virus genommen hat, das ohnehin für Affen(zellen) nicht gefährlich ist.

Auf Seite 175 weiß ich schlussendlich nicht, ob ich lachen oder weinen soll:

„Die von BioNTechs Impfstoffkandidaten angeregte Antikörperantwort war in der Lage, die unter Umständen lebensbedrohliche Infektion in Mäusen zu neutralisieren."

Nach einigem Nachdenken habe ich mich dann für hysterisches Tränenlachen entschieden, warum Kompromisse eingehen, wenn man beides haben kann.

Die Mausmedizin ist die fortschrittlichste Medizin, die dieser Planet kennt. Es gibt diverse Medikamente, die in Mäusen Alzheimer, Krebs und diverse andere schlimme Krankheiten heilen können, zumindest behauptet man das. Nur ... Im Menschen funktionieren sie nicht. Uğur hat möglicherweise ein neues Mäusemedikament erfunden, zumindest laut Affenzellkultur!

Man hat nichts, aber auch gar nichts aus dem TGN1412[448]-Debakel gelernt. In Versuchstieren funktionierte das Produkt super, tötete dann bei einer Dosis, die 500-mal geringer als in Nagern als sicher getestet, beinahe alle sechs Probanden.

Ich bin mir nicht sicher, ob es in Mäusen auch funktionieren würde, denn man verwendet Affenzellen (S. 174) und ein Huftiervirus, was meiner Meinung nach nicht unbedingt einen Rückschluss auf Nager zulässt – und somit schon gar nicht auf Menschen. Das Spezieschaos, das man hier angerichtet hat, werde ich daher noch einmal langsam erklären.

Zur Erinnerung: Affen und Menschen unterscheiden sich genetisch zu circa 1 % (= 99 % identisch), Bananen und Menschen zu circa 50 % (= 50 % identisch). Menschen und Mäuse unterscheiden sich angeblich „nur" zu 2,5 %[449] (= 97,5 % identisch). 2,5 % – 1 % = 1,5 %. Mäuse unterscheiden sich vom Affen stärker als der Mensch vom Affen. Man schließt also aus dem größeren genetischen Unterschied von Maus und Affe, dass es beim Menschen funktionieren wird. Ich bin verwirrt. Endgültig verwirrt. Und bei dieser Rechnung sind die Huftiere noch nicht dabei. Das wären mir, mit meinen eingestaubten Mathekenntnissen, doch zu viele Variablen.

Man nimmt ungereinigtes Serum von MÄUSEN, die Antikörper gegen ein Protein gebildet haben, das MENSCHLICHE Zellen infiziert, kippt dieses auf AFFENZELLEN, die man mit einem HUFTIERvirus infiziert, das das Spikeprotein für MENSCHLICHE Zellen enthält. Und daraus schließt man, dass der Schlumpfstoff MENSCHEN schützen wird und nicht nur Mäuse oder Affen (die es ja nicht schützt, weil diese kein Covid bekommen können). Genau. Und noch einmal langsam!

Affen sind ein schlechtes Modell, weil sie kein menschliches Covid bekommen können, daher hat man Affenzellen genommen, um an diesen Affenzellen ein modifiziertes Huftiervirus zu testen, um zu zeigen, dass die Mausantikörper bei Affen, die davon ohnehin nicht krank werden würden, minimal bis schlecht funktionieren würden.

WTF?! HÄ?

Ich bin mir an dieser Stelle ehrlich gesagt nicht mehr sicher, in welcher Spezies das Wundermittel überhaupt funktionieren würde.

„Es war nur eine kleine Ausbuchtung in der Kurve, aber sie zeigte, dass eine Immunantwort vor sich ging [...] Diese Daten besagten noch nicht, dass die vom Lightspeed-Team entwickelten Konstrukte eine Reaktion der T-Zellen ausgelöst hatten." (S. 176)

Eine Immunantwort ging vor sich. Eine geringe Immunantwort ging vor sich. Nur ... Was für eine Immunantwort ging da eigentlich vor sich? Ich habe absolut keine Ahnung. Und die BioNTech-„Wissenschaftler" vermutlich auch nicht, und zwar bis heute nicht – und das steht auch in den Pfizer-Unterlagen explizit so drin!

„Der exakte immunologische Mechanismus, der für Schutz gegen SARS-CoV-2 verantwortlich ist, ist unbekannt."[450]

Im Vertrag der EU-Staaten mit Pfizer steht es übrigens auch explizit drin:

„Der teilnehmende Mitgliedsstaat erkennt an, dass der Impfstoff und die mit dem Impfstoff zusammenhängenden Materialien sowie ihre Komponenten und Bestandteile aufgrund der Notsituation der COVID-19-Pandemie rasch entwickelt und nach der Bereitstellung des Impfstoffs an die teilnehmenden Mitgliedstaaten im Rahmen des APA weiter untersucht werden. ***Der teilnehmende Mitgliedsstaat erkennt ferner an, dass die langfristigen Auswirkungen und die Wirksamkeit des Impfstoffs derzeit nicht bekannt sind und dass der Impfstoff unerwünschte Wirkungen haben kann, die derzeit nicht bekannt sind.*** *Weiterhin, soweit anwendbar, erkennt der Teilnehmerstaat an, dass der Impfstoff nicht in Serie produziert werden wird."*[451]

Es kommt des Weiteren erschwerend hinzu, dass selbst leere Lipidnanopartikel eine Immunantwort auslösen können,[452] die auch noch endotoxinabhängig ist,[453] und dass der von BioNTech/Pfizer verwendete Test auf Endotoxine (der LAL-Test) in liposomalen Formulierungen nicht funktioniert.[454]

Kapitel 6 – Allianzen schmieden

Kapitel 6 ist düster und es fällt mir schwer, hier witzig und gemein sarkastisch zu sein. Wenn meine Hypothese stimmen sollte, wäre das übel, sehr übel. Es ist aber nur eine auf literarischen Spuren basierende Hypothese, die man sicherlich mit anderen Textstellen widerlegen kann. Das hoffe ich in diesem Fall sogar wirklich!

Wie man in „Einführung in die Literaturstudien" sehr schnell lernt (weil man sonst schlechte Noten bekommt), muss man in literarischen Essays so argumentieren, dass man sich den Mund weiter fusselig reden kann. Man darf nicht wasserdicht belegen und den anderen das Maul stopfen.

Wie man sich denken kann, kamen meine ersten literarischen Hausarbeiten in Anglistik, die noch stark von naturwissenschaftlichen Argumentationsweisen und Fachartikeln (den sogenannten Papern) geprägt waren, nicht sonderlich gut an. Das lag möglicherweise auch an meiner Weigerung, nutzlose Adjektive und Adverbien zu verwenden. Diese haben, meiner Meinung nach, keinen echten Informationswert und blähen den Text nur unnötig auf. Das mag nützlich sein, wenn man nicht genug zu sagen hat, um über die minimale Wortgrenze zu kommen, hat man aber das gegenteilige Problem, streicht man sie eben, damit man mehr sagen kann (das war eher mein Problem).

In der Anglistik war ich als Naturwissenschaftler ein Fremdkörper, der überall aneckte und daher von den Professoren bereits im ersten Semester auf dem Gang gegrüßt wurde. Vielleicht hätte ich sie nicht in ihren Vorlesungen mit Nature- und Science-Papern vor dem versammelten Jahrgang widerlegen sollen. Lustig war's trotzdem, als ich in der Staatsexamensprüfung gegen die Lehrmeinung argumentierte und gewonnen habe, weil sie mich nicht widerlegen konnten. Der Prüfer vom Amt verabschiedete mich mit den Worten „Herzliches Beileid. Sie werden an der Schule nicht glücklich werden!".

Ich liebe intellektuell gefährliche, enge Pfade, auf die wir uns auch in diesem Kapitel begeben werden.

Anders als in den vorherigen Kapiteln, in denen ich entweder über den Inhalt ablästern oder diesen mit Fußnoten filetieren konnte, bewegen wir uns in Kapitel 6 nun zur Abwechslung stilistisch zum Großteil in einer klassischen Textanalyse.

In Kapitel 6 erfahren wir endlich, was mit Uğurs erster Biotechklitsche namens „Ganymed“ passierte und warum diese verkauft werden musste. Dieses möglicherweise traumatische Verlusterlebnis für Özlem, das Träume platzen ließ, war neben dem Grundstein für BioNTech vielleicht auch mit eine der Ursachen für das Desaster der herbeigerechneten Pandemie. Uğur wollte seiner Frau vielleicht ersparen, noch ein „Baby“ zu verlieren, und das wäre 2023 der Fall gewesen, wenn nicht ein Wunder geschehen oder herbeigerechnet und herbeigefälscht worden wäre. Nur von wem?

Die Schuldfrage ist anhand des vorliegenden Kapitels alles andere als einfach zu klären. Man hat dafür gesorgt, im Fall der Fälle alle in den Untergang hineinzuziehen.

Ich hatte schon in vorherigen Kapiteln vermutet, dass Uğur diese Plörre und das Drumherum nur aufgezogen hat, um BioNTech zu retten. Das Unternehmen war zum Zeitpunkt der Handlung mit 400 Millionen Euro verschuldet (S. 62)!

In diesem Kapitel finden sich weitere Hinweise in diese Richtung, die meinen Verdacht erhärten. Ein liebender Ehemann will seiner großen Liebe einen weiteren Verlust ersparen und war dafür bereit, das Leben von Millionen anderen Menschen zu opfern.

Heldenhaft, nicht wahr? Das ist wahre Liebe. Er legt seiner Liebsten Millionen Menschenleben zu Füßen. Wie im alten Rom.

Uğurs Heldenverehrung und Heldenkomplex ist größer als nur das Marvel-Universum umfassend. Natürlich liebt ein echter Nerd auch „Herr der Ringe“. Leider konnte ich keine Hinweise auf „Star Trek“ im Buch finden, was ich schon ein wenig enttäuschend fand. „Star Trek“ gehört eindeutig mit dazu, um ein vollwertiger „The Big Bang Theory“- Nerd zu sein.

Uğur identifiziert sich nicht mit Golum, wie man vielleicht erst einmal intuitiv (warum auch immer) vermuten könnte, sondern mit Frodo.

„Uğur, der nie vorhatte, eine eigene Firma zu gründen, verglich die Mission mit der des Hobbits Frodo Beutlin in Herr der Ringe, einem seiner Lieblingsfantasyfilme. Frodo habe es sich nicht ausgesucht, der Ringträger zu sein, sagte er zu Özlem, und auch nicht, für die Zerstörung des Rings verantwortlich zu sein, sondern sei gezwungen gewesen, diese Aufgabe zu übernehmen.“ (S. 181)

Uğur ein Held wider Willen mit Özlem als Sam? Oder versucht der Autor, uns an dieser Stelle zwischen den Zeilen mitzuteilen, dass er an diesem Covid-Betrug eigentlich nicht teilnehmen wollte? Sondern dass er dazu von den Umständen gezwungen wurde und da irgendwie, vielleicht 2018 auf einem WHO-Treffen, gegen seinen Willen hineingeraten ist? Von 2018 gibt es ein Foto, auf dem man ihn mit Tedros, Merkel und Gates auf der Bühne bewundern kann.[455, 456] Was macht er da? Er war als Keynote-Speaker nirgends im Programm gelistet, wie mir von jemandem zugetragen wurde, der jemanden kennt, der damals live mit dabei war (und unerlaubterweise Fotos gemacht hat). Diese Fotos von Uğurs Vortrag 2018 kann man auf meinem Substack bewundern,[457] weil sich sonst keiner getraut hat, die Fotos online zu stellen. Uğur hielt einen Vortrag zur RNA-Technologie als Therapie für Krebspatienten und erwähnte angeblich nebenbei am Schluss auch Impfungen, wie mir aus dieser gut informierten Quelle zugetragen wurde. Die MSM verwenden diesen Begriff „gut informierte Quellen" gerne für ihre Lügen. Käme es hart auf hart, könnte ich diese Quelle aber vielleicht zu einer Aussage vor Gericht bewegen. Die Quelle existiert wirklich! Manche Wissenschaftler müssen aber aktuell noch anonym bleiben, weil sie ihren Job an der Uni oder in der Pharmaindustrie lieben.

Funfact am Rande: Uğurs Geständnis, dass er „Herr der Ringe" liebt, hätte ihn 2023 auf die UK-Antiterrorliste bringen können, weil das britische Antiterrorprogramm Shakespeare, Tolkien, Huxley und Orwell als gefährliche Literatur einstuft.[458]

Man kann es auch positiv sehen, Jane Austen und Dickens sind anscheinend noch ungefährlich. Irgendwie aber schon witzig, dass das Buch des Bruders des großen Eugenikers Sir Julian Sorell Huxley nun auf einer schwarzen Liste landet – zusammen mit dem Propagandisten von Elizabeth I, die im Übrigen eine derjenigen war, die die Zensur mittels Copyright[459] erfanden. Sie war wohl nicht streng genug mit Will für die heutigen literarischen Antiterrortruppen und damals wurde noch geköpft ...

„In den ersten Jahren von Ganymed *fanden Uğur und Özlem, dass die Reise weit weniger gefährlich war als die des Hobbits Frodo Beutlin, ihres pelzfüßigen Vorbilds. Dann, im Jahr 2007, standen das Paar und ihr Mentor, der österreichische Onkologe Christoph Huber, der Ganymed sechs Jahre zuvor mitbegründet hatte, auf einmal mit dem Rücken zur Wand. Das Start-up hatte zwar mehrere präklinische Erfolge vorzuweisen und bereitete sich nach zwei Finanzierungsrunden gerade auf seine erste klinische Erprobung am Menschen vor. Doch jetzt musste Ganymed in kostspielige, großangelegte Studien investieren, und das Geld war knapp geworden. Die Züricher Risikokapitalgesellschaft Nextech, die das Startkapital für das Unternehmen bereitgestellt hatte und nach wie vor dessen größter Investor war, wollte aus dem Investment aussteigen. Die Firma hatte strenge Regeln, wie lange die einzelnen Unternehmen unter ihren Fittichen bleiben durften, und Nextech musste jetzt ‹aussteigen› und die Investitionen zurückholen."* (S. 182)

*„**Biotech-Firmen seien von vorneherein zum Sterben geboren*** [Hervorhebung von mir]*: Sie verschwanden entweder durch eine Übernahme oder, sehr viel häufiger,*

durch Misserfolg. ***Ihre anderen Projekte mit dem Codenamen NT (New Technologies) lagen dem Paar zu sehr am Herzen, als dass sie ein solches Schicksal erleiden durften*** [Hervorhebung von mir]. *Sie könnten, so glaubte Uğur, mit dem Verkauf von Ganymed und mit Zuschüssen der Bundesregierung finanziert werden. Es wäre nicht die Art von Geld, die es dem neuen Unternehmen ermöglichen würde, innerhalb weniger Jahre ein Produkt auf den Markt zu bringen, aber ‹NT› könnte langsam, aber sicher vorankommen, ohne durch regelmäßige Finanzierungsrunden und Präsentationen bei Fondsmanagern gestört zu werden."* (S. 185)

„Sie nannten es [das Unternehmen, nicht das Kind, Anmerkung von mir] *Ganymed, ein Name, der an ein Goethe-Gedicht erinnert und an das türkische Wort ganimet, das so viel bedeutet wie ‹etwas schwer Errungenes›."* (S. 181)

Hier auch eine mögliche Erklärung, warum BioNTech mit einem großen NT in der Mitte geschrieben wird, das NT steht für „New Technologies" und bietet viele schöne neue Möglichkeiten, den Firmennamen falsch zu schreiben.

Der Firmenname „Ganymed" erinnert nicht nur an ein Goethe-Gedicht, er ist der Titel eines Goethe-Gedichts.

„Wie im Morgenglanze / Du rings mich anglühst, / Frühling, Geliebter! / Mit tausendfacher Liebeswonne / Sich an mein Herz drängt / Deiner ewigen Wärme / Heilig Gefühl, / Unendliche Schöne!

Daß ich dich fassen möchte / In diesen Arm! / Ach, an deinem Busen / Lieg ich, schmachte, / Und deine Blumen, dein Gras / Drängen sich an mein Herz. / Du kühlst den brennenden / Durst meines Busens, / Lieblicher Morgenwind! / Ruft drein die Nachtigall / Liebend nach mir aus dem Nebeltal.

Ich komm, ich komme! / Wohin? Ach, wohin?

Hinauf! Hinauf strebts. / Es schweben die Wolken / Abwärts, die Wolken / Neigen sich der sehnenden Liebe. / Mir! Mir! / In euerm Schoße / Aufwärts! / Umfangend umfangen! / Aufwärts an deinen Busen, / Alliebender Vater!"[460]

Ich hasse Gedichtinterpretationen, insbesondere wenn es ums Versmaß geht (das hier eigentlich nicht existiert), ein absolutes Schultrauma. Daher werde ich das Gedicht NICHT interpretieren. Die verlinkte Interpretation gibt ehrlicherweise aber auch nicht wirklich viel her. Stünde nicht Ganymed als Titel über dem Gedicht, könnte zumindest der erste Teil eine schnöde Liebesschnulze eines liebestrunkenen Betrunkenen an seine aktuelle Lebensabschnittsgefährtin sein oder ein Liebesgedicht an die

Natur. Die letzte Strophe macht erst durch die beschriebene Entführung klar, dass das nicht der Fall ist.

Ganymed war Zeus Mundschenk und ehemals ein Hirtenknabe, mit etwas wirrer Herkunft bezüglich der Überlieferungen, den Zeus entführte, weil er sich in ihn verliebte oder zumindest nach ihm gelüstete. Hier hätten wir das Motiv der homosexuellen Pädophilie inklusive Kindesentführung durch die exklusive Parasitenklasse, die sich als Götter stilisiert. Die Eltern werden mit Sachwerten abgespeist (Pferde und ein goldener Weinstock). Klar, alles nur, weil das Kind so schön war und es unter den Göttern leben sollte. Das Kind wurde vermutlich eher nicht gefragt. Als Belohnung (oder weil Zeus seiner überdrüssig wurde, weil Ganymed vielleicht doch erwachsen wurde?) wurde Ganymed zu einem Sternenbild, also entsorgt, ohne eine Leiche zu hinterlassen.

Anders als Biotechfirmen, die zum Sterben verurteilt sind, wurde Ganymed ein unsterbliches Sternenbild.

Das nenne ich Herzblut bei der Namensgebung dieser Firma: schwer errungen, der Schönste der Schönen, von den Göttern geliebt und begehrt und letztendlich ein Sternenbild am Firmament.

Spannend ist auch, dass Uğur und Özlem trotz ihres Herzbluts bereits in ihrer ersten Firma nie über die präklinische Phase hinauskamen. Es gibt also auch aus der vorherigen Firma keinerlei Erfahrungen mit echten klinischen Studien am Menschen.

Ganymed wurde aufgrund des Drucks des Investors Nextech, der sein Geld mit Gewinn zurückhaben wollte, zwangsweise an 2016 Astellas[461] verkauft. Und das gegen den Willen und Wunsch der Gründer, die an ihrem ersten Firmenbaby mit Herzblut hingen. Besonders Özlem hat der Verkauf von Ganymed schwer getroffen.*„Für Özlem war die Transaktion bittersüß.* ***Sie hatte gehofft, die Therapie im Rahmen eines beschleunigten Zulassungsverfahrens auf den Markt bringen zu können, sodass Patienten auf der ganzen Welt bereits davon profitierten, noch während eine Phase-III-Studie durchgeführt wurde und ohne dass auf deren Abschluss gewartet werden musste*** [Hervorhebung von mir]. *Stattdessen durchliefen Özlem und ihr Team einen aufwendigen Übergabeprozess, an dessen Ende Astellas beschloss, eigene großangelegte globale Studien durchzuführen, die bis einschließlich Ende 2021 dauern sollten.*

Nach dem Verkauf von Ganymed konnte Özlem jedoch in den Vorstand von BioNTech eintreten. Angesichts einer Reihe sich abzeichnender Deals wollten die Hauptinvestoren, dass sie im Vorstand die Funktion des Chief Medical Officer übernahm, um die vielen unterschiedlichen Technologien des Unternehmens in die klinische Erprobung zu bringen. ***Özlem zögerte, denn sie wollte nicht noch einmal dasselbe erleben wie mit Ganymed und kein ‹weiteres Baby verlieren›*** [Hervorhebung von mir].“ (S. 194)

Özlem hatte einen großen Traum mit Ganymed. Ein so geniales Medikament auf den Markt zu bringen, dass man die Welt noch während der klinischen Studie, ohne dass wirklich abschließende Daten vorlagen, die Langzeitnebenwirkungen ausschließen würden, „beglücken“ könnte. DAS kommt mir irgendwie bekannt vor. Wann genau wurde die experimentelle Gentherapie weltweit ausgerollt? Während der laufenden Phase-III-Studie, deren Daten bis heute (07/2023) noch nicht abschließend vorliegen? Hat sich da jemand einen Traum erfüllt?

Astellas, die erfahrenen Käufer von Ganymed, legten erst einmal die Bremse ein und brachten die Studie in das ruhige, geregelte, risikooptimierte Fahrwasser, das in der Pharmabranche eigentlich üblich war, damals, in der Vorcoronazeit. Damals, als man noch versuchte, den Schein zu wahren und lieber chronisch kranke als tote Patienten hatte.

Astellas hat das Ganymed-Krebsmedikament 2023 letztendlich tatsächlich auf den Markt gebracht[462] und arbeitet, wie sein jüngeres Geschwisterchen BioNTech, mit Pfizer zusammen.[463]

Bei der Gründung von BioNTech war Uğur vorsichtiger und hatte seine Lektion gelernt, was Investoren angeht. Er wollte sichergehen, dass man ihm sein Projekt NT nicht wieder wegnahm und verkaufte und so seiner Frau erneut das Herz brach.

„Er würde einer ‹No Questions Asked›-Klausel zustimmen, das heißt, die Brüder [die Strüngmanns, Anmerkung von mir] *würden sich mindestens die ersten Jahre lang nicht in die Angelegenheiten des Unternehmens einmischen, und das Trio wäre frei, in jede beliebige Richtung zu gehen.* ***Auf Uğurs Bitte und um zu zeigen, dass sie langfristige Interessen verfolgten, erklärte sich Athos zudem bereit, bis 2023 auf das ‹Recht, einen Verkauf zu erzwingen› zu verzichten*** [Hervorhebung von mir] – *was BioNTech fünfzehn Jahre Stabilität verschaffte, einen Spielraum, von dem die meisten Gründer nur träumen können.“* (S. 187)

Diese Galgenfrist ist 2023 ausgelaufen und die Strüngmanns stiegen mit 550 % Gewinn im November 2023 aus BioNTech aus.[464] Was wäre geschehen, wenn Uğur sich nicht möglicherweise durch seinen großen Coup von den Investoren hätte freikaufen können. Zufall? Berechnung? Kalkül?

Als klar wurde, dass sich das Paar von Ganymed trennen müsste, begannen sie bereits, Investoren für ihr neues Projekt zu suchen. Erste Verhandlungen fanden in der Villa Rothschild auf Seite 189 statt:

„Wieder in der Villa, blieben die beiden unter einem Ölgemälde stehen, das einige der Väter und Mütter des deutschen Grundgesetzes zeigt, wie sie sich nach dem Zweiten Weltkrieg an diesem Ort versammelt hatten, um das Land auf den Weg der Erneuerung zu bringen. Weder Uğur noch Jeggle, die einander noch nicht richtig kennengelernt hatten, wagten es, ihre Gedanken laut auszusprechen. ***Von Emotionen überwältigt, stellten sie sich vor, dass eines Tages ein weiteres Kunstwerk daneben hängen könnte, das den Moment der Geburt von BioNTech darstellt*** [Hervorhebung von mir].*“*

(Auf Anraten meines Anwalts mussten einige Stellen geschwärzt und die dazugehörigen Fußnoten gelöscht werden. Vielleicht, wenn die Zeiten irgendwann anders sind, gibt es eine unzensierte Version wie bei Goethes „Götz von Berlichingen“. Obwohl ... Der war auch zu meiner Schulzeit noch zensiert, obwohl jeder wusste, was da letztendlich stand.)

Obwohl Uğur darauf geachtet hat, die Unabhängigkeit von BioNTech so gut es geht zu wahren, oder vielleicht weil er darauf geachtet hat, kommt die Firma bereits 2013 in eine erste finanzielle Schieflage und muss wieder auf Betteltour gehen, weil sie es immer noch nicht geschafft haben, zumindest einmal eine Phase-II-Studie an den Start zu bringen, wie sie es ihren Investoren versprochen hatten. Es läuft also wie gewohnt supergut bei Uğur mit seinen genialen Ideen.

„Doch 2013, fünf Jahre nach der Gründung von BioNTech, waren die Phase-II-Studien, die Uğur und Özlem den Strüngmanns versprochen hatten, immer noch nicht in Sicht. Andere Führungskräfte aus der Pharmabranche begannen, Jeggle zu drängen, die von Athos bereitgestellten Geldmittel abzuziehen; das Unternehmen, warnte einer, würde ‹nur Geld verbrennen›. Die größten Konkurrenten von BioNTech waren im Begriff, die Mainzer Wissenschaftler zu überholen, zumindest kam es Außenstehenden so vor. Im März 2013 gab der englisch-schwedische Pharmariese AstraZeneca eine Vereinbarung mit dem mRNA-Unternehmen Moderna bekannt, die eine Vorabzahlung von 240 Millionen Dollar beinhaltete. Monate später erhielt das Biotech-Unternehmen weitere 25 Millionen Dollar von ***DARPA*** [Hervorhebung von mir]*, einem Ableger des US-Verteidigungsministeriums. In Europa hatte das deutsche Unternehmen* ***CureVac Verträge mit Johnson & Johnson*** [Hervorhebung von mir]*, dem französischen Unternehmen Sanofi und der* ***Gates-Stiftung*** [Hervorhebung von mir] *unterzeichnet. Die Investoren von BioNTech brannten darauf, ähnliche Geschäfte abzuschließen. Das Geld reichte einfach nicht, um alle von Uğurs und Özlems Ideen bis zur klinischen Anwendung zu finanzieren. Bald würden externe Mittel benötigt werden, und sie wollten wissen, was die Innovationen ihres Unternehmens jetzt auf dem Markt wert waren. Widerwillig stimmte Uğur zu, dass Sean Marett die Lage sondierte. […] schloss er 2015 den ersten Kooperationsvertrag mit Eli Lilly aus Indianapolis ab. Das amerikanische Unternehmen erklärte sich bereit, insgesamt 60 Millionen Dollar zu investieren, um im Gegenzug Lizenzen für potenzielle Medikamente zur Krebsimmuntherapie vergeben zu können. Es*

folgten größere und zunehmend lukrative Deals mit dem dänischen Unternehmen Genmab und dann mit Sanofi. Auf Uğurs Drängen wurden diesmal jedoch 50:50-Kooperationen geschlossen. ***BioNTech, darauf bestand Uğur, würde seine Unabhängigkeit nicht ohne weiteres aufgeben, und der Vorstand wies eine Reihe von Übernahmeversuchen durch Banker umgehend zurück*** [Hervorhebung von mir]."
(S. 191)

Uğurs Paranoia, die Unabhängigkeit von BioNTech zu wahren, wird auch hier wieder hervorgehoben. Auch Uğur scheint den Verlust von Ganymed nicht so wirklich gut verkraftet zu haben. Er tut alles dafür, dass ihm nicht wieder jemand hineinreden kann oder ihm die Firma unterm Hintern verkaufen kann. Er beginnt, ein Spinnennetz an Kooperationen als finanzielles Sicherheitsnetz zu spinnen.

„Aber innerhalb von wenigen Wochen hatte BioNTech Verhandlungen mit dem erfolgreichsten aller Biotechnologie-Unternehmen begonnen: Genentech aus San Francisco, das in Silicon-Valley-Kreisen fast wie eine Gottheit verehrt wurde. Im September 2016 erklärte sich das Unternehmen, das von der Schweizer Firma F. Hoffmann-La Roche übernommen worden war, zur Vorabzahlung von 310 Millionen Dollar bereit, um sich eine gleichberechtigte Partnerschaft mit BioNTech zu sichern. Trotz seiner Skepsis gegenüber Kooperationen mit Big Pharma betrachtete Uğur dies als eine Chance."
(S. 182)

Im September 2017 gibt es laut Seite 197 noch einmal einen Geldregen durch Investoren der Credit Suisse:

„Die Bilanz dieses Nachmittags waren 270 Millionen Dollar,[465] die BioNTech in dieser ‹Serie A›, der ersten Finanzierungsrunde, erhielt, was die weltweit sechstgrößte Summe für ein Biotech-Unternehmen darstellte. Mit diesem Geld wurde es dem Unternehmen möglich, in Mainz die Produktionsanlagen zu bauen, in denen Anfang 2020 die entscheidenden Covid-19-Impfstoffdosen für die klinischen Studien hergestellt wurden. Im Juli 2019 folgte eine noch größere Finanzierungsrunde, bei der BioNTech weitere 325 Millionen Dollar einwerben konnte, hauptsächlich von den bisherigen Geldgebern. Das waren 61 Prozent aller Investitionen in deutsche Biotech-Unternehmen 2019."[466]

Addieren wir einmal ganz grob zusammen:

2007: 150 Millionen Euro – Strüngmanns und MIG (S. 185)

2008: Gründung BioNTech (S. 189)

„Während dieser Zeit blieb BioNTech ganz bewusst mehr oder weniger unbekannt. ‹Wir haben das Unternehmen nach unseren Vorstellungen aufgebaut, Stein für Stein›, erklärt Uğur." (S. 189)

2015: 60 Millionen Dollar – Eli Lilly (S. 191)

2016: 310 Millionen Dollar – Genentech (S. 192)

2016: 1,2 Milliarden Euro abzüglich des Anteils, der an die Investoren ging – Verkauf von Ganymed an Astellas

2017: 270 Millionen Dollar – Credit Suisse (S. 197)

2019: 325 Millionen Dollar (S. 198) – Aufstockung durch bisherige Investoren

2019: 150 Millionen Dollar – Börsengang in NY (S. 199)

Damals *„gingen Uğur und Özlem mit ihrer Tochter hinaus auf den Times Square, um den Namen* ***ihres zweiten Babys*** [Hervorhebung von mir] *aufleuchten zu sehen."*

Wie sich die Tochter als Kind drei so fühlt? Mitgezählt wurde sie irgendwie nie, sonst müsste es drittes Baby heißen. Die Tochter wäre dann wohl das Sandwichkind in der Mitte.

Ehrlich gesagt habe ich gerade keine Lust auf Mathematik, denn es fehlt noch die Finanzierung durch die Gates-Stiftung, das Geld aus den Förderprogrammen des BMBF und ich müsste die Dollar in Euro zum damaligen Kurs umrechnen.

Das bringt die Handlung nicht voran und ändert nichts daran, dass BioNTech zum Zeitpunkt der Handlung 400 Millionen Euro Miese hatte. Die haben echt ordentlich Kohle verbrannt und bisher (2023) immer noch kein wirklich sicheres und funktionierendes Produkt auf dem Markt, dafür aber die ersten Klagen an der Backe.[467]

Im Übrigen ist es falsch, wenn der Autor behauptet:

„Im Gegensatz zu Moderna verfügte BioNTech nicht über umfangreiche Subventionen der US-Regierung."[468] (S. 199)

Zu diesem Zeitpunkt verfügte BioNTech durchaus über Fördermittel des BMBF, nur nicht ganz in diesem Umfang (insgesamt 4,1 Millionen Euro).[469] Aber ganz unrecht hat der Autor vielleicht auch nicht. Die Förderstrukturen in Deutschland und in den USA sind unterschiedlich. Moderna hat als US-Unternehmen öffentliche US-Förderung bekommen und BioNTech wurde über die in Deutschland üblichen staatlichen Forschungsförderungen des BMBF finanziert.

„Im grellen Licht der Börsenöffentlichkeit zu stehen, hatte jedoch auch Nachteile. BioNTech musste die Investoren nun alle drei Monate über seine Fortschritte informieren, Ziele definieren und erklären, ob beziehungsweise warum es diese verfehlt hatte. Außerdem musste das Unternehmen nach der glanzlosen Börsennotierung in New York weiteres Geld aufbringen, um die Entwicklung seiner Medikamente finanzieren zu können." (S. 199)

Die Jagd nach dem Geld nimmt also auch nach dem Börsengang keine Ende, ABER man hat nun Investoren im Nacken, die wirklich endlich einmal Ergebnisse verlangen, und vor allem darf man die Börsenaufsicht nicht belügen, sonst hat man ein Problem.

Wie es aussieht, hatte auch BioNTech mehr Respekt oder Angst vor der US-Börsenaufsicht als vor dem deutschen Bürger und seiner Wut, wenn der Betrug auffliegen sollte. Vor der Börsenaufsicht traute man sich jedenfalls nicht zu belügen. Man gab also 2019 in seinem Jahresbericht zu, dass „mRNA-Therapien als Gentherapie-Arzneimittel eingestuft"[470, 471] werden – etwas, was die deutschen Medien und auch das Paul-Ehrlich-Institut vehement bestritten und als Verschwörungstheorie bezeichneten. Verschwörungstheorien sind aber für gewöhnlich unterhaltsamer als ein Börsenbericht. Das Thema hatten wir jedoch schon in einem vorherigen Kapitel: Man hat einen Biber „Karpfen" getauft, er blieb aber trotzdem ein Landsäugetier.

Funfact am Rande: Erinnert ihr euch noch an die J.P. Morgan Healthcare Conference aus Kapitel 1? Ratet mal, wer die Hausbank von BioNTech ist? Genau! J.P. Morgan (S. 198). Also nicht die Sparkasse oder Volksbank Mainz, falls ihr das gedacht haben solltet. J.P. Morgan hat im Juli 2023 dem coronakritischen Arzt Doktor Mercola das Konto gesperrt.[472, 473] Zufälle gibt's.

Nach diesem Exkurs in die Vergangenheit und Vorgeschichte von BioNTech und Ganymed inklusive der nervigen Finanzierungsangelegenheiten (von großen Zahlen und Finanzkram bekommen Biologen Pickel) geht der historische Exkurs erneut zurück ins Jahr 2014, als man bei BioNTech begann, Pfizer um eine Kooperation anzubetteln (S. 200). Drei Jahre ignoriert Pfizer wohl die Avancen von BioNTech, was den Autor auf Seite 200 zu einem frustrierten *„Pfizer schien kein gut koordiniertes Unternehmen zu sein"* inspiriert. Wie konnte es dieser Milliardenkonzern nur wagen, so eine kleine Mainzer Klitsche am langen Arm verhungern zu lassen? Sahen sie nicht die Genialität der zugrunde liegenden Ideen? Die waren so gemein bei Pfizer.

2017 ändert sich diese Haltung ganz plötzlich.

„Als Pfizer im ***November 2017*** [Hervorhebung von mir] *bei der Bio-Europe-Konferenz um ein Treffen mit BioNTech bat, ging Kissel auch dorthin. Aber plötzlich drängelte*

das Unternehmen und war besonders an BioNTechs kleiner, aber wachsender Pipeline für Infektionskrankheiten interessiert." (S. 201)

2017 ... Da war doch was? Schon mal von den SPARS Papers gehört bzw. vom berüchtigten SPARS Pandemic Scenario von **Oktober 2017** am „Johns Hopkins Center for Health Security"[474]?

Das Jahr 2017 ist bestimmt nur Zufall und dass Pfizer plötzlich, einen Monat nach SPARS, Interesse an BioNTech hat – ganz bestimmt Zufall.

Im SPARS Paper stehen ein paar echt lustige Sachen in Kapitel 19 „The Aftermath". Da wurde „Health Authorities" dazu geraten, nach der Pandemiephase ihre Fehler zuzugeben und sich empathisch mit der impf- und maßnahmengeschädigten Bevölkerung zu zeigen.[475] Generell geht es in der SPARS-Übung um eine sehr durchstrukturierte Impfkampagne im Rahmen einer „Coronavirus-Pandemie" von 2025 bis 2028. Ein Schwerpunkt der Übung lag darin, wie man Gemeinschaften von der Impfung überzeugen könne.

Zufälle gibt's.

Philip Dormitzer will nun plötzlich wissen, *„ob BioNTech bereit war, an der Entwicklung eines neuen Grippeimpfstoffs mitzuarbeiten"* (S. 201). Diesen Grippeimpfstoff gibt es übrigens immer noch nicht und der modRNA-Grippeimpfstoff von Moderna war ein Rohrkrepierer,[476, 477, 478] wie ich in meiner Analyse von Kapitel 5 bereits ausführlich erläutert habe.

An dieser Stelle betritt auch eine interessante Wissenschaftlerin auf Seite 202 die Bühne des Dramas:

„Kathrin Jansen[479], eine aus Deutschland stammende Mikrobiologin, die die Entwicklung des weltweit ersten Impfstoffs gegen Gebärmutterhalskrebs geleitet hatte und bei Pfizer mit der Leitung der Abteilung Impfstoffforschung belohnt worden war."

Zufälle noch und nöcher. Kathrinsche hat noch einen ganz anderen Spruch abgelassen, für den man sie bei den Verweigerern der Plörre möglicherweise besser kennt:

„Wir flogen das Flugzeug, während wir es bauten."[480]

Genau DIE Kathrin Jansen. Da sowohl Uğur als auch Katrin *„von der Wissenschaft getrieben"* (S. 203) sind, entwickelt sich zwischen der Familie von Uğur und Katrin auch eine persönliche Freundschaft.

Im Juli 2018 unterschreibt BioNTech die Kooperationsverträge mit Pfizer (S. 203), die letztendlich der Grundstein für das Desaster waren, das sich ab 2020 vor unseren Augen abspielte.

Am 3. März 2020 (S. 204) ruft Uğur daher bei Katrin an, um die Kooperation vielleicht doch irgendwie auf dem kleinen Dienstweg zu erledigen:

„Am 3. März rief Uğur Kathrin Jansen an und warb erneut für eine Zusammenarbeit. Diesmal war die Reaktion deutlich anders. Sie unterbrach ihn, noch bevor er seine Argumentation für die Ausweitung der Allianz zwischen BioNTech und Pfizer zur Entwicklung eines Covid-19-Impfstoffs beendet hatte. ‹Ich sagte: ‹Perfekt›, weil mRNA alle Kriterien erfüllt›, erinnert sie sich. ‹Ich hatte keine Zweifel, dass es die richtige Technologie für diese Aufgabe war.› Im Grunde war das Unternehmen an Bord."

Erneut redet Uğur von mRNA statt modRNA, obwohl das bereits in den Kapiteln davor doch eigentlich geklärt war. Das ist echt nervig uneinheitlich.

Und wieder kann Uğur den Hals nicht voll genug bekommen. Statt sich zu freuen, dass Pfizer endlich mit an Bord ist, hier ein Zitat auf Seite 206 von Uğur höchstpersönlich:

„‹Ich war besorgt, dass eine Partnerschaft mit Pfizer das Projekt verlangsamen könnte, weil risikoscheue Konzerne mehr Daten sehen wollen, bevor sie zur nächsten Phase übergehen›, sagt Uğur. ‹Es war mir wichtig, Grundregeln festzulegen, von denen eine lautete, dass, wenn eine Partei zu irgendeinem Zeitpunkt vorankommen will, die andere sie nicht aufhalten kann.› Ein weiteres Grundprinzip war, dass BioNTech an seiner Unabhängigkeit festhalten wollte, für die Uğur und Özlem nach der Erfahrung mit Ganymed gekämpft hatten und die durch die Strüngmanns möglich geworden war. Anders als bei dem Grippeimpfstoff sollte dies ein 50:50-Deal sein, schlug Uğur vor. Hier würde es keinen David und keinen Goliath geben. Die Unternehmen würden sich die Kosten und die potenziellen Gewinne je zur Hälfte teilen."

Der Typ, der keine Ahnung von Coronaviren hat, keine Ahnung von Proteindesign, noch nie eine klinische Studie jenseits der Präklinik erfolgreich beendet hat, keinen in der Firma hat, der davon Ahnung hätte, legt nun Regeln fest, damit ihn keiner ausbremst, wenn er Scheiße baut? Genau mein Humor. [Ironie] Einmal mit Profis arbeiten [/Ironie].

Die 50:50-Aufteilung scheint tatsächlich der Wahrheit zu entsprechen. Der kleine Partner BioNTech scheffelt den Hauptgewinn, während ein Großteil der Kosten an Pfizer hängen bleibt. Man könnte sagen, Pfizer hat sich von BioNTech über den Tisch ziehen lassen.

„Für die Jahre 2021 und 2022 zusammengenommen hat BioNTech mit Covid-19-Impfstoffen mehr als 31 Milliarden Dollar Gewinn gemacht, bei einer Gewinnspanne von 77 Prozent, während Pfizer nur etwas mehr als 20 Milliarden Dollar bei einer geschätzten Gewinnspanne von 27,5 Prozent erzielt hat. BioNTech machte also 50 Prozent mehr Gewinn bei einer fast dreimal so hohen Gewinnspanne."[481]

***„Wenn die beiden Unternehmen erfolgreich wären, gäbe es mehr als genug Gewinn für alle. Wenn sie scheiterten, hätten sie größere Probleme als ihr Bankguthaben. Dann wäre die Welt in ernsten Schwierigkeiten."* (S. 206)**

Dann wäre die Welt in ernsten Schwierigkeiten ... Tief durchatmen ... Ohm ... Ich spare mir an dieser Stelle ALLES, was ich hierzu nun sagen könnte. Das müsste ich wegen potenzieller Beleidigungsklagen ohnehin höchstwahrscheinlich auf Anraten meines Anwalts schwärzen.

Lest stattdessen einfach einige der Verse, die Shakespeares Theresites in „Troilus und Cressida" angedichtet hat – als Ersatz und als Ergänzung zum Goethe-Gedicht am Anfang des Kapitels. Shakespeare ist definitiv lustiger als Goethe, daher steht er auch auf der schwarzen Liste der UK-Antiterroreinheit – Goethe dagegen nicht.

„Daß dich die griechische Pestilenz, du köterhafter, kuhdummer Lord! [...] Man hat dich als Narren ausgerufen, denk ich. [...] Mars' dummer Tölpel! – Nur zu, Grobian; nur zu, Kamel; immer zu! [...] Oho, oho! Welch kleine Dosen Witz er von sich gibt! Seine Ausfälle haben Ohren so lang. Ich habe mehr sein Gehirn, als er meine Knochen zerschlagen. Neun Spatzen kann ich für einen Heller kaufen, und seine pia mater ist nicht so viel wert als der neunte Teil eines Spatzen. Dieser Lord, Achilles – der Ajax, der seinen Verstand im Bauch trägt und seine Kaldaunen im Kopf – ich will Euch sagen, was ich von ihm denke."[482]

Fairerweise muss man schon sagen, dass es verschiedene Möglichkeiten gibt, den Satz ***„Wenn sie scheiterten, hätten sie größere Probleme als ihr Bankguthaben. Dann wäre die Welt in ernsten Schwierigkeiten."*** zu interpretieren, je nach Blickwinkel oder Frame.

A) Aus Sicht eines Zeugen Coronas:

1. Der Impfstoff erweist sich als nutzloses Schlangenöl. Die Menschen sterben trotzdem am Virus.
2. Der Impfstoff erweist sich als nicht besonders gut und schützt nur wenige zumindest vor schweren Verläufen. Es sterben trotzdem sehr viele Menschen.

B) Aus Sicht eines bösen Querschwurblers:

3. Der Impfstoff erweist sich als nutzlos und schädlich, es sterben mehr Menschen als durch das Virus, was europaweit und vor allem in UK der Fall ist und den UK-Versicherungen Kopfzerbrechen bereitet.[483]
4. Der Impfstoff erweist sich als nutzlos und schädlich. Es sterben sehr viele Menschen, aber nicht genug, dass die Verursacher der Rache der Überlebenden entkommen.
5. Der Impfstoff erweist sich als nutzlos und schädlich. Die Menschen sterben nicht daran, es sind aber dermaßen viele so schwer geschädigt, dass sie BioNTech und Pfizer bis ans Lebensende mit Klagen überziehen und beide Firmen, deren Investoren und die weltweiten Aktienmärkte inklusive des Finanzsystems und ganzer Staaten ruinieren.

„Schon bald bekam Reuters Wind von den Gesprächen in New York und informierte die Weltöffentlichkeit und damit auch die Verantwortliche für strategische Partnerschaften und Lizenzverträge von BioNTech, Roshni Bhakta." (S. 207)

Erneut ein Beispiel für die „hochprofessionelle" Vorgehensweise von Uğur, denn dieser Reuters-Artikel beschreibt erneut einen ALLEINGANG (wie auch schon beim Entwurf des Schlumpfspikes, dem Entschluss, trotz Warnungen weiterzumachen ...). Wenn die Vertragsabteilung über die Nachrichten erfährt, dass sie angeblich Verträge abgeschlossen hat, von denen sie nichts weiß, das „versüßt" einem als Abteilungsleiterin sicherlich direkt den Tag! Ich schätze, bei der auf Seite 177 zitierten Pressemitteilung (die natürlich keine Quellenangabe hat) handelt es sich um diese Ankündigung vom 13. März 2020 „Pfizer Outlines Five-Point Plan to Battle COVID-19[484]".

„Nachdem die Beziehung gefestigt war, nahm die Vereinbarung mit Fosun Fahrt auf. Sie wurde von Ryan Richardson und Uğur ohne großes Zutun des BioNTech-Teams für Unternehmensentwicklung ausgehandelt. Die Vereinbarung war sehr viel unkomplizierter, im Wesentlichen handelte es sich um einen Lizenzvertrag. Es gab keine Bedenken hinsichtlich des geistigen Eigentums oder des Technologietransfers. Fosun sollte BioNTech bei der Durchführung klinischer Studien in China unterstützen, aber das deutsche Unternehmen würde die Vakzine für das Land in seinen europäischen Werken herstellen und nach Asien liefern.

Am Montag, dem 16. März, kündigte BioNTech eine ‹strategische Allianz› mit Fosun an, in deren Rahmen der Konzern bis zu 135 Millionen Dollar für das Recht zur Vermarktung des Produkts in China, Hongkong, Taiwan und Macau zahlen würde. Die Pressemitteilung diente ebenfalls als öffentliche Verkündung der Existenz von ‹Projekt Lightspeed›. Sieben Wochen lang war das Unterfangen geheim gehalten worden, während Dutzende Pharmaunternehmen ihre Absicht, einen Impfstoff gegen das Coronavirus zu entwickeln, weit und breit bekanntgaben."[485] (S. 209)

Seltsamerweise wollten die Chinesen selbst den BioNTech-Schlumpfstoff dann doch nicht in der eigenen Bevölkerung zum Einsatz bringen.[486] Die haben für ein Vermarktungsrecht 135 Millionen Dollar gezahlt, um dann nicht davon Gebrauch zu machen und sogar den Einsatz zu verweigern. Haben sie mit dem Vermarktungsrecht vielleicht sichergestellt, dass das modRNA-Zeugs von niemandem in ihrem Land angeboten werden kann, weil sie die Rechte haben? Irgendwie seltsam. Dem sollte man doch einmal nachgehen, was da gelaufen ist, insbesondere wenn man es mit den Worten von n-tv ausdrückt: „China erklärt Biontech-Impfung zur Giftspritze."[487]

Noch seltsamer, wenn stimmen sollte, was Melissa McAtee (geborene Strickler), die Pfizer-Whistleblowerin des Project Veritas[488], bei Stew Peters über die US-Produktion des Schlumpfstoffs erzählte: „Die Substanzen kamen in Chinesisch beschrifteten Beuteln."[489]

Der ganze Wahnsinn, der sich in der darauffolgenden Zeit abspielen sollte, wird auf Seite 211 erstaunlich gekonnt in wenigen Worten zusammengefasst. Dem ist nichts hinzuzufügen.

„Es gab auch viele Beschimpfungen, die Perrineau nicht abfangen konnte. Die Telefonzentrale von BioNTech wurde von wütenden Anrufern belästigt. ‹Wie fühlt es sich an, für ein Unternehmen zu arbeiten, das die Welt vergiftet?›, wollte einer wissen. Dann gab es die üblichen Verdächtigen, die behaupteten, Uğur und Özlem arbeiteten mit Bill Gates zusammen, um ahnungslosen Patienten Mikrochips einzusetzen. Und so bizarr es war, es gab auch einige Unruhestifter, die hinsichtlich der Sicherheit des Impfstoffs keine Bedenken zu haben schienen. Einige von ihnen tauchten am Eingangstor von BioNTech auf, krempelten die Ärmel hoch und verlangten, gegen Covid-19 geimpft zu werden."

Nach der Lektüre bis zu diesem Punkt könnte man fast glauben, Pfizer hätte sich von BioNTech über den Tisch ziehen lassen. Sie wussten nicht wirklich, worauf sie sich einließen. Der kleinere Partner war schuld. Dem schiebt man sicherheitshalber auf Seite 212 einen Riegel vor, falls Pfizer sich doch rauswinden will:

„Einige Wissenschaftler von Pfizer forschten zur RNA in Kalifornien, und auch wenn es keinen Hinweis darauf gab, dass der US-Gigant böse Absichten verfolgte, konnte er immer behaupten, er habe unabhängig von BioNTech ein ähnliches Know-how aufgebaut und auf der Basis des Moleküls seine eigenen Medikamente entwickelt."

Beide Seiten wissen also, dass sie sich in einem Minenfeld bewegen, das ihnen richtig böse um die Ohren fliegen kann. Die in Aussicht stehenden Gewinnmargen machen sie jedoch blind. Es ist schwer zu sagen, wer hier wen reingeritten hat, wenn man solche Passagen wie auf Seite 213 liest:

„Ein Beispiel waren die Kosten für patentierte Impfstoffkomponenten. Pfizer erklärte sich bereit, seinen angehenden Partner für diesen Fall abzusichern. ***Der Vertrag enthielt auch Mechanismen, um BioNTech vor einem völligen Untergang zu schützen*** [Hervorhebung von mir]. *Die Firma versuchte jedoch, diese Großzügigkeit als Druckmittel einzusetzen, als ein Thema nach dem anderen diskutiert wurde,* ***von der Aufteilung der Haftung*** [Hervorhebung von mir] *bis hin zu der Frage, wo der Name des jeweiligen Unternehmens auf den Fläschchen erscheinen würde."*

Den Vertag kann man online hier einsehen: https://www.sec.gov/Archives/edgar/data/1776985/000156459021016723/bntx-ex444_416.htm

Langsam stinkt und gärt der Betrug von Pfizer bei den klinischen Studien auch in den Systemmedien und lässt ätzende Bläschen im Sumpf blubbernd platzen. Da haben Passagen wie diese eine gewisse Brisanz, würde ich vermuten:

„Roshni Bhakta hatte mit ihren Kollegen von Pfizer bei mehreren wichtigen Entscheidungen darum gerungen, das letzte Wort zu haben: von der Auswahl des endgültigen Kandidaten für klinische Studien über die Planung entsprechender globaler Studien bis hin zu der Frage, wie und wo der Impfstoff hergestellt werden sollte. Es wurde eine Tabelle erstellt und jeder potenzielle Konflikt im Detail erörtert." (S. 214)

„BioNTech sollte bei Fragen der mRNA-Technologie und der klinischen Studien in Europa die Führung übernehmen, ‹und hierzu sollten wir die Entscheidungen treffen›. Bei anderen Themen wie der Phase-III-Studie sollten entweder Pfizer allein oder Pfizer und BioNTech gemeinsam entscheiden. Auch die Rechte als Produktinhaber, die in den Verhandlungen bereits BioNTech zugesprochen waren, sollten notfalls gemeinsam wahrgenommen werden." (S. 215)

Wer hat eigentlich die *„Auswahl des endgültigen Kandidaten für klinische Studien"* zugunsten von Ventavia[490] getroffen? Wer trägt die Verantwortung für Trial Side 4444[491]?

Wer hat bei Phase III die Entscheidungen getroffen, Daten zu unterdrücken und Gefahrensignale zu ignorieren?[492] Pfizer oder Özlem und Uğur, die ihren Traum vom Medikament, das bereits in Phase III weltweit angewendet wird, bewahren wollten?

„Auch die Rechte [...] sollten [...] gemeinsam wahrgenommen werden." Gilt das auch für die Pflichten oder die Schadensersatzzahlungen? Fragen über Fragen.

Kapitel 7 – Die erste Studie am Menschen

„Ohne Kate Winslet, Matt Damon und Jude Law hätte Claudia Lindemann niemals angefangen, sich Gedanken über Bedrohungen für das Gesundheitswesen zu machen. Als sie sich 2011 in Münster auf ihren Master in Pharmazie vorbereitete, sah sie sich im Kino den Film Contagion an. […] Auch wenn Lindemann – selbst Laienschauspielerin – die Szenen im Labor ‹unrealistisch› fand, sah sie sich plötzlich mit der Frage konfrontiert, ‹wie es gelingen kann, in einer Pandemie einen Impfstoff zu entwickeln›. Damals ahnte sie noch nicht, dass sie im wahren Leben neun Jahre später in einem solchen Plot eine zentrale Rolle spielen würde." (S. 217)

„Contagion" kann man schauen, muss man nicht. Kein Film, an den ich mich noch erinnere, vielleicht weil die Laborszenen so unrealistisch waren. In etwa so unrealistisch wie in Avatar 1 in der Szene, in der Sigourney Weaver die Gilson-Pipette mit der Spitze nach oben hält. Eine geniale Szene für einen Erstsemesterkurs, um zu zeigen, wie man es NICHT macht.

Warum ich wohl keine Ahnung von dem Film habe, obwohl er 2021 und 2022 jeweils zweimal pro Jahr, jedes Halbjahr einmal, lief. Warum nur? Möglicherweise, weil die deutsche „Film und Medienbewertung" dem Film das Prädikat „wertvoll"[493] gab, was für mich normalerweise direkt heißt: nicht schauen, systemkonforme, schulgeeignete Propaganda.

Vielleicht auch, weil „Contagion" Nathan Wolfe als Berater hatte. Nathan Wolfe ist der Autor des Buchs „Virus: Die Wiederkehr der Seuchen" und die Hauptfigur des Theaterstücks von Lauren Gunderson namens „The Catastrophist". Das klingt erst einmal nach Expertise. Nathans Expertise ist aber sehr speziell. Er war der CEO von Metabiota.[494] Diese Firma wurde von Hunter Bidens Investmentfirma Rosemond Seneca[495], Black & Veatch (B&V), die in der Ukraine die Biolabore gebaut haben,[496] In-Q-Tel (CIA-Investmentfirma), vom US-Verteidigungsministerium (DTRA),[497] der Bill & Melinda Gates Foundation, dem NIH und Google finanziert.[498] Metabiota war 2021 „Technology Pioneer" des WEF.[499]

Einer der Freunde, denen Nathan Wolfe in seinem Buch „Virus: Die Wiederkehr der Seuchen" dankt, ist Jeffrey Epstein und dessen Nachlassverwalter Boris Nikolic, Peter Daszak (President von Hunter Bidens Firma EcoHealth Alliance) und Jeremy Farrar (Direktor des Welcome Trust). Ein illustrer Kreis bekannter Namen im Hintergrund der Coronap(l)andemie. Mehr dazu findet man in Röpers „Inside Corona". Röper hat sich diesen Netzwerken im Detail gewidmet, genau wie Calndestine, der sich auf die

Analyse dieser Biowaffennetzwerke auf Substack spezialisiert hat.[500] Allein über Nathan Wolfe und seine Verstrickungen könnte man wohl ein ganzes Buch schreiben.

Die Serie „Containment", die ein ähnliches Thema behandelt, war deutlich cooler und eher mein Geschmack.

Wir wären hier also wieder einmal beim Thema „predictive priming", also dass die Zuschauer mittels eines Hollywoodstreifens schon auf etwas vorbereitet werden, damit sie später sagen können, dass es ihnen bekannt vorkommt, und sich brav wie im Film verhalten. Anhand dessen, was sie im Film gesehen und gelernt haben, werden ihre Erwartungen geformt, an das, was dann wirklich zu einem späteren Zeitpunkt von den Mächten im Hintergrund für sie geplant wird. Diese Mächte wollen durch diese Vorgehensweise vielleicht ihr damit angehäuftes schlechtes Karma loswerden, weil sie es ihren Opfern ja in Form eines Films gezeigt haben. Wer die Warnung nicht verstanden hat, ist selbst schuld.

Ich glaube nicht, dass sich das Karma so einfach austricksen lässt.

Claudia Lindemann ist also auch mit dem gleichen Heldenkomplex infiziert, der in Uğurs Kopf herumspukt, nur eben nicht mit Marvel, sondern mit „Contagion".

Jeder von uns war dieser Art Einflüsse durch die Filme und Serien seiner Kindheit und Jugend ausgesetzt und diese haben ihre Pflöcke in unsere Persönlichkeit eingeschlagen, je nachdem wie sehr wir auf diese Serien ansprachen und was wir an Medien konsumierten. Ich nehme mich da nicht aus. Ich hatte auch einen kleinen Heldenkomplex, aber durch andere Serien. Vielleicht lebe ich aktuell mit diesem Buch meinen Heldenkomplex aus.

Die Assoziationen, die das Kapitel 7 „Die erste Studie am Menschen" in mir wecken, gehen dementsprechend in eine ganz andere filmische Richtung:

Kirk: „Wie lange brauchst du für die Reparatur des Warp-Reaktors?"
Scotty: „Circa acht Stunden."
Kirk: „Ich geb' dir vier."
Scotty: „Okay, Chef, ich mach's in zwei!"

Das nennt sich Scotty-Factor.[501]

So ungefähr stelle ich es mir vor, ging es beim Design der (toxikologischen) Studie ab, um die es in diesem Kapitel geht. Wie beschleunige ich etwas, was man nicht beschleunigen kann, durch Betrug oder kreative Auslegung von obskuren Regeln.

Lindemann hat dankenswerterweise ein ResearchGate-Profil[502], ein LinkedIn-Profil[503], ein XING-Profil[504] und auf PubMed gibt es sie auch.[505]

Claudia Lindemann hat von 2007 bis 2010 an der TU Dortmund chemische Biologie studiert und wechselte 2010 bis 2013 an die Uni Münster in den Studiengang Arzneimittelwissenschaften. 2012 erforschte sie an der Uni Valencia Baculovirus-Mutanten in Insektenzellkulturen, was eigentlich das Coronaimpfstoffgebiet von Novavax gewesen wäre, da hätte sie mit dieser Expertise gut hingepasst. Anschließend ein Exkurs in die Geisteswissenschaften im Jahr 2013, in dem sie Sinologie (also Chinesisch) an der Soochow-Universität (Taiwan) lernte (ich habe ein Viertelsemester in Japanisch an der Uni Freiburg reingeschnuppert, ich schätze, das zählt aber nicht. Das Lehrbuch habe ich aber noch). 2012 ein Praktikum bei Merck KGaA, 2015 bei GSK. 2018 fing sie bei BioNTech als Wissenschaftlerin an.

„Nach Abschluss ihres Studiums war Lindemann als eine der Ersten in den europäischen Forschungsverbund VACTRAIN[506] aufgenommen worden, in dem die Weiterbildung einer neuen Generation von Impfstoffentwicklern gefördert wurde, und hatte am angesehenen Jenner Institute in Oxford mit einer Untersuchung zu diesem Thema promoviert.“[507]

Im Gegensatz zu mir hatte Claudia definitiv einen roten Faden im Lebenslauf mit Ziel: Impfstoffentwicklung und Big Pharma. Gelandet ist sie aber bei der kleinen Biotechklitsche in Mainz, wo sie von 2018 bis 2019 Scientist Nonclinical Development war und anschließend Director Nonclinical Safety.

Sie ist die Gruppenleiterin, unter deren Verantwortung das Paper über die angeblich nicht vorhandenen Fertilitätsprobleme nach Covid-Schlumpfung bei den 44 Ratten entstand.[508] SIE trägt als Letztautor und somit Gruppenleiter die Verantwortung für diesen Satz:

„Zusammen mit dem Sicherheitsprofil bei nicht schwangeren Personen unterstützen diese ICH-konformen nicht klinischen Sicherheitsdaten die Untersuchung von BNT162b2 bei Frauen im gebärfähigen Alter sowie bei schwangeren und stillenden Frauen.“ (Original: *Together with the safety profile in nonpregnant people, this ICH-compliant nonclinical safety data supports study of BNT162b2 in women of childbearing potential and pregnant and lactating women.*)

Die Studie, die von Pfizer dann letztendlich vorzeitig beendet wurde? Traue niemals einer Studie, die vorzeitig endete! Die Probleme kommen immer erst mit der Zeit hoch. Vorzeitig beendete Studien bedeuten, man hatte gerade kurzfristig einmal gute Daten und/oder hat die Gunst der Stunde genutzt, vorzeitig zu beenden, ehe die negativen Daten reinkommen. Oder in diesem Fall: Es wurde von den Behörden ohnehin empfohlen, vor allem Schwangere zu impfen, ohne dass Daten überhaupt vorlagen.

„‚Die Aufnahme in die Studie wurde mit unvollständigen Zahlen gestoppt, weil die Rekrutierung langsam war und es unvernünftig/unangemessen wurde, schwangere Frauen nach dem Zufallsprinzip auf Placebo zu setzen, angesichts der Menge an Beobachtungsdaten, die belegen, dass der Impfstoff sicher und wirksam ist, und angesichts der zunehmenden Zahl von Fachausschüssen, die die Immunisierung schwangerer Frauen unterstützen', schrieb Jelena Vojicic, medizinische Leiterin für Impfstoffe bei Pfizer Canada, in der E-Mail von 2022."[509, 510]

[IRONIE] Wozu noch eine Studie? Zumal das Rekrutieren schwierig gewesen wäre, weil die Schwangeren bereits direkt vom Frauenarzt geimpft wurden und die Kohle damit so oder so die Kassen klingeln ließ, ganz ohne lästige Datenerhebung und den damit verbundenen Arbeitsaufwand und die damit entstehenden Kosten [\IRONIE].

Man hätte theoretisch eine dieser klassischen Nachbeobachtungsstudien in der Praxis machen können, die im ersten Jahr, meines Wissens, vorgeschrieben sind, will man nicht „unethisch" handeln, weil man ein „rettendes" Medikament einer vulnerablen Gruppe vorenthält, um mal in der Argumentationsschiene der Zeugen Coronas zu bleiben. Da hätte man vielleicht gemerkt, dass das Produkt vielleicht doch nicht so sicher ist? Angeblich wirkt es zuverlässiger als die Abtreibungspille beim Beenden einer Schwangerschaft. Es schadet jedenfalls der Männlichkeit männlicher Föten[511] und führt zu einer erhöhten Fehlgeburtenrate.[512, 513] Schlimmer noch, Pfizer erklärte eine Fehlgeburt zu einer sich in spontanes Wohlgefallen aufgelösten Nebenwirkung, weil das Problem namens „Kind" eben weg war wie nervige Kopfschmerzen.[514]

In den USA hingen mal Plakate über den Highways: „Abtreibung benötigt? Versuch die Covid-Impfung" („Need an abortion? Try the COVID vaccine"), was natürlich gleich von den „seriösen" Faktencheckern gegengecheckt wurde.[515]

Die klinische Studie an Schwangeren lässt sich wunderbar mit den Worten von @HopeRising19 auf Twitter zusammenfassen (Übersetzung durch mich):

„DIE PFIZER #COVIDVACCINE SCHWANGERSCHAFTSSTUDIE HAT MEHR LÖCHER ALS EIN SCHWEIZER KÄSE...

Die endgültigen Daten der #Pfizer-Schwangerschaftsstudie wurden vor einigen Wochen (in aller Stille) veröffentlicht. Pfizer hat die Studie vor einem Jahr abgeschlossen und 364 Tage gewartet, um die Daten für die Öffentlichkeit zu veröffentlichen. Vor zwei Jahren, im Jahr 2021, versprachen sie, eine Studie mit 4.000 schwangeren

Teilnehmerinnen durchzuführen. Tatsächlich wurde eine ‚underpowered' Studie mit nur 348 Frauen durchgeführt, von denen die Hälfte ein inertes Placebo erhielt. Die Größe der Studie macht einen Großteil ihres Werts sofort zunichte, da es unmöglich ist, schwerwiegende unerwünschte Ereignisse mit einer Häufigkeit von weniger als eins von 180 Frauen festzustellen. Abgesehen davon, dass die Zahl der Studienteilnehmerinnen zu gering ist, um einen wirklichen Nachweis der Sicherheit zu erbringen, wurden auch die Teilnehmerinnen der Studie streng ausgewählt, wobei alle Mütter mit Ausnahme derjenigen, die sich in einem optimalen Gesundheitszustand befanden, aussortiert wurden. Die Studienteilnehmerinnen repräsentieren nicht die reale Anwendung, bei der viele ältere, komorbide oder anderweitig kranke schwangere Frauen injiziert werden. Alle Frauen waren zum Zeitpunkt der Injektion in der 27. bis 34. Schwangerschaftswoche, das heißt in einem Stadium, in dem die Entwicklung des Babys bereits weit fortgeschritten ist, sodass es bei den geimpften Müttern keine Hinweise auf ein erhöhtes Risiko angeborener Fehlbildungen beim Fötus gibt. Die ersten zwölf Wochen der Schwangerschaft sind die empfindlichsten und verletzlichsten. Da Frauen im ersten Schwangerschaftsdrittel von der Studie ausgeschlossen wurden, liefert die Studie von Pfizer keine Informationen über das Risiko von Fehlgeburten, die auf ihr Produkt zurückzuführen sind. Pfizer hat angekündigt, dass die Veröffentlichung der Effektivitätsdaten zur Wirksamkeit ihres Produkts bei der Verhütung von Covid-Infektionen bei der schwangeren Mutter und ihrem Nachwuchs nun um ein weiteres Jahr verschoben wird. Außerdem fehlen im Datensatz vollständige Angaben zu den Geburtsergebnissen. Von den 348 Frauen, die an der Studie teilnahmen, berichtete Pfizer nur über die Geburt von 335 Lebendgeborenen. Von den 13 nicht erfassten Schwangerschaften meldete Pfizer einen fötalen Tod (Totgeburt) in der Impfstoffgruppe und der Ausgang der anderen zwölf Schwangerschaften bleibt unbekannt. Diese Studie war die Gelegenheit für Pfizer, seine Kritiker der Schwangerschaftsimpfung ein für alle Mal zum Schweigen zu bringen ... und mit einem gut getesteten Impfstoff, der sich als ‚sicher und wirksam' für schwangere Frauen und ihre Babys erwiesen hat, weiterzumachen.

Stattdessen ...

wurde die Veröffentlichung der Sicherheitsdaten um EIN JAHR verzögert. Sie haben die Veröffentlichung der Daten zur Wirksamkeit um ZWEI JAHRE verzögert, nachdem die Studie abgeschlossen war. Jede intelligente und kritische schwangere Mutter muss sich fragen, warum Pfizer/BioNTech mit Milliarden von Dollar in der Tasche so kläglich dabei versagt hat, schwangeren Frauen auf der ganzen Welt die evidenzbasierte Zusicherung der SICHERHEIT UND WIRKSAMKEIT zu geben, die sie verdienen.“[516]

Ich habe die bekannten und nachgewiesenen Probleme in der Schwangerschaft durch die modRNA-Produkte in einem separaten Substack bearbeitet,[517] da das Thema an dieser Stelle zu weit führen würde. Kurzum, man wusste lange vorher, dass die LNPs die Plazentaschranke überschreiten und sowohl die Plazenta[518] als auch den Fötus[519] transfizieren. Daran hat der Nobelpreisträger Weissman auch öffentlich gearbeitet, das war nie ein Geheimnis.

Wurde die Nachbeobachtungsstudie im ersten Jahr der Zulassung in der freien Wildbahn auch von den geänderten Regeln zugunsten der Unsicherheit der Schlumpfung abgeschafft oder hat man diese Regel möglicherweise übersehen?

Ich habe selbst in meiner Zeit als Pharmareferent Ärzte für solche Beobachtungsstudien im ersten Jahr nach der Markteinführung rekrutiert, damit noch einmal Daten von Patienten erhoben werden, die nicht dem Studienkollektiv entsprachen. Dabei rekrutiert man als Pharmareferent normale Ärzte in der normalen Praxis und die füllen einem Studienbogen von den Leuten aus, die das Medikament im ersten Jahr der Zulassung bekommen.

Mit einer der Gründe, warum im ersten Jahr einer Zulassung von Dienstleistern zusätzliche Kräfte für dieses eine Jahr als sogenannter „launch support" angemietet werden. Meine zwei Pharmaaußendiensteinsätze waren genau solche „launch supports".

Klar bekommt der Arzt dafür Geld, daher setzen die Ärzte das Medikament dann auch gerne einmal oder zweimal öfter ein, um mehrfach abzukassieren, dafür dass die Medizinische Fachangestellte die Zettel ausfüllt. Man erzeugt aus Sicht der Pharma dadurch aber auch gezielt neue Konsumenten, sodass sich diese Nachbeobachtungsstudien langfristig durchaus auch finanziell rentieren, weil auch der Arzt Erfahrung mit dem Medikament sammelt und damit eine gewisse Routine entwickelt. Langfristig steigern diese Nachbeobachtungen, die dann teils auch noch länger gemacht werden, den Umsatz.

Warum wurden diese Nachbeobachtungsstudien bei niedergelassenen Ärzten nicht gemacht? Geld wäre an der Goldgrube da gewesen. Und wo wir schon dabei sind: Warum wurde nicht die aktive Pharmakovigilanz durch einen Außendienst betrieben, der vor Ort in den Praxen die Formulare zur Arzneimittelsicherheitserhebung ausfüllt, die sogenannten ASE-Dokumente? Diese ASE-Dokumente hat jeder Pharmareferent dabei und es ist seine verdammte Pflicht, bei jedem Besuch nachzuhaken, ob es Probleme mit den Produkten der Firma gab, für die er unterwegs ist. Zumindest war das immer meine Einstellung und ich sah die ASE-Erhebung als eine meiner Hauptaufgaben an, neben dem Erklären der biochemischen Funktionsweise des Produkts (mit

Verkaufsgesprächen hatte ich es nicht so). Vielleicht mit einer der Gründe, warum ich bei Novartis rausgeworfen wurde? Einen halben Monat, bevor man mir auch noch Prämien hätte auszahlen müssen, die man sich so sparen konnte.

Wie auch immer. Zurück zu Claudia Lindemann. Auch sie bringt wie alle anderen „Wissenschaftler", die an diesem Desaster mitgewirkt haben, keine wirkliche Pharmaerfahrung mit. Direkt nach der Uni zu BioNTech. Praktika zähle ich jetzt nicht wirklich als Pharmaerfahrung. Die Expertise für die nicht klinische Sicherheit hat sie vielleicht im Selbststudium erlernt? Wer weiß.

„Bei jenem Treffen am 6. Februar, Wochen bevor Pfizer und Fosun Pharma zu ‹Projekt Lightspeed› stießen, hatte das Paul-Ehrlich-Institut den Antrag von BioNTech abgelehnt, die toxikologische Studie entweder parallel zu den klinischen Studien durchzuführen oder sie komplett zu überspringen." (S. 127)

„Von Anfang an war Lindemann klar, dass diese Studie sehr viel schneller durchgeführt werden musste. Kurz nach Uğurs Treffen mit der Bundesbehörde im Februar konnte sie ihm denn auch mitteilen, dass sie die einzelnen Abschnitte des Vorgangs straffen und seine Dauer verkürzen konnte, sodass er nur noch drei Monate in Anspruch nehmen würde. Uğur war nicht so zufrieden wie erhofft. Er wollte innerhalb weniger Wochen mit den klinischen Tests beginnen. ‹Komm schon, Claudia›, sagte er. ‹Wir müssen eine Lösung finden.›" (S. 218)

„Gemäß Uğurs Drängen begann Lindemann also mit ihrer Suche nach Möglichkeiten, die Studie zu beschleunigen. [...] Auf Seite 55 (Richtlinien zu Qualität, Sicherheit und Wirksamkeit von Ebola-Impfstoffen) fand sie den entscheidenden Absatz. [...] empfehlen die Verfasser den Regulierungsbehörden, es den Arzneimittelentwicklern im Fall einer Gesundheitskrise zu ermöglichen, bereits nach Vorlage eines Interimsberichts mit den Versuchen von Phase I beginnen zu können." (S. 219)

Hier sind wir also beim oben erwähnten Star-Trek-Dialog zwischen Kirk/Uğur und Scotty/Claudia.

Uğur (Kirk): „Claudia, wie lange brauchst du für eine toxikologische Studie?"

Claudia (Scotty): „Drei Monate."

Uğur (Kirk): „Ich gebe dir 14 Tage."

Claudia (Scotty): „Ich schaff's in neun."[520, 521]

Dieses ominöse Ebola-Dokument ist mittlerweile von der im Buch zitierten WHO-Website verschwunden, aber in der „wayback machine" noch abrufbar.[522]

„Während eines Notfalls im Bereich der öffentlichen Gesundheit können Daten zur akuten Toxizität, einschließlich der unmittelbaren Auswirkungen auf das Überleben und die lebenswichtigen physiologischen Funktionen, und das Einreichen eines Entwurfs (und somit) ungeprüfter Toxizitätsstudienberichte ausreichen, um die Durchführung klinischer Versuche der Phase I mit einer neuen Plattform/einem Impfstoffkandidaten zu unterstützen."

(During a public health emergency, data on acute toxicity, including the immediate effect on survival and vital physiological functions, and submission of draft, unaudited toxicity study reports may be sufficient to support proceeding to phase 1 clinical trials with novel platform/candidate vaccine.)

Man setzt also den Chinaschnupfen (teilweise auch als Heringshusten bekannt) mit Ebola gleich, obwohl selbst nach Uğurs komplett überzogener Schätzung immer noch weniger sterben würden als durch Ebola.

Abgesehen davon hatte ich bereits in Kapitel 2 erklärt, dass ein Virus entweder tödlich oder ansteckend sein kann. Beides geht nicht. Denn entweder ist es tödlich und tötet seinen Wirtsorganismus sehr schnell, sodass dieser kaum noch andere potenzielle Wirte anstecken kann, oder ein Virus ist harmlos, dann durchseucht es schnell eine Population, weil man leicht angekränkelt noch auf Partys geht. NIEMAND geht mit akuter Ebolainfektion, fiebernd und aus den Augen blutend, noch auf eine Party, würde ich vermuten. Und wenn doch, wird der Türsteher ihn vermutlich nicht reinlassen, schätze ich.

Andererseits, obwohl das Dokument von der WHO gelöscht wurde, haben die Autoren in dieser Hinsicht tatsächlich die Wahrheit geschrieben. Sie haben überprüfbar die Wahrheit geschrieben! Das sollte man im Buch mit einer ganz besonderen Farbe für „Wahrheit" anstreichen: vielleicht rosafarben, weil grün (Daten), rot (Personen) und gelb (Inhaltliches) sind bereits massiv im Einsatz in diesem Buch. Der Stift kann dabei ruhig schon sehr verbraucht sein, besonders oft braucht man diese Markierungsfarbe ja wirklich nicht.

Sie haben hier ganz klar die Wahrheit gesagt, wie und auf welche Weise sie betrogen haben oder doch nicht. Ich bin schockiert! Ich weiß gar nicht, wie ich mit Wahrheit satirisch umgehen soll! Mal sehen, wie bekomme ich noch die Kurve, wenn ich mit Wahrheit konfrontiert bin. Versuchen wir es mal mit einer Einbettung in den Gesamtzusammenhang des Buchs.

Erinnern wir uns zurück an Kapitel 2 dieses Buchs:

„Ein früher Pionier experimenteller Therapien, versprach Cichutek, alles zu tun, um zu helfen" (S. 72). Und Uğur wusste: *„Bei ‚gutem Willen' der Genehmigungsbehörden, hatte Uğur zu Kollegen gesagt, könnten schon Ende des Jahres weltweit Spritzen [...] Menschen zugutekommen"* (S. 72).

„Wie in einem Gerichtssaal können Experten wie die vom PEI in gewissen Grenzen frei ihre ‚Paragraphen' auslegen, solange man ihnen ein überzeugendes Argument liefert und es mit wissenschaftlichen Daten belegt." (S. 74)

Mit diesem Ebola-WHO-Dokument hat Uğur nun *„ein überzeugendes Argument"*, das er mit WHO-Daten (nicht unbedingt wissenschaftlichen Daten) belegt, dass der Behörde die Möglichkeit gibt, ihre Paragrafen *„in gewissen Grenzen frei [...] aus[zu]legen"*.

Ich vermute, Cichutek war sicherlich als *„früher Pionier experimenteller Therapien"* bereit, *„alles zu tun, um zu helfen"*.

Entsprechende Unterlagen bezüglich dieser Entschlussfindung liegen mir leider nicht vor. a_concerned_amyloidosis hat versucht, die Protokolle der Treffen des PEI mit BioNTech über „Frag den Staat" zu erhalten, aber das PEI mauert und hat abgelehnt.[523, 524]

Schön, oder? Nicht einmal die Wahrheit zu sagen, hilft ihnen, meiner spitzen Feder zu entgehen.

Der Verfasser von Kapitel 7 (ob Uğur, Özlem, Joe oder eine beliebige Kombination?) schreibt auf Seite 218:

„Ein solcher vorläufiger Bericht müsste all die Daten enthalten, die bei Beobachtung der Nager erhoben worden waren und die aus den nach den Injektionen entnommenen Blutproben stammten, um nachzuweisen, dass die Substanz sie nicht schwerwiegend geschädigt hatte."

„Schwerwiegend" wird in diesem Zusammenhang leider nicht definiert. Ist Unfruchtbarkeit schwerwiegend? Schwer zu sagen. Wenn man ohnehin keine Kinder will, mag es sogar von Vorteil sein, weil man sich die Verhütung sparen kann. Das Coole, es funktioniert anscheinend auch beim Mann, weil er Spikes statt Spermien[525, 526] produziert bzw. Antikörper gegen Spermien[527] erzeugen kann, was diese langsamer macht. So gesehen die erste Verhütung, die sowohl beim Mann als auch bei der Frau funktioniert und bei ungewollter Schwangerschaft noch dazu eine bessere Erfolgsrate als die üblichen Abtreibungspillen bietet. Win-win würde ich sagen.

„Doch der zeitaufwendigste Abschnitt der toxikologischen Studie, die Untersuchung der sorgfältig entnommenen Organe und die mikroskopische Kontrolle dieser Proben, müsste vor Beginn der Humanstudien nicht unbedingt abgeschlossen sein. Sofern die Versuchstiere nach den Injektionen gesund blieben, könnte BioNTech also unverzüglich mit Phase I beginnen und den Rest der toxikologischen Studie fertigstellen, während die klinische Studie schon angelaufen war.“ (S. 219)

Hat man das den Versuchspersonen der Phase I, den sogenannten „Sentinels“, eigentlich gesagt, dass man nicht einmal Tierdaten vorliegen hatte, die Versuchstiere aber zumindest kurz nach der Schlumpfung noch einen ziemlich lebendigen Eindruck gemacht hätten? Also im Klartext, dass die Sentinels die Laborratten waren? Zumindest laut diesem Buch. In echt fanden einige der Tierversuche ja bereits im Januar statt, andere jedoch waren bei Beginn der Phase-III-Studie noch nicht abgeschlossen.

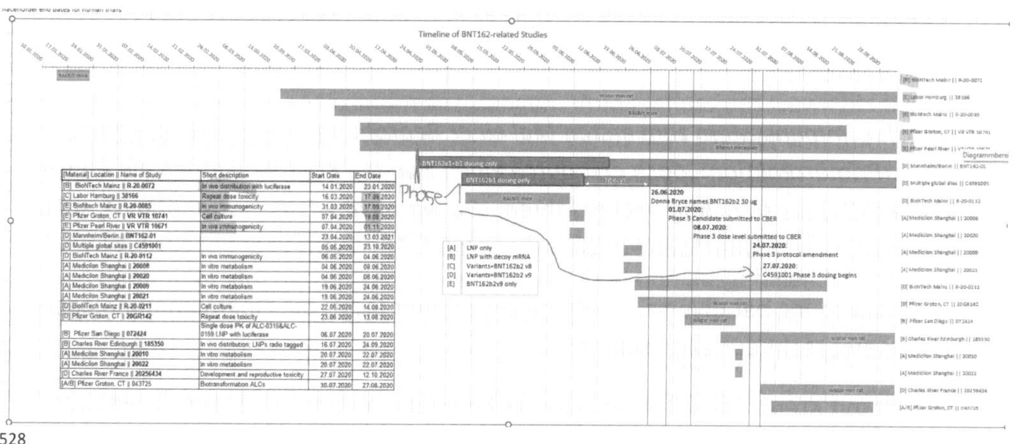

[Material] Location ‖ Name of Study	Short description	Start Date	End Date
[B] BioNTech Mainz ‖ **R-20-0072**	In vivo distribution with luciferase	14.01.2020	23.01.2020
[C] Labor Hamburg ‖ **38166**	Repeat dose toxicity	16.03.2020	17.09.2020
[E] BioNtech Mainz ‖ **R-20-0085**	In vivo immunogenicity	31.03.2020	17.09.2020
[E] Pfizer Groton, CT ‖ **VR VTR 10741**	Cell culture	07.04.2020	19.08.2020
[E] Pfizer Pearl River ‖ **VR VTR 10671**	In vivo immunogenicity	07.04.2020	01.11.2020
[D] Mannheim/Berlin ‖ **BNT162-01**		23.04.2020	13.03.2021
[D] Multiple global sites ‖ **C4591001**		05.05.2020	23.10.2020
[D] BioNTech Mainz ‖ **R-20-0112**	In vivo immunogenicity	06.05.2020	04.06.2020
[A] Medicilon Shanghai ‖ **20008**	In vitro metabolism	04.06.2020	08.06.2020
[A] Medicilon Shanghai ‖ **20020**	In vitro metabolism	04.06.2020	08.06.2020
[A] Medicilon Shanghai ‖ **20009**	In vitro metabolism	19.06.2020	24.06.2020
[A] Medicilon Shanghai ‖ **20021**	In vitro metabolism	19.06.2020	24.06.2020
[D] BioNTech Mainz ‖ **R-20-0211**	Cell culture	22.06.2020	14.08.2020
[D] Pfizer Groton, CT ‖ **20GR142**	Repeat dose toxicity	23.06.2020	13.08.2020
[B] Pfizer San Diego ‖ **072424**	Single dose PK of ALC-0315&ALC-0159 LNP with luciferase	06.07.2020	20.07.2020
[B] Charles River Edinburgh ‖ **185350**	In vivo distribution; LNPs radio tagged	16.07.2020	24.09.2020
[A] Medicilon Shanghai ‖ **20010**	In vitro metabolism	20.07.2020	22.07.2020
[A] Medicilon Shanghai ‖ **20022**	In vitro metabolism	20.07.2020	22.07.2020
[D] Charles River France ‖ **20256434**	Development and reproductive toxicity	27.07.2020	12.10.2020
[A/B] Pfizer Groton, CT ‖ 043725	Biotransformation ALCs	30.07.2020	27.08.2020

528

Interessant wird es aber noch einmal ein paar Sätze weiter:

„Die Zulassungsvorschriften verlangen von den Entwicklern bei den Tierversuchen eine Dosisgabe mehr, als dann später für die Humanstudie vorgesehen ist.“ (S. 219)

Bei wie vielen Dosen sind einige der Teilnehmer des Großexperiments mittlerweile?

Ein Professor der Infektiologie berichtete in seinem Vortrag im Herbst 2022, dass Transplantierte inzwischen „off-Label“ fünf- bis siebenmal geschlumpft seien.

Wurden entsprechende Tierstudien für den nutzlosen „Booster“ nachgeholt?

Gibt es Tierdaten zu sechs bis acht Dosisgaben?

Fragen über Fragen.

Entfernen entspricht bei Proteinen dem Ausflocken, Aggregieren und Deponieren in einer dunklen Ecke des Körpers, wo sie erst einmal aus dem Weg sind. Das kann bis in den Kilogrammbereich an unerwünschten Proteinablagerungen gehen.[540] Das klingt nicht unbedingt gesundheitsförderlich.

Des Weiteren bedenkt Uğur an dieser Stelle auch nicht, dass Proteine in hohen Konzentrationen thermodynamisch instabil sind und daher zur Aggregation neigen. Viel ist also maximal schlecht. Es gibt daher einen evolutionären Druck, die Konzentration eines Proteins so zu optimieren, dass es löslich bleibt und eine gewisse Konzentration nicht überschreitet. Je niedriger die Konzentration, desto stabiler. Proteine sind daher von Natur aus genau so stabil, dass sie in den Konzentrationen, in denen sie benötigt werden, vorliegen.[541] Schraubt man an der Stabilität, beeinflusst man die Konzentration und das kann dazu führen, dass der betroffene Organismus über die Klinge springt.

Vielleicht hat er aber auch nur durchgerechnet, wie viele Spritzen pro Kopf es braucht, um BioNTech finanziell langfristiger abzusichern bzw. zumindest in die Gewinnzone zu spritzen, denn tatsächlich hat die Dosierungsstudie ergeben, dass 20 Mikrogramm die optimale Dosis gewesen wäre. 20 Mikrogramm waren nach 52 Tagen besser als 30 Mikrogramm bei geringeren Nebenwirkungen.[542]

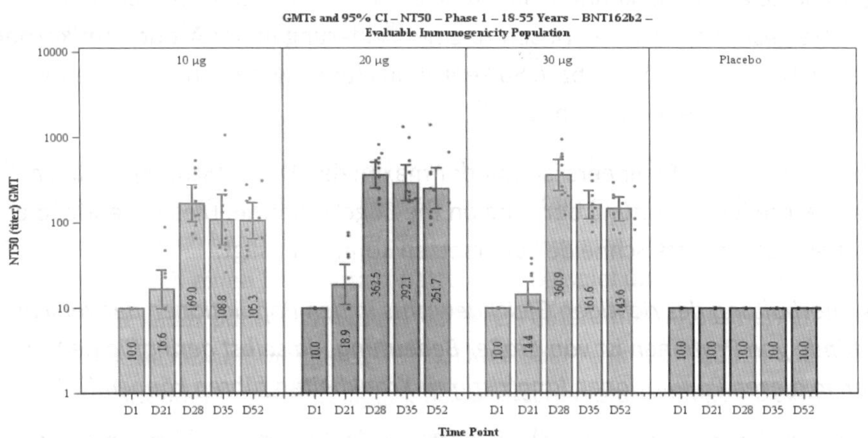

Abbreviations: GMT = geometric mean titer; NT50 = 50% neutralizing titer; SARS-CoV-2 = severe acute respiratory syndrome coronavirus 2.
Note: Dots present individual antibody levels.
Note: Number within each bar denotes geometric mean.
PFIZER CONFIDENTIAL SDTM Creation: 17SEP2020 (22:01) Source Data: adva Table Generation: 17SEP2020 (23:29)
(Cutoff Date: 24AUG2020 Snapshot Date: 17SEP2020) Output File: ./nda3/C4591001_IA_P1_Serology/adva_f002_sars_50_18_b2_p1

Bei älteren Menschen („older adults“) hat man daher die 30-Mikrogramm-Dosis gar nicht erst getestet, die sie dann alle erhalten haben.

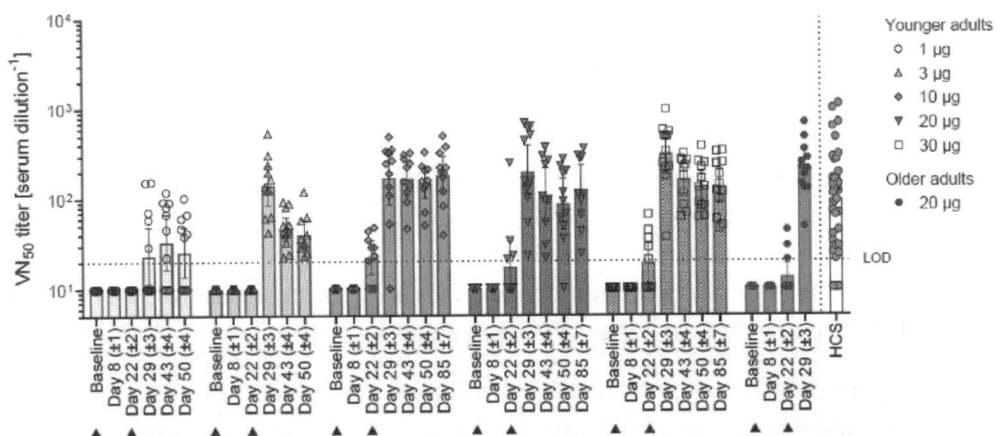

Figure 4: BNT162b2 – Functional 50% SARS-CoV-2 neutralizing antibody titres (VN50) – IMM
VN50 titres with 95% confidence intervals are shown for younger adults (aged 18 to 55 years) immunized with 1, 3, 10, 20, or 30 µg BNT162b2, and older adults (aged 56 to 85 yrs) immunized with 20 µg BNT162b2. Values smaller than the limit of detection (LOD) are plotted as 0.5*LOD. Arrowheads indicate baseline (pre-Dose 1, Day 1) and Dose 2 (Day 22). The dotted horizontal line represents the LOD.
IMM = Immunogenicity set; VN50 = 50% SARS-CoV-2 neutralizing antibody titers; HCS = human COVID-19 convalescent serum.

543

Jemand, der keine Ahnung von Impfstoffentwicklung hat. Keine Ahnung, warum zweimal geimpft wird oder teils gar dreimal und warum die Abstände zwischen den Impfungen eine bestimmte Zeit haben (weiß ich ehrlich gesagt auch nicht). So jemand entscheidet spontan aus dem Bauch heraus, dass es zwei Schlumpfungen sein sollen – ohne irgendeine Datenlage, wie das Immunsystem auf dieses komplett neue Produkt reagiert, und ohne Tierstudiendaten abzuwarten. Das Produkt selbst, das er über mehr oder minder rationales Design entworfen hat, vergisst er ganz nebenbei zu charakterisieren, was eigentlich bei rationalem und semirationalem Proteindesign zwingend notwendig ist. Ein kompletter datentechnischer und proteinbiochemischer Blindflug und Claudia, die zumindest in Grundzügen Ahnung haben sollte, hält die Klappe und tut nur, was man ihr aufträgt. Bestimmt heißt es später, sie hätte nur die Anweisungen befolgt. Das kennt man ja von damals. Hat auch damals nicht als Ausrede funktioniert. Hannah Arendt nannte das „Die Banalität des Bösen".

„Da vom Lightspeed-Team entschieden worden war, zwischen den Impfungen der Menschen einen Abstand von 21 Tagen oder drei Wochen einzuhalten, würden die Injektionen der Ratten in der toxikologischen Studie sechs Wochen dauern, ehe ihre letzten Blutproben analysiert werden konnten. Dies wäre das Aus für Uğurs Ziel." (S. 220)

Das Team hat entschieden. Aufgrund welcher Datengrundlage hat das Team entschieden? Gab es schon Studien zur immunologischen Reaktion, um einen

Mehrheitsbeschluss für die 21 Tage zu treffen? Wurde hier abgestimmt oder wie lief das in diesem Fall? Stöckchen ziehen? Schnick, Schnack, Schmuck? Beerpong?

Lindemann möchte ihrem Chef gefallen und ihm nicht seinen Traum zerstören, daher sucht sie verzweifelt eine Möglichkeit, noch mehr zu verkürzen, wie man es von Scotty und Kirk kennt. Nur Scotty war schlauer und hat den Scotty-Faktor verwendet: direkt die vierfache Zeit angeben und sich dann auf die doppelte Zeit herunterhandeln lassen, sodass man immer vor der Deadline stressfrei fertig wird. Das habe ich als Projektadmin auch so gehandhabt. Zudem war ich auch die Einzige, die die echte Deadline kannte – und die habe ich geheim gehalten.

„Nach ihren Berechnungen sah Lindemann nur noch eine Möglichkeit: Sie müssten den Drei-Wochen-Abstand verkürzen. BioNTech würde die Versuchstiere drei Mal impfen, aber jeweils bereits nach einer Woche. Gegenüber den Experten des Paul-Ehrlich-Instituts erklärte sie, dass dies eine Intensivierung der Prüfung bedeutete – wenn die Tiere in jenem kurzen Zeitraum eine derart starke Dosis verkrafteten, konnte man davon ausgehen, dass der über größere Abstände verabreichte Impfstoff von Menschen erst recht gut vertragen werden würde." (S. 220)

Es ist schön, dass die Autoren das unschöne Anprangern mit Namensnennung hier komplett selbst übernehmen. Claudia beschließt also (im Alleingang?), den Zeitraum zwischen den Dosen zu verringern, und beschreibt das als „Intensivierung". Auf welcher wissenschaftlichen Grundlage basiert diese Hypothese der Intensivierung? Ist dem wirklich so? Gibt es dafür Beweise oder hat sie sich nur etwas gut Klingendes aus den Fingern gesaugt, damit das PEI einen Grund hat, seinen Ermessensspielraum voll auszunutzen?

Seit wann kann man von Nagern auf Menschen schließen? Nager essen ihren eigenen Kot (nennt sich „Koprophagie", was einfach gelehrter klingt als „Scheiße fressen"), um Vitamine aufzunehmen.[544] Machen Menschen eher nicht, weil wir einen irgendwie anderen Stoffwechsel haben. Schon aus diesem einfachen Grund finde ich eine direkte Übertragung eines Ergebnisses von Nager auf Menschen ein wenig ... schwierig. Wer es genau wissen will, es gibt einen Substack, der sogar ausführt, dass die Nanolipide von den kleinen Nagern wohl deutlich besser vertragen werden als von Menschen,[545] was man möglicherweise bei derartigen Experimenten bedenken sollte.

Des Weiteren hatte ich bereits in einem vorhergehenden Kapitel erwähnt, dass die Maus- und Rattenmedizin die fortschrittlichste Medizin dieses Planeten ist. Leider funktionieren viele der Nagermedikamente im Menschen nicht. Das weiß man als Biologe. Das weiß auch Claudia. Ganz sicher weiß sie das. Dennoch urteilt sie, was die Maus nicht tötet, wird dem Menschen schon nicht schaden – und das, obwohl die

FDA empfiehlt, *„dass Anzeichen einer Zellaktivierung in vitro in menschlichen Zellen als Prädiktor für potenzielle Toxizitäten in der Klinik angesehen werden sollten, unabhängig von negativen Ergebnissen aus Tierstudien“.*[546] Dieses FDA-Zitat stammt übrigens aus einer Publikation des Hauses BioNTech, nur so als Randbemerkung, weil kaum einer das in den Endnoten nachsehen wird und dadurch die Irionie des Zitats verloren gehen würde. Irgendwie scheint sie auch nicht mitbekommen zu haben, dass keines der bisherigen Versuchstiere für einen Coronavirusimpfstoff jemals überlebt hat. Aber wie soll sie das wissen, da man die Tiere in diesem Fall alle vorzeitig getötet hat, um ihre Organe zu untersuchen. Die Zeit wäre ohnehin zu kurz gewesen, um zu untersuchen, ob Uğurs preisgekrönte Heilspritze möglicherweise langfristig das Leben der Nager verkürzt hätte. Entsprechende Daten liegen bis heute nicht vor, soweit ich weiß. Es gibt aber einen Fall von Turbokrebs (lymphoblastisches B-Zell-Lymphom) bei einer Maus[547] nach Schlumpfung mit Uğurs Brühe. Das war bestimmt nur Zufall, dass diese Maus zwei Tage nach dem Booster plötzlich und unerwartet verstarb. Sie wurde 14 Wochen alt. Möge sie in Frieden ruhen.

Auf Seite 222 löst dieses Buch endlich das Mysterium der verschwundenen zwei Ratten, das einige Wissenschaftler nach der Lektüre der Tierversuchsdaten[548] irritiert zurückgelassen hatte. Auch wenn das Dokument stark durch Schwärzung verstümmelt ist, fiel doch einigen Wissenschaftlern auf, dass da zwei Ratten in der Auswertung fehlten. Es gab in einigen Telegram-Foren Spekulationen, ob diese vielleicht von der Laborkatze gefressen wurden, und man fragte sich, wie es der Katze danach wohl ergangen wäre. Eine weitere Option ist auch immer „Auf der Flucht verstorben“, das kommt bei Tierversuchen immer mal wieder vor.

Dass hier, an dieser Stelle im Buch, dieses Mysterium jedoch gelöst wird, ist ein Indiz dafür, dass das Dokument „BioNTech R&D STUDY REPORT No. R-20-0072 125742_S1_M4_4223_R-20-0072“ tatsächlich die an dieser Stelle für den 17. März 2020 terminierten Tierversuche beschreibt, die aber laut dem Dokument bereits im Januar stattfanden. Wie auch immer, die Ratten bekamen die falsche Dosis und wurden daher aus der Auswertung herausgenommen:

„Doch Mitarbeiter hatten bereits begonnen, die 100-Mikrogramm-Dosen der uRNA zu spritzen. ‹Das Personal hatte früher mit dem Versuch begonnen und schon zwei Tiere geimpft, ehe die Anweisung zum Abbruch bis zu ihnen durchdrang›, sagt Lindemann. Die beiden Ratten wurden aus der offiziellen Studie herausgenommen und hatten in der weiteren Beobachtung außer Fieber keine weiteren Unverträglichkeiten.“ (S. 222)

Dennoch verwirrt das Buch einen dann doch wieder:

„Zwar planten Özlem und Uğur, lediglich eine Handvoll der zwanzig Impfstoffkandidaten zu testen, die gegenwärtig toxikologisch geprüft wurden, doch bei den klinischen Studien mussten die Sicherheit und Verträglichkeit eines jeden Konstrukts in ansteigender Dosierung und bei Menschen aus verschiedenen Altersgruppen geprüft werden." (S. 224)

Wenn das stimmen würde, was da steht, müssten im Dokument „BioNTech R&D STUDY REPORT No. R-20-0072 125742_S1_M4_4223_R-20-0072" um die 20 × 8 × 3 = 480[549] Ratten, abzüglich der zwei Ratten, also 478 Ratten, auftauchen, was jedoch nicht der Fall ist. Es wurde nur eine Handvoll Konstrukte getestet. Die Handvoll, die man dann auch an den menschlichen Versuchskaninchen testete, und das im Januar! Ist das mit den 20 Versionen des Impfstoffs ein rein dramaturgischer Kniff oder kann man das schon als Lüge bezeichnen?

„Es war Mitte März, und der innovative Ansatz des ‹Projekts Lightspeed› war bislang nur Experten der Immunologie kommuniziert worden, darunter Klaus Cichutek und die Fachgruppe des Paul-Ehrlich-Instituts, die Vertragsfirmen und die Mitarbeiter bei BioNTech, Fosun und Pfizer. Nun galt es, mit der Prüfarztbroschüre und weiteren umfangreichen Studiendokumenten Außenseitern die Wirkungsweise der Impfstoffkandidaten auf verständliche Weise zu erklären. Dies sollte ein Crashkurs in einer Sprache sein, die ein Arzt, der noch nie einen mRNA-Strang gesehen hat, verstand.

Bei BioNTech gab es niemanden, der über das Wissen und die Erfahrung verfügte, alle Punkte zu verknüpfen und zusammenzubringen. Niemand – außer Özlem." (S. 225)

Niemand in dieser Biotechklitsche hat das Prinzip dessen, was sie da eigentlich gerade treiben, so weit durchschaut, dass sie eine Broschüre verfassen könnten. Das nennt man wohl Fragmentierung der Informationen, Fachidiotie oder einfacher gesagt: Die rechte Hand weiß nicht, was die linke Hand tut. Das könnte vielleicht auch ein Erklärungsansatz für das Desaster sein, das diese Schlumpfung ausgelöst hat.

Auch in diesem Fall ist es wirklich praktisch, dass die Verantwortliche, die das Dokument dann verbrochen hat, explizit benannt wird: Özlem.

Eine Version dieses Dokuments ist in einer australischen FOIA-Anfrage aufgetaucht[550]. Die erste Version dieses Dokuments datiert auf den 25. März 2020. Özlem muss diese „Investigators Brochure", wenn man den 15. März als Mitte März annimmt, in 10 bis 14 Tage geschrieben haben. Sportliche Leistung. Sie schreibt mindestens so schnell wie Claudia Lindemann.

Laut diesem Buch auf Seite 226 soll die Broschüre folgende Informationen enthalten haben:

„Als medizinischer Vorstand des Unternehmens sorgte sie dafür, dass die Studienleiter der geplanten Phase I über das mögliche Auftreten von Fieber und grippeähnlichen Symptomen informiert waren und darüber, dass diese Symptome problemlos mit entzündungshemmenden Medikamenten behandelt werden konnten. Sie stellte eine Liste mit leicht verständlichen Hinweisen zusammen, darunter zum Beispiel der Vorschlag, dass die Probanden vor der Injektion gut hydriert sein sollten, sowie weitere Routinetipps."

Vielleicht hätte Özlem vorher ein Schulbuch der Mittelstufe aufschlagen sollen, um noch weitere erwartbare Symptome hinzuzufügen. Ich habe darüber einen Substack geschrieben, falls der Inhalt eines Mittelstufen- oder Oberstufenschulbuchs für den Leser bereits zu komplex sein sollte: „Warum die modRNA-Impfung schon aufgrund von Schulwissen nie funktionieren konnte."[551]

Es sind definitiv mehr als nur grippeähnliche Symptome zu erwarten.

Tatsächlich stehen in dieser „Inverstigators Brochure" ganz andere, wirklich spannende Dinge, wie: *"Diese Ergebnisse zeigen, dass beide Antigene im endoplasmatischen Retikulum verarbeitet werden, zur Sekretion und/oder Oberflächenexpression."*

Das ist darum so spannend, weil dieser Satz Shedding zugibt.

Exkurs zum Endoplasmatischen Retikulum:

Ich zitiere hier nun gekürzt aus dem Lehrbuch Campbell Biologie, 10. Auflage, Seite 141ff, würde aber auch im alten Campbell 1. Auflage so ähnlich drinnen stehen, denn der Herr Camillo Golgi[552] entdeckte diesen Golgi-Apparat 1875. So alt, ist das Wissen, das die modRNA Gläubigen ignorieren.

„Das endoplasmatische Reticulum (ER) ist ein ausgedehntes Netzwerk aus Membranen, das in vielen eukaryotischen Zellen mehr als die Hälfte der Gesamtmembranfläche stellt [...].

Man unterscheidet zwei funktionell verschiedene Bereich des ER, die kontinuierlich ineinander übergehen können. Das glatte ER verdankt seinen Namen der Tatsache, dass sich an diesen Membranbereichen keine außen anhaftenden Ribosomen finden. Das raue ER trägt auf seiner Membranaußenseite Ribosomen, die diesen Membranbereichen in elektronenmikroskopischen Bildern ein raues, körniges Aussehen verleihen. [...]

Die Funktionen des rauen ER

[...] Schon während der Synthese wird die Polypeptidkette cotranslational durch ein von einem speziellen Porenkomplex in der ER-Membran gebildeten Öffnung in das Lumen des Organells geschleust. [...]

Die Proteine des sekretorischen Weges unterscheiden sich bezüglich ihres Transports in das ER-Lumen von den an freien Ribosomen gebildeten cytosolischen Proteinen. Sekretorische Proteine verlassen das ER verpackt in Vesikel, [...].

Über die Produktion sekretorischer Proteine hinaus ist das raue ER allgemein der Syntheseort für neue Membranen. [...] Künftige Membranproteine werden in den meisten Fällen cotranslational gefaltet, in die Membran insertiert und durch hydrophobe Wechselwirkungen verankert.

Exkurs Golgi-Apparat aus Wikipedia[553]

„Die Funktionen des Golgi-Apparates sind vielfältig und sehr komplex, lassen sich aber nach dem heutigen Wissensstand in drei Gruppen einteilen:

Bildung und Speicherung sekretorischer Vesikel (extrazelluläre Matrix, Transmitter/Hormone),

Synthese und Modifizierung von Elementen der Plasmamembran,

Bildung von primären Lysosomen. [...]

Der Golgi-Apparat funktioniert im Grunde wie die Post: Er empfängt Proteinpäckchen aus dem Endoplasmatischen Retikulum. Innerhalb des Golgi werden diese Proteine modifiziert, indem Zuckermonomere entfernt oder ersetzt werden. Zusätzlich werden die Proteine sortiert, indem Identifikationssymbole wie Phosphatgruppen (ähnlich einer Postleitzahl) angehängt werden. Diese „Postleitzahl" nennt den Zielort. Schließlich werden die Proteine in Transportvesikeln versendet.

Das ist keine Raketenwissenschaft, das steht sogar (noch) bei Wikipedia.

Was bedeutet das?

Der Golgi-Apparat ist die Poststation der Zelle. Er verpackt Proteine in Vesikel/Exosomen/extracellular vesicles (EVs). Exosomen/EVs werden aber ausgeatmet[554] und sind immunogen. So immunogen, dass man sie als Imfpstoffe erforscht[555].

Das Shedding über Exosomen ist kein Bug, es ist ein Feature. Ein sich selbst herstellender, sich selbst verteilender Impfstoff, der soweit "natürlich" über die Schleimhäute abreagiert, aber dadurch Immunreaktionen und Symptome erzeugen kann, wie

Erkältungssymptome, geschwollene Lymphknoten, Fieber.... Bei ganz frisch behandelten kann dabei theoretisch auch das modRNA-Produkt selbst über Exosomen/EVs entsorgt werden[556], die bei Raumtemperatur bis zu 2 Tage stabil sein könnten[557], denn nur zwei Prozent der modRNA transfizieren Zellen, laut Moderna. Was die Restlichen 98 Prozent letztendlich im Körper machen ist den Herstellern leider unbekannt.[558] Wenn man Oberflächen anfasst, auf denen sich derartige Exosomen befinden, hat man den Effekt des Impfens durch Eincremen über die Haarfolikel.[559] In meinem Fall gab das zwei wochen lang steife Finger wie bei Rheuma oder Arthritis. Immer noch weniger schlimm, als wenn das Produkt in die Blutbahn gerät, aber "informed consent" ist in diesem Zusammenhang sicherlich nicht gegeben worden.[560]

„Özlem argumentierte, dass die Sicherheitsdaten aus den mRNA-Onkologie-Studien von BioNTech und die ersten Daten aus Claudias Toxikologie-Studie gezeigt hätten, dass die meisten unerwünschten Ereignisse innerhalb der ersten 24 Stunden nach der Verabreichung beobachtet wurden." (S. 227)

Und weil Özlem so argumentiert, galt man bis zwei Wochen nach der Schlumpfung als ungeimpft, damit man die Todesfälle, Herzinfarkte, Schlaganfälle etc. NICHT der Schlumpfung zuschreiben konnte, weil:

„die meisten unerwünschten Ereignisse innerhalb der ersten 24 Stunden nach der Verabreichung beobachtet wurden."

Clever!

Oder einfach nur hinterlistig?

Das kommt wahrscheinlich auf die persönliche Sichtweise auf das Problem an.

„Özlem und ihr Team fanden eine Reihe weiterer Möglichkeiten, die Studie zu beschleunigen. Eine davon betraf das Verabreichungsprotokoll: In einer nicht pandemischen Situation würden die meisten klinischen Studien so angelegt sein, dass die zweite Spritze nach einem Abstand von mindestens 28 Tagen verabreicht wird, um der Immunantwort mehr Zeit zu geben, in Gang zu kommen, bevor man die verstärkende zweite Injektion verabreicht. Nach Abschluss der doppelten Dosis würden die Forscher weitere vierzehn Tage warten, bevor sie das Vorhandensein von Antikörpern und T-Zellen überprüfen – auch wieder, um die Werte dann zu messen, wenn sie hoch gestiegen waren. Es würde also 42 Tage dauern, bis überhaupt Blutproben entnommen werden könnten. Für die Covid-19-Studien beschlossen Özlem und ihr Team, einen Impfplan mit einem Abstand von nur 21 Tagen einzuführen und die Immunreaktionen sieben Tage nach der zweiten Impfung statt nach zwei Wochen zu testen. Insgesamt würde dies den gesamten Prozess um vierzehn Tage verkürzen." (S. 228)

Okay, verstehe ich das richtig? Das Immunsystem reagiert in einer pandemischen Lage schneller als in einer nicht pandemischen Lage? Oder legt 'nen Zahn zu, weil es Özlem einen Gefallen tun will? Anders, schätze ich, ist es schwer, diese Begründung zu verstehen. Eine wissenschaftliche Grundlage für diese Verkürzung scheint mir nicht vorzuliegen. Wie zuverlässig sind Daten, wenn man Erfahrungswerte über die Reaktionszeit des Immunsystems einfach mal so ignoriert? Ich frage nur für einen Freund.

„Drei Wochen nach Beginn des Lockdowns ließ sich aus den vom Robert Koch-Institut veröffentlichten Zahlen schließen, dass es in Deutschland nicht zu dem von Uğur im Januar ausgemalten Worst-Case-Szenario – der raschen, unkontrollierten Ausbreitung von SARS-CoV-2 – gekommen war. Da die Basismaßnahmen Erfolge bei der Eindämmung zeigten, bekam BioNTech eine Verschnaufpause." (S. 228)

„Für Uğur und Özlem bestand der Schlüssel darin, einen Impfstoffkandidaten zu finden, der das richtige Gleichgewicht zwischen zwei wesentlichen Merkmalen hat. Zum einen musste sichergestellt werden, dass das Protein, für das die mRNA kodiert – das Zielantigen, das für die Ausbildung der Truppen verwendet wird – in den Zellen ***in großer Zahl reproduziert*** [Hervorhebung von mir] *wird. Das andere war die Stimulierung des Immunsystems, also die Adjuvansaktivität. Eine zu geringe Stimulierung könnte dazu führen, dass niedrige Dosierungen der mRNA nicht alle relevanten Kräfte des Immunsystems wie Antikörper und T-Zellen aktivieren. Eine zu hohe Dosis könnte zu schwerwiegenden Nebenwirkungen führen."* (S. 230)

Was genau meint man mit *„in großer Zahl reproduziert"*? Geht das noch ungenauer? Selbst Swissmedic konnte nicht sagen, wie viel Spikeprotein produziert wird. Hätte man das vielleicht vorher in Zellkultur quantifizieren können? Wahrscheinlich wurden auch diese Messungen einfach nur Opfer der zeitlichen Optimierungsmaßnahmen seitens Uğur.

Wie gut, dass man diese Untersuchungen so langsam nachholt und mal anfängt, das Spike in Kindern 30 Tage nach der Schlumpfung zu zählen. 1, 2, 3 ... 436.000.000.000.[561, 562]

Was Swissmedic nicht wusste und nicht berechnen konnte, hat Jikky the Mouse nun nachgeholt.

Das englische „billion" ist im Deutschen „nur" Milliarde, soweit ich mich erinnere, und Jikky war so nett, umzurechnen, weil im Paper ist es in pg/ml (Pikogramm pro Milliliter) angegeben. Jikky hat das in Spikes pro 70 Kilogramm Mensch umgerechnet, das ist eindrucksvoller. Echt viele Nullen, also genau genommen 10^9. Stellt euch die Zahl einfach als Geld vor einer Hyperinflation vor. Das ist richtig viel, so als Haufen Ein-Cent-Stücke.[563]

Es gibt auch eine seriösere Berechnung von Professor Doktor Jean-Michel Claverie. Der ist Professor für Genomik und Bioinformatik an der medizinischen Fakultät der Universität Aix-Marseille.

„Er kommt für Pfizer auf 13,5 Billionen (13,5 x 10 ^12) mRNA Moleküle pro Spritze und für die 100 Mikrogramm Dosis von Moderna auf 46,7 Billionen (46,7 x 10 ^12), also sogar mehr als es Körperzellen gibt.“[564, 565]

Das nenne ich effizient überdosiert, und das ist nur die modRNA. Das muss man malnehmen, und zwar mal die Anzahl der letztendlich über Monate hinweg produzierten Spikeproteine. Oder in Uğurs Worten: „Wie fangen mit dem Maximum an.“

Und so, wie es aussieht, kann das Problem mit der Spikeproduktion durchaus schon mal ein Jahr und länger bestehen bleiben.[566, 567] Hätte man nicht „teleskopiert“, wie man das so nett euphemistisch beschreibt, wäre einem das vielleicht aufgefallen, aber nur vielleicht.

Zudem wirft der Autor des Kapitels erneut mRNA und modRNA durcheinander bzw. man verwendet den Begriff mRNA einfach als Überbegriff für alle verwendeten, sehr unterschiedlichen RNA-Varianten.

Das ist aber milde ausgedrückt problematisch, weil die obere Aussage nicht für alle verwendeten RNA-Varianten zutrifft. Ganz im Gegenteil, wie die folgenden Passagen zeigen, in denen man die RNA-Varianten differenziert:

1. **uRNA** = Bio-mRNA, also das, was man normalerweise unter stinknormaler mRNA versteht:
   „Die erste Plattform des Paares, die uRNA, war von Natur aus mit der Fähigkeit ausgestattet, die gewünschte starke Immunantwort auszulösen. Wie die Behandlung von Hunderten von Krebspatienten bewiesen hat, hatte das Team von BioNTech mit diesem Format großartige Ergebnisse erzielt, wenn es für die intravenöse Verabreichung in ein neutrales Lipid gehüllt war. Die uRNA war jedoch nie mit den neuen Lipiden kombiniert worden, die für die intramuskuläre Injektion vorgeschlagen wurden und die ihre eigene Adjuvanswirkung mitbrachten. Es bestand die Gefahr, dass die Kombination der uRNA mit der Lipidformulierung die Gefährdungssensoren der Zellen zu stark aktivieren würde.“ (S. 230)

   mRNA ist immunogen, schreckt das Immunsystem also so richtig auf, weil sie in diesem Fall sogar als virale mRNA erkannt wird (was sie ja auch ist). Das findet das Immunsystem, das so eine Art von mRNA bereits von Virusinfektionen her kennt, so gar nicht lustig. Virus-RNA wird gleich plattgemacht, ohne zu diskutieren. Daher braucht man ja auch die Lipidhülle als Schutz der uRNA, die sonst wirklich gleich eliminiert wäre.

An dieser immunogenen Wirkung scheiterte CureVac, weil man nicht so hoch dosieren konnte, dass man die Effizienzhürde von 60 % nehmen konnte. Das hat der damalige Chef von CureVac in eine Lanz-Sendung irgendwann im Sommer (?) 2021 erzählt, ich kann das Video leider nicht mehr finden. Er erwähnte auch, dass sich CureVac bewusst für die natürliche Variante der RNA entschieden hätte, da die modRNA gewisse Probleme mit sich brächte, die er nicht weiter ausführte.

Uğur hätte das Problem mit der uRNA mildern können, hätte er nur gewollt, aber er wollte nicht.

„Um dies [die starke Zellaktivierung, Anmerkung von mir] *vorsorglich zu vermeiden, hätte das Team die uRNA einem speziellen, von BioNTech entwickelten Reinigungsverfahren unterziehen können, aber Uğur wollte nicht noch mehr Komplexität hinzufügen und die Dauer von Produktionsläufen nicht verlängern. BioNTech würde die uRNA in ihrer Standard-gereinigten Form testen und auf das Beste hoffen müssen." (S. 238)*

Meint er damit vielleicht dieses Verfahren unter dieser Endnote?[568]

2. **modRNA**, die RNA, in der das Uridin durch N1-Methylpseudouridin (m1Ψ) ersetzt wurde, das auch in den Moderna-Schlumpfungen verwendet wird.
„Die modRNA hingegen, die ursprünglich für einen ganz anderen Zweck entwickelt worden war, war in ihrer Adjuvansaktivität reduziert. [...] Die Fähigkeit der Lipide, Adjuvansaktivität auszulösen, die ungünstig für die uRNA-Kandidaten war, könnte im Gegensatz dazu der modRNA helfen. Die einzige Möglichkeit, dies herauszufinden, bestand darin, beide Plattformen in die klinische Studie einzubeziehen." (S. 231)

modRNA stimuliert das Immunsystem gar nicht, sie schaltet es sogar über TOR-Rezeptoren ab (das zu erklären, würde hier jedoch zu weit führen. Steht aber in Uğurs bzw. Mustafas Paper[569] und bei der Entdeckerin der „deimmunisierenden" Modifikationswirkung, Katalin Karikó[570], die ja auch bei BioNTech arbeitet). Daher verwendet man ja modRNA, weil sie NICHT immunogen ist, was letztendlich zu VAIDS („vaccine acquired immunodefficiency syndrom" oder kurz Impf-AIDS) führt. Okay, das Paper behandelt Pseudouridin (Ψ) und nicht N1-Methylpseudouridin (m1Ψ). Das sind zwei paar ganz unterschiedliche Schuhe in unterschiedlichen Schuhgrößen und unterschiedlicher Farbe. Ob das vergleichbar ist, ist schwer zu sagen. Streng genommen machen wir hier einen Blindflug ohne

Navigationsinstrumente. Wäre die Datenlage eine Eisschicht auf einem See, wäre das Betreten verboten.

Was hier so „schön" euphemistisch als „Adjuvansaktivität" bezeichnet wird, ist die Nebenwirkungsliste, die Moderna seinen Investoren an der Börse als Risiko für die Investitionen vorlegen musste. Das wurde aber bereits mehrfach ausführlich in den vorherigen Kapiteln ausgeführt. Die Reaktionen, die die Nanolipide derartig toxisch machen, dass Moderna Probleme bei der mehrfachen Anwendung hatte, diese Reaktionen bezeichnet man hier als „Adjuvansreaktion".

Daher auch der aktuelle Streit zwischen den Verfechtern von „Die Nanolipide werden alle töten, vergesst die Spikes" und „Die Spikes werden alle töten, vergesst die Nanolipide". Es ist schwer zu entscheiden, was schlimmer ist. In Kombination sicherlich unschlagbar in ihrer Toxizität, die Frage ist nur, was die Versuchskaninchen, wie Kanzler Scholz die Probanden nannte,[571] vorher schädigt und potenziell tötet: die Entzündungen und Thrombosen durch die Nanolipide oder die Autoimmunreaktionen, Thrombosen und Entzündungsreaktionen durch die Spikeproteine.[572]

3. **saRNA** – sich selbst vermehrende RNA
   „Hinzu kam noch die jüngste ihrer Plattformen, ein Kandidat, basierend auf selbst-replizierender saRNA, die für das gesamte Spike-Protein kodierte. Während die uRNA und modRNA vom Team im Lauf der Jahre stetig modifiziert und verbessert worden waren, befand sich die saRNA noch in ihrem ursprünglichen Zustand. Sie hatte auch in den präklinischen Antikörpertests keine herausragenden Ergebnisse gezeigt. Doch da sie förmlich ihre eigene ‹Kopiermaschine› mitbrachte, verband sich mit der saRNA die Hoffnung auf eine geringere Dosierung. Um sich alle Eventualitäten offen zu halten, nahm Uğur sie deshalb mit ins Programm auf."
   (S. 213)

   Das saRNA-Konstrukt hatte ich in einem früheren Kapitel bereits besprochen. Es lief nicht gut. saRNA hat sich zum Glück als Rohrkrepierer erwiesen.

   „Ein einzelner uRNA-basierter Kandidat und zwei modRNA-basierte Kandidaten – einer für den vollständigen Spike und einer für das RBD-Teilstück – wurden für klinische Tests ausgewählt." (S. 213)

   Dazu kam ein saRNA-Konstrukt, wie es scheint.

   RBD-Teilstück heißt nicht komplettes Spikeprotein, sondern nur die rezeptorbindende Domäne.

Man hat also die folgenden Konstrukte an ahnungslosen, verängstigten menschlichen Versuchskaninchen getestet:

1. Ein uRNA-Kandidat, der zumindest theoretisch nur die rezeptorbindende Domäne des Spikeproteins codieren sollte
2. Ein modRNA-Kandidat, der zumindest theoretisch komplettes Spikeprotein codieren sollte
3. Ein modRNA-Kandidat, der zumindest theoretisch nur die rezeptorbindende Domäne des Spikeproteins codieren sollte
4. Ein saRNA-Kandidat, der zumindest theoretisch komplettes Spikeprotein codieren sollte und sich selbst vermehren kann

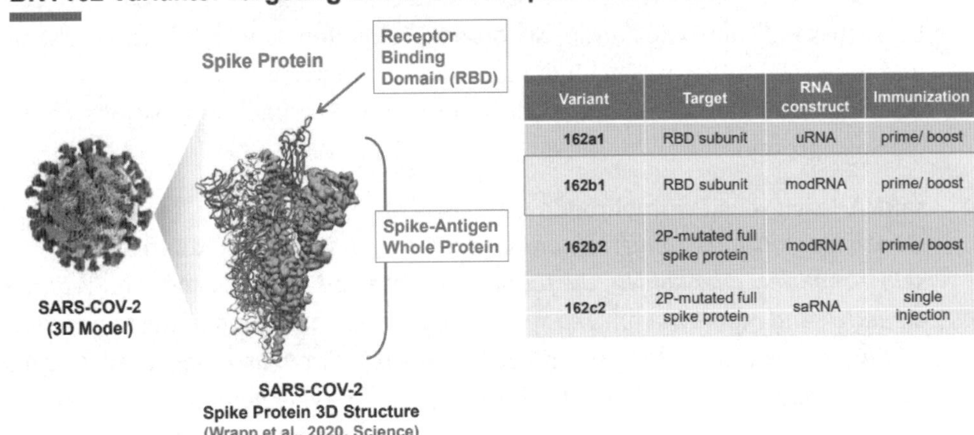

Variant	Target	RNA construct	Immunization
162a1	RBD subunit	uRNA	prime/ boost
162b1	RBD subunit	modRNA	prime/ boost
162b2	2P-mutated full spike protein	modRNA	prime/ boost
162c2	2P-mutated full spike protein	saRNA	single injection

Ab Seite 232 erfahren wir mehr über den vermutlichen, angeblichen, zeitlichen Ablauf der Produktion des Schlumpfstoffs:

1. *„Für jeden der Kandidaten musste zunächst die DNA-Vorlage für die Produktion der mRNA, diesmal unter Reinraumbedingungen, produziert werden. Die erforderlichen Schritte nahmen insgesamt fünf Tage in Anspruch – von Montag bis Freitag."* (S. 232)
2. *„[D]as mRNA-Material [...] [wurde], verpackt in Plastiktüten und auf minus 70 Grad gekühlt, über Nacht zu Polymum nach Wien [gebracht]. Dort wurde es mit den Lipiden zusammengebracht, bevor es in Fläschchen abgefüllt, beschriftet und anschließend an die Orte der klinischen Studien verschickt wurde."* (S. 232)

„[P]ro Woche [wurde] ein Produktionslauf angesetzt." (S. 232)

Da haben die doch glatt den Zwischenschritt, die Aufreinigung bei Rentschler, vergessen. Das ist wohl eine der Stellen, wo man sich auf das Vorwort beruft:

„Einige Ortsnamen und Erkennungsmerkmale wurden auf Wunsch der Sicherheitsdienste, die BioNTech und seine Zulieferer vor aktuellen Drohungen schützen sollen, geändert oder weggelassen. Aus demselben Grund wurden andere Teile der Lieferkette nicht im Detail beschrieben. Nichts davon tut dem Wahrheitsgehalt der Geschichte in irgendeiner Weise Abbruch." (S. 11)

Polymum hat die Formulierung gemacht, also die diversen RNA-Konstrukte in die Lipide verpackt. Polymum ist ein 1992 gegründeter Familienbetrieb, der von der Familie Katinger geführt wird.[573] Polymum arbeitet nach eigener Aussage nach GMP-Richtlinien und hat eine österreichische Lizenz, Pharmazeutika herstellen zu dürfen. Polymum entspricht damit den EU-Regeln für die Herstellung von Medikamenten und somit dem Warp-Speed-Vertrag mit der Trump Administration, worauf ich erst im nächsten Kapitel eingehen werde, denn das ist ein Thema für sich.

Es gab sogar laut Website auf Anweisung der EMA (European Medical Agency) eine Inspektion durch die AGES (Österreichische Agentur für Gesundheit und Ernährungssicherheit) im Mai 2021. Polymum ist auch als Produktionsort in den FDA-Unterlagen genannt.

Schaut man mal, was Polymum für BioNTech so produziert hat, findet man etwas Interessantes:

„LNP-Formulierungen von Oberflächenprotein codierender mRNA und selbstreplizierende RNA als Coronavirusvakzin." („Lipid nanoparticle formulations of surface protein encoding mRNA and self-amplifying RNA as coronavirus vaccine.")

Da steht die selbstamplifizierende saRNA drin![574] Davon gab es doch nur getestete Prototypen ... Die gingen doch angeblich nicht in die Produktion!

CureVac Germany	Lipid nanoparticle formulation of surface protein encoding mRNA as coronavirus vaccine	Establishing of manufacturing process and analytical methods, GMP production	Phase 3, Europe & Latin America ■■■■■
BioNTech SE Germany	Lipid nanoparticle formulations of surface protein encoding mRNA and **self-amplifying RNA** as coronavirus vaccine	Establishing of manufacturing process and analytical methods, GMP production	Market Europe, US, UK, Canada, etc. ■■■■■
BioNTech SE Germany	Plain liposomes as carrier for mRNA for cell therapy	Establishing of manufacturing process and analytical methods, GMP production	Preclinical ■■■■■
BioNTech SE Germany	Lipid nanoparticle formulation of mRNA coding for a therapeutic antibody	Establishing of manufacturing process and analytical methods, GMP production	Phase 2, USA, Canada, Singapore & Spain ■■■■■
Signpath Pharma USA	Liposomal formulation of curcumin for the treatment of cancer	Formulation and process development, GMP production	Phase 2, USA ■■■■■
Imperial College London UK	Lipid nanoparticle formulation of **self-amplifying RNA** as coronavirus vaccine	Establishing of manufacturing process and analytical methods, GMP production	Phase 1, UK, Uganda ■■■■■
InteRNA Technologies B.V. The Netherlands	Lipid nanoparticle formulation of miRNA INT-1B3 for treatment of advanced solid tumors	Establishing of manufacturing process and analytical methods, GMP production	Phase 1, Europe ■■■■■

Im Januar kursierte kurzfristig ein Dokument namens „50070f69-0fb6-4544-9190-21663a4feb9d.pdf", in dem man einige Infos zu den Herstellungsprozessen herausfinden konnte. In diesem Dokument kommen die ersten Batches von Polymum und werden mittels eines Prozesses 1 hergestellt, der später durch Prozess 2 ersetzt wurde. Das Dokument stammt aus dem EMA-Leak.[575]

Plörre, die mit Prozess 2 hergestellt wurde, wurde aber in der Phase-II-Studie nur an 250 Probanden getestet,[576, 577] bevor sie in der Großproduktion zum Einsatz kam und an die normalen Menschen verspritzt wurde, der Rest der circa 44.000 Probanden bekam Plörre, die mit Prozess 1 hergestellt wurde.

Die modRNA oder saRNA, was auch immer da nun wirklich eingesetzt wurde, kam 2020 zunächst von BioNTech selbst, ab August von Pfizer aus Andover, ab Oktober dann von Rentschler wohl im Auftrag von BioNTech und dann wieder von Pfizer aus Andover.

Table R.1-1. BNT162b2 Drug Product Comparability of Release Test Results

Manufacturing Information								
Lot #	**Clinical** [a]	**Clinical** [b]	**EE8492**	**EE8493**[d]	**EJ0553**	**EJ1685**	**EJ1686**	**EK1768**
Drug Substance Manufacturing Site	BioNTech	BioNTech	Pfizer, Andover	Pfizer, Andover	Pfizer, Andover	BioNTech; Rentschler	BioNTech; Rentschler	Pfizer, Andover
DS Batch Scale	0.035 L	0.035L	37.6 L	37.6 L	37.6 L	37.6 L	37.6 L	37.6 L
DS Process	Process 1	Process 1	Process 2	Process 2	Process 2	Process 2	Process 2	Process 2
LNP Manufacturing Site	Polymun	Polymun	Polymun	Polymun	Polymun	Polymun	Polymun	Polymun
DP Manufacturing Site	Polymun	Pfizer, Puurs	Pfizer, Puurs	Pfizer, Puurs	Pfizer, Puurs	Pfizer, Puurs	Pfizer, Puurs	Pfizer, Puurs
DP Fill/Finish DOM	Apr -Jul 2020	Jul 2020	05-Aug-2020	05-Aug-2020	25-Sep-2020	05-Oct-2020	07-Oct-2020	16-Oct-2020
Drug Product Analytical Information								
Release Test	**Acceptance Criteria**	**Clinical Range**		**Results**				
ALC-0315 Content	4.50 to 9.25 mg/mL	5.94-7.49		6.70	6.78	7.16	7.26	7.29	6.07
ALC-0159 Content	0.55 to 1.20 mg/mL	0.69-0.91		0.82	0.86	0.87	0.91	0.93	0.75
DSPC Content	0.90 to 2.05 mg/mL	1.23-1.65		1.42	1.43	1.49	1.55	1.55	1.28
Cholesterol Content	1.80 to 3.90 mg/mL	2.41-3.15		2.80	2.87	2.99	3.01	3.04	2.58
Container Content for Injections	Not less than the sum of the nominal values of 5 doses	NA		Not less than the sum of the nominal values of 5 doses.	Not less than the sum of the nominal values of 5 doses.	Not less than the sum of the nominal values of 5 doses.	Not less than the sum of the nominal values of 5 doses.	Not less than the sum of the nominal values of 5 doses.	Not less than the sum of the nominal values of 5 doses.
Lipid Identities	Retention times consistent with references (ALC-0315, ALC-0159, Cholesterol, DSPC)	Conforms to reference		Retention times consistent with references (ALC-0315, ALC-0159, Cholesterol, DSPC)	Retention times consistent with references (ALC-0315, ALC-0159, Cholesterol, DSPC)	Retention times consistent with references (ALC-0315, ALC-0159, Cholesterol, DSPC)	Retention times consistent with references (ALC-0315, ALC-0159, Cholesterol, DSPC)	Retention times consistent with references (ALC-0315, ALC-0159, Cholesterol, DSPC)	Retention times consistent with references (ALC-0315, ALC-0159, Cholesterol, DSPC)
Identity of Encoded RNA Sequence	Identity confirmed	NA		Confirmed	Confirmed	Confirmed	Confirmed	Confirmed	Confirmed
In Vitro Expression	≥ 30% Cells Positive	NA		63	65	62	54	63	NA[c]

Anhand des Dokuments „50070f69-0fb6-4544-9190-21663a4feb9d.pdf" scheint der Produktionszeitpunkt der ersten klinischen Testchargen mit den Zeitangaben im Buch übereinzustimmen. Ein Augenblick, den fast leeren rosafarbenen Stift verwenden zu können.

Robert Kogon vom Brownstone Institut sieht das aber ganz anders,[578] denn auch er hat das gleiche Problem mit den Mausversuchen wie ich: Die Tierversuche sind in den FDA-Dokumenten im Januar gelistet. Wurden die Dosen für die Ratten in Kleinstmengen direkt in Mainz in der BioNTech-Zentrale hergestellt? Das wäre noch reine Grundlagenforschung gewesen, für die man möglicherweise noch keine Lizenzverträge und dergleichen gebraucht hätte. Ich glaube nicht, dass man für diese Kleinstmengen für die tatsächlichen Tierversuche Polymums Hilfe benötigt hätte, sondern dass man diese Forschungschargen im eigenen BioNTech-Labor herstellen konnte und nur für die großen Mengen professionelle Hilfe brauchte. Damit wäre man nicht zwangsweise bereits bei einem Startdatum im Jahr 2019, was jedoch der Jahresbericht von BioNTech für das Jahr 2019 nahelegen könnte, denn da ist die modRNA für die Coronaschlumpfung bereits auf Seite 6 gelistet.[579] Schaut man jedoch genau hin, sieht man, dass der Geschäftsbericht am 14. Mai 2020 eingereicht wurde und wohl Vorgriffe auf das nächste Jahr enthält. Aus diesem Geschäftsbericht kann man also nicht zwangsweise schließen, dass bereits 2019 mit der Erforschung der preisgekrönten Heilspritze begonnen wurde.

Meine Erklärung für die Tierstudien im Januar wäre daher eine im Haus gemixte Kleincharge im Rahmen der Grundlagenforschung als „proof of principle".

Die unterschiedlichen Herstellungsprozesse, die letztendlich zum Einsatz kamen, kann man detailliert auf dem Substack von GeoffPainPhD nachlesen,[580] wenn man es ganz genau wissen will. Interessant für den Laien dürfte unter all den Details dieser Prozessänderungen vor allem sein, dass man die modRNA erst einmal mit „magnetic beads" gereinigt hat, also mit magnetischen Kügelchen. Das könnte einige der beobachteten magnetischen Effekte von Geschlumpften erklären, falls das Verfahren später doch noch teilweise weiter eingesetzt wurde. Ab August wechselte man zu Ultrafiltration in Prozess 2. Verwendet wurden laut GeoffPainPhD Magnetkügelchen von Thermofischer. Thermofischer in Freiburg war eine der Firmen, die am 28. Februar 2020 einige der ersten „Corona"-Fälle in Freiburg hatten[581] – nur so am Rande.

COVID-19 Vaccine (BNT162, PF-07302048)
BB-IND 19736
S.2.6 Manufacturing Process Development (modRNA)

S.2.6.2. Process Development Overview

Table S.2.6-2 provides a high-level summary of the process changes made from early development to commercial scale. Process 1 was used for production of Nonclinical, Toxicology and Phase 1/2/3 clinical trial material (CTM). Changes were implemented to improve drug substance manufacturing robustness and to develop the commercial process (Process 2). The commercial process was then used to produce CTM for Phase 2/3 clinical trials at 37.6 L scale and initial commercial supply at 37.6 L scale.

Table S.2.6-2.Process Comparison

Step	Nonclinical Toxicology and Phase 1/2/3 Clinical (Process 1)	Phase 2/3 Clinical/Initial Commercial Supply/Process Performance Qualification/Commercial (Process 2)
1	In Vitro Transcription (IVT)	In Vitro Transcription (IVT)
2	DNase I Digestion	DNase I Digestion
3	NA	Proteinase K Digestion
4	Magnetic Bead Purification	Ultrafiltration/Diafiltration (UFDF)
5	Final Filtration and Dispense	Final Filtration and Dispense

In Prozess 1 wurde die Vorlage für die modRNA-Produktion noch in kleinem Maßstab mittels maschineller Synthese hergestellt, in Prozess 2 nutzte man bereits Plasmide, die man mittlerweile als Verunreinigung in Höhe von 20 % bis 35 % identifiziert hat.[582] Diese Prozessänderung bringt leider laut GeoffPainPhD ein von der EMA gerügtes Prionenrisiko mit sich. Dort findet man auch die Details hierzu, die viele Leser jedoch direkt in den Tiefschlaf schicken dürften. Deshalb spare ich sie mir an dieser Stelle und verweise auf den entsprechenden detaillierten Substack von a_concerned_amyloidosis[583] und sein gut verständliches Interview im Corona-Ausschuss.[584] Interessant ist eigentlich nur noch, dass durch diesen Prozesswechsel der Inhalt der Fläschchen von „frei von sichtbaren Partikeln" zu „im Großen und Ganzen frei von sichtbaren Partikeln" wohl schon sichtbar in der Qualität abnahm und das auch allen Seiten bekannt war, was die EMA-Dokumente auch belegen. Die EMA wusste Bescheid, wie man auf Seite 35 des „EMA Public Assessment Report on Pfizer-BioNTech Vaccine" vom 21. Dezember 2020 nachlesen kann.[585] Die Charakterisierung der aktiven Substanz (der modRNA) ist schlecht in Bezug auf Qualität und Verunreinigungen. Die Daten deuten auf große Mengen zu kurzer modRNA hin – im Vergleich zu den in den Studien verwendeten Chargen. Und die EMA wusste auch, dass das zu verkürzten, fehlgefalteten Proteinen führen könnte, sah das aber nicht als großes Sicherheitsrisiko an.

Table R.1-1. BNT162b2 Drug Product Comparability of Release Test Results

Manufacturing Information								
Lot #	**Clinical [a]**	**Clinical [b]**	**EE8492**	**EE8493[d]**	**EJ0553**	**EJ1685**	**EJ1686**	**EK1768**
Drug Substance Manufacturing Site	BioNTech	BioNTech	Pfizer, Andover	Pfizer, Andover	Pfizer, Andover	BioNTech; Rentschler	BioNTech; Rentschler	Pfizer, Andover
DS Batch Scale	0.035 L	0.035L	37.6 L	37.6 L	37.6 L	37.6 L	37.6 L	37.6 L
DS Process	Process 1	Process 1	Process 2	Process 2	Process 2	Process 2	Process 2	Process 2
LNP Manufacturing Site	Polymun	Polymun	Polymun	Polymun	Polymun	Polymun	Polymun	Polymun
DP Manufacturing Site	Polymun	Pfizer, Puurs	Pfizer, Puurs	Pfizer, Puurs	Pfizer, Puurs	Pfizer, Puurs	Pfizer, Puurs	Pfizer, Puurs
DP Fill/Finish DOM	Apr -Jul 2020	Jul 2020	05-Aug-2020	05-Aug-2020	25-Sep-2020	05-Oct-2020	07-Oct-2020	16-Oct-2020
Drug Product Analytical Information								
Release Test	**Acceptance Criteria**	**Clinical Range**	**Results**					
Appearance	White to off-white suspension	White to off-white suspension	White to off-white suspension	White to off-white suspension	White to off-white suspension	White to off-white suspension	White to off-white suspension	White to off-white suspension
Appearance (Visible Particles)	May contain white to off-white opaque, amorphous particles	Free from observable particles	Essentially free from visible particulates	Essentially free from visible particulates	Essentially free from visible particulates	Essentially free from visible particulates	Essentially free from visible particulates	Essentially free from visible particulates
Subvisible Particles	Particles ≥10 µm: ≤6000 per container Particles ≥ 25 µm: ≤600 per container	≥25 µm: <1 to 1 ≥10 µm: <1 to 3	≥25 µm: 0 ≥10 µm: 307	≥25 µm: 10 ≥10 µm: 343	≥25µm: 7 ≥10 µm: 160	≥25 µm: 7 ≥10 µm: 103	≥25 µm: 0 ≥10 µm: 73	≥25 µm: 10 ≥10 µm: 233
pH	6.9 – 7.9	7.1-7.2	7.1	7.1	7.2	7.2	7.2	7.2
Osmolality	425 - 625 mOsmol/kg	540-575	572	569	562	570	565	566
LNP Size	40 to 180 nm	59-74	68	71	66	71	77	68
LNP Polydispersity	≤0.3	0.1-0.2	0.1	0.2	0.1	0.1	0.2	0.1
RNA Encapsulation	≥80%	92-95	94	94	93	94	94	94
RNA Content	0.50±0.13 mg/mL	0.50-0.58	0.53	0.53	0.49	0.57	0.58	0.56

Die EMA wusste auch bestens über die Verunreinigung des Produkts mit DNA aus dem Produktionsprozess Bescheid.[586, 587]

Der Dialog zwischen EMA und BioNTech/Pfizer lief etwa so:

EMA: Es wurde kein detaillierter Bericht zu den begonnenen Studien eingerichtet, um die Stabilität des DNA-Verdaus zu erhöhen. [...] Es wird erwartet, dass eine detaillierte Zusammenfassung der Ergebnisse der durchgeführten Studien zur Erhöhung der Stabilität des DNA-Verdaus in Modul 3.2.S.2.5 des Dossiers bis Ende des zweiten Quartals 2021 enthalten sein wird. [...] PAM (Post-authorization measure) = Maßnahme nach der Zulassung: NICHT ERFÜLLT. GMP NICHT ERFÜLLT.

Die Empfehlung Nummer sieben, die Ergebnisse der Studien zur Verbesserung der Robustheit des DNA-Verdauungsschritts vorzulegen, wurde nur teilweise erfüllt. Es sind weitere Maßnahmen erforderlich, um die Empfehlung in Modul 2.3.5.2.5 des Dossiers **bis zum Ende des zweiten Quartals 2021** zu erfüllen.

BioNTech/Pfizer: [...] Im Anschluss an den während der ACMF-PPQ-Kampagne beobachteten Anstieg der Rest-DNA wurden Versuche in kleinem Maßstab eingeleitet, um die Robustheit des DNA-I-Verdauungsschritts zu verbessern. Es wurden Studien durchgeführt, um die Auswirkungen von Reaktionskomponenten, Prozess- und Betriebsparametern auf die Höhe der Rest-DNA-Template besser zu verstehen. Die Studien im kleinen Maßstab sind nicht schlüssig und es werden keine Anpassungen des DNA-Schritts empfohlen. Daher werden die Daten aus diesen Studien nicht bereitgestellt.

EMA: Wenn das nicht besser geht, ist das halt okay so. Daran können wir halt nichts ändern.

Die EMA hat die Arbeitsverweigerung vonseiten BioNTech/Pfizer einfach akzeptiert und die Akte am 29. März 2022 einfach geschlossen, weil sie den Firmen nicht beikam und diese einfach nicht geliefert haben. An dieser Stelle hätte man das Produkt jedoch vom Markt nehmen müssen, weil der Herstellungsprozess nicht GMP-konform war und ist. GMP war 2021 NICHT bestanden, dennoch wurde das Produkte Milliarden von Menschen weltweit verabreicht.

„Die Nukleotidsequenz für den knubbeligen Stachel war ***leicht*** [Hervorhebung von mir] *verändert worden, um die Produktion durch die Körperzellen zu optimieren. Der Impfstoff mit der Bezeichnung BNT162b2.9 war gerade erst an Mäusen getestet worden, und Blutproben der Nager waren an Muik geliefert worden. Die Ergebnisse waren eindeutig: Er hatte eine weitaus bessere Antikörperreaktion ausgelöst als das sehr ähnliche modRNA-Konstrukt BNT162b2.8, das bereits als Kandidat für die klinische Studie ausgewählt worden war."* (S. 233)

Ich glaube, dieser Satz ist zum großen Teil reine Fantasie. In den Tierversuchen wurden keine 20 Varianten getestet. Der ganze Plot, der sich um die angeblichen 20 Varianten entwickelt, ist nicht durch die tatsächlichen, bei den Behörden eingereichten Daten belegbar. Ich vermute, die 20 Varianten haben in diesem Buch einen rein dramaturgischen Zweck, um noch einmal ein wenig Spannung in die recht zähe Geschichte und das besonders zähe Kapitel 7 zu bringen. Eine überraschende Wendung, wie man sie aus vielen Filmen gewohnt ist. Eine Änderung kurz vor Schluss, die dann doch die Welt rettet.

Interessant ist an diesem Zitat eigentlich nur ein einziges Wort: „leicht".

Diese „leichte" Veränderung kennt man unter #COptiGate.[588]

Ich würde euch dieses Problem gerne ersparen, aber auch das ist eigentlich Schulstoff. Wir müssen hier einen kleinen Exkurs machen, um zu verstehen, dass die „kleine" Veränderung eine ziemliche Katastrophe ausgelöst haben könnte. Im Detail habe ich dazu einen separaten Artikel[589] geschrieben, den man auf meinem Substack nachlesen kann.

Vom Wissensstand, der hier vorausgesetzt wird, befinden wir uns im „Duden Biologie Abiturwissen" beim Thema Proteinbiosynthese bei Pro- und Eukaryoten.[590] Bei meinem Schülerduden von 2004 ist das auf Seite 208 f., also nichts, was Uğur nicht hätte wissen können und müssen!

Die DNA setzt sich aus den vier Nukleotiden A, T, G, C zusammen. A paart sich mit T und G paart sich mit C in einem DNA-Doppelstrang. Je drei Nukleotide ergeben ein sogenanntes Triplett. Je nach Triplettzusammensetzung werden unterschiedliche Aminosäuren oder Stopps für die Proteinfabrik Ribosom codiert. Es gibt 64 Triplettcodes, das bedeutet, bei 20 Aminosäuren, dass die Aminosäuren jeweils durch mehrere Triplettcodes codiert werden können.

Kann es sein, dass diese Klumpen möglicherweise zu einem gewissen Anteil aus fehlgefaltetem Proteinmüll wegen einer „leichten“ Veränderung der Nukleotidsequenz verursacht wurden?

Wer es genau wissen will, muss sich die #COptiGate[594]-Daten anschauen. Auch die Herzprobleme der Geschlumpften könnten eine Amyloidose[595, 596, 597] wegen fehlgefalteter Spikeproteine sein.

Wer hätte gedacht, dass das kleine Wörtchen „leicht“ derart tödliche Folgen beschreibt?

Ist dem Autor die Konsequenz dieses Worts in seinem Satz wirklich bewusst gewesen?

Hat er die Folgen des Wörtchens „leicht“ auf das Leben von Millionen von Menschen verstanden?

„Claudia Lindemann war unterdessen damit beschäftigt, letzte Hand an ihren 900-seitigen Zwischenbericht über ihre toxikologische Studie zu legen, für die sie lediglich zwei Monate benötigt hatte.“ (S. 235)

900 Seiten in zwei Monaten.

Gehen wir davon aus, sie arbeitet jeden Tag durch, ohne Wochenende.

900/(30 + 31) = 15 Seiten pro Tag. Das ist schon sportlich. Dieses Kapitel hat in Word 20 Seiten ohne Fußnoten. Daran habe ich mittlerweile über eine Woche gearbeitet und ich musste kein extra Daten erzeugen und Experimente durchführen und Daten erheben, sondern „nur“ zusammenschreiben und interpretieren, die Recherche selbst dauerte im Hintergrund bereits drei Jahre an. Selbst mit vielen Tabellen und Leuten, die einem zuarbeiten, eine sportliche Leistung. Und dann ist noch nicht Korrektur gelesen. 900 Seiten lesen, verstehen, korrigieren, das ist in etwa einmal die „Herr der Ringe“-Trilogie, die in der HarperCollins-Ausgabe von 2004 in einem Band 1.184 Seiten hat.

Den Bericht würde ich gerne sehen. Der toxikologische Bericht, den ich aus den herausgeklagten Pfizer-Unterlagen kenne, ist nämlich gar nicht von Claudia, sondern von Nabil, Al Humadi. Und der Bericht ist auch deutlich älter und wurde am 31. August 2018 eingereicht.

Toxicology Review of COVID-19 Vaccine (BNT162, PF-07302048)
(Final Report)

From: Nabil, Al Humadi

Through: Martin Green

To: Kirk Prutzman, Ramachandra Naik, Michael Smith

File: BLA 125742, original submission

Product: COVID-19 Vaccine (BNT162, PF-07302048)

Reviewer: Nabil Al-Humadi
BLA sections reviewed:
4.2.3.2 Repeated dose toxicity studies
4.2.3.5. Reproductive and Developmental Toxicity

Type and date of submission: Original, August 31st, 2018

Sponsor: BioNTech RNA Pharmaceuticals GmbH, An der Goldgrube 12 Mainz Germany 55131
Proposed indication: Prophylactic immunization against COVID-19 in adults ≥18 years of age
Division name: OVRR/DVRPA

598

Der Bericht hat auch keine 500 Seiten, sondern „nur" 124 Seiten.

Irritierend ist in diesem Zusammenhang, dass in den Pfizer-Unterlagen, die ich ansonsten kenne, etwas ganz anderes zur Toxikologie steht. Das liest sich im „Nonclinical Evaluation Report BNT162b2 [mRNA] COVID-19 vaccine (COMIRNATY™)" ab Seite 12 wie folgt:[599]

„Die Toxizität der LNP-Formulierung der neuartigen pharmazeutischen Hilfsstoffe für sich allein wurde nicht spezifisch getestet." („The toxicity of LNP formulation or the novel excipients alone was not specifically studied.")

Im gleichen Dokument auf der Folgeseite finden sich noch die Hinweise, dass es keine Genotoxizitätsstudien und keine Kanzerogenitätsstudien gab. Auf Seite 14 hat man sich dann die Immunotoxizitätsstudien gespart. Und warum hat man sie sich gespart? Auf Seite 16 steht es schwarz auf weiß!

„Weder Genotoxizitätsstudien noch Cancerogenitätsstudien wurden durchgeführt. Es wird nicht erwartet, dass die Komponenten von COMIRNATY (Lipide und mRNA)

genotoxisches Potenzial haben." („Neither genotoxicity nor carcinogenicity studies were performed. The components of COMIRNATY (lipids and mRNA) are not expected to have genotoxic potential.")

Man hat es einfach bequemerweise nicht erwartet. Warten kann halt auch echt langweilig sein – insbesondere wenn man auf Godot wartet.

Eine wissenschaftliche Begründung, warum man es nicht erwartet, fehlt. Möglicherweise, weil man es einfach nicht er- oder abwarten konnte, das Zeug in ahnungslose Menschen zu spritzen und dann darauf zu warten, was dabei herauskommt? Die erwartbaren Folgen streitet man dann erst einmal ab und lässt die Opfer auf mögliche Entschädigungen warten.

Dumm nur, dass die VAERS-Daten (US-Datenbank zu Impfnebenwirkungen) exakt das Gegenteil bestätigen, nämlich Turbokrebs.[600, 601] Der wird jedoch von der WHO auch erwartet oder zumindest ein Anstieg der Krebsraten um 75 %.[602]

Ist wohl einfach dumm gelaufen. Das war wirklich nicht zu erwarten ... Oder vielleicht doch? Seltsamerweise konnten die Querschwurbler das alles schon 2020 exakt vorhersagen.

900 Seiten Nicht-Test finde ich schon sportlich. Waren das komplett leere Blätter?

Diese 900 Seiten, für die Claudia Lindemann in diesem Buch ihren Namen hinhält, würde ich gerne sehen und lesen. Wäre sie bereit, auf die Existenz dieses Berichts zu schwören bzw. ihn auf Nachfrage vorzulegen?

*„Doch nachdem BioNTech dem Paul-Ehrlich-Institut am 16. April die beruhigenden toxikologischen Daten vorgelegt hatte, stellte die Behörde fest, dass nicht alle für die ‹erste Studie am Menschen› ausgewählten Impfstoffkandidaten von Claudia Lindemann und Jan Diekmann auch an Ratten getestet worden waren. **Das ‹B2.9›, das von Uğur in allerletzter Minute hinzugefügt worden war, hatte natürlich die bereits im März begonnene toxikologische Studie mit Nagetieren nicht durchlaufen können*** [Hervorhebung von mir]." (S. 235)

Wir haben es hier mit einem möglicherweise nicht existierenden 900-seitigen Bericht zu tun.

Was hat das PEI wirklich an toxikologischen Daten bekommen – außer einem feuchten Händedruck?

Hat Cichutek einfach beide Augen fest zugekniffen und seinen Kumpel Uğur einen Blankoscheck ausgefüllt, weil das bei Kaiser Wilhelm damals ja auch so gut funktioniert hat mit dem Blankoscheck von 1914[603]?

Der Rest des Zitats beschreibt aber ein reales und bekanntes Problem, das Sasha Latypova in einer ihrer Auswertungen als ersten Befund beschreibt.

„Die in das Zulassungspaket aufgenommenen Studien betrafen verschiedene Versionen des Produkts und enthielten keine Bewertungen der Vergleichbarkeit, so dass keine umfassende Bewertung der Produktsicherheit vorgenommen werden kann."[604]

Also, das Konstrukt, das letztendlich tatsächlich in Phase III „getestet" wurde, wurde als einziges NICHT in Ratten getestet. Nur so nebenbei: Phase III war das, was man weltweite Impfkampagne an Milliarden Menschen nannte und das ganz OHNE einen passenden Rattenversuch davor. Die Studienphasen I und II liefen mit BNT162B2.8. Verkauft wurde weltweit BNT162B2.9. Alle anderen Konstrukte wurden in Ratten getestet, daher ist das schon okay, denn die Konstrukte ähneln sich. Genauso argumentiert Claudia Lindemann und Klaus Cichutek lässt ihr das durchgehen.

Mittlerweile wäre das sogar legal, denn man hat, zumindest in den USA, beschlossen, dass es für menschliche Medikamente keiner Tierversuche mehr bedarf, wie ich bereits einmal erwähnte.

Claudia bügelt anschließend die Einwände des PEI erneut mit dem ominösen WHO-Artikel über Ebola ab. Leider vergisst der Autor an dieser Stelle mal wieder, ordentlich zu zitieren.

„Sie erläuterte noch einmal, dass BioNTech die Studie mit einem sogenannten ‹Plattformansatz› durchführe, der den Richtlinien in einem anderen Teil des Ebola-Artikels der WHO entspreche. Ein eng verwandter Kandidat, ‹B2.8›, habe den toxikologischen Test durchlaufen und könne als äquivalent für ‹B2.9› angesehen werden, das auf genau derselben Grundlage aus der mRNA-Werkzeugkiste von BioNTech beruhe. Beide gehörten zu ein und derselben Familie." (S. 235)

Leider vergisst man auch in diesem Buch, zu erläutern, inwieweit sich die unterschiedlichen Kandidaten angeblich unterschieden haben. Was war der Unterschied zwischen B2.8 und B2.9?

„‹Wir haben gesagt, dass der genaue Kandidat noch nicht feststeht›, berichtet Jan Diekmann, der sich zugeschaltet hatte, ‹und wir hätten keinen Zweifel daran, dass die Ergebnisse vergleichbar wären›. Die Behörde akzeptierte die Begründung." (S. 235)

Vergleichbare Ergebnisse. VERGLEICHBAR!

Same same but different?[605]

Protein-Engineering: Sechs! Setzen!

BioNTech hat die Codons „nur" so optimiert, dass die Antigenproduktion optimiert wurde, also mehr Protein produziert wurde. Der australische Senator Rennick fragt also zu Recht im australischen Parlament:

„Warum haben Sie diesen Absatz im ursprünglichen FOIA Dokument[606] geschwärzt, wenn man berücksichtigt, dass dieser beweist, dass der Impfstoff mit gain-of-funktion optimiert wurde, welche die Toxizität des Impfstoffs durch die Erhöhung der Menge des Spike-Proteins erhöhte? [...] Dieser Impfstoff erhöht die Antigenexpression, richtig, des Spike-Proteins. Er erhöht die Menge des Proteins, das der Impfstoff im Vergleich zum Virus bildet. Ein herkömmlicher Impfstoff ist im Allgemeinen abgeschwächt und nicht mit einer höheren Expressionsfunktion ausgestattet. Akzeptieren Sie also, dass der Impfstoff eine Funktionserweiterung darstellt?"[607]

BioNTech ging also davon aus, dass die stärkere Immunogenität durch mehr Spikeprotein zustande gekommen wäre, könnte man schließen. Dem ist nicht unbedingt so, ganz abgesehen, dass ich schon erklärt hatte, warum mehr Protein eine echt schlechte Idee sein kann.

Ich hatte bereits erwähnt, dass Pfizer behauptet, nicht zu wissen, welcher Art die Immunreaktion wäre. Das ist nicht ganz korrekt. Professor Clancy äußert sich in einem Interview mit Doktor John Campbell[608] ab Minute 16 zum gemessenen Interleukin-10 (IL-10) im australischen FOIA-Dokument. Laut Professor Clancy würde der Anstieg des IL-10 (Seite 53 des FOIA-Dokuments) eher darauf schließen lassen, dass man so viel Antigen produziert hätte, dass man das Immunsystem eher abgeschaltet hätte, also die Anzahl der T-Zellen reduziert hätte, und dass die Wissenschaftler das auch hätten wissen müssen, bzw. sie haben gesehen, dass es eben nur eine kurze Zeitspanne gab, in der das Immunsystem reagierte und dann musste nachgespritzt werden.

Das hat OpenVAET[609] in den Pfizer-Dokumenten letztendlich auch so bestätigt gefunden.

Ganz abgesehen davon, dass man auf Seite 13 des FOIA-Dokuments bereits von zwei Injektionen pro Jahr ausgegangen ist (*„Assuming the vaccine would be administered twice per year"*), was natürlich nur eine Verschwörungstheorie von bösen, Fragen stellenden Querschwurblern war.

Selbst wenn man keine Ahnung von Proteindesign hat, kleinste Änderungen an einem Molekül machen den Unterschied zwischen funktioniert und funktioniert nicht. Um das Antibiotikum Chloramphenicol auszuschalten, muss ein Bakterium nur irgendwo eine kleine chemische Gruppe namens Acetylrest drankleben und schon ist das Antibiotikum kaputt. Es sieht strukturell immer noch total ähnlich aus, fast identisch, wenn da der kleine Rest an einer Ecke nicht wäre. Dennoch ist es kaputt.

Das ging aber schnell von

„Eine Abweichung um den Bruchteil einer Haaresbreite gefährdete diejenigen, die ihn [den Impfstoff, Anmerkung von mir] *erhalten."* (S. 46)

zu *„vergleichbare[n] Ergebnisse[n]"*.

Hat gerade einmal 189 Seiten gedauert bzw. bis zum 16. April 2020, also circa vier Monate.

Man hat diese vier Monate leider nicht genutzt, um zumindest ein klein bisschen über Protein-Engineering nachzulesen oder jemanden zu fragen, der davon vielleicht Ahnung hat.

Wozu auch?

Jetzt reichen bereits „vergleichbare Ergebnisse"?

„Allerdings galt es noch eine letzte bürokratische Hürde zu überwinden. Ende März, während der Gespräche mit Özlem und ihrem Team, hatte die Ethikkommission des Landes Baden-Württemberg verfügt, dass alle Teilnehmer der klinischen Studie vor der Verabreichung des Impfstoffs auf Covid-19 getestet werden müssten. [...] ‹Es war schwer nachzuvollziehen und drohte die Zeitpläne zu gefährden›, sagt Uğur. ‹Es ist uns in diesem Punkt nicht gelungen, sie umzustimmen.›" (S. 235)

Die Ethikkommission hat verstanden, dass man NATÜRLICH vorher testen muss, ob die Probanden vielleicht a) schon infiziert sind, denn man impft nicht auf eine bestehende Krankheit, nicht einmal auf eine normale Erkältung, und b) man impft nicht gegen eine Krankheit, die man gerade durchgemacht hat.

Es wäre auch noch sinnvoll gewesen, zu testen, ob die Probanden vielleicht schon eine bestehende Immunität hatten, auf die man dann noch direkt geimpft hätte, was man nicht einmal bei normalen Impfungen macht. Selbst bei Tetanus prüft man, ob es aktuell schon ratsam ist, nachzuimpfen.

Wie will Uğur zwischen Antikörpern, ausgelöst durch seine experimentelle Brühe, und natürlichen Antikörpern durch eine vorherige Infektion unterscheiden, wenn er das vorher nicht testet?

man einfach mal ignoriert hat. Was wusste dieser olle Paracelsus schon, dieser alte Zausel?

Es gibt mittlerweile zumindest erste Hinweise bezüglich der produzierten Menge an Spikeprotein und die sind mit 14,6 Mikrogramm pro Milliliter Blut[630] eher unschön, wenn man das auf fünf bis acht Liter Blut hochrechnet.

Kapitel 8 – Auf sich allein gestellt

Kapitel 8 läuft vom zeitlichen Ablauf her zu einem großen Teil parallel zu Kapitel 7. Kapitel 8 deckt aber einen etwas längeren Zeitraum ab. Der Schwerpunkt liegt in diesem Kapitel eher auf Produktionsdetails, Verträgen, „Schummeleien" bei der klinischen Studie, um die US-Wahl zu beeinflussen, sowie, mal wieder, der leidigen Geldfrage.

Alles Teilbereiche, die für mich als Biologe nicht gerade meine Spezialgebiete sind. Hier wird für mich das Eis auch wirklich langsam echt dünn und ich höre es bei jedem Schritt gefährlich knirschen – und beobachte, wie sich die Risse im Eis unter meiner Argumentation langsam, aber sicher ausbreiten. Kein schönes Gefühl. Das macht viel weniger Spaß, als gepflegt abzulästern. Ich habe mir daher für dieses Kapitel externe Berater zugelegt, die mir ein wenig zugearbeitet haben. Einer davon war Professor Werner Bergholz, dem ich an dieser Stelle dafür danken möchte.

Immunologischer Mechanismus unbekannt

„Ob er bei Patienten, die bereits mit Covid-19 infiziert waren, den Ausbruch der Krankheit tatsächlich verhindern würde, blieb ungewiss, das lag in den Händen der Götter." (S. 243)

Wenn man wissenschaftlich sauber und gewissenhaft gearbeitet hätte und nicht so ein Spezieschaos veranstaltet hätte wie in Kapitel 5 (Testphase), dann wüsste man das vielleicht und müsste nicht auf irgendwelche Götter hoffen. Dann wüsste man vielleicht auch, was für eine Art von Immunreaktion ausgelöst wurde. Das ist aber leider zu viel verlangt von Pfizer und BioNTech, denn sie gaben im November 2021 gegenüber der FDA offen zu, dass sie keine Ahnung haben, warum eine Immunreaktion ausgelöst wird. Auch im November 2021 noch nicht, nach elf Monaten der Phase III der Studie an Millionen von Menschen.

Wenn das mal kein Grund zur Sorge ist?

Das hat Pfizer sogar ehrlich in seine Dokumente hineingeschrieben:

„Der exakte immunologische Mechanismus, der für Schutz gegen SARS-CoV-2 verantwortlich ist, ist unbekannt." („The exact immunologic mechanism that confers protection against SARS-CoV-2 is unknown.")[631, 632]

Das hatten wir aber bereits in Kapitel 5.

Man spielt also mit einem Mechanismus herum, den man weder kennt noch ansatzweise versteht! Man macht sich auch nicht einmal die Mühe, den Mechanismus zu bestimmen, in den elf Monaten des Phase-III-Feldversuchs.

Es gibt durchaus Wissenschaftler, die das versuchen und Hypothesen aufstellen. Hypothesen mit sehr vielen Fragezeichen im Schaubild aus dem November 2022,[633] während die entsprechenden Produkte ihr Unheil in den beglückten Menschen anrichten.

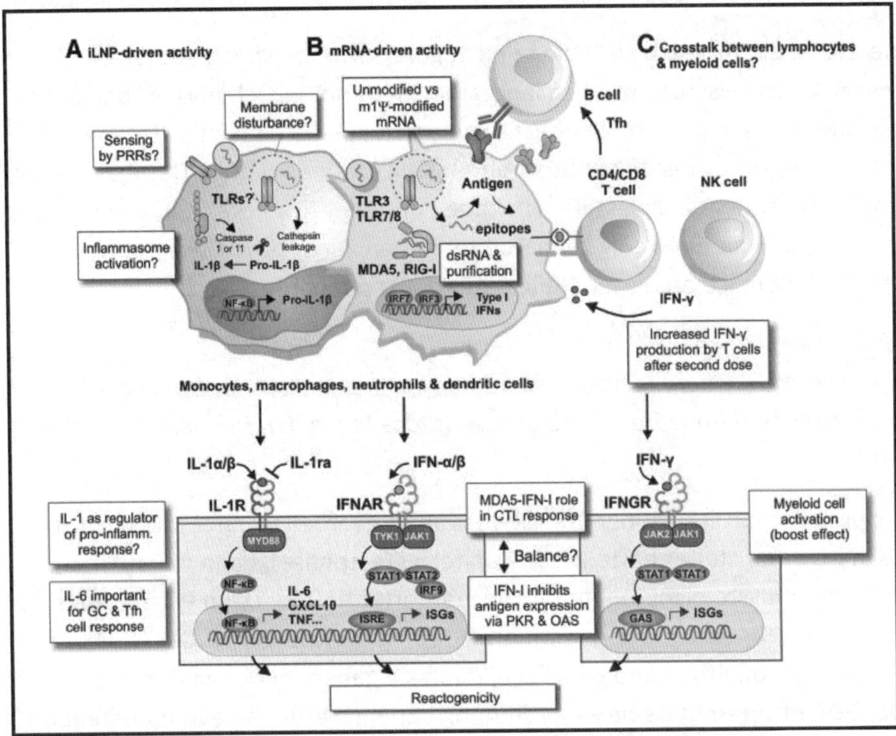

Ich behaupte nicht, diese Übersicht zu verstehen. Signalwege fand ich schon im Studium unübersichtlich und nervig. Signalwege mit Fragezeichen finde ich noch nerviger.

Wenn man sich die Mühe gemacht hätte, zu untersuchen, was da immunologisch wirklich passiert und nicht einfach alle sechs Monate datenblind nachgespritzt hätte, wäre einem vielleicht auch Folgendes aufgefallen:

„Im siebten Monat und danach war die Inzidenz der Infektion bei Personen, die die Auffrischungsimpfung erhalten hatten, höher als im Vergleich zu denen, die nur die Primärserie erhalten hatten, was auf eine mögliche negative Immunprägung hindeutet." („In the seventh month and thereafter, coincident with BA.4/BA.5 and BA.2·75 subvariant incidence, effectiveness was progressively negative albeit with wide CIs.*

Similar patterns of protection were observed irrespective of previous infection status, clinical vulnerability, or type of vaccine (BNT162b2 vs mRNA-1273)."[634])

Negative Immunprägung kennt man auch unter immunologische Prägung oder Antigenerbsünde („original antigenic sin"). Das Konzept findet man sogar bei Wikipedia, so bekannt und vom Mainstream akzeptiert ist dieses Konzept, das besagt:

„Kommen Individuen, die zuvor schon einmal mit einer Virusvariante infiziert wurden, mit einer zweiten Variante dieses Virus in Kontakt, so besteht eine Tendenz des Immunsystems, Antikörper nur gegen solche Epitope zu bilden, mit der es zuerst in Kontakt gekommen ist."[635]

Aber man hatte ja keine Zeit und hat das Flugzeug gebaut, während man es mit „the speed of science" flog. „The speed auf science" ließ als Ausdruck selbst Muttersprachler ratlos zurück. Was sollte einem dieser Satz sagen? „Mit der Geschwindigkeit der Wissenschaft" – ein vollkommen sinnloses Wortkonstrukt. Das war übrigens der Augenblick, als Janine Small von Pfizer am 10. Oktober 2022 im EU-Parlament[636] lachend zugab, dass man keine Ahnung habe, ob das Produkt einen Fremdschutz erzeugen würde.[637]

Die EU bzw. Emer Cooke hat das später gegenüber dem Parlamentsmitglied Marcel de Graaff auch schriftlich zugegeben.[638, 639, 640] Das Produkt war immer nur zur Einzelimmunisierung zugelassen und NICHT zur Vorbeugung oder Reduzierung von Infektionen. Es gab somit nie eine Grundlage für den Impfpassterror oder 1G, 2G, 3G.

Einmal mit Profis arbeiten.

Zugegeben, die FDA war nicht begeistert.

Die FDA mahnte fehlende Daten wie den Nutzen in der Schwangerschaft und den fehlenden Nachweis der EFFEKTIVITÄT an! Ja, man mahnte seitens der FDA, nachdem elf Monate lang Menschen in die Spritze genötigt worden waren. Weil man ja seine Mitmenschen schützen sollte! Da wäre es doch vielleicht nach elf Monaten an der Zeit, dass doch vielleicht mal Effektivitätsdaten geliefert werden könnten.[641, 642] Dies war ja eigentlich der Grund für den Impfpass und dessen Kontrolle.

So eine halbwegs solide Datengrundlage nachträglich wäre dann doch irgendwie hilfreich für die Rechtfertigung der angerichteten Schäden.

Die FDA war in diesem Projekt ein genauso zahnloser Tiger wie die EMA, denn passiert ist nichts. Vielleicht weil die Verträge mit der **US-Armee** geschlossen wurden und nicht mit den Staaten oder den Gesundheitsbehörden, auch wenn der Vertrag auf der Seite des HHS (United States Department of Health and Human Services) gehostet wird?[643] Das Deckblatt sagt etwas anderes als HHS, nämlich „DEPARTMENT OF THE ARMY U.S. ARMY CONTRACTING COMMAND — NEW JERSEY PICATINNY ARSENAL, NEW JERSEY 07806-5000".

GMP oder nicht GMP, das ist hier die Frage

„Ende 2008 hatte Kuhn in der Universitätsstadt Heidelberg einen Crashkurs in Good Manufacturing Practice (GMP) absolviert, um sich mit den weltweit anerkannten Richtlinien zur Qualitätssicherung bei der Herstellung von zugelassenen Arzneimitteln vertraut zu machen." (S. 245)

Man könnte jetzt über den Crashkurs lästern. Wenn man sich den Kurs auf der Website der Uni Heidelberg anschaut, hat der schon diverse Module und der Kurs scheint recht intensiv zu sein.[644] Auch das PEI hatte im März 2021 einen Workshop zur GMP-konformen Herstellung von COVID-19-Impfstoffen.[645]

Auf den ersten Blick, so oberflächlich, schaut es in Sachen GMP, in Deutschland, bei BioNTech selbst, erst einmal grundsätzlich nicht schlecht aus.

Pfizer hat sich in seinen Verträgen mit der Trump Administration zu GMP-Produktionsbedingungen verpflichtet, anders als häufig der Anschein vermittelt wird,[646, 647] wenn behauptet wird, man hätte sich nicht an GMP-Regeln halten müssen.

Wir wissen aber mittlerweile auch zur Genüge, dass die Chargen derart unterschiedlich sind,[648] dass es sich wohl nicht um eine GMP-Produktion handeln kann, auch wenn Zertifikate und dergleichen vorliegen. Die EMA selbst hat bestätigt, dass GMP nicht bestanden wurde.[649]

Liegt das möglicherweise am „Crashkurs" an der Uni und weil man nur grob mit den Regeln vertraut ist, aber keinerlei Erfahrung und korrekte Anlernung/Lehrzeit in Sachen GMP hatte? Hatte Kuhn genauso einen Crashkurs in GMP wie Uğur einen Crashkurs in Coronaviren?

Das könnte vielleicht so einiges erklären. Ein Crashkurs schafft es normalerweise, einen von der Stufe des Unwissens um das eigene Unwissen auf die Stufe des Wissens um das eigene Unwissen zu bringen. Die nächste Stufe wäre die bewusste Fähigkeit. Ich bin mir nicht sicher, ob irgendeiner der beiden jemals so weit kam. Das Problem kann aber auch an einer anderen Stelle verursacht worden sein:

„Bis zu diesem Zeitpunkt hatte BioNTech innerhalb eines Jahres höchstens ein Zehntel davon hergestellt: 100 Gramm, in der Regel in Chargen von einem Gramm. Die Höchstmenge an Material, die in einem Durchlauf hergestellt wurde, betrug gerade einmal 8 Gramm." (S. 246)

„Zunächst mussten in einem Labor DNA-Sequenzen produziert werden, ein komplizierter und unwägbarer Prozess. Dann übersetzte Kuhns Team mit Hilfe von Bioreaktoren von der Größe eines Party-Bierfasses die DNA in mRNA, reinigte das Material mit Hilfe von Puffern, verpackte es und fror den Wirkstoff bei minus 70 Grad Celsius ein. Die Plastiksäcke – die genügend Flüssigkeit für ein paar tausend Dosen enthielten – wurden in spezielle Styroporboxen gepackt, die etwa so groß wie ein Koffer sind, aber Trockeneis enthalten, und an einen eigens dafür vorgesehenen Fahrer übergeben."
(S. 273)

Rentschler Biopharma SE („ein weltweit führendes Auftragsentwicklungs- und Produktionsunternehmen (CDMO) und ausschließlich auf Kundenprojekte fokussiert"[650]) wird hier erneut ausgelassen, wie in Kapitel 7.

Genauso wie unterschlagen wird, dass die meisten Plasmide für die modRNA-Produktion wohl zunächst aus der Pfizer-Fabrik in Chesterfield zugeliefert wurden, die laut NY Times die einzige Quelle für Plasmide für Pfizer ist.[651] Nur leider ist es in diesem Fall, wie so häufig, eine Lüge. Zumindest BioNTech hat neben der Pfizer-Fabrik in Chesterfield am 2021 noch zwei weitere Plasmidlieferanten:

1. Biomay[652] (Wien) ab Mai 2021
2. AGC Biologicy GmbH (Heidelberg) ab Juni 2021[653, 654, 655]

BioNTechs eigene Fabrik für Plasmide produziert erst seit August 2022 im klinischen Maßstab und begann erst im Februar 2023 die komplett eigenständige Produktion in Marburg.[656, 657]

Für die Nanolipide gibt es vier Zulieferer:

1. Croda = Avanti (haben Avanti aus „Projekt Lightspeed" 2020 gekauft)[658, 659]
2. Merck[660] ab Februar 2021, zusätzlich ab 2022 mit seiner im Februar 2022 für 750 bis 780 Millionen US-Dollar[661, 662] gekauften Firma Exelead[663]
3. Evonik[664, 665] ab April 2021
4. Lipoid[666]

Die Herstellung der Lipidformulierung wird neben Polymum noch von vier anderen Firmen übernommen:

1. Polymum (altbekannt, steht auch in den Studienunterlagen)
2. Dermapharm/Mibe[667, 668, 669, 670]
3. Allergopharma[671]
4. Pharmacia & Upjohn Company LLC[672], gehört Pfizer[673]

Allein das ist schon ein echter Albtraum an kombinatorischen Möglichkeiten, was alles schieflaufen kann. Allein das könnte schon die Diversität der Chargen erklären. Validierungsexperimente zu den verschiedenen Herstellern und Formulierungspartnern sind mir unbekannt.

Scale-up, also die Vergrößerung eines chemischen Ansatzes, ist ein bekanntes Problem, worüber daher ganze Bücher geschrieben werden, und das sicherlich nicht ohne Grund[674] bzw. man schreibt nicht zum Spaß Simulationssoftware, wenn man einfach mal chemische Reaktionen auf größere Mengen umstellen könnte.[675] Was in kleinen Reaktionsgefäßen funktioniert, muss nicht im Großansatz funktionieren. Das kennt man schon im Kleinen aus der Küche. Ein Kuchen hat immer gut nach Omas Rezept funktioniert. Wenn man es mal drei oder mal zehn nimmt, klappt es nicht mehr so gut oder schmeckt seltsamerweise anders.

Wie genau hat man das Scale-up-Problem gelöst? Hat man es gelöst? Wenn man sich die bekannten Verunreinigungen und Qualitätsprobleme auf www.howbadismybatch.com anschaut, scheint es mir eher nicht gelöst worden zu sein, nicht einmal ansatzweise. Man hatte sich aber zur GMP-Produktion in den Warp-Speed-Verträgen verpflichtet. Wie sieht es da nun eigentlich mit der Haftung aus? War das Upscaling wirklich GMP-gerecht durchgeführt?

Wenn man sich an die Tabellen in Kapitel 7 erinnert, wurde das Verfahren im August 2020 komplett verändert und auf andere Methoden umgestellt. Das Scale-up mit den bei BioNTech üblichen, erprobten Vorgehensweisen für kleine Mengen hat wohl im Großansatz nicht wirklich gut funktioniert. Die neue Vorgehensweise war aber nicht erprobt und hat wohl ebenfalls Probleme verursacht, wie die Verunreinigungen zeigen, die man in den Vials gefunden hat. Schon dass die Beschreibung von „frei von sichtbaren Partikeln“ zu „im Großen und Ganzen frei von sichtbaren Partikeln“ geändert wurde, sagt einiges.

Es gibt zum Beispiel keine Quantifizierung der Partikel und somit auch keine validierte Methode zur Bestimmung der Anzahl (und Größe) pro Volumen.

Die Ursache könnte in der Formulierung der Nanolipide liegen. Doktor Gabriele Segalla hat in seiner Publikation[676] die Vermutung geäußert, dass der zuerst verwendete Phosphatpuffer aufgrund der vielen positiv geladenen Pufferbestandteile (vor allem auch der zur Verdünnung verwendeten Kochsalzlösung NaCl) die kolloidalen Bestandteile des Produkts destabilisiert und zum Aggregieren gebracht haben könnte, was zu einer höheren Toxizität geführt hätte. Die sichtbaren Partikel wären dann größere Aggregate des Produkts gewesen, bei denen es zur Flokkulation gekommen wäre. Das ist alles sehr speziell, daher empfehle ich, die entsprechende Publikation zu lesen. Die neue Pufferzusammensetzung deutet darauf hin, dass auch die EMA wusste, dass die erste Formulierung instabil war. Entsprechende Daten sind jedoch erwartungsgemäß nicht verfügbar.

Es gibt aber eine EMA-Datei, in der die Änderungen des Produkts gelistet sind, und diese Datei ist sehr umfangreich mit sehr vielen Veränderungen.[677] a_concerned_amyloidosis hat eine Auswertung der gemeldeten Änderungen versucht.[678, 679] Aber schon mit der einfachen Suchfunktion findet man 74 Treffer für Änderungen des Produktionsprozesses („change in the manufacturing process"), 31 Treffer bei der Kontrolle der Bestandteile („change in control of excipients") und 26 Treffer zu Qualitätsänderungen der aktiven Substanz, also der modRNA („quality change – active substance"). Noch eine mögliche Erklärung für die beobachteten, sehr unterschiedlichen Nebenwirkungsprofile der unterschiedlichen Chargen.

„Die Herstellung großer Mengen mRNA bedeutete auch, dass ein einziger menschlicher Fehler – wie jener, durch den im Jahr 2021 15 Millionen Dosen des Impfstoffs von Johnson & Johnson verunreinigt wurden – Impfstoff im Wert von Millionen Euro vernichten konnte." (S. 248)

Im Buch fehlt NATÜRLICH die Fußnote zum Johnson-&-Johnson-Vorfall und was da passiert ist:

„Mitarbeiter eines Impfstoff-Werks haben die Inhaltsstoffe von zwei Vakzinen vertauscht."[680]

oder

„In einer Produktionsstätte eines Partnerunternehmens habe ein Inhaltsstoff die Qualitätskontrolle nicht bestanden und sei daher nicht verwendet worden, teilte Johnson & Johnson am Mittwoch mit."[681]

oder

„Vergangene Woche hatte Johnson & Johnson bekannt gegeben, dass Millionen Dosen Impfstoff nach einer Panne in einem US-Werk für unbrauchbar erklärt werden mussten."[682]

So wirklich einig scheint man sich damals nicht gewesen zu sein, was da passiert ist.

Was sie verschwiegen haben, sind die Probleme, die AstraZeneca hatte.[683] Beide wurden in den USA von Emergent BioSolutions produziert.[684] Emergent BioSolutions waren diejenigen, die den kleinen Johnson-&-Johnson-„Zwischenfall" mit seit sieben Monaten bekannten Verunreinigungen[685] hatten.[686] Es ging wohl um Probleme mit der Qualitätskontrolle (wie bei Rentschler? Ich frage ja nur). Daher durfte man diese AstraZeneca-Dosen in den USA wohl nicht verspritzen und exportierte sie müllvermeidend und gewinnschützend nach Kanada und Mexiko.[687]

Emergent BioSolutions ... Da war doch was in Heiko Schönings „Game Over“:

„Der offizielle Einzel-Terrorist Dr. Bruce Ivins arbeitete während der Tatzeit direkt bei Emergent BioSolutions, die heute der Hauptproduzent der COVID-19-Impfstoffe sind und schon das Monopol für die Anthrax-Impfstoffe hatten.“ (Vorwort)

Schöning hat dieser Firma in seinem Buch „Game Over“ mehrere Kapitel gewidmet. Das kann ich hier nicht alles zitieren und empfehle daher, Heiko Schönings Buch zu lesen, sollte man das noch nicht getan haben.

Der menschliche Fehler ist eben nur ein Problem des Scale-ups. Wie bereits im letzten Kapitel erwähnt wurde der Produktionsprozess beim Scale-up komplett umgestellt – von magnetischen Kügelchen, mit denen man die modRNA aus der Lösung gefischt hat, auf Ultrafiltration. Vielleicht tauchten einfach zu viele Videos von magnetischen Genmanipulierten auf, sodass klar war, dass das mit den Magnetkügelchen zur Reinigung im großen Maßstab vielleicht keine so gute Idee war. Ultrafiltration scheint jedoch die Verunreinigung der DNA durch Plasmide, die als Vorlage dient, nicht zu entfernen. Auch das habe ich bereits mehrfach in anderen Kapiteln erwähnt. Auch einige andere Dinge mussten geändert werden, die wiederum neue Probleme mit sich bringen. GMP sieht irgendwie anders aus. Als Laie würde ich vermuten, dass man da vielleicht die Anlagen und den Prozess möglicherweise zertifizieren müsste, und das geht sicherlich seine Zeit, bis ein Prozess GMP-zertifiziert ist. Davon habe ich aber leider keine Ahnung. Daher habe ich jemanden gefragt, der davon Ahnung hat.

Er meint:

„Eine Prozessvalidierung sollte prospektiv durchgeführt werden. In diesem Fall ist anzunehmen, dass die Validierung retrospektiv durchgeführt wurde. Das heißt, möglicherweise wurde Ware ausgeliefert, bei der der Prozess noch nicht validiert war. Eine anständige Prozessvalidierung dauert circa drei bis sechs Monate.

In diesem Fall ist aber noch keine einzige Analysemethode validiert, zumindest für die Freigabe relevanter Parameter (Farbe, Verunreinigung etc.). Je nach Analysemethode dauert eine Methodenvalidierung bis zu neun Monate.“

Das Thema Zertifizierung des Marburger Werks, das man Novartis abgekauft hatte, kommt eigentlich erst im nächsten Kapitel (Kapitel 10). Da es aber inhaltlich hierhergehört, ziehe ich es vor, weil mich diese Informationsfragmentierung langsam extrem nervt.

Für mich liest sich die GMP-Zertifizierung bzw. deren Beschleunigung eher nach Erpressung der Behörden:

„Ein Großteil dieser verringerten Produktion war bereits den frühen Bestellern zugesagt worden: den USA und Großbritannien. Die EU-Kommissionspräsidentin Ursula von der Leyen würde jedoch kurz darauf einen Rettungsring zugeworfen bekommen, da sich BioNTech unaufhörlich bemühte, zusätzliche Produktionsstandorte zu schaffen. Am 24. November schickte Sean Marett eine E-Mail an Sandra Gallina: ‹Wir haben den Wunsch der Kommission erörtert, ihre Option auszuüben …›, schrieb er, wohl wissend, dass dieser Antrag aufgrund des digitalen Stempels berücksichtigt werden musste. ‹Wie Ihnen aus unseren Diskussionen im Sommer und Frühherbst bekannt ist, sind die Produktionskapazitäten in den kommenden sechs Monaten sehr begrenzt …› Marett fügte hinzu, dass BioNTech jedoch über die Marburger Anlage einen Weg gefunden habe, der EU die Hälfte der 100-Millionen-Option in der ersten Jahreshälfte zur Verfügung stellen zu können, ***aber nur, wenn bürokratische Hindernisse überwunden werden könnten.*** *Am Telefon erklärte er der Kommission, dass er ‹ihre Unterstützung brauche›, um diesen Vorschlag umzusetzen.* ***‹Wir brauchen lediglich die Genehmigung unserer Produktionsanlage in Rekordzeit. Statt der üblichen sechs bis acht Monate müssen wir das in drei Monaten erledigt haben.›*** [Hervorhebung von mir]

Am 23. Dezember kam eine E-Mail, die die zusätzliche Bestellung bestätigte. Monate später würde die Produktionsstätte, für die BioNTech zunächst ohne finanzielle Unterstützung gekämpft hatte, der EU helfen, das Gesicht zu wahren. ***Das Bundesgesundheitsministerium in Berlin hatte mit lokalen Behörden in der Nähe von Marburg zusammengearbeitet, sodass bis Februar 2021 der Standort genehmigt und in Betrieb genommen werden konnte*** [Hervorhebung von mir].*“* (S. 308)

Ist es möglich, derartige Vorgänge zu beschleunigen? Oder lief es wie bei der Schlumpfung und man hat beide Hühneraugen zugedrückt?

Tatsächlich nahm die Fabrik wohl bereits am 10. Februar 2021 den Betrieb auf.[688]

Das dazugehörige GMP-Zertifikat wurde vom Regierungspräsidium Darmstadt am 9. Februar 2021 ausgestellt. 24. November 2020 bis 9. Februar 2021, abzüglich der dazwischenliegenden Feiertage. Das ging zügig. Diese GMP-Zulassungsunterlagen würde ich gerne sehen.

Regierungspräsidium Darmstadt

CERTIFICATE NUMBER:***DE_HE_01_GMP_2022_0004***

CERTIFICATE OF GMP COMPLIANCE OF A MANUFACTURER(1), (2)

Part 1

Issued following an inspection in accordance with

The competent authority of Germany confirms the following:

The manufacturer: **BioNTech Manufacturing Marburg GmbH**

Site address: **Emil-von-Behring-Strasse 76, Gebaeude H 28 und H 30, Marburg, Hessen, 35041, Germany**

Has been inspected under the national inspection programme in connection with manufacturing authorisation no. ***DE_HE_01_MIA_2022_0002*** in accordance with Art. 40 of Directive 2001/83/EC.

Is an active substance manufacturer that has been inspected in accordance with Art. 111(1) of Directive 2001/83/EC.

Has been inspected in connection with marketing authorisation(s) listing manufacturers located within the European Economic Area in accordance with Art. 8(2) of Regulation (EC) 726/2004.

From the knowledge gained during inspection of this manufacturer, the latest of which was conducted on ***2021-09-02***, it is considered that it complies with:

- The principles of GMP for active substances (3) referred to in Article 47 of Directive 2001/83/EC

This certificate reflects the status of the manufacturing site at the time of the inspection noted above and should not be relied upon to reflect the compliance status if more than three years have elapsed since the date of that inspection. However, this period of validity may be reduced or extended using regulatory risk management principles by an entry in the Restrictions or Clarifying remarks field. Updates to restrictions or clarifying remarks can be identified through the EudraGMDP website (http://eudragmdp.ema.europa.eu/). This certificate is valid only when presented with all pages and both Parts 1 and 2.

The authenticity of this certificate may be verified in EudraGMDP. If it does not appear, please contact the issuing authority.

(1) The certificate referred to in paragraph 111(5) of Directive 2001/83/EC and 80(5) of Directive 2001/82/EC, shall also be required for imports coming from third countries into a Member State.
(2) Guidance on the interpretation of this template can be found in the Interpretation of the Union format for GMP certificate.
(3) These requirements fulfil the GMP recommendations of WHO.

Part 2

1 MANUFACTURING OPERATIONS
1.3 Biological medicinal products (list of product types)
1.3.1 Biological medicinal products (list of product types) 1.3.1.2 Immunological products
1.4 Other products or manufacturing activity
1.4.1 Manufacture of 1.4.1.3 Other: 1.4.1.3 Other API of biotechnological origin: - mRNA-based API BNT162b2 variants Starting material linerized plasmid-DNA - in vitro transcribed mRNA solution BNT162b2 variants Starting material linerized plasmid-DNA(en)
1.6 Quality control testing
1.6.2 Microbiological: non-sterility *1.6.3 Chemical/Physical* *1.6.4 Biological*

Clarifying remarks (for public users):
ad 1.3.1.2 Drug Product Bulk for manufacturing of mRNA-based vaccines BNT162b2 variants Partial testing in contract laboratories according to sect 14 para 4 German Drug Law (see annex 4 of the manufacturer's authorisation). Holding in external warehouses, see separate document. contractual partner for storage of documents: Iron Mountain Deutschland GmbH Am Magnapark / Unit 2 35510 Butzbach Germany

689

„Zeitgleich mit dieser logistischen Choreographie wurde an einigen einbehaltenen Fläschchen Tests durchgeführt, um sicherzustellen, dass die auf dem Transport befindliche Impfstoffcharge die hohen Qualitätsstandards erfüllte und vor allem steril war.“
(S. 274)

Steril waren die Fläschchen, die der „Klub der kritischen Anwälte" untersucht hat, tatsächlich. Aber es sind auch nach Freigabe, vor allem bei BioNTech, komplette Rohrkrepierer dabei gewesen, die in Zellkultur nichts transfiziert haben (also die Zellkulturzellen nicht zur Spikeproduktion animieren konnten), wurde mir zugetragen. Das kann ein Hoffnungsschimmer für einige Geschlumpfte sein, die nach der ersten Dosis aufgewacht sind. Das wirft aber kein gutes Licht auf die angeblich durchgeführten Kontrollen. Obwohl sie zugeben:

„Nicht jede Charge war erfolgreich." (S. 274)

Die FDA hat sich zumindest Rentschler angeschaut (die man im Buch unterschlägt, die aber einen Aufreinigungsschritt für BioNTech erledigen und das im Oktober 2020 auch vermeldet haben[690]). Das Ergebnis des Audits im Februar 2022 war nicht sonderlich gut, es wurden neun Mängel angemerkt,[691, 692] sie haben das FDA-Formular 483[693] um die Ohren gehauen bekommen. Die gerügten Mängel werden also von Oktober 2020 bis Februar 2022 bestanden haben. Das klingt mir als Laie irgendwie nicht nach GMP-konform.

Ich habe mir daher Infos von Leuten geholt, die sich damit auskennen. Aber auch deren Meinung geht beim Formular 483 und dessen Konsequenzen massiv auseinander.

A sagt, das wären insgesamt harmlose Beanstandungen gewesen und man hätte damit die eigentlichen Probleme gekonnt umschifft. Diese Rügen würden GMP nicht gefährden.

B sagt: *„Das AMG bzw. das Eudralex Volume 4[694] verlangt, dass die Hersteller ihre Zulieferfirmen qualifizieren. Spätestens nach Ausstellung des 483er hätte eine Requalifizierung inklusive Audit etc. stattfinden müssen – ist das passiert? Wenn nicht, dann halten sie sich nicht an die gesetzlichen Vorgaben und damit nicht an GMP."*

C sagt: *„Vor dem 483 haben alle Angst, denn als Nächstes kommt ein ‚warning letter' und dann ist der Import in die USA untersagt."*

Sasha Latypova unterstützt in ihrem Substack eher die Meinung von B und C und betont, dass die versemmelte FDA-Begutachtung von Rentschler ein GMP-Aus bedeuten könnte. Sie weist auch auf massive Scale-up-Probleme hin. Auf Substack kann man auch einen Teil der geleakten EMA-Korrespondenz[695, 696] bezüglich der übereilten Zulassung lesen, die bis dato nur wenigen Journalisten zugänglich ist und nicht einmal auf Telegram kursiert. Auch das British Medical Journal berichtete.[697]

Wenn man bei EU-Gesetzesbrüchen tiefer gräbt, findet man bei Segalla noch Verstöße gegen die EU-(Nanolipid-)Verordnungen „COMMISSION REGULATION (EU)

2018/1881“[698], „COMMISSION REGULATION (EU) 2020/878“[699] und „C1 REGULATION (EC) No 1907/2006 OF THE EUROPEAN PARLIAMENT AND OF THE COUNCIL“[700]. Hier bricht aber definitiv zumindest einer meiner Füße durch das Eis und ich ziehe mich lieber aus diesem Bereich zurück.

Immerhin, Rentschler hat einen Aktionsplan formuliert und damit war die FDA dann zufrieden und hat das Problem zu den Akten gelegt[701] – genau wie die EU[702], was die Meinung von A unterstützen würde, zumal FORM 483 von der FDA ohnehin wie Bonbons verteilt wird[703] und keinerlei Seltenheitswert hat, auch wenn man da schon zwischen ernsthaften Problemen und kleinen Anmerkungen unterscheiden muss, was man bei FDA und EMA nicht getan hat. Ich gehe einfach mal davon aus, dass Rentschler natürlich alle angemerkten Probleme behoben hat, auch die Prozedur, wie man auf Endotoxine in der Plörre testet, obwohl ich in den EMA-Daten nichts dazu finden konnte, wie sie das Problem gelöst haben. Geoff Pain[704] hat dazu mittlerweile viele Substack-Artikel zum Endotoxinproblem geschrieben. Was nicht heißt, dass es diese Unterlagen nicht theoretisch geben könnte. Die deutsche Gründlichkeit hat sicherlich alle Probleme perfekt behoben, ganz bestimmt (ob es sich hierbei um eine ironische oder faktenbasierte Formulierung handelt, darf der Leser selbst entscheiden. Das fällt unter künstlerische Freiheit).

Das knisternde und knackende Eis unter meinen Füßen mahnt, dass ich mich doch in etwas noch sicherere Bereiche bewegen sollte, damit ich nicht durchbreche, ABER da gab es noch die Kleinigkeit mit den Glassplittern im Pfizer-Produkt aus einem spanischen Werk, die trotz des bekannten Mangels eiskalt an Japan ausgeliefert wurden.[705] Das spricht auch nicht gerade für GMP.

Sind die Nanolipide „biotech“- oder pharmazeutische Qualität?

Wovon ich zumindest ein wenig Ahnung habe, sind zumindest drei der vielen verschiedenen Reinheitsstufen bei Chemikalien, weil ich die aus Kostengründen im Labor täglich abwägen musste:

1. „pharmaceutical grade“: das supersaubere Zeug aus der Uniklinik, das man auch Menschen geben kann. Korrekte Definition wäre: entspricht der Monografie in einem Arzneibuch.
2. „biotech grade“: das billige Zeug für genetische Experimente in Bakterien. Der Reinheitsgrad ist definiert durch die Biontech (da weiß man nicht, was das GENAU bedeutet).
3. „food grade“: essbar, aber nicht unbedingt rein. Also ohne Weiteres einsetzbar, da zum Verzehr geeignet. Wenn der betroffene Ausgangsstoff in „pharmaceutical grade“ verfügbar ist, muss (?)/sollte er verwendet werden, worauf man an der Uni pfeift.

Das Labor, in dem ich promovierte, hatte nicht viel Geld. Wir mussten jeden Cent umdrehen. Der Preisunterschied bei Antibiotika für die Anwendung im Menschen und zum Agarplattengießen für Bakterien war schon erheblich. Eine der ersten Einführungen, die ich als Doktorand bekam, war also der (preisliche) Unterschied zwischen den Reinheitsstufen der verschiedenen Chemikalien. Zur Sicherheit kontrollierte der Hausmeister, der für Bestellungen zuständig war, das auch noch, damit wirklich das tagesaktuell Günstigste genommen wurde.

Nehmen wir PEG (Polyethylenglycol). Das trinkt man vor einer Darmspiegelung. ABER ganz bestimmt nicht das PEG, das bei uns im Schrank stand, das war nämlich billig, dafür im 5-Liter-Kanister und für unsere Zwecke ausreichend. Ampicillin (ein Antibiotikum) gibt es günstig im 200-Gramm-Fläschchen in Pulverform zum Bakterienplattengießen. Wenn man krank ist, sollte man das Zeug aber aufgrund der schlechteren Reinheit lieber nicht nehmen, weil noch Rückstände der Produktionsvorstufen enthalten sein könnten. In seltenen Fällen war aber das Sonderangebot aus der Unikliniksapotheke günstiger, dann gab es das gute Zeug für Menschen in nervigen Tabletten, die man erst auflösen musste, dafür konnte man sich das Wiegen sparen.

„food grade", also Lebensmittelreinheit, kam bei mir nur bei Milchpulver für Westernblots zum Einsatz. Milchpulver war im normalen Lebensmittelladen einfach deutlich billiger als im Laborversand. Meines war damals noch von Kleeblatt oder Glücksklee oder so ähnlich und schon lange über dem Verfallsdatum.

Mindesthaltbarkeitsdaten sind ohnehin überschätzt. Die FDA hat dem US-Militär auch erlaubt, die Medikamentenvorräte lange jenseits des MHD weiter zu verwenden – und das war bereits 2000.[706] Der Bundesärztekammerpräsident wäre noch so ein Kandidat, der das MHD von Medikamenten für Dekoration hält.[707]

Ganz unrecht haben die FDA und der Bundesärztekammerpräsident damit tatsächlich nicht. Das MHD wird von den Herstellern bestimmt. Sie müssen lagern, messen, prüfen und irgendwann ist es halt zu teuer, zu aufwendig und zu nervig, um immer noch zu untersuchen, wie lange es wirklich hält, und dann hört man auf, zu messen, und setzt ein Datum fest, weil diese alten Chargen ja ohnehin schon lange nicht mehr im Umlauf sind. Ganz am Anfang, wenn ein Medikament neu ist, kann es daher sein, dass sich das MHD noch eine ganze Weile verlängert, das ist vollkommen normal.

Honig hält übrigens ewig.[708]

„Vorrangig musste BioNTech genügend Lipide beschaffen, mit denen die nackte mRNA umhüllt werden konnte, und zu diesem Zeitpunkt gab es nur einen Anbieter, der die benötigte exakte Formulierung herstellte: Avanti. Das Familienunternehmen im

amerikanischen Birmingham, in Alabama, verlangte eine Sofortzahlung von 5 Millionen Euro. Poetting unterzeichnete dennoch eine Bestellung." (S. 249)

Avanti stand nirgends in den FDA- oder EMA-Daten, da stand immer nur Polymum. Das wollte ich mir daher genauer anschauen.

Die Website ist mittlerweile überarbeitet. Zu dem Zeitpunkt, als ich mir das angesehen habe, standen da noch Dinge, die man nun vergeblich sucht,[709] wie:

„High Purity Lipid Research Products", also hochreine Forschungsprodukte und 99 % sauber.

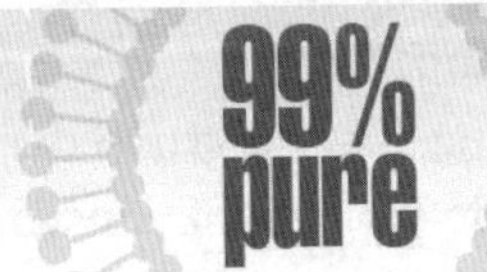

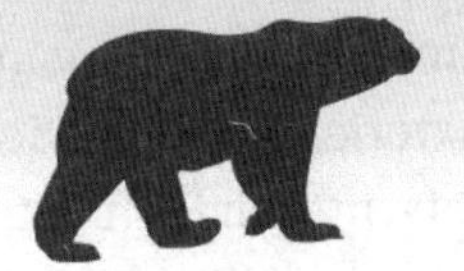

Reicht 99 % sauber, um als pharmazeutische Qualität, also das gute Zeug für den Menschen, durchzugehen?

Machen wir es uns einmal einfach und exerzieren das mit Harnstoff durch, das Zeug, mit dem man sich im Notfall Adblue selbst herstellen kann, weil Adblue nur eine Harnstofflösung ist. Harnstoff gibt es in pharmazeutischer Qualität beim bösen Amazon zu kaufen, denn man will ja keine Verunreinigungen im Auto haben, die dem Motor schaden könnten. „pharmaceutical grade" bei Amazon für Harnstoff ist bereits bei 99,6 % und dem würde ich ehrlicherweise nicht unbedingt trauen. 99,6 % sind immer noch 0,4 % was auch immer dabei, das würde ich meinem Auto, so ich denn eines hätte, nicht zumuten wollen. Gut, kann sich auch um komplexiertes Kristallwasser handeln, dann sind 99,6 % vollkommen okay, das steht dann auf der Packung, mit wie viel Wassermolekülen pro Harnstoffmolekül zu rechnen ist. Und ja, bei Harnstoff ist immer Kristallwasser dabei. 99,6 % wären somit wohl wirklich Pharmaqualität.

Ihr seht schon, ein schwieriges Thema.

Eine Definition für pharmazeutischen Reinheitsgrad zu finden, ist schwierig. In den USA muss eine Chemikalie dafür wohl von der FDA zugelassen sein[710] und die Chemikalie muss auch in einem Arzneibuch (auch als Pharmakopöe bezeichnet) stehen. Die Pharmakopöe *„ist ein einheitliches Referenzwerk für die Qualitätskontrolle von Arzneimitteln in den Unterzeichnerstaaten des Übereinkommens über seine Ausarbeitung".*[711]

Normalerweise werden die folgenden internationalen Arzneibücher verwendet:

JP – japanisches Arzneibuch

USP – US-amerikanisches Arzneibuch

EAP – europäisches Arzneibuch

Findet man es in diesen drei nicht, kann es aber auch in jedem anderen nationalen Arzneibuch stehen (und die Behörde kann es akzeptieren oder auch nicht).

Pharmazeutischer Reinheitsgrad bedeutet, dass die Qualität einen gleichbleibenden Standard hat und dass genau definiert ist, wie viele und welche Verunreinigungen vorhanden sein dürfen. Diese müssen (mit maximalen Mengenangaben/Grenzwerten) im Arzneibuch angegeben sein.

In der EU wurden die verwendeten Nanolipide laut Doktor Segalla auch nie in der europäischen oder amerikanischen Pharmakopöe[712] registriert. Sowohl ALC-0315 (das Nanolipid) als auch ALC-0159 (das spezielle PEGylierte Nanolipid) *„wurden von der EMA als ‚neue Hilfsstoffe' eingestuft, da sie ‚nie zuvor in einem Arzneimittel in Europa verwendet wurden' und ‚nicht in der EU-Pharmacopeia registriert sind' (EMA/707383, S. 23)"*[713].

Des Weiteren sind die Nanolipide laut Segalla nicht im Einstufungs- und Kennzeichnungsverzeichnis (C&L Inventory) gemeldet. *„Das ist eine von der Europäische Chemikalienagentur (ECHA) verwaltete Datenbank, die Informationen über die Einstufung und Kennzeichnung von Stoffen enthält, die auf dem europäischen Markt in Verkehr gebracht werden. Diese Datenbank enthält Informationen über angemeldete und registrierte Stoffe, aber auch die Liste der harmonisierten Einstufungen und Kennzeichnungen gemäß Anhang VI der CLP-Verordnung."*[714]

Schon wieder knirscht das Eis mahnend, dass ich mich lieber wieder in sicherere Gefilde bewegen sollte.

Unabhängige Analysen haben gezeigt, dass möglicherweise durch die kationischen Nanolipide Verunreinigungen in der Plörre nachweisbar waren, wie Magnesium, Aluminium, Silizium, Schwefel, Kalium, Calcium, Titan und Eisen (alles zum Beispiel in Batch FE8045).[715] Mir wurde auch von einer Person, die in einer der deutschen Zulieferfirmen (Merck oder Evonick?) arbeitet, zugetragen, dass man so schnell mit der Produktion starten musste, dass die Anlagen vorher nicht einmal ordentlich gereinigt werden konnten. Nach GMP oder pharmazeutischer Reinheit klingt mir das als Laie nicht. Merck und Evonick werden im Buch übrigens auch nirgends erwähnt.

Schauen wir uns einmal das Sicherheitsdatenblatt des definitiv benannten Zulieferers Avanti für ALC-0315[716] an. Das Sicherheitsdatenblatt hat aber laut einem meiner Experten leider nichts mit Arzneimitteln zu tun, sondern ist „nur“ für die Arbeitssicherheit relevant.

„*SECTION 11: Toxikologische Informationen*, einige Beispiele (Highlights)

Akute Toxizität: Keine Daten vorhanden

Keimzellmutagenität: Keine Daten vorhanden

Reproduktive Toxizität: Keine Daten vorhanden

Spezifische Organtoxizität bei wiederholter Exposition: Keine Daten vorhanden

Soweit wir wissen, sind die chemischen, physikalischen und toxikologischen Eigenschaften noch nicht eingehend untersucht worden. Unseres Wissens sind die chemischen, physikalischen und toxikologischen Eigenschaften noch nicht gründlich untersucht worden. (Original: To the best of our knowledge, the chemical, physical, and toxicological properties have not been thoroughly investigated. To the best of our knowledge, the chemical, physical, and toxicological properties have not been thoroughly investigated.)

12.1 Toxizität: Keine Daten vorhanden

12.2 Persistenz und Abbaubarkeit: Keine Daten vorhanden

12.3 Bioakkumulatives Potential: Keine Daten vorhanden

12.6 Störung des Endokrinen Systems: Keine Daten vorhanden

12.7 Andere Nebenwirkungen: Keine Daten vorhanden“

Dass keine Daten vorhanden sind, kann natürlich auch heißen, das Zeug ist so harmlos, dass man halt keine Daten hat, weil das nicht vorkommt. Dem widersprechen leider die wissenschaftliche Literatur zu dieser Substanzklasse und vor allem die von Moderna eingereichten Daten für die Börsenaufsicht, die wir schon mehrfach behandelt haben. Das legt den Schluss nahe, dass diese Daten einfach nicht erhoben wurden.

Was sind die 1 % Verunreinigung? Es könnte einfach nur Wasser sein, das heißt, man hat die Substanz einfach nicht wasserfrei bekommen, wie bei Trinkalkohol, den man in Polen selbst in seiner höchsten Konzentration als Spiritus beim LIDL nur mit 96 bis 98 % bekommt (was auch steuerliche Gründe haben kann). 100 % Trinkalkohol ist unmöglich herzustellen, die höchste Reinheit ist, glaube ich, 99,96 %, der Rest ist Wasser. Trinkalkohol ist also IMMER eine Lösung (von Alkohol und Wasser).

99 % rein kann also durchaus okay sein, wenn der Rest harmloses Wasser ist. Nur ... Hat dieses Nanolipid die FDA-Zulassung als Einzelsubstanz oder überhaupt irgendeine Zulassung? DAS ist die Frage. Hätte es eine Zulassung durch die FDA, würde es im USP[717] (amerikanisches Arzneibuch) stehen. Oder es hat eine Zulassung, allerdings nicht zur Anwendung am Menschen.

Falls nicht, wäre man mit einer Substanz des „biotech"-Reinheitsgrads direkt in den Menschen gegangen, was nicht zulässig ist und schon gar nicht unter GMP. Das wäre Absicht und somit nicht GMP und damit ein Vertragsbruch, womit jede Schutzklausel nichtig wäre, hätten wir noch ein funktionierendes Rechtssystem.

Ich konnte es im US-Arzneibuch nicht unter ALC-0315 finden. Auch nicht unter seiner CAS-Nummer 2036272-55-4. Vielleicht steht das kationische Nanolipid ja in irgendeinem anderen Arzneibuch irgendwo auf der Welt?

„Die CAS-Nummer (auch CAS-Registrierungsnummer und CAS-Registernummer, engl. CAS Registry Number, CAS = Chemical Abstracts Service) ist ein internationaler Bezeichnungsstandard für chemische Stoffe."[718]

Das ist aber nicht mein Fachgebiet, ich kann hier nur spekulieren, das muss jemand überprüfen, der der von so etwas mehr Ahnung hat als ich, vorzugsweise ein Chemiker oder jemand, der Ahnung von der Zulassung von Chemikalien hat, die dann als pharmazeutische Qualität verkauft werden dürfen.

So ein Chemiker hat mir geschrieben:

„Wenn ein Ausgangsstoff oder Hilfsstoff das allererste Mal verwendet wird, kann es ohne Weiteres sein, dass dieser Stoff nur in technischer Qualität vorhanden ist.

Je nach Gefährdungspotenzial muss die Behörde einschätzen, ob dieser Ausgangsstoff verwendet werden darf.

In diesem konkreten Fall bedeutet das, dass die ALCs nicht im Arzneibuch zu finden sein müssen, weil sie noch nie verwendet wurden.

Wird dieser Ausgangsstoff nur für ein Arzneimittel verwendet, kann die Übernahme der Spezifikation ins Arzneibuch sehr lange dauern oder findet gar nicht statt."

Mist aber auch. Allein über einen fehlenden Eintrag im Arzneimittelbuch bekommt man sie also nicht dran. ABER die Behörde wüsste dann auch, dass ein eigentlich technischer Ausgangsstoff verwendet wurde, und steckt somit richtig tief mit drin, würde ich sagen.

Was mir an Informationen auch fehlt, wäre die sogenannte LD50 für Injektion, die Dosis, bei der 50 % der Versuchstiere sterben, wenn sie die Substanz gespritzt bekommen. Die letale Dosis sollte für eine Substanz, die einem Lebewesen gespritzt wird, vorher, optimalerweise, bestimmt werden, meiner Meinung nach. Laut meinem Chemiker hat die LD50 aber leider nichts mit dem Arzneibuch zu tun.

Gut, das wird nun trotzdem im groß angelegten Menschenversuch nachgeholt, so für später. Optimal ist das aber sicherlich nicht, besonders nicht für die menschlichen Versuchskaninchen. Und ob die Daten für die LD50 sauber erhoben werden, wage ich zu bezweifeln, weil Schlumpfungsopfer immer noch unter Chinaschnupfentote gezählt werden und so die LD50 zu hoch ausfallen könnte.

Das PEGylierte Nanolipid jedenfalls ist von sehr unterschiedlicher Qualität und variiert von Charge zu Charge und damit auch die Nebenwirkungen. Je besser die Qualität des ALC-0159, desto mehr Nebenwirkungen.[719] Was nicht unbedingt für die pharmazeutische Qualität spricht, die ja gleichbleibenden Standard und gleichbleibende Qualität voraussetzt.

Es ist auch nicht unbedingt logisch, dass es weniger Nebenwirkungen gibt, wenn das PEG schlechter ist. Das hängt aber damit zusammen, dass die Mizellen um die modRNA instabiler sind und mit schlechterer PEG-Qualität die Transfektionsrate sinkt und somit auch die Menge an Spike produzierenden Zellen.

Es kann aber auch daran liegen, dass längere PEG-Schwänze besser von Antikörpern gegen PEG erkannt und gebunden werden und das LNP direkt in der Leber entsorgt wird, ohne sonstigen großen Schaden anzurichten.[720] 72 % aller Menschen hatten 2020 schon Anti-PEG-Antikörper.[721]

Ein Hoch auf die schlechte Chemikalienqualität der Schlumpfung kann ich dazu nur sagen.

Polymum, der österreichische Familienbetrieb, der bereits aus dem vorherigen Kapitel bekannt sein dürfte, der in den EMA-Unterlagen auch tatsächlich erwähnt wird, wurde nur mit den Avanti-Lipiden beliefert und hat dann die Nanolipidhülle um die modRNA erzeugt.

Man hielt sich bei Polymum aber bedeckt, was den Testumfang der zugelieferten Nanolipide angeht, und verwies, laut mir vorliegenden E-Mails (aus mir bekannter Quelle), auf die Behörden, BioNTech oder Pfizer. Die Behörden könnten zusätzliche

Tests verlangen und das wäre somit eine Frage, die man den Zulassungsbehörden stellen müsse.

Verlangt wurden diese Untersuchungen.[722] Ob sie auch gemacht wurden, ist mir leider nicht bekannt.

Die EMA sagt dazu, dass man lipidbedingte Verunreinigungen in einigen Chargen gefunden hätte und dass für diese Chargen die Qualitätsansprüche für die modRNA aber trotzdem gleich bleiben würden.[723] Also statt diese Chargen wegen verunreinigter Nanolipide aus dem Verkehr zu ziehen, geht man darauf nicht ein und sagt: „Also die modRNA, die solltest du wenigstens halbwegs im Griff haben, wenn die Nanolipide schon schmutzig sind."

Specific Obligation to complete post-authorisation measures for the conditional marketing authorisation

This being a conditional marketing authorisation and pursuant to Article 14-a of Regulation (EC) No 726/2004, the MAH shall complete, within the stated timeframe, the following measures:

Description	Due date
In order to complete the characterisation of the active substance and finished product, the MAH should provide additional data.	July 2021. Interim reports: 31 March 2021
In order to ensure consistent product quality, the MAH should provide additional information to enhance the control strategy, including the active substance and finished product specifications.	July 2021. Interim reports: March 2021
In order to confirm the consistency of the finished product manufacturing process, the MAH should provide additional validation data.	March 2021
In order to confirm the purity profile and ensure comprehensive quality control and batch-to-batch consistency throughout the lifecycle of the finished product, the MAH should provide additional information about the synthetic process and control strategy for the excipient ALC-0315.	July 2021. Interim reports: January 2021, April 2021.
In order to confirm the purity profile and ensure comprehensive quality control and batch-to-batch consistency throughout the lifecycle of the finished product, the MAH should provide additional information about the synthetic process and control strategy for the excipient ALC-0159.	July 2021. Interim reports: January 2021, April 2021.
In order to confirm the efficacy and safety of Comirnaty, the MAH should submit the final Clinical Study Report for the randomized, placebo-controlled, observer-blind study C4591001.	December 2023

Herr Katinger, der Inhaber von Polymum, hielt sich in dieser Hinsicht sehr bedeckt in seinen Antworten und drückte sich sehr diplomatisch aus, was nahelegt, dass es keine solchen Untersuchungen geben könnte, sonst würde er sie einfach auflisten und benennen und gut wäre es.

Das interpretiere ich einmal so: Machen wir nicht. Kennen wir nicht. Werden wir nicht für bezahlt. Nicht unser Problem.

Das ist aber reine Spekulation meinerseits. Möglicherweise reiner als das Produkt, um das es hier geht.

Ich habe auch von einem befreundeten Laborbetreiber gehört, dass zu Anfang von BioNTech Anfragen kamen, ob er die Nanolipide mittels HPLC prüfen würde. Er hat damals leider dankend angelehnt. Leider, weil wir dann nämlich Daten hätten. So können wir nur spekulieren.

Es gibt ein internationales Netzwerk von Laboren, die diese Prüfungen durchführen. Diese Labore nennt man amtliche Arzneimitteluntersuchungsstelle (Official Medicines Control Laboratory, OMCL). Diese Liste ist aber geheim. Zwei dieser Labore sind aber Scienscano und das PEI.

Mein Chemiker meinte dazu: *„Normalerweise dürfen Ausgangsstoffe nur von qualifizierten Lieferanten bezogen werden. Das heißt, dass der Lieferant seine Vertrauenswürdigkeit bewiesen hat.*

Bei Erstbestellungen von neuen Lieferanten werden von den angelieferten Ausgangsstoffen normalerweise die ersten drei Lieferungen mittels einer Vollanalyse (quantitativ und qualitativ) untersucht. Danach reicht eine eingeschränkte Anzahl einzelner Tests.

Die restlichen Werte, die nicht mehr untersucht werden, werden vom Analysenzertifikat des Ausgangsstoffherstellers übernommen.

Trotz alledem muss dieser Lieferant in periodischen Abständen auf das Weiterbestehen der Vertrauenswürdigkeit überprüft werden."

BioNTech hat schon länger mit Avanti zusammengearbeitet. Ich schätze, man vertraut sich. Damit ist dann wohl alles so weit okay, schätze ich.

„Der Kunde (BioNTech) gibt vor, welche Reinheit die verwendeten Ausgangsstoffe haben müssen. Das ist Teil des Vertrags zwischen Kunden (BioNDreck) und Dienstleister (Avanti/Polymum)."

Das meint zumindest mein Chemiker.

Schaut man in die von Jonathan Weissman[724] herausgeklagten ungeschwärzten Pfizer-Unterlagen vom 16. Mai 2023, findet man bei den Nanolipiden in Bezug auf die Reinheit „in-house specification“[725] statt European Pharmacopoeia. Das heißt, das bestimmt BioNTech oder eben halt nicht. Genau das, was mein Chemiker auch vorhergesagt hat. Man vertraut sich einfach.

In „Projekt Lightspeed“ findet man zu diesem Themenkomplex folgendes Telefonat:

„An einem Freitag im August rief er [Uğur, Anmerkung von mir] *um neun Uhr abends Dietmar Katinger an, den Geschäftsführer von Polymum [...]. ‹Er fragte, ob wir die Freigabe beschleunigen könnten und ob ich den Leiter unserer Qualitätssicherung anrufen könnte›, sagt Katinger. Gemeint waren die Kontrollen, die durchgeführt werden mussten, bevor die Dosen an die Phase-III-Verabreichungszentren ausgeliefert werden konnten.“* (S. 275)

Fazit oder, wie man es in einem wissenschaftlichen Paper nennt, „Conclusion“:

Ich bin nicht sicher, ob gemäß des Warp-Speed-Vertrags mit der Trump Administration wirklich nach GMP-Standards gearbeitet wurde. Sieht mir für Deutschland, also den BioNTech-Part, eher nach NEIN aus.

Im E-Mail-Verkehr zwischen BioNTech und dem Bundesministerium für Gesundheit[726] findet man aber tatsächlich GMP-Zertifikate, die explizit für GIZ-Mitarbeiter im Ausland angefragt wurden.

Lieber [geschwärzt],

für einen Transport von COVID-19-Impfstoffen der GIZ für Mitarbeiter im Ausland benötigen wir für den Impfstoff Comirnaty® 30 µg/Dosis Injektionsdispersion (BioNTech) mit der Charge [geschwärzt] das Analysenzertifikat und das Batch Lot Release Certificate. Können Sie uns bitte die die notwendigen Dokumente kurzfristig zur Verfügung stellen)

Über eine kurze Rückmeldung freue ich mich.

Vielen Dank und viele Grüße,

[geschwärzt]

PG Impfstoffe COVID-19
Bundesministerium für Gesundheit
Tel. 0228 99 441-1821

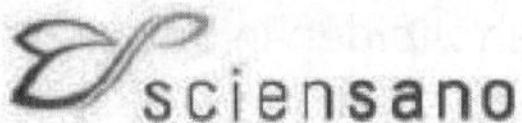

Quality of Vaccines and Blood Products

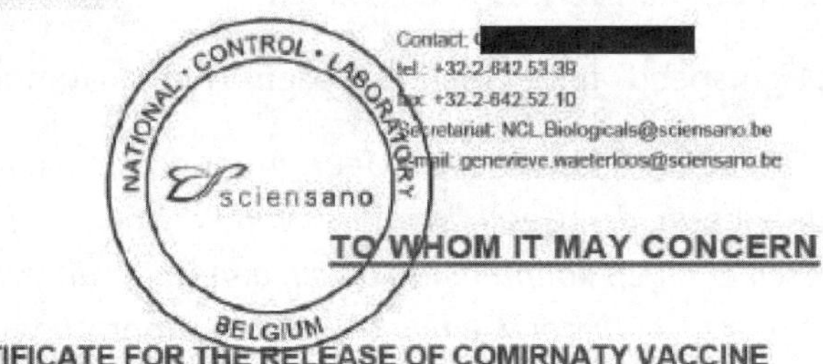

Contact: [redacted]
tel.: +32-2-642.53.39
fax: +32-2-642.52.10
Secretariat: NCL.Biologicals@sciensano.be
email: genevieve.waeterloos@sciensano.be

BE/22/0141

TO WHOM IT MAY CONCERN

CERTIFICATE FOR THE RELEASE OF COMIRNATY VACCINE

The following lot [redacted] of **COMIRNATY** vaccine, Pandemic COVID-19 vaccine (mRNA), produced by [redacted], whose number appears on the labels of the final containers, meets all national requirements and complies with the relevant specifications in the European registration file[1,2].

This product is manufactured and controlled in accordance with the requirements for *Good Manufacturing Practices for Pharmaceutical Products: Main Principles*[3], *Good Manufacturing Practices for Biological Products*[4] and *Guidelines for Independent Lot Release of Vaccines by Regulatory Authorities*[5].

This certificate is based on examination of the summary protocol of manufacturing and control, and independent laboratory testing.

Final Lot Nr	Nr of released containers in this final lot	Expiry date
[redacted]	[redacted]	May 2022

Type of packaging: Vial
Number of doses per unit pack: 6 doses

The Chief of the National Control Laboratory

Digitally signed by [redacted]
Date: 2022.01.20 11:14:04 +01'00'

[redacted]

[1] If any national requirements have not been met, specify which one(s) and indicate why the release of the lot(s) has nevertheless been authorized by the NCL
[2] With the exception of provisions on distribution and transport, which the NRA or NCL may not be in a position to assess.
[3] WHO Technical Report Series, Nr. 986, 2014, Annex 2
[4] WHO Technical Report Series, Nr. 999, 2016, Annex 2
[5] WHO Technical Report Series, Nr. 978, 2013, Annex 2

Form 42/II.04/21/E v3 Date of application : 01-07-2021 p.1/1

Sciensano - Rue Juliette Wytsmanstraat 14 - 1050 Brussels - Belgium
T + 32 2 642 51 11 - F + 32 2 642 50 01 - info@sciensano.be - www.sciensano.be

healthy all life long

Was diese Zertifikate wert sind, ist eine andere Frage. Papier ist geduldig.

Ich kann Karen Kingston also so weit beipflichten, dass nicht nach GMP gearbeitet wurde, es liegen aber halt entsprechende Zertifikate bei. Ob hier auch gefälscht wurde, wie die Westernblots der Zulassungsstudie (#Blotgate[727, 728]), ist eine andere Frage.

Andererseits, warum führt das Bundesministerium so einen Eiertanz um diese Zertifikate auf? Normalos wussten nicht einmal, dass es so etwas gibt, geschweige denn, dass man in den Impfzentren so etwas ausgelegt hätte.

Weil vielleicht damals sogar der Mainstream der deutschen Medien zugeben musste, dass es Qualitätsprobleme gab?

„Der Bericht mit der Kennung EMEA/H/C/005735/RR des Schweden Filip Josephson und seines französischen Kollegen Jean-Michel Race, die das Biontech/Pfizer-Vakzin für die EMA geprüft haben, enthält einen sehr umfangreichen Fragenkatalog sowie Einwände zur Produktionsqualität des Impfstoffs. So stelle unter anderem das belgische Pfizer-Werk in Puurs ein Problem dar. Dieser Produktionsstandort sollte neben einem US-Werk in Kalamazoo in Michigan in großem Maßstab Impfstoff herstellen.

*Beim Pfizer-Werk im belgischen Puurs vermerkt der Bericht etwa spezifische Bedenken zur Qualität des dort hergestellten Impfstoffs. **‚Die Vergleichbarkeit zwischen dem klinischen und dem kommerziellen Material wurde noch nicht gezeigt'**, heißt es da etwa. **Der Bericht wirft zudem die Frage auf, ob die Qualität des Impfstoffs aus Puurs mit dem aus der Mainzer Biontech Produktionsanlage vergleichbar ist*** [Hervorhebung von mir]. *Die EMA verlangte weitere aufwendige Analysen, welche die Vergleichbarkeit der Impfstoffe besser belegen sollte."*[729]

Mein Chemiker hat dazu Folgendes zu sagen:

„Es müsste

A.) ein Prozesstransfer,

B.) eine Prozessvalidierung und

C.) eine Vergleichbarkeit der Endprodukte

durchgeführt worden sein."

Allerdings hat die Sache leider einen „kleinen" Haken:

„Sie müssen das aber erst dann beweisen, dass sie diese Punkte erfüllt haben, wenn die Inspektionsbehörde danach fragt."

Und ich schätze mal … da hat keiner gefragt?

„Am 17. September ging ein Teil des mit Emil von Behrings Nobelpreisgeld finanzierten Komplexes in den Besitz von BioNTech über." (S. 276)

Die Frage ist auch, woher kamen die ersten Schlumpfstoffe tatsächlich? Sicherlich nicht von BioNTech, denn das Werk, das sie in diesem Kapitel erwerben, begann die Produktion erst im Laufe des ersten Quartals 2021, nach der bereits erwähnten Erpressung der Behörden mit Gesichtsverlust.

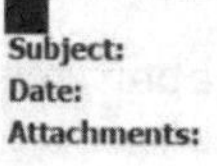

Subject: AW: Quartilsberichts von Pfizer
Date: Freitag, 30. Oktober 2020 15:59:04
Attachments: image001.jpg
BN.png
LI-In-Bug.png
Twitter_Social_Icon_Rounded_Square_Color.png

wir werden den Impfstoff gegen COVID-19 in Europa und in den USA herstellen und abfüllen. Ab dem ersten Quartal 2021 planen wir weitere Impfstoff-Chargen bei der neu erworbenen Fabrik von Novartis in Marburg herzustellen, wenn wir eine zugige GMP-Genehmigung für den entsprechenden Herstellungsprozess von der lokalen Gesundheitsamt erhalten.

Beste Grüße

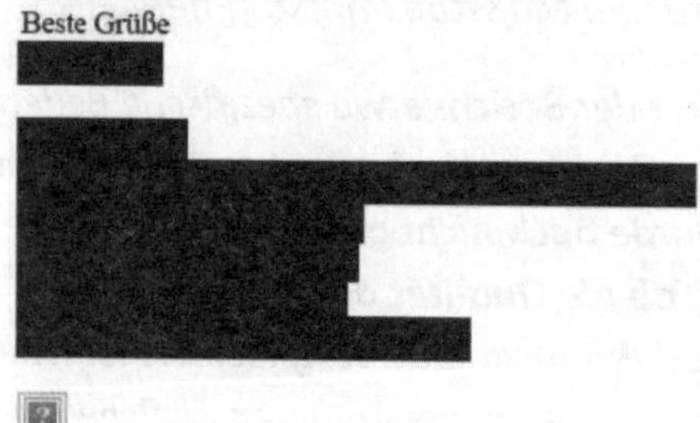

Anschrift:
BioNTech SE

Die ersten Chargen des Schlumpfstoffs müssen wohl eher von Pfizer aus Belgien gekommen sein, aber mit BioNTech-Label?

Immerhin, das Marburg-Werk scheint nach dieser Mail nach GMP zu produzieren bzw. hat ein GMP-Zertifikat des Regierungspräsidiums Darmstadt, was Karen Kingstons Theorie, dass in dieser Hinsicht der Warp-Speed-Vertrag gebrochen wurde, zu widerlegen scheint, zumindest auf dem Papier. Ob dort wirklich nach GMP produziert wurde, ist eine andere Frage, denn Papier ist bekanntlich geduldig und ein Audit ist mir nicht bekannt.

Die bekannten, leidigen Geldprobleme

„Noch bevor das ‹Projekt Lightspeed› so richtig ins Rollen kam, wurde das Geld knapp. Anfang Februar, während Uğur und Özlem ihr Coronavirus-Impfstoff-Team

zusammenstellten, reiste BioNTechs Strategiechef Ryan Richardson in die Vereinigten Staaten, um durch den Verkauf weiterer Unternehmensanteile Geld von Investoren einzusammeln." (S. 249)

Erneut das leidige Geld. Billyboy hat also, wie bereits in Kapitel 1 angedeutet, kein zweites Mal Geld rüberwachsen lassen. So dumm war nicht einmal er.

Daher muss Ryan Richardson mal wieder auf Betteltour in die USA. Die Begeisterung, BioNTech-Aktien zu kaufen, hält sich in den USA in Grenzen.

„Als klar war, dass die Kapitalmärkte BioNTech nicht zu Hilfe kommen würden, nutzte Jeggle sein Netzwerk und stellte sich bei Mariya Gabriel vor, der zuständigen EU-Kommissarin für Innovation und Forschung. Er legte ihrer Behörde eine kurze Präsentation vor, in der er die Dringlichkeit des Vorhabens von BioNTech unterstrich und die Kosten darlegte. Gabriel versprach, seinen Antrag zu prüfen." (S. 250 f)

„Es ging nicht nur darum, dass der Impfstoff gegen das Coronavirus versagen könnte. Selbst wenn er sicher und wirksam war, könnte er am Ende nur einer von vielen erfolgreichen Impfstoffen sein, und ***als Nischenprodukt wäre er unrentabel*** [Hervorhebung von mir]. *Noch etwas kam hinzu: Die Vereinbarung mit Pfizer sah vor, dass der amerikanische Pharmariese für die Vermarktung in den meisten Ländern verantwortlich sein würde, aber* ***Uğur und Özlem wollten, dass BioNTech den Impfstoff nach Deutschland und in die Türkei selber verkaufen durfte****. Doch dies bedeutete den Aufbau einer völlig neuen Abteilung und eines Teams für Medical Affairs, das sich um Marketing, Vertrieb, Unternehmens- und Regierungsangelegenheiten kümmerte, sowie die Rekrutierung von Pharmakovigilanz-Spezialisten, die Verdachtsfällen von unerwünschten Nebenwirkungen nachgehen und Risiken überwachen sollten."* (S. 250)

Mariya Gabriel[730, 731] ist eine eher unauffällige EU-Politikerin, die aktuell noch nicht unangenehm aufgefallen ist.

Es ist Uğur und Pfizer von Anfang an bewusst, dass sie die Konkurrenz aus dem Weg räumen müssen, weil ihr Produkt sonst unrentabel ist. AstraZenecas und Johnson & Johnsons Schlumpfungsprodukt war im Vergleich ein Nischenprodukt, aber Verluste haben diese Konzerne damit sicherlich nicht gemacht.

Interessant auch, wie BioNTech und Pfizer sich den Markt aufteilen. Uğur wird als vaterlandsliebender Patriot aufgebaut, dessen Herz für Deutschland und die Türkei schlägt. Diese Aufteilung der Vermarktungsgebiete, die BioNTech Deutschland und die Türkei zuspricht, ist vom Brownstone Institute auch belegt worden[732, 733] und hier[734] einzusehen.

Adjusted[3] IBT margin guidance for BNT162b2[1] incorporates the current expectation for revenues for the product, less anticipated Adjusted[3] costs to manufacture, market and distribute BNT162b2[1], including applicable royalty expenses and a 50% gross profit split with BioNTech, as well as shared R&D expenses related to BNT162b2[1] and costs associated with other assets currently in development for the prevention and treatment of COVID-19. It also includes R&D expenses related to other mRNA-based development programs. It does not include an allocation of corporate or other overhead costs.

Wenn es also stimmt, dass BioNTech für Deutschland und die Türkei produziert und Pfizer für den Rest der Welt, sind die Analysedaten der Plörre aus Deutschland nur bedingt mit jener der restlichen Welt vergleichbar, vermute ich. Alles, was an Daten zur US-Produktion hereinkommt, muss mit deutschen oder türkischen Chargen gegengeprüft werden. Das sollte man im Hinterkopf behalten, das ist, glaube ich, vielen Wissenschaftlern, die die Plörre untersuchen, gar nicht so bewusst.

Wer das Gerücht auf Seite 251 gestreut hat, dass Trump CureVac vertraglich an sich binden wollte, sei mal dahingestellt.[735] CureVac dementierte das Gerücht noch am gleichen Tag – am 15. März 2020.[736] Letztendlich scheiterte CureVac, wie bereits erwähnt.

Interessant ist die Interpretation der *Welt* zu dieser PR-Aktion von CureVac:

„Im März 2020 begann Curevacs kometenhafter Aufstieg. Damals zeigte sich Firmenchef Daniel Menichella gegenüber Donald Trump derart optimistisch, bald einen Corona-Impfstoff liefern zu können, dass Trump – wie WELT AM SONNTAG berichtete – das ganze Unternehmen am liebsten in die USA geholt hätte.

Auch wenn Menichella kurz darauf die Firma verließ, ***die Curevac-Show verfing auch hierzulande. Die Regierung bemühte sich, die Forscher zu halten. Auf die EU-Kommission wirkte sie ein, damit die der Firma nicht nur Kredite gab, sondern auch noch ein Abnahmeversprechen für den Impfstoff. Gleichzeitig beteiligte sich der Bund mit Kapital an Curevac*** [Hervorhebung von mir]. *Die Entscheidung damals war auch richtig – auch, weil Trump klargemacht hatte, zunächst nur Amerikaner impfen zu wollen.“*[737]

Das Ganze war also eine Show, um Gelder lockerzumachen, das sagt die Welt, nicht ich. Ich hätte das auch gesagt, von meiner unqualifizierten Seite aus wäre dies reine Spekulation. Wenn die Welt das aber so schreibt, sind das Fakten und Nachrichten, würde wohl ein Faktenchecker sagen. Und der Welt zu widersprechen, wäre Häresie. Ein PR-Stunt, um Kohle lockerzumachen? Trump eignet sich in Deutschland immer perfekt als Trigger, um bei deutschen Politikern einen Beißreflex auszulösen und so Kohle lockerzumachen. Und siehe da:

„obwohl sowohl CureVac als auch die Trump-Administration zu Protokoll gaben, ein solches Angebot existiere nicht. Ob zutreffend oder nicht, der Bericht in der Welt am Sonntag schreckte die europäischen Staats- und Regierungschefs auf. Am Montagabend, dem 16. März, rief EU-Kommissionspräsidentin Ursula von der Leyen bei CureVac an und bot dem Unternehmen, das bereits im Januar von der Coalition for Epidemic Preparedness Innovations (CEPI) eine Förderung erhalten hatte, finanzielle Unterstützung in Höhe von bis zu 80 Millionen Euro an." (S. 251)

CEPI[738] ist übrigens nur ein Synonym für Bill Gates[739, 740] und Konsorten. Amazing Polly hat das sehr genau aufgedröselt.[741, 742]

„Am 15. Juni gab Wirtschaftsminister Peter Altmaier auf einer Pressekonferenz in Berlin bekannt, die Regierung werde 300 Millionen Euro investieren, um fast ein Viertel des Unternehmens zu erwerben. In Anspielung auf das vermeintliche Übernahmeangebot der Trump-Regierung an CureVac erklärte Altmaier gegenüber den Journalisten: ‹Wir verkaufen unser Tafelsilber nicht.›!" (S. 257)

300 Millionen Euro für ein Dementi einer Fake-Meldung? So sammelt man Geld! Nimm das Uğur! CureVac hat es wirklich clever angestellt.

CureVac sammelte mit der Aktion 80 + 300 = 380 (Millionen Euro), ohne großartig Anträge zu schreiben.

Uğur *„hörte von der EU-Kommissionspräsidentin auf direktem Weg nichts"* (S. 252), weil BioNTechs Chef ein bescheidener, zurückhaltender Mann ist und lieber seine Unabhängigkeit bewahren will. So ist man gar nicht so unglücklich darüber, nicht im Fokus zu sein.

„Uğur und Özlem jedenfalls, die es stets vermieden hatten, Versprechungen zu machen, wenn sie nicht wussten, dass sie sie würden halten können, wollten die Einmischung von außen in das ‹Projekt Lightspeed› begrenzen. Sie hielten es ganz bewusst so lange wie möglich geheim und gaben erst dann etwas bekannt, wenn die Marktregularien es erforderlich machten. Ihnen war es recht, nicht mehr als die gesetzlich vorgeschriebenen Informationen zu veröffentlichen.

Das erste Beispiel für diese Zurückhaltung erfolgte am 20. März, als Uğur und Sierk Poetting fünf Tage nach der Veröffentlichung des Artikels über CureVac gebeten wurden, an einem Gespräch mit dem Kanzleramt teilzunehmen. […] das Kanzleramt wollte sich ein Bild davon machen, wie die einheimischen Entwickler vorankamen. In der Videokonferenz erkundigte sich Merkels Wirtschaftsberater Lars-Hendrik Röller höflich nach dem Stand der Dinge bei BioNTech und fragte, ob Berlin behilflich sein könne." (S. 262 f)

Bescheiden, wie Uğur ist, will er erst einmal:

„nichts Bestimmtes", ABER *„Merkels Regierung diskutierte über die Verhängung von Ausgangssperren, und die Aussicht darauf beunruhigte Özlem, deren tägliches Joggen für ihre mentale Gesundheit entscheidend war. ‹Ich würde es nicht überleben, wenn man mir das Joggen verbieten würde›, hatte sie halb im Scherz zu Uğur gesagt, als sie von dem geplanten Treffen erfuhr. ‹Herr Röller›, sagte Uğur später in dem Telefonat beschwörend, ‹egal, welche Lockdown-Maßnahmen Sie einführen, bitte lassen Sie die Leute joggen gehen.›"* (S. 253)

Wir haben es also Uğur zu verdanken, dass man allein mit Maske joggen durfte? Nicht nur das, das Joggen wurde sogar empfohlen![743] Jede Form des Individualsports war erlaubt! Danke, Uğur!

Gut, ich habe trotzdem keinen Sport getrieben. Das letzte Mal, dass ich Sport getrieben habe, war vor dem Abi und da war Kohl noch Bundeskanzler. Sinnlose Energieverschwendung, ist schlecht fürs Klima, weil da atmet man so viel CO_2 aus ...

„Auch als wenige Wochen später Gesundheitsminister Jens Spahn anrief, um sich zu erkundigen, wann BioNTech einen Impfstoff auf den Markt bringen könne, war Uğurs Wunschliste nicht sehr viel länger geworden [...]. Alles, was das Unternehmen wolle, sei, dass man es in Ruhe weiterarbeiten lasse." (S. 253)

Sierk Poetting ist als Finanzvorstand schon bodenständiger und lebt nicht im finanziellen Wolkenkuckucksheim seines Chefs, der ein wenig an Shakespeares „Timon aus Athen" erinnert. Poetting hat schon eine Wunschliste.

„Es ging um 90 Millionen Euro für den Produktionsanlauf, 50 Millionen für die Produktionskosten und 140 Millionen für die Durchführung klinischer Studien. Aber selbst nachdem BioNTech im April die erste EU-Studie für einen Covid-19-Impfstoff gestartet hatte, waren keine Angebote einer finanziellen Unterstützung in Sicht." (S. 254)

„EU-Kommissarin Gabriel vermittelte einen Kredit der Europäischen Investitionsbank in Höhe von 100 Millionen Euro, das am 11. Juni bekanntgegeben wurde." (S. 257)

90 + 50 + 140 + 100 = 380 (Millionen Euro), genauso viel, wie CureVac mit seinem Trump-PR-Stunt eingesammelt hat. Das gleicht aber das Defizit zum Zeitpunkt der Geschichte nicht aus, das auf Seite 258 mit einer halben Milliarde Euro[744] angegeben wird, was schlimm klingt, aber auch nur 500 Millionen Euro sind, die mit den 380 Millionen Euro schon fast wieder ausgebügelt waren.

„Zwei Tage vor der Ankündigung in Marburg leistete die Bundesregierung BioNTech schließlich Unterstützung in Form einer Förderung von 375 Millionen Euro." (S. 276)

Das wäre der 15. September 2020. Das macht also 380 + 375 = 755 (Millionen Euro). Da muss man sich nicht beschweren, dass Moderna staatliche Förderung erhalten hätte und BioNTech nicht.

„Im Gegensatz zu Moderna verfügte BioNTech nicht über umfangreiche Subventionen der US-Regierung." (S. 199)

Auf Seite 258 wird es dann interessant. Man behauptet:

„Um nicht als ein Kartell im Sinne des Wettbewerbsrechts eingestuft zu werden, durften BioNTech und Pfizer – die immerhin getrennte Unternehmen waren – keine Preisabsprachen für ihre jeweiligen Märkte treffen." (S. 258)

Wenn man sich aber die diversen Verträge anschaut und auch den Warp-Speed-Vertrag, hat immer Pfizer verhandelt – und zwar nur Pfizer. BioNTech wurde unter diesen Verträgen, auch unter den EU-Verträgen, subsummiert. Was soll also das Gelaber in diesem Kapitel mit dem fairen Preis (S. 258) und der nicht erwünschten Preisabsprache? Will man hier den Eindruck erwecken, dass Deutschland preislich eine Sonderstellung gehabt und einzeln verhandelt hätte?

Auch zeigt BioNTech im Juni erneut, dass sie nicht wirklich wissen, was sie da tun:

„‹Wir wussten nicht, wie hoch die Rohstoffkosten sein würden, wir kannten die Größe der einzelnen Dosen nicht, und wir wussten nicht, wie viele Dosen wir aus jeder Produktionscharge gewinnen würden›, sagt Uğur, ‹deshalb zog ich es vor, keinen Preis zu nennen. Aber die EU machte [über Deutschland] Druck.›" (S. 260)

Die EU machte über Deutschland Druck. Interessant. Schaut man in Sasha Latypovas „Letters from the Underworld"[745] findet man da eine interessante Hypothese. Sie vermutet, die EMA-Kontrolleure wurden von der Spitze der US-, UK- und EU-Regierungen unter Druck gesetzt.

Zu dem Zeitpunkt war der Vertrag zwischen Pfizer/BioNTech und der US-Regierung bzw. dem US-Militär bereits in Arbeit, schätze ich, denn dieser Vertrag wurde am 21. Juli 2020 unterschrieben. In diesem Vertrag scheint es auch so, dass es stimmt, was in vorherigen Kapiteln stand, dass BioNTech und Pfizer gleichberechtigt agieren. Im **Militärvertrag** zu Warp Speed findet man, dass BioNTech und Pfizer gemeinsame klinische Studien durchführen, zusammenarbeiten und auch gemeinsam bei der Vermarktung des Vakzins zusammenarbeiten, sobald das Produkt von den regulatorischen Behörden genehmigt wurde[746] (*„The two companies are jointly conducting clinical trials, and will also work jointly to commercialize the vaccine upon regulatory approval"*). „regulatory approval" wird im juristischen Lexikon als feststehender Term definiert.[747] Da bin ich aber raus, ob das, was hier gelaufen ist, der Definition von „regulatory approval" wirklich entspricht.

Der Preis pro Dosis wird auf Seite 260 erst einmal mit 54 Euro angegeben. Das deckt sich mit den Angaben der Tagesschau vom 20. Februar 2021, da wird der Preis mit 54,08 Euro angegeben.[748] Der Preis wurde anschließend deutlich günstiger und landete bei 15,50 Euro und noch später stieg er dann auf 19,50 Euro.[749] Die Tagesschau zitierte vertrauliche Informationen und versuchte, den Preis zu einem Skandal hochzukochen. Das, was man in Kapitel 8 auf Seite 280 f. liest, liest sich wie der Tagesschau-Bericht:

„Die ‚Bild'-Zeitung zitiert in ihrem Bericht weiter eine anonyme Quelle ‚aus Kreisen der Bundesregierung', die angeblich sage, dass allen klar gewesen sei, das [sic!] *das Angebot vom Juni ‚eine Wasserstandsmeldung' gewesen sei. Einen Beleg dafür gibt es nicht und auch BioNTech/Pfizer hatten das bisher nicht so dargestellt. Wie NDR, WDR und SZ berichtet hatten, einigten sich Pfizer und BioNTech mit der EU-Kommission bereits im Sommer auf einen endgültigen Preis in Höhe von 15,50 Euro. Auch die USA hatten im Juli 100 Millionen Impfdosen zum Preis von 19,50 US-Dollar (16 Euro) bestellt."*

Ob das so ins Buch aufgenommen wurde, um diese Wogen zu glätten, die hier im Blätterwald entstanden? Das Buch erschien am 14. September 2021 auf Deutsch und am 1. Februar 2022 auf Englisch. Vielleicht auch einfach nur eine der seltenen Stellen für den rosafarbenen Wahrheitsstift … Im Buch wird der Endpreis auf Seite 261 jedoch mit durchschnittlich 17,50 Euro benannt. Ich will aber nicht kleinlich sein, sicherlich nur Rundungsfehler, die sich bei Millionen Geimpften kaum in der Differenz aufsummieren werden. Insgesamt war BioNTech doch total bescheiden und zurückhaltend und wie es 2020 noch hieß: *„Niemand wird mit einem Corona-Impfstoff große Profite einfahren"*[750], oder wie Klabauterbach sagte: *„Die Pharmafirmen werden mit Impfstoffen nicht reich."*[751, 752] Das, was BioNTech also an Kohle gemacht hat, ist sicherlich kein Gewinn, von dem man reich werden könnte, sondern nur Erlöse, die einen von den Schulden erlösen. Erlösung ist gut für die Seele und das möglicherweise noch rudimentär vorhandene Gewissen und sicherlich für den Geldbeutel. Ich schätze, die halbe Milliarde Euro Schulden aus diesem Kapitel hat man damit abgelöst und sie haben sich somit in Wohlgefallen aufgelöst.

„Die Erlöse der Mainzer beliefen sich 2022 auf insgesamt 17,3 Milliarden Euro nach knapp 19 Milliarden im Jahr davor, wie das Unternehmen mitteilte. Unter dem Strich verbuchte Biontech einen Nettogewinn von 9,4 Milliarden Euro und damit ebenfalls etwas weniger als 2021 mit 10,3 Milliarden. Für 2023 erwartet das Unternehmen noch immer rund 5 Milliarden Euro Umsatz mit Covid-19-Impfstoffen."[753]

Oxfam rechnete durch und kam irgendwie zu einem anderen, deutlich bescheideneren Preis als Uğur von 1,20 US-Dollar.[754, 755] Ganz so bescheiden, wie Uğur hier dargestellt wird, ist er dann wohl möglicherweise doch nicht, sonst wäre er im Gehaltsranking nicht auf Platz acht im Forbes-Ranking der zehn reichsten Deutschen gelandet.[756]

Weitere präklinische Daten

Da Kapitel 7 und 8 dieses Buchs zeitlich parallel verlaufen, findet man in diesem Kapitel auch weitere Informationen zu den präklinischen Studien. Damit wären wir wieder bei der Manipulationsmethode der Informationsfragmentierung. Diese Infos sind dann teils noch im Kapitel selbst fragmentiert und über den Text verteilt wie Zuckerstreusel.

„Die Stimmung änderte sich keine zwei Wochen später, als BioNTech und Pfizer am 1. Juli der Weltöffentlichkeit bekanntgaben, dass einer ihrer Impfstoffkandidaten bei Teilnehmern an Phase-I-Studien eine starke Immunantwort auslöste. Zu diesem Zeitpunkt hatten die Unternehmen Blutproben von 45 Freiwilligen analysiert, von denen zwei Dutzend eine zweite Impfung erhalten hatten. Die zweimal Geimpften, die eine Dosis von jeweils 10 Mikrogramm des modRNA-Konstrukts erhalten hatten, das die RBD, die rezeptorbindende Domäne des Spike-Proteins darstellte – dasselbe Konstrukt, das von Alex Muik Ende Mai intern getestet worden war –, wiesen fast doppelt so viel neutralisierende Antikörper auf wie genesene Covid-19-Patienten. Bei den zweimal Geimpften, die eine Dosis von jeweils 30 Mikrogramm erhalten hatten, waren es sogar fast dreimal so viel." (S. 261)

Vieles in diesem Zitat habe ich bereits in Kapitel 7 behandelt. Viele Antikörper sind nicht unbedingt gut, es fehlen Informationen zum uRNA- und saRNA-Konstrukt, die auch diesmal nicht erwähnt werden.[757] Zudem wüsste ich gerne, was aus diesen 45 Menschen wurde, ob sie noch leben und wie es ihnen geht.

Probandin 13 namens Miriam Sachs[758, 759] scheint wohl noch zu leben und berichtete damals ausführlich über die Studie aus Sicht der Versuchsperson. Welche Variante sie erhalten hat, weiß sie natürlich nicht.

Nun sieht es bei den Antikörpern aber so aus, dass nicht einmal „viel hilft viel" zutrifft, sondern die Antikörper sehr schnell weg waren – und dass man das auch wusste und verschleiert hat.[760] Schon nach zwei Wochen begann der Antikörpertiter zu sinken und man fing an, den Menschen mit einem immer wieder aufzuladenden Duracell-Hasen zu vergleichen, wie OpenVAET es so schön ausdrückt. Wie genau auch hier „geschummelt" wurde, um das zu verschleiern, hat OpenVAET in seinem Substack[761] schön zusammengefasst. Die Details sind komplex und man muss in sehr seltsame

Dateiformate wie ADVA, JSON und dergleichen und da bin ich definitiv raus. Die Hauptaussage von OpenVAET ist folgende: orangefarbene Kurve, was man behauptete, blaue Kurve, was die „ersten Messungen an Probanden“ tatsächlich ergeben haben.

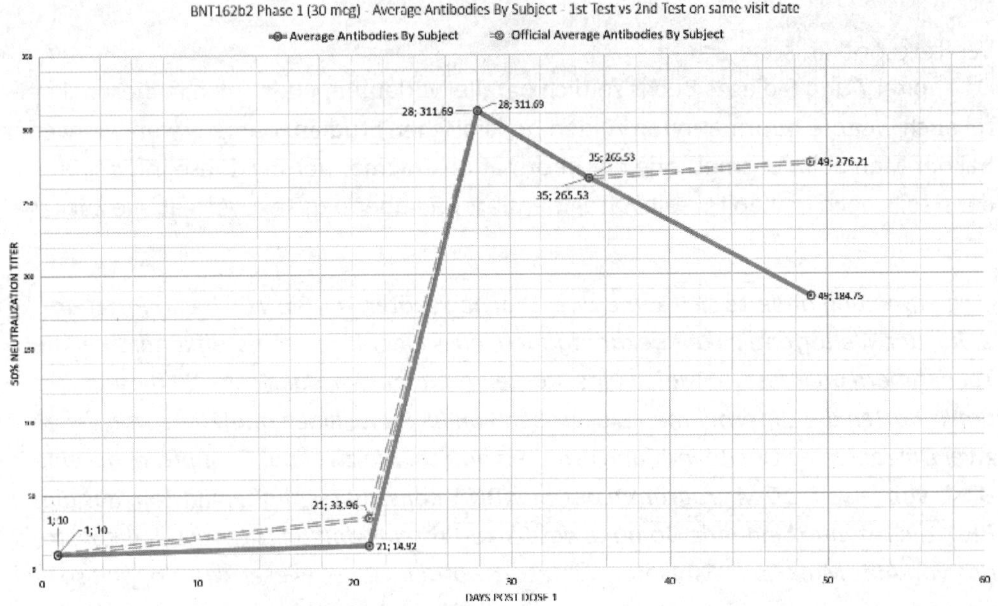

Das wurde von verschiedenen Wissenschaftlern überprüft und auf Twitter auch diskutiert. Nach zwei Wochen sank die Anzahl der Antikörper bereits, wie der Beitrag von Christine Cotton belegt:[762]

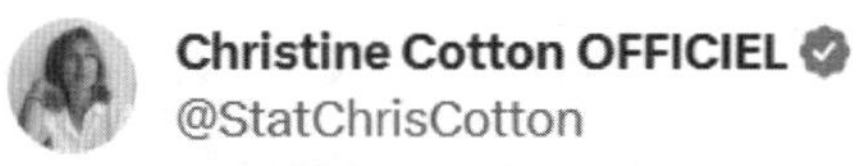

ATOMIC BOMB !
documents released to the public, analysis of SARS-CoV-2 serum neutralizing titer 50 (titer) in PHASE 1 from ADVA sas Dataset
Decrease in antibodies as early as 2 weeks post dose 2 !
@canceledmouse please check buddy
@Jikkyleaks @joshg99 @AaronSiriSG @P_McCulloughMD @DrEliDavid @DrAseemMalhotra @v_joron

Tweet übersetzen

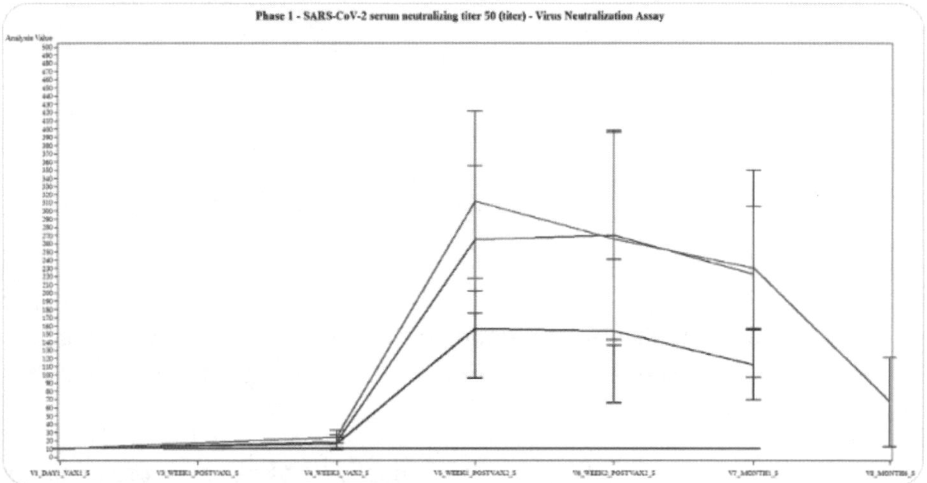

7:28 nachm. · 24. März 2023 · **87.448** Mal angezeigt

Und natürlich war auch Jikkyleaks mit dabei:[763] *„Aber jetzt kommt der Clou. Aus demselben VRBPAC-Beitrag geht hervor, dass man nach 14 Tagen nach der ersten Dosis diesen wundersamen Schutz von 95 % erhält."*

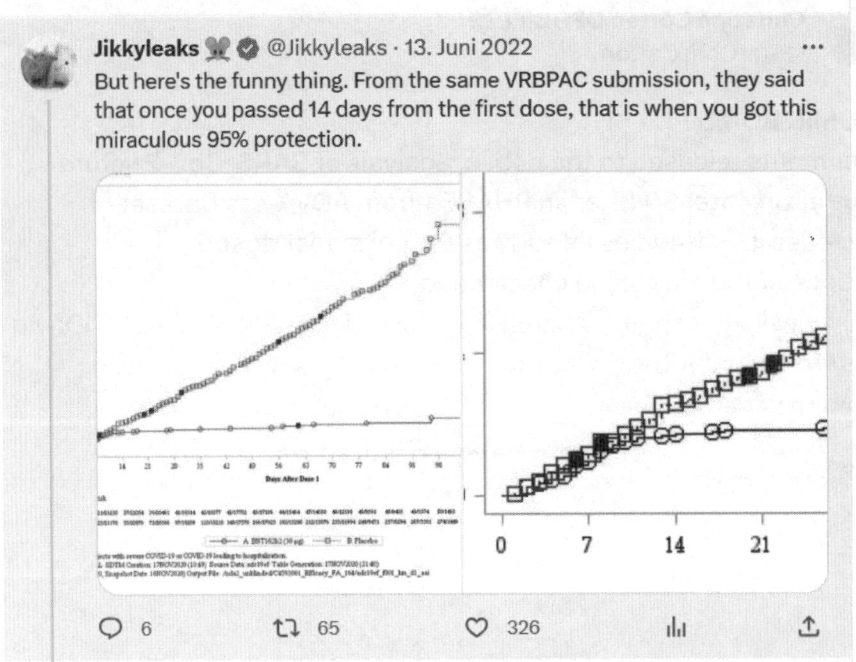

Diese Überdosierung hat nicht nur gesundheitliche, sondern, wie es scheint, auch mögliche finanzielle Konsequenzen. Doktor Beata Verhovburg hat sich das auf TKP.at ein wenig näher angeschaut.

„Für Menschen im Alter von 12-50 Jahren hätte auch 20 Mikrogramm des Comirnaty sicher ausgereicht und die Dosierung von 30 Mikrogramm war ein unnötiges Risiko, das möglicherweise Menschenleben gekostet hat. [...] Kein Wunder, denn das Spike Protein auf die Nase von Mäusen macht schwere Herzrhythmusstörungen bei nur 50 ng[764]*. [...]*

So kann sich jeder Laie erschließen, dass die Impfschäden umso größer sind, je mehr Spike durch die Impfung im Körper entsteht. [...]

Die Tatsache, dass 20 Mikrogramm den 30 Mikrogramm nicht unterlegen ist in der Wirkung, das haben Pfizer BioNTech selbst bewiesen und zwar in der klinischen Prüfung C4501017[765]*. Dies sogar mittels biostatistischem Beweis an je 351 Probanden mit ein und derselben Charge. [...]*

Warum lag er EMA also nicht daran, zu sagen, dass man für Menschen 12-50 Jahre bitte nur 0,2 ml anstatt 0,3 ml verabreicht? Das wären 9 Dosierungen pro Vial anstatt 6.

Wurde gegen Bundesrecht verstoßen – wie im Film ‚Die Firma' wegen überhöhter Abrechnung per Post verschickt. Der Schaden an Leib und Leben ist schwer nachweisbar, wird zumindest behauptet. Der Schaden im Geldbeutel der Steuerzahler aber doch recht eindeutig.

Da es hierzulande ein Staatsverbrechen ist, den Fiskus zu betrügen, mehr als Kinder zu schänden, sollte man doch davon ausgehen können, dass man diese unrechtmäßige Bereicherung durch den Verkauf von mehr Impfstoff als erforderlich, zurückfordern könnte und damit zumindest den Impfopfern auf diese Weise finanziell helfen könnte."[766]

Al Capone stürzte auch über Steuerhinterziehung.[767]

Aber all das ist eigentlich nur eine Wiederholung von Dingen, die bereits in Kapitel 7 behandelt wurden.

„Das Ärztepaar vermutete, dass B2.9 auch in der Lage sein würde, die T-Zellen – jene spezialisierten Scharfschützen der Immunarmee, die kranken Zellen den ‹Todeskuss› geben – in größerer Zahl zu mobilisieren." (S. 268)

Ähm, ich glaube, dieser Aussage widersprechen dann doch irgendwie die steigenden IL-10-Werte, die ich in Kapitel 7 besprochen habe. Da bin ich aber kein Experte und halte mich lieber raus. Beim „Todeskuss" (den man wohl den Dementoren aus „Harry Potter" entlehnt hat), frage ich mich schon, welche Zellen da nun getötet werden. Von „Todeskuss" und Zellsterben war bei ARD, ZDF, RTL und Co. irgendwie nie die Rede. Gibt man hier auf Seite 268 etwa ungewollt und unbewusst einen Autoimmunangriff zu?

„Ende März hatten Veröffentlichungen gezeigt, dass einige Personen, die an Covid-19 erkrankt waren, aber nur unter leichten Symptomen litten, T-Zell-Antworten, aber keine Antikörper aufwiesen, was auf die größere Bedeutung dieser zweiten Verteidigungslinie hindeutete." (S. 268)

Davon abgesehen, dass hier, wie gewohnt, die Quelle fehlt, habe ich das in dem einen halben Doktor-Osten-Podcast auch gehört. Meine Interpretation war aber eine andere, wie ich an der Stelle erwähnt habe. Ganz abgesehen davon, dass T-Zellen, die Schleimhautzellen töten, kein Problem sind. T-Zellen, die Gefäßzellen und Herzmuskelzellen im Herz-Kreislauf-System eliminieren, aber schon. Das wäre aber eine Transferleistung mit höherer Punktzahl in einer Klassenarbeit.

„Wie vermutet, zeigte sich, dass der Kandidat beide Arten von T-Zellen in den Kampf schickte, und zwar in größerer Stärke als B1. Damit war belegt, dass B2.9, die

modRNA, die für das gesamte Spike-Protein kodierte, ‹aus immunologischer Sicht ein fast perfekter Impfstoff ist›, sagte Uğur wenig später zu einem Freund – ein Impfstoff, der sämtliche Armeeeinheiten des Immunsystems gleichzeitig mobilisierte und seine Hoffnung weckte, dass sie gemeinsam SARS-CoV-2 besiegen würden." (S. 270)

Erneut: Viel hilft viel. Was da wirklich in immunologischer Sicht so perfekt ablief, konnte Pfizer dann in den Zulassungsdokumenten Monate später immer noch nicht sagen. Aber das Immunsystem reagierte heftig, zumindest für kurze Zeit. Die Frage ist nur: Worauf reagierte das Immunsystem? Es ist also aus immunologischer Sicht perfekt, das Immunsystem komplett aufzuscheuchen, ohne danach zu verstehen, was man wie und warum ausgelöst hat? In dieser Hinsicht bin ich dann wohl kein Perfektionist à la Uğur. Ich hätte das schon gerne gewusst, was zu den „guten" Impfnebenwirkungen geführt hat, die zeigen, dass es wirkt.[768]

Aber immerhin, auf Seite 270 findet man vielleicht auch eine Definition, was der ominöse Begriff „speed of science" möglicherweise bedeuten könnte:

„Die Wissenschaft steht an erster, die Geschwindigkeit knapp dahinter an zweiter Stelle."

Ich bin mir nicht sicher, ob das korrekt formuliert ist, ich hätte den Satz umgedreht zu „Die Geschwindigkeit steht an erster, die Wissenschaft knapp dahinter an zweiter Stelle." – das erscheint mir logischer.

Nachdem ich mich an den Varianten BNT162B2.8 und BNT162B2.9 nun wieder einmal so richtig schön abgearbeitet habe, ein kleiner Schwenk zu BNT162B1.

BNT162B1 war nur das Fragment, das an den Rezeptor bindet, also nicht das komplette Spikeprotein, aber schon modRNA.

„Einer der Impfstoffkandidaten von BioNTech schien diese Erwartung erfüllen zu können.B.1, dessen Daten am 1. Juli bekanntgegeben worden waren, hatte die von Kathrin Jansen sogenannte ‹Quick-Kill›-Strategie überlebt, bei der die in Phase I getesteten uRNA- und saRNA-Konstrukte aussortiert worden waren. Obwohl es bei drei Viertel der Patienten Fieber auslöste, war B.1 das Konstrukt, welches Großbritannien, die USA und einige andere Länder dazu veranlasst hatte, Dosen im Voraus zu bestellen, und die Investoren davon überzeugen konnte, Geld auf den Tisch zu legen. Es sollte auch in einer bevorstehenden Phase-I-Studie in China unter Federführung von Fosun verwendet werden, die nach wochenlanger Vorbereitung auf den Weg gebracht worden war.

Es gab jedoch einen Nachzügler. Wie B.1 war er auf der modRNA-Plattform aufgebaut, aber statt die kleine RBD des Coronavirus darzustellen, kodierte er für das gesamte Spike-Protein. Dieses Konstrukt hatte Uğur in letzter Minute gegen eine neuere Version, das B2.9, ausgetauscht und die Produktion in Idar-Oberstein umgestellt, nachdem Alex Muiks Tests gezeigt hatten, dass es in Mäusen bessere Antworten hervorrief. Aufgrund der Komplexität des Herstellungsprozesses war es in der ersten Studie am Menschen ganze drei Wochen nach B.1 verabreicht worden. Die Blutproben von Patienten, denen zweimal B2.9 injiziert worden war, würden erst nach einer Weile vorliegen." (S. 266)

B1 hat also bei drei Viertel der Probanden Fieber ausgelöst? Umfragen ergaben, dass B2.9 letztendlich auch nicht so viel besser war. 23 % der befragten Deutschen klagten über Nebenwirkungen nach dem „Sieger" BNT162B2.9,[769] je nach Umfrage sogar bis zu 45 %.[770] Okay, vielleicht schon ein wenig besser, kurzfristig. Wie es langfristig ausgesehen hätte? Das werden wir wohl nie erfahren.

Lustig auch: Fast viermal mehr Krankschreibungen wegen Impfnebenwirkung als wegen Corona,[771] das ist doch mal so richtig super gelaufen. Und die Krankenstände sind seitdem auch seltsamerweise eher gestiegen statt gesunken, daher ist Deutschland nun angeblich in einer Rezession, also nicht wegen der Ampel.[772]

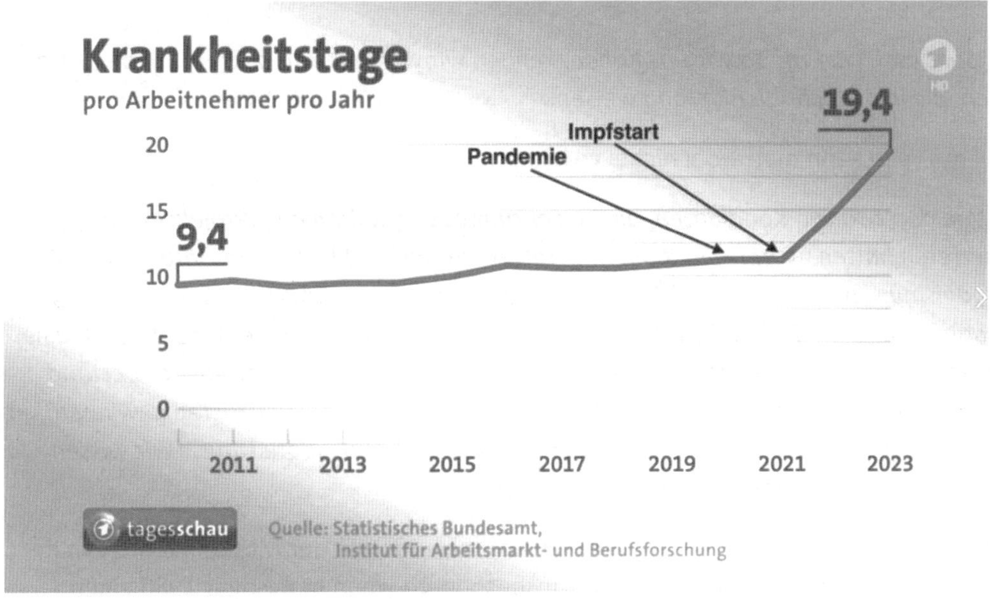

773

„Schon bald kamen die ersten Daten zum B2.9-Vakzin herein. Die Tests von Alex Muik zeigten, dass der Impfstoff hinsichtlich der Neutralisierung von Antikörpern fast so gut war wie sein modRNA-Geschwister, das B1-Vakzin. Außerdem schien er von den

Studienteilnehmern besser vertragen zu werden, denn Nebenwirkungen wie Fieber wurden seltener beobachtet." (S. 270)

Immer dann, wenn es spannend wird, fehlen die Fußzeilen, die Quellen und die Daten. Ungenauer geht es nicht. Fast so gut, besser verträglich, seltener. Das lässt sich ohne Originaldokumente dieser Studienphase schwer interpretieren.

Wer hat jedoch letztendlich entschieden, dass BNT162B2.9 der Wunschkandidat von „Deutschland sucht die Superimpfung" wurde? Pfizer oder BioNTech? Keiner von beiden. Uğur höchstselbst. Er liebt Alleingänge einfach, weil er ein Held ist!

„Nach jener Videokonferenz, in der Uğur die meisten Entscheidungsbefugnisse abgegeben hatte – was Roshni Bhakta, die Leiterin des Bereichs strategische Partnerschaften und Lizenzen bei BioNTech, damals dazu veranlasst hatte, still in sich hineinzufluchen –, hatte er sich als eines der wenigen Rechte das letzte Wort bei der Auswahl der Kandidaten für die Phase-III-Studie vorbehalten." (S. 271)

Es geht eine Weile hin und her beim Zoom-Treffen mit Pfizer am 24. Juli 2020 und Dormitzer, der schon vorher mit seinen Analysen recht hatte, mahnt erneut zur Vorsicht:

„‹Seht mal, was wir da vor uns haben, kennen wir weniger gut, aber es hat mehr Daten, die in die richtige Richtung weisen.›"[774]

Dem Typen kann man wohl nichts vorwerfen.

„Von den zwanzig Kandidaten, die im Februar das Labyrinth des ‹Projekts Lightspeed› betreten hatten, waren vier klinisch getestet worden. [...] Würde das Virus einen Mechanismus entwickeln, um sich dem Zugriff des Immunsystems zu entziehen? B2.9, sagte Uğur damals zu seinen Kollegen, sei ‹so gut, wie es kaum besser geht›, um eine spezialisierte Streitmacht zu mobilisieren: Antikörper und T-Zellen. Aber es bestand immer noch eine Chance, dass SARS-CoV-2 das evolutionäre Wettrüsten gewinnen würde. ‹Wir kennen die andere Seite der Gleichung nicht›, sagte Uğur. ‹Wir wissen nicht, wie sich der Feind verhalten wird.›" (S. 272)

Also, ich wusste das von Anfang an, da muss man nur von der Mutationsrate von Influenza extrapolieren. Das ist einfach, insbesondere wenn man sogar 1980 einen Fernkurs in Mathematik hatte. Dazu ein wenig Selektionsdruck addieren und mit Darwins Überleben des besser Angepassten würzen. Und die Antwort auf *„Würde das Virus einen Mechanismus entwickeln, um sich dem Zugriff des Immunsystems zu entziehen?"* lautet: JA, GANZ BESTIMMT!

Die Vetterleswirtschaft bei den Verträgen

„Großbritannien war das erste Land, das einen Vertrag unterzeichnete. Kate Bingham, die von Premierminister Boris Johnson zur Leiterin der britischen Impfstoff-Taskforce ernannt worden war, war eine alte Bekannte von Sean Marett und als Risikokapital-Geberin tätig gewesen." (S. 261)

Da wären wir wieder beim Thema Seilschaften. Ist ja schon irgendwie praktisch, dass sich Kate und Sean von früher kennen und das auf dem kleinen Dienstweg erledigen können, weil Kate nicht so auf *„bürokratischen Bullshit"*[775] steht und supergut vernetzt ist. Ja, vielleicht hat sie ein paar Insiderinfos mit Investoren geteilt und ja, manchmal müssen dann andere die Scherben hinter ihr aufkehren.[776] Kate war bis Dezember 2020 bei der Impfstoff-Taskforce und ist nun Managing Partner bei einer Life-Sciences-Venture-Capital-Firma namens SV Health Investors.[777, 778] Das war sicherlich kein Drehtürjob und hat ganz bestimmt auch keinerlei Interessenkonflikte mit sich gebracht, das können diese Topleute sachlich trennen.

Im November 2022 war sie jedenfalls immer noch voll auf Schlumpfstoff eingestellt und pro Impfung und machte sich Sorgen, ob Großbritannien für die nächste Welle (an Covid und Investitionen in Impfstoffe) gerüstet wäre.

Wie lief das so zwischen Kate und Sean? Ungefähr so wie bei Flintenuschi und Bourla, nämlich per SMS und per Chat (S. 262), also hochprofessionell, wie man das von Fachpersonal erwarten würde.

„‹Ich habe ihn regelrecht gejagt›, sagt die Biochemikerin. Mit vier verschiedenen mRNA-Kandidaten, die sich noch in klinischen Studien befanden, war Marett ‹nicht darauf erpicht, Verträge zu unterzeichnen, bevor nicht klar war, was er tatsächlich verkaufen würde›, sagt sie. Doch am 20. Juli, nachdem sich herausgestellt hatte, dass mindestens ein Impfstoff in Phase-I-Studien eine Immunantwort auslöste, wurde ein Vertrag für 30 Millionen Dosen unterzeichnet. Das ‹Projekt Lightspeed› hatte seinen ersten Kunden." (S. 262)

Wann war wohl der Zeitpunkt, als sie das den Investoren gesteckt hat?

„Pfizer in den Vereinigten Staaten erhielt ähnlich dringliche Anfragen von der ‹Operation Warp Speed›, der vom Weißen Haus unter Trump am 15. Mai eingerichteten Taskforce für Covid-19-Impfstoffe und Therapien." (S. 262)

Unterzeichnet wurde dann laut Vertrag am 21. Juli 2020. Moncef Slaoui war mit Operation Warp Speed beauftragt worden. Slaoui war vom Fach, ein ehemaliger Impfstoffentwickler und Immunologe, der jahrelang für GSK gearbeitet hatte.[779] Ja, er war auch im Aufsichtsrat von Moderna,[780] aber er hat, bevor er die Leitung von Warp

Speed übernahm, seine Moderna-Aktien verkauft. Daher war er sicherlich total unvoreingenommen, was die modRNA-Technologie angeht. Dieser Moncef Slaoui, den GSK dann im darauffolgenden Jahr 2021 wegen sexueller Belästigung feuerte.[781, 782] Der Biden Administration gegenüber hat er sich aber fair verhalten und das Projekt mit Übergangszeit übergeben.[783]

„‹Es war völlig klar›, sagt Slaoui, ‹dass man auf Moderna und BioNTech setzen sollte.›" (S. 262)

Die Begründung, warum das *„völlig klar war"*, fehlt hier leider und mir ist es nicht wirklich „völlig klar". Er ist aber der Impfstoffentwickler mit jahrelanger Industrieerfahrung bei GSK und nicht ich. Er wird schon wissen, wovon er da redet, schätze ich.

„Albert Bourla jedoch war strikt gegen diese Form der Finanzierung. ‹Es war die Zeit der Trump-Regierung, und es standen Wahlen an, das politische Umfeld war also sehr, sehr aufgeladen›, erinnert er sich. ‹Ich wusste, wenn wir das Geld nehmen würden, würden sie einen Platz am Tisch wollen›, sagt der Pfizer-Chef, der diese Entscheidung ohne Rücksprache mit Uğur traf. Er habe seine ‹Wissenschaftler nicht mit dieser Bürokratie belasten› wollen. Stattdessen teilte Bourla Slaoui mit, er wolle einen einfachen Kaufvertrag mit den Vereinigten Staaten schließen." (S. 262)

Also mir liegt der Vertrag vor. Ich habe aber keine Ahnung von Vertragsrecht und Verträgen mit der Pharma. Geschlossen wurde der Vertrag aber mit dem **US-Militär** als *„Joint mission between the Department of Health and Human Services and Department of Defense"*. Normal scheint mir das als Laie nicht unbedingt zu sein, dass das Militär involviert ist. Das ist aber nur meine unqualifizierte Meinung als Laie.

In Deutschland war übrigens auch die Bundeswehr beteiligt, das haben die meisten aber irgendwie nicht so richtig mitbekommen. Bis zum 1. Mai 2021 war die Covid-Impfung eine reine Bundeswehrangelegenheit, wie eine Anfrage über „Frag den Staat" bestätigt.

„Dem Paul-Ehrlich-Institut liegen keine Informationen vor, wie viele Chargen in Deutschland tatsächlich verimpft wurden. Aussagen sind möglich zur Zahl ausgelieferter Chargen, seit die Distribution der COVID-19-Impfstoffe mit Wirkung zum 01.05.2022 von der Bundeswehr auf das Zentrum für Pandemie-Impfstoffe und -Therapeutika (ZEPAI) am Paul-Ehrlich-Institut übergegangen ist. ***Für den Zeitraum vor dem 01.05.2022 wenden Sie sich bitte an die Bundeswehr*** [Hervorhebung von mir]."[784]

Hängt vielleicht mit dem EU-Programm HERA[785] zusammen?

Helen hat die Chronologie des Bundeswehreinsatzes im Zusammenhang mit Covid auf ihrem Substack zusammengestellt,[786] wenn auch nicht direkt chronologisch.

„Am 3. März 2020 wurde Dr. Hans-Ulrich Holtherm offiziell von Minister Jens Spahn als Leiter der neuen Abteilung ‚Gesundheitsschutz, Gesundheitssicherheit, Nachhaltigkeit' im Bundesgesundheitsministerium (BMG) begrüßt."[787]

Sicherlich nur Zufall, dass ein Generalarzt[788] mit Erfahrung in der Biowaffenforschung das Coronaprojekt im BMG übernommen hat und die Plörre anfangs vom Militär verteilt und verspritzt wurde.

Normal scheint mir auch nicht zu sein, dass

„Slaoui [...] in engem Kontakt mit Kate Bingham stand (und sagt, er habe kaum je mit einem seiner EU-Kollegen gesprochen)" (S. 263).

Für mich riecht das nach „Vetterleswirtschaft", wie man das in Baden nennt.

„Beide Länder handelten schnell, weil ihre Taskforces von ‹Leuten aus der Industrie› geleitet wurden, wie Marett sagt, und beide auf absoluter Unabhängigkeit von ihren politischen Vorgesetzten bestanden." (S. 263)

Das hat Marett aber schön formuliert mit der *„Unabhängigkeit von ihren politischen Vorgesetzten"*, wenn man bedenkt, für wen die beiden sonst noch gearbeitet haben und arbeiten. Von wem waren sie denn dann abhängig, wenn nicht von der Politik?

Aber sicherlich können erfahrene Topwissenschaftler ihre Interessenkonflikte sauber trennen und haben Übungen in Selbstanalyse und Selbstreflexion gemacht, wie man sie im Lehrerseminar im Referendariat über sich ergehen lassen muss.

„Das Impfstoff-Beschaffungsteam der Europäischen Union hatte diesen Luxus nicht. Es war unmittelbar rechenschaftspflichtig gegenüber den gewählten Vertretern der 27 Mitgliedstaaten, von denen einige Entwickler aus den eigenen Ländern wie die französischen Unternehmen Sanofi und Valneva bevorzugten. Die Verhandler, wohl wissend, dass große Bereiche ihrer Tätigkeit an die Öffentlichkeit dringen konnten, wenn die EU-Abgeordneten ihren Schriftverkehr anforderten, zögerten, einen mRNA-basierten Impfstoff zu unterstützen, für dessen Wirksamkeit noch keine Daten aus der realen Welt vorlagen, und gaben keine frühzeitige Bestellung auf." (S. 263)

Die Verhandler? Plural? Habe ich da was verpasst? Das wurde doch zwischen Flintenuschi und dem Albert Bourla per (mittlerweile gelöschter) SMS-Mauschelei verabredet, daher hat die NY Times sie auch verklagt.[789, 790] Das EU-Parlament fand es am

24. Juli 2023 dann aber total okay, dass Uschi ihre SMS geheim halten darf, und stimmte gegen die Veröffentlichung der SMS.[791]

Die EMA konnte zwar fehlende Daten rügen, das hatte aber keinen Einfluss auf die Zulassung, die Druck von oben bekam, wer oder was auch immer dieses „oben" war. Mit Löschen von E-Mails hat Uschi von den Leinen ja mittlerweile Übung und Erfahrung. Damit ließ sich schon die Berateraffäre bei der Bundeswehr ins Wohlgefallen löschen[792] bzw. wie die Welt es so schön ausdrückt: *„Von der Leyen hat ihr Telefon ordentlich aufgeräumt."*[793] Datensparsamkeit hat bei Uschi wohl Tradition, wenn es um das Recht des Fußvolks geht, zu erfahren, was ihr Souverän so treibt.

Im Übrigen liest sich das mit dem Mitspracherecht der EU-Staaten bei Deutschlandfunk (also bei den zwangsabgabenfinanzierten Systemmedien, nichts Schwurblerquelle) dann doch irgendwie anders als in diesem Buchkapitel:

„‚Am Ende des Tages hatten wir keinerlei Mitbestimmungsrecht'

Heinlein: Hat das Parlament damit versagt bei der Kontrolle der Verträge mit den Impfstoffherstellern? Hätten Sie genauer hinsehen müssen und auf die Einsicht in die Verträge bestehen müssen?

Paulus: Wir haben ja darauf bestanden, beziehungsweise wir haben schon im letzten Jahr, schon im Sommer gesagt, wir wollen diese Transparenz haben. Da sind wir noch als pharmafeindlich beschimpft worden. In der letzten Plenardebatte haben sich dann alle Fraktionen unzufrieden mit der Intransparenz geäußert. Aber am Ende des Tages hatten wir ja überhaupt keinerlei Mitbestimmungsrecht, denn die Vorverträge sind geschlossen worden von der Kommission mit den Herstellern, so dass die Mitgliedsstaaten dann anhand dieser Vorverträge Bestellungen aufgeben konnten

[...]

Intransparenz, hat leider eine lange Tradition'

Heinlein: Haben Sie, Frau Paulus, eine Erklärung für diese Geheimhaltungstaktik der Kommission? Hat die Kommission vielleicht schlecht verhandelt mit den Pharmakonzernen und will deshalb die Details der Verträge geheim halten?

Paulus: Nach den Informationen, die uns vorliegen, ist es so, dass die Hersteller selber sagen, wir möchten nicht, dass so viel öffentlich gemacht wird, und unsere Hoffnung ist ja, dass dadurch, dass Curevac jetzt zumindest mal einen Teileinblick gewährt, auch die anderen Hersteller ein bisschen mehr Druck hinten dran haben, dass sie die Verträge auch zur Veröffentlichung oder zur teilweisen Veröffentlichung freigeben.

Aber das hat leider eine lange Tradition, dass die Kommission beziehungsweise die Generaldirektionen da ein bisschen zurückhaltend sind, was Transparenz angeht.".[794]

Diese Intransparenz klingt in Kapitel 8 dann irgendwie deutlich positiver, wenn der Autor des Kapitels es so formuliert:

„Monate später räumte Kommissionspräsidentin von der Leyen gegenüber der Süddeutschen Zeitung ein, dass Europa seine Befugnisse zu zögerlich wahrgenommen habe. ‹Ein Land kann ein Schnellboot sein›, sagte sie, aber ‹die EU ist mehr ein Tanker.›"[795] (S. 277)

Der Autor dieses Kapitels kann gar nicht verstehen, warum sich die Öffentlichkeit wegen der Verträge denn so künstlich aufregt!

„Monate später, als die Öffentlichkeit angesichts einiger Klauseln in den Verträgen mit Impfstoffherstellern aufschrie, schien die Angst der EU-Beamten vor kühnen Wetten ironischerweise gerechtfertigt zu werden. Vielleicht ahnten sie, dass es in dem unwahrscheinlichen Fall, dass der Impfstoff gesunden Menschen schadete, einen langwierigen Streit darüber geben würde, wer die Verantwortung trug. Eine Klagewelle konnte die Werte eines Pharmariesen kurzzeitig in den Keller rasseln lassen, für ein Biotech-Unternehmen war sie möglicherweise tödlich. Damit im Fall eines gesundheitlichen Notstands alles lief wie geschmiert, garantierten Großbritannien und die Vereinigten Staaten den Herstellern eine Haftungsfreistellung, während die EU beschloss, AstraZeneca in einem solchen Fall zu entschädigen." (S. 264)

Genau, der UNWAHRSCHEINLICHE Fall, dass der Impfstoff gesunden Menschen schadete. Ich widerhole mich ja echt ungern, ABER ich muss in diesem Zusammenhang an Kapitel 3 erinnern:

„Die kleinste Ungenauigkeit bei der Entwicklung eines neuen prophylaktischen Arzneimittels konnte sich als fatal erweisen. Forscher hatten jahrelang versucht, diesen Fallstrick zu umgehen, meist über den Weg von Versuch und Irrtum. Doch diese Zeit hatte BioNTech nicht. Es hatte genau eine Chance, einen Notfall-Impfstoff zu entwickeln, bevor das Virus sich zu weit verbreitet hatte, um es aufzuhalten." (S. 101)

„Das Mantra lautete: ‹Erst das Schnellste, dann das Beste.› BioNTech würde nicht auf das perfekte Konstrukt warten." (S. 113)

„Im Gespräch mit zwei seiner engsten Mitarbeiter […] hatte Uğur drei Möglichkeiten aufgezeigt.

Die erste und optimistischste war die Annahme, dass das Unternehmen Glück hatte – bereits die erste Version seines Impfstoffdesigns, wie simpel er auch sein mochte, würde nicht zu ADE oder anderen gravierenden Ereignissen führen.

Die zweite und pessimistischste hingegen lautete, dass der Impfstoff gegen SARS-CoV-2 ADE verursachen würde, unabhängig davon, was man unternahm, um dies zu verhindern [Hervorhebung von mir].

Die dritte und für die Wissenschaftlerseele aufregendste war, dass ein sorgfältig durchdachtes Vakzin diese Risiken umgehen würde." (S. 101)

Klingt für mich jetzt nicht so wirklich UNWAHRSCHEINLICH, sondern als eine von drei Möglichkeiten. Rechnet man die historischen Fehlschläge hinzu, steigt die Wahrscheinlichkeit noch, würde ich sagen. Ich würde da mit bedingten Wahrscheinlichkeiten arbeiten, wenn ich noch wüsste, wie das genau geht.

Auf Seite 267 wird dann doch tatsächlich noch Folgendes behauptet:

„Für Uğur und Özlem war die Antwort ein klares Ja. Erstens waren Daten aus den Studien von BioNTech und anderen Impfstoffentwicklern eingetroffen, die zeigten, dass Impfstoffe, die für das gesamte Spike-Protein kodieren wie B2.9, keine infektionsverstärkenden Antikörper bildeten – jenes potenziell gefährliche Phänomen, das die beiden zu Beginn des ‹Projekts Lightspeed› nächtelang wach gehalten hatte. Einer der Gründe, warum sie B.1, das auf die kleinere RBD abzielt, unter die Finalisten von Phase I aufgenommen hatten, lag darin, dass sie die Wahrscheinlichkeit dieses gefürchteten Effekts verringern wollten[.]" (S. 267)

Diese Passage ist wirklich nicht gut gealtert und die Amyloidose durch fehlgefaltete Proteine ist da noch gar nicht bedacht.

Umso erstaunlicher, wenn es doch laut Daten keine ADE gab, warum dann die Freistellung von der Haftung. Sieht doch eigentlich super aus.

Über welche Klauseln haben sich die Leute denn so aufgeregt, nachdem die Verträge von Ehden Biber geleakt wurden?[796]

„Pfizer verlangt für die Verträge eine Geheimhaltungsfrist von zehn Jahren. In Israel soll sie sogar 30 Jahre betragen. [...] Der Pharmariese hat laut Dokument fast unumschränkte Freiheiten, der Käufer ist der Willkür der Firma ausgeliefert und trägt das alleinige Risiko.

So ist dem Käufer in der Frühphase der Erforschung untersagt, den Vertrag aufzulösen, sollte ein anderes Vakzin früher fertiggestellt oder zugelassen werden."[797]

1.6.7 Waiver: *„Die Kommission erkennt an und erklärt sich damit einverstanden, dass die Bemühungen des Auftragnehmers um die Entwicklung und Herstellung des Impfstoffs ein ehrgeiziges Ziel darstellen und mit erheblichen Risiken und Unwägbarkeiten verbunden sind. (Original: „The Commission acknowledges and agrees that the Contractor's efforts to develop and manufacture the Vaccine are aspirational in nature and subject to significant risks and uncertainties."*[798])

Es gab darüber hinaus wohl auch länderspezifische interessante Klauseln wie Verbote, die Plörre zu testen[799] oder Militärbasen als Pfand zu hinterlegen, so n-tv:

„Pfizer wollte den Recherchen zufolge in manchen Fällen, dass Regierungen dem Konzern ihre Botschaftsgebäude und Militärbasen im Ausland oder Teile ihrer Nationalbankreserven als Sicherheiten überschreiben, falls sie verklagt würden."[800]

Bei n-tv klingt das Verhandlungsgebaren von Pfizer nicht ganz so nett wie in diesem Buchkapitel beschrieben:

„Der US-Pharmakonzern Pfizer verhandelt in Lateinamerika mit extremen Mitteln. ‚Sie werden wegen euch sterben', sollen seine Verhandler zu einer Regierung gesagt haben. Zwei Staaten brachen die Gespräche ab, weil Pfizer immer mehr forderte, sich aber kaum bewegte."[801]

Indien ließ sich aber nicht über den Tisch ziehen. Man verweigerte dem Konzern die Freistellung von Schadensersatzansprüchen. Das war Pfizer dann doch zu riskant und man verzichtete lieber komplett auf den indischen Markt.[802] Warum nur? Das Mittel war doch angeblich sicher und effektiv?

Warum steht denn dann im Vertag mit den EU-Staaten:

„Der teilnehmende Mitgliedsstaat erkennt an, dass der Impfstoff und die mit dem Impfstoff zusammenhängenden Materialien sowie ihre Komponenten und Bestandteile aufgrund der Notsituation der COVID-19-Pandemie rasch entwickelt und nach der Bereitstellung des Impfstoffs an die teilnehmenden Mitgliedstaaten im Rahmen des APA weiter untersucht werden. Der teilnehmende Mitgliedsstaat erkennt ferner an, dass die langfristigen Auswirkungen und die Wirksamkeit des Impfstoffs derzeit nicht bekannt sind und dass der Impfstoff unerwünschte Wirkungen haben kann, die derzeit nicht bekannt sind. Weiterhin, soweit anwendbar, erkennt der Teilnehmerstaat an, dass der Impfstoff nicht in Serie produziert werden wird."[803]

DAS klingt irgendwie nicht nach sicher, effektiv und nebenwirkungsfrei.

Pfizer schreibt in diesem Vertrag also, dass die Injektionen nicht die gleichen sein werden wie jene der klinischen Studie, die schon nicht die gleichen waren wie in den

Tierversuchen. Man baut also an einem Flugzeug, das schon fliegt, mit Baustoffen, die so nicht in den Plänen zum Bau des Flugzeugs vorgesehen waren.

Ferner geben sie zu, dass sie keine Informationen zu den Langzeitfolgen haben, keine Aussagen über die Effektivität (Selbstschutz, Fremdschutz) treffen können und es durchaus noch unbekannte Nebenwirkungen geben kann. Und darauf beruhten dann der Impfpass und 1G und 2G, das wussten die EU-Staaten also definitiv. Das steht in den Verträgen.

Die Mitgliedstaaten haben, bzw. die EU hat, dennoch unterschrieben. Zu diesem Zeitpunkt lag der FDA die Post-Marketing-Studie bereits vor. Warum diese Passage in der aktuell vorliegenden Version von 2021 noch Bestand hat, darüber kann nur spekuliert werden. Der deutsche Vertrag mit Pfizer dürfte identisch mit dem slowenischen sein.[804]

(Ja, ich zitiere mich hier selbst mit Copy-and-paste, weil ich zu faul bin, das Ganze noch einmal komplett neu zu schreiben oder zu paraphrasieren. Ich habe mir die Erlaubnis zum Plagiieren aus meinem eigenen Artikel großzügig erteilt, weil ich meine Faulheit kenne und respektiere.)

Und was ich mich übrigens auch noch frage ... Was genau wollte Pfizer mit südamerikanischen Militärstützpunkten anfangen?! Schlumpfung mittels Langstreckenraketen in die Arme der Menschen schießen? Damit drohen, die Plörre mittels Kampfjets als Aerosol über Städten auszubringen?

TOTAL unverständlich für den Autor dieses Kapitels, dass sich die Öffentlichkeit über solche total normalen Vertragsklauseln dermaßen aufregen könnte!

Was der Autor verschweigt, ist eine Klausel im EMA-Vertrag, die mit dem Wissen dieses Kapitels für BioNTech/Pfizer zu einem Problem werden könnte:

*„Eine solche Entschädigung steht den freigestellten Personen nicht zu, wenn (1) die Verluste durch **vorsätzliches Fehlverhalten**, wie in Artikel I.12.3 definiert, durch solch eine freigestellte Person verursacht wurden; oder (11) die Verluste durch einen **wesentlichen Verstoß gegen die gute Herstellungspraxis** (wie sie zum Zeitpunkt der Herstellung angewandt wurde) vor der Zertifizierung der Chargenfreigabe des Impfstoffs gemäß den Anforderungen in Titel IV der Richtlinie 2001/83/EG verursacht wurden, was zu einem Qualitätsmangel des Impfstoffs zum Zeitpunkt jeder Lieferung geführt hat und eine Entscheidung der zuständigen Regulierungsbehörde zur Folge hatte, die Lieferung des Impfstoffs zurückzurufen oder auszusetzen, oder zu einem Widerruf oder einer Aussetzung der Zulassung durch die Europäische Kommission.“*

*(„Such indemnification will not be available to the Indemnified Persons to the extent that (1) the Losses were caused by the **Wilful Misconduct**, as defined in Article I.12.3, of such Indemnified Person; or (11) the Losses were caused by **a material breach of Good Manufacturing Practice** (as applied at the time of manufacture) before certification of batch-release of the Vaccine according to the requirements set out in Title IV of Directive 2001/83/EC, leading to **a Quality Defect in the Vaccine** at the time of each delivery and resulting in a determination by the competent regulatory authority to recall or suspend the supply of the Vaccine, or in a withdrawal or suspension of the Authorisation by the European Commission."*[805])

An dieser Stelle komme ich auf meine mittlerweile über zwei Jahre alte Frage zurück, die mir niemand beantworten kann – immer noch nicht. Nicht einmal Sasha Latypova. **Sind die Nanolipide und anderen Substanzen und Substanzklassen, die verwendet wurden, pharmazeutische oder „biotech" Qualität?** Wäre auch nur eine Chemikalie „biotech" Qualität, wäre das ein GMP-Verstoß und damit wäre die Schadensfreistellung der Hersteller hinfällig.

Warum wohl sind die Sicherheitsdatenblätter dieser Substanzen von den benannten Herstellern nicht zu bekommen? Ich habe Merck und Evonik mehrfach angemailt und andere Leute auch. Die mauern und schweigen.

Des Weiteren, ist das Ignorieren der absoluten Grundlagen des Protein-Designs vorsätzliches Fehlverhalten?

Nein, ich bin nicht selbstmordgefährdet, war ich auch nie. Nicht einmal dieses Buch schafft es, dass ich depressiv werde – und das will schon was heißen.

„Ihre Ergebnisse rückten das Geschacher um Euro und Cent in ein wenig schmeichelhaftes Licht. Drei Milliarden ‹jährliche Impfdurchläufe›, so schrieben die Wissenschaftler, haben ‹einen globalen Nutzen von 17,4 Billionen Dollar›. Pro geimpfter Person, so schätzten sie, beträgt der durchschnittliche Nutzen satte 5800 Dollar."[806] (S. 265)

Ich halte dagegen: Uğurs preisgekrönte Heilspritze hat 147 Milliarden US-Dollar wirtschaftlichen Schaden angerichtet und 26,6 Millionen Menschen verletzt, 1,36 Millionen Menschen zu möglicherweise lebenslangen Krüppeln gemacht und zu einer Übersterblichkeit von 300.000 Menschen geführt – und das allein im Jahr 2022.[807, 808] Für Deutschland sehen die Daten mit circa 100.000 Toten für 2021 bis 2022 recht ähnlich aus.[809] Schaut irgendwie nicht so gut aus mit Uğurs Kalkulation von 5.800 US-Dollar Nutzen pro Person. Und wenn man so einer Analyse nicht traut, wie wäre es mit offiziellen Regierungsdaten?

„Berichte der Regierungen der USA, Kanadas, Australiens, Neuseelands, des Vereinigten Königreichs und der meisten europäischen Länder haben die Alarmglocken schrillen lassen, da sie bestätigen, dass seit der massenhaften Einführung der Covid-19-Injektionen 2 Millionen überzählige Todesfälle zu verzeichnen sind.“[810]

Ich gehe davon aus, dass es sich um altersbereinigte Übersterblichkeit handelt, das Argument, dass die halt schon alt waren und die Gesellschaften des Westens überaltert sind, greift hierbei nicht. Komplett doof sind die staatlichen statistischen Ämter dann nun doch nicht.

Irgendwie „ironisch“ ist Uğurs Kommentar:

„Covid ist ein Notfall [...] aber Krebs ist der größere Killer.“ (S. 258)

Letztendlich gehen viele der Übersterblichkeitsfälle tatsächlich auf den größten Killer zurück, nämlich Krebs[811, 812, 813, 814, 815] – ausgelöst von seiner Heilspritze gegen Covid. Zwei Fliegen mit einer Klappe geschlagen, würde ich sagen. Pfizer hat übrigens die Biotechfirma Seagan mit ihrem neuen Krebsmedikament für 43 Milliarden Dollar gekauft.[816] Zufälle gibt's.

Gab es eine Einflussname auf die US-Wahlen?

Kein aktuelles Sachbuch in Deutschland kommt ohne Trump-Bashing durch den Zensor. Das Lustige an den nun folgenden Passagen ist, dass man mittlerweile beweisen kann, dass Trump (mal wieder) recht hatte.

„Am Samstagmorgen, dem 22. August, setzte Donald Trump angesichts seiner anhaltend schlechten Umfragewerte einen Tweet ab, in dem er die amerikanische Arzneimittelbehörde FDA beschuldigte, die Entwicklung von Corona-Medikamenten zu verzögern, um seine Aussicht auf einen Sieg bei den bevorstehenden Präsidentschaftswahlen zu schmälern. ‹Der Deep State oder wer auch immer bei der FDA macht es den Arzneimittelherstellern sehr schwer, Leute zu bekommen, um Impfstoffe und Medikamente zu testen›, schrieb er. Die FDA hoffe offensichtlich, so Trump weiter, eine positive Nachricht bis nach dem 3. November hinauszuzögern. Zusätzlich verärgert über die Entscheidung der Arzneimittelbehörde, die Notfallgenehmigung für das Malariamedikament Hydroxychloroquin, das der Präsident zur Behandlung von Covid-19 angepriesen hatte, zu widerrufen, schloss Trump in seinem Tweet auch den Behördenchef Stephen Hahn ein und entfachte damit einen Sturm der Entrüstung in den sozialen Medien.“ (S. 277 f.)

Sogar das Wissenschaftsmagazin Science sah sich genötigt, seine Faktenchecker-meute auf Trump zu hetzen.[817] Wenn einem Faktenchecker auf den Hals gehetzt werden, dann hat man da getroffen, wo es dem Deep State wehtut.

Die Schlumpfstoffhersteller sehen sich dementsprechend auch gezwungen, zu kontern. Sie verfassen ein gemeinsames Dokument, von dessen Existenz ich überhaupt erst durch dieses Buch erfahren habe:

„‹Wir, die unterzeichnenden biopharmazeutischen Unternehmen›, hieß es darin, ‹möchten unser fortwährendes Engagement für die Entwicklung und Erprobung potenzieller Impfstoffe gegen Covid-19 im Einklang mit hohen ethischen Standards und soliden wissenschaftlichen Grundsätzen deutlich machen.› Die Unterzeichner versicherten, keine Abstriche bei der Sicherheit zu machen und nicht zu versuchen, die gesetzlichen Vorschriften zu umgehen. Trump wurde zwar nicht namentlich erwähnt, aber der Subtext war überdeutlich. Die Chefs von Johnson & Johnson, AstraZeneca, GlaxoSmithKline, Merck, Moderna, Novavax und Sanofi hätten einer Unterzeichnung zugestimmt, sagte Bourla." (S. 278)

Dieses Dokument gibt es wirklich![818, 819] Man erschuf auch gleich den passenden Hashtag #WeStandWithScience. Gleich mal den rosafarbenen Stift gezückt.

Kann man sie auf diese Deklaration bei den Schadensersatzansprüchen festnageln? Ethische Standards, solide wissenschaftliche Grundsätze, keine Abstriche bei der Sicherheit, sich an Vorschriften halten ... Wenn ich so auf die letzten Seiten zurückblicke ... Irgendwie passt mir die Deklaration nicht zu den Dingen, die ich bisher geschrieben habe. Ich glaube, ich muss hier nicht ins Detail gehen, das steht alles bereits in den vorherigen Kapiteln des Buchs.

Und wie sieht es mit Trumps Behauptungen tatsächlich aus? Dem hat sich der DailyClout/War Room von Naomie Wolf in Bericht 42[820] gewidmet.

Sieht gut aus für Trump.

Hat Pfizer versucht, die 2020-Wahlen in den USA mit dem Timing seiner Impfstoffankündigung zu beeinflussen?[821]

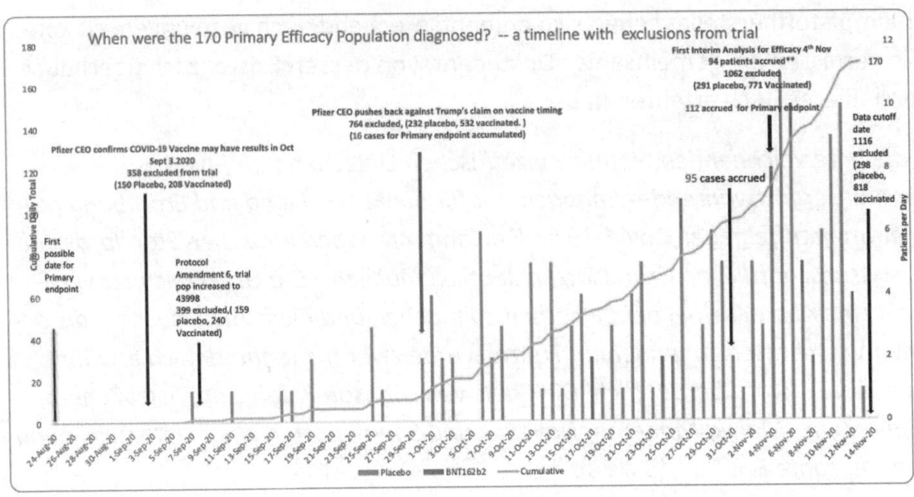

**FDA Decision Memorandum, page 17, 11 Dec 2020*

Davon abgesehen, dass die Zulassung gerade einmal auf 170 von 43.000 Probanden beruhte und bei den 170 noch welche dabei waren, die man wegen Protokollverstößen gar nicht hätte zählen dürfen ... Ja, man hat die Daten bis nach der Wahl herausgezögert. Doktor Jeyanthi Kunadhasan dröselt das in ihrem Video sehr genau auf.[822] Laut Doktor Kunadhasan müssen Ende Oktober bereits 62 Fälle vorhanden gewesen sein, anders als in diesem Buch behauptet wird:

„Am 27. Oktober teilte er den Analysten mit, dass ‹wir im Moment keine 32 Fälle haben›. Das Monatsende kam und ging, ohne dass ein Ergebnis vorlag. Als der Wahltag näher rückte, begann die Gerüchteküche zu brodeln." (S. 282)

„Slaoui, der zuvor mit seinem Rücktritt gedroht hatte, falls es auch nur den Hauch einer Einmischung in das Prüfverfahren für den Impfstoff geben sollte, sagt, er habe auch die wissenschaftliche Begründung dafür erläutert, warum man 62 bestätigte Fälle abwarten müsse. Auf die Frage, ob Pfizer mit dem Aufschub einer Ankündigung Politik mache, antwortete er: ‹Bei allem Respekt, Herr Präsident, das ist mir egal.›" (S. 283)

Doktor Jeyanthi Kunadhasan kommt nach ihrer Analyse der Pfizer-Studienunterlagen zu folgendem Schluss:

„In der EUA-Dokumentation[823] wurde als Stichtag für die erste Zwischenanalyse zur Wirksamkeit der 4. November 2020 angegeben; zu diesem Zeitpunkt waren insgesamt 94 bestätigte COVID-19-Fälle aufgetreten. Wir haben berechnet, dass bis zum 4. November 2020 etwa 112 Fälle aufgetreten wären. Die Prüfer erklärten lediglich öffentlich, dass sie nicht in der Lage waren, die erste Zwischenanalyse durchzuführen, die bei der Rekrutierung von 32 in Frage kommenden Fällen geplant war. Öffentlich wurde

auch gesagt, dass die erste Zwischenanalyse am 4. November 2020 durchgeführt wurde. Wurde die Zwischenanalyse nicht früher durchgeführt? Warum nicht?"[824]

PF-07302048 (BNT162 RNA-Based COVID-19 Vaccines)
Protocol C4591001
Protocol Amendment 10, 01 December 2020

Table 8. Statistical Design Operating Characteristics: Probability of Success for Final Analysis and Overall

Vaccine Efficacy (%)	Final Analysis (Total Cases = 164) Probability of Success (Cases in Vaccine Group ≤53)	Overall Probability of Success
30	0.007	0.021
50	0.196	0.439
60	0.220	0.866
70	0.036	>0.999
80	<0.001	>0.999

If neither success nor futility has been declared after all IAs, the final analysis will be performed and the first primary objective will have been met if there are 53 or fewer cases observed in the vaccine group out of a total of 164 first confirmed cases from 7 days after receipt of the second dose of investigational product onwards.

Only the first primary endpoint will be analyzed at IA. If the first primary objective is met, the second primary objective will be evaluated at the final analysis. After the primary

Und was die mehr als 50 % Wirksamkeit angeht, die auf Seite 281 behauptet wird. Da gibt es einen winzigen Unterschied zwischen absoluter und relativer Wirksamkeit und man hat ordentlich bei der Wirksamkeitsberechnung betrogen. Norman Fenton und Martin Neil haben diesem Thema einen Substack-Artikel gewidmet:[825]

Schritt 1: Unterdrücke berechtigte Kritik.

Schritt 2: Veröffentliche in einem käuflichen/gekauften/korrupten wissenschaftlichen Journal.

Schritt 3: Ignoriere infizierte Patienten, die geimpft sind.

Schritt 4: Schaue nicht nach Covid-Infizierten, wenn du sie nicht finden willst.

Schritt 5: Ignoriere Nebenwirkungen, die dein Produkt schlecht aussehen lassen würden.

Die Autoren unterfüttern jeden Schritt noch einmal ausführlich mit Belegen.

Auch Doktor Mercola hat sich dem Thema ausführlich gewidmet.[826] Kreativer Umgang mit Zahlen und Fakten im weitesten Sinne.[827, 828]

TKP.at erklärte das Erklärbarvideo[829] von Professor Norman Fenton von der Queen Mary University of London im März 2023 sehr ausführlich. Da ich schlecht in Mathematik bin, zitiere ich hier einfach die TKP-Zusammenfassung des Videos:[830]

„Man nimmt an, dass zwei Gruppen von je 100 Menschen beide mit Placebo geimpft werden, die blaue Gruppe als geimpft gilt und die grüne als ungeimpft. Ferner wird angenommen, dass sich alle 2 Wochen 10% der Personen infizieren.

Nach zwei Wochen sind also in jeder Gruppe 10 infiziert und 90 bleiben nicht infiziert. Die Zahl der Infizierten ist selbstverständlich in beiden Gruppen gleich groß, denn beide haben ein völlig wirkungsloses Placebo erhalten, zum Beispiel eine Salzlösung.

In Woche 3 und 4 infizieren sich jeweils wieder 10% von den je 90 noch nicht infizierten. Somit haben wir in jeder Gruppe 19 Infektionen. Damit hätten wir genau Null Wirksamkeit.

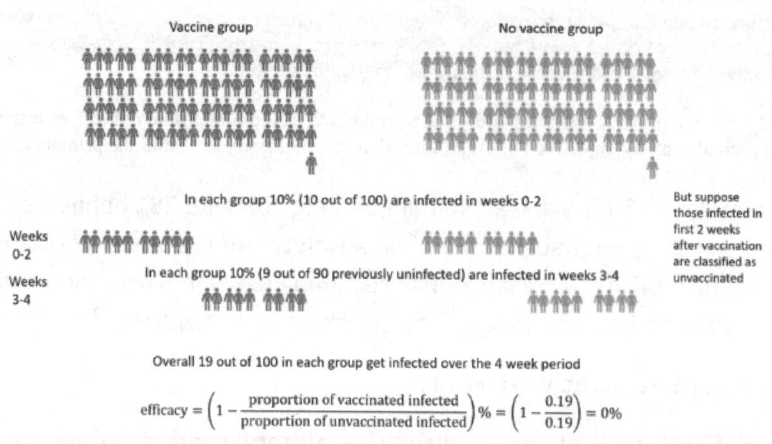

Und jetzt kommt der Trick: Die Geimpften gelten in den ersten 14 Tagen ja als ungeimpft, also werden 10 blaue Geimpfte nach rechts zu den grünen Ungeimpften verschoben:

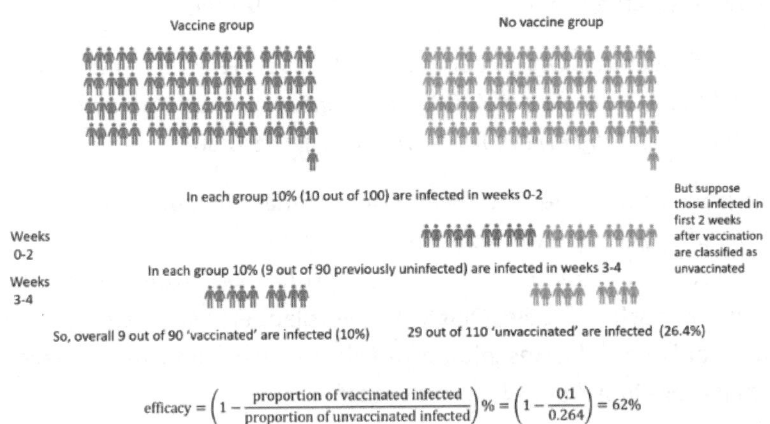

Und siehe da wir haben nun 29 Ungeimpfte mit einer Infektion, aber nur 9 geimpfte Infizierte. Und schon erreicht das völlig wirkungslose Placebo eine Wirksamkeit von 62% und kann daher sofort als Impfstoff zugelassen werden.

Aber die Trickserei wird noch weitergetrieben. In der großen Beobachtungsstudie von Pfizer in Israel wurde das Ergebnis weiter dadurch verfälscht, dass die Ungeimpften 6-mal häufiger getestet wurden als Geimpfte. (Kennen wir von den diversen 3G Regeln.) Werden also in der Gruppe der Geimpften nur ein Sechstel der tatsächlich Infizierten auch erfasst, so bekommen wir ein noch besseres Ergebnis. Im folgenden Bild wurden daher 6 von den Infizierten in der Impfgruppe ‚zurückgelegt', es gibt also nur mehr 3 infiziert:

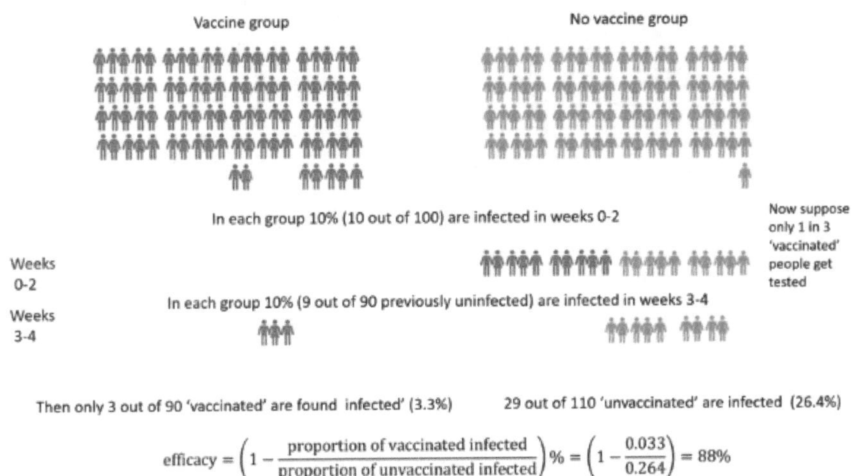

Als Wirksamkeit errechnet sich nun 88% nur durch den Trick Geimpfte in den 14 Tagen nach der Impfung zu den Ungeimpften zu rechnen."

Bei einem Satz muss ich den Autoren jedoch leider zustimmen:

„Da sich das Coronavirus schnell in der ganzen Welt verbreitete, erweiterten BioNTech und Pfizer ihre Phase-III-Studie auf 43000 Teilnehmer, die damit zu einer der größten jemals durchgeführten Studien am Menschen wurde“ (S. 280)

Ja, es war die größte Studie der Welt, denn die sogenannte „Impfkampagne“ war Teil der Phase-III-Studie, was den Menschen jedoch nicht erklärt wurde. Anders als bei den offiziellen Probanden fehlte der Weltbevölkerung die Betreuung und Nachbeobachtung einer klinischen Studie. Olaf Scholz verplapperte sich aber zumindest einmal, als er im Wahlkampf die Geschlumpften als Versuchskaninchen[831] bezeichnete. Zumindest da hat er einmal die Wahrheit gesagt.

Kapitel 9 – Es funktioniert!

Während Kapitel 7 und 8 zeitlich zum großen Teil parallel liefen und Informationen auf diese beiden Kapitel fragmentiert wurden, schließt Kapitel 9 nahtlos an Kapitel 8 an, und zwar mit der politisch korrekten Hetze gegen Donald Trump.

Insgesamt wird es ein recht entspanntes Kapitel, weil sich viele Themen wiederholen, die ich bereits in vorherigen Teilen der Reihe behandelt habe. Fast wieder eine Füllepisode. Jedoch keine inhaltliche Füllepisode, sondern eine bezüglich der Lügen. Es fällt den Autoren einfach nichts Neues ein, was meine Arbeit in diesem Kapitel deutlich entspannter macht, denn ich kann streckenweise wieder einfach nur gepflegt und entspannt ablästern. So wie das eigentlich ursprünglich einmal für das ganze Projekt/Buch geplant war.

„Es war der Sonntag nach Donald Trumps Wahlniederlage, und der kollektive Seufzer der Erleichterung im Gesundheitswesen und in der Wissenschaft war fast hörbar."
(S. 285)

Dennoch haben sie noch Angst vor Trump. Warum eigentlich? Was hat ihnen dieser Mann getan, außer keine Kriege anzufangen, der Pädophilie und dem Deep State den Krieg zu erklären? War er etwa nicht so erpressbar wie seine korrupten Vorgänger und Nachfolger? Ich sage nur Hunter Bidens Laptop aus der Hölle und Epstein Island. Das blubberte ab Juli 2023 in den USA nach dem Film „Sound of Freedom" so richtig hässlich hoch.

„Trump würde zwar in drei Monaten nicht mehr im Weißen Haus sein, aber er war fähig, das öffentliche Vertrauen in einen Impfstoff zu untergraben, und das war nach wie vor gefährlich." (S. 294)

Hätte Trump sie auf Klauseln im Vertrag, wie GMP, festnageln können, dass das Mittel sicher sein und funktionieren muss, oder vielleicht die gerissene Deadline? Hätte Trump das Experiment vielleicht sogar nach zu vielen Toten gestoppt? Wir werden es wohl nie erfahren.

Im neunten Teil zu Kapitel 8 hatte ich gegen Ende des Artikels Hinweise aus den Studienunterlagen zitiert, die nahelegen, dass Pfizer durch die Verzögerung der Freigabe von Daten die Wahl beeinflusst haben könnte. Genau wie bei den Dementis zu den angeblich überhöhten Preisen der Plörre wird diese Theorie der Beeinflussung der US-Wahl in diesem Buch so dermaßen vehement widerlegt, dass es einen schon irgendwie ein wenig misstrauisch macht. Und natürlich kann man belegen, dass es gute, wissenschaftliche Gründe gibt, dass die Daten erst nach der Wahl veröffentlicht wurden.

„Die für eine ordnungsgemäße Bewertung erforderliche Anzahl der Infektionen unter den Studienteilnehmern – zum Leidwesen von Trump von 32 auf 62 erhöht – war einige Tage zuvor ziemlich sicher überschritten worden, aber es hatte eine Weile gedauert, bis die in Kliniken von Berlin bis Buenos Aires durchgeführten Tests und die damit verbundenen Laboruntersuchungen eine doppelte Überprüfung erfahren hatten." (S. 285)

Diese Aussage ist leider nicht korrekt, wenn man in die Originaldaten von Pfizer schaut. Die P(l)andemie und das Virus waren doch angeblich so gefährlich, dass man sich im Studiendesign dazu entschlossen hatte, Zwischenanalysen zu machen (Interimsanalysen).

Diese Analysen sollten nach 32, 62, 92, 120 und 164 Fällen durchgeführt werden. Das wurde von Anfang an so festgelegt, nichts da mit zum Leidwesen von Trump.[832]

Table 6. Interim Analysis Plan and Boundaries for Efficacy and Futility

Analysis	Number of Cases	Success Criteria[a] VE Point Estimate (Case Split)	Futility Boundary VE Point Estimate (Case Split)
IA1	32	76.9% (6:26)	11.8% (15:17)
IA2	62	68.1% (15:47)	27.8% (26:36)
IA3	92	62.7% (25:67)	38.6% (35:57)
IA4	120	58.8% (35:85)	N/A
Final	164	52.3% (53:111)	

Abbreviations: IA = interim analysis; N/A = not applicable; VE = vaccine efficacy.
Note: Case split = vaccine : placebo.
a. Interim efficacy claim: P(VE >30%|data) > 0.995; success at the final analysis: P(VE >30%|data) > 0.986.

Uğurs Buch beschreibt auf Seite 288 f. die Interimsevaluation bei 94 Fällen von 43.538 Probanden. Schon an dieser Stelle sollte einen doch erstaunen, dass es bei einer derart aggressiven, sich schnell verbreitenden, angeblich so tödlichen Krankheit derart lange – seit dem 27. Juli 2020 (S. 272) – dauerte, bis bei 43.538 Probanden endlich einmal 94 einen positiven PCR-Test hatten, und dass man sogar Testzentren in Ländern mit höherem Schnupfenbefall aufmachen musste, weil es im eigenen Land schon so gut wir vorbei war (natürlich wegen der Masken und Lockdowns, schon klar).

„Die Studie musste daher auf Länder ausgedehnt werden, in denen die Pandemie stärker wütete, und so kamen Standorte in Brasilien, Argentinien, Südafrika und der Türkei hinzu, wodurch die Gesamtzahl der Probanden auf weit über 40000 stieg." (S. 273)

Hätte das bei diesem aggressiven Virus, das weltweit WÜTETE und das alle Ungeimpften laut Klabauterbach bis März 2022 getötet haben sollte, nicht schneller gehen müssen?[833]

Ich habe mittlerweile übrigens meinen ersten Todestag gefeiert. Damals, im April 2022, hatte ich auch überlegt, ob ich mir bei meinem Hausarzt meinen Totenschein ausstellen lassen sollte. Da er aber die Kohle für eine Chinaschnupfenschwerpunktpraxis eingesackt hatte, hätte ich eine Maske anziehen (was ich definitiv nicht gemacht hätte) und, schlimmer noch, eine mit Nanolipiden verseuchte Räumlichkeit betreten müssen, worauf ich so gar nicht scharf war. Dazu kam auch meine inhärente Faulheit, die ich für diesen Substack nur überwunden habe, weil die anderen Rezensionen zu diesem Buch[834, 835, 836] einfach nicht meinen Qualitätsansprüchen an Detailgenauigkeit entsprachen. Hätte sich jemand anderes erbarmt, diese Analysen zu schreiben, hätte ich sie mir entspannt vom Internetbrowser vorlesen lassen. Jetzt muss ich das alles selbst machen, statt gemütlich Socken zu stricken und mir Hörbücher anzuhören. Nicht lustig!

Ähm, wo waren wir? Ach ja, beim langen Warten, dass endlich jemand einen positiven PCR-Test hat. Ganz abgesehen davon, dass es laut den Studiendaten 48.392 Probanden waren, von denen wohl 301 gelöscht wurden. Das macht nach Adam Riese und Eva Zwerg 48.091 Probanden.[837] Nicht einmal die ANZAHL der Teilnehmer hat der Autor des Buchs korrekt hinbekommen, als wäre es für Uğur so schwer gewesen, einmal in die Dateien zu schauen und das auszurechnen. Er hat doch schließlich 1980 einen Fernkurs in Mathematik gemacht.

Was man bei diesem Zwischenanalyseplan auch sieht, sie wissen ganz genau, wann die Studie ein Erfolg ist und wann ein Misserfolg. 53 : 111 wäre ein Erfolg, 54 : 110 ein Misserfolg.

Da vorzeitig entblindet wurde (und so die Kontrollgruppe zerstört wurde), also man vorzeitig geschaut hat, wer Placebo und wer Verum (also die Plörre) bekommen hat, ist es nicht schwer, sich die Patienten so zusammenzustellen, dass es ein Erfolg wird, und nicht passende Patienten wegen irgendwelcher Protokollabweichungen auszuschließen (was man dann auch im großen Maßstab nach den 170 Patienten, die für die Zulassung notwendig waren, getan hat[838]). Der Vorsitzende der Arzneimittelkommission der Deutschen Ärzteschaft, Professor Wolf-Dieter Ludwig, war dementsprechend auch nicht gerade beeindruckt von dieser Datenfülle und meinte, er würde sich nicht impfen lassen.[839] *„Denn für den Nachweis der Wirksamkeit beziehe sich BioNTech auf 170 Infizierte. Davon seien 162 in der Vergleichsgruppe, acht in der Impfstoffgruppe. Bei Moderna wiederum seien es 90 versus fünf."*[840]

Ja, die Zulassung dieser Plörre basierte nicht auf 43.538 Probanden, wie so gerne erzählt wird, sondern auf 170 Probanden, von denen einige nicht hätten eingeschlossen werden dürfen, weil sie eben in ihrem Versuchsverlauf Protokollverstöße aufwiesen.[841]

Fünf Patienten weisen bei näherer Untersuchung Protokollverstöße auf (man hat also nur 165 und nicht 170 Patienten). Mehrere dieser 170 Patienten haben „zufällig" aufeinanderfolgende Laufnummern. Wie wahrscheinlich ist das bei circa 43.538 Probanden. Einmal kann passieren, sechsmal halte ich doch für unwahrscheinlich, auch ohne Fernkurs Mathematik wie Uğur.

Die Patienten aus Argentinien sind in diesen 170 Patienten MASSIV überrepräsentiert.[842]

Wer war in Argentinien zugange? Fernando Polack, Pfizers Mann fürs Schmutzige. Amazing Polly hat einiges über ihn zusammengestellt.[843]

„Der mit Abstand größte Anwerber ist der als 1231 geführte. Am Standort 1231 wurden 4501 Freiwillige rekrutiert. Das sind 10 % der Probanden an einem Standort. Alle 4501 wurden innerhalb von 3 Wochen angeworben. Als Verantwortlicher wird ein Fernando Polack angeführt."[844]

„Dann gibt es noch eine zweite eigenartige Nummer 4444. Probanden mit IDs, die mit 4444 beginnen, sollen am Standort 1231 in Argentinien rekrutiert worden sein, wie Steve Kirsch[845] *herausgefunden hat. Diese wurden später rekrutiert, gerade rechtzeitig, um die für die FDA-Sitzung benötigten Sicherheitsdaten zu erhalten. Es ist ‚beeindruckend', dass sie in der Lage waren, die Rekrutierungs-/Registrierungsmaschinerie so schnell und gerade noch rechtzeitig in Gang zu setzen, um die Frist einzuhalten."*[846]

Was sagt denn Kapitel 9 zu diesen Unregelmäßigkeiten?

„Der heikelste Teil des Projekts, die Studie mit Zehntausenden von Freiwilligen in sechs Ländern, verlief bislang fast reibungslos, was bemerkenswert war." (S. 286)

Ja, es lief wie geschmiert mit den argentinischen Probanden, die Fernando sieben Tage die Woche, in konstanter Rate, gerade noch vor der FDA-Deadline komplett allein mit ein „wenig" Hilfe des Militärs rekrutiert hat.

„In Argentinien waren die mehr als 5000 Teilnehmer in einem Militärkrankenhaus unter einem geheimen Verteidigungsvertrag mit Pfizer."[847, 848]

So ein linearer Rekrutierungsverlauf ist wirklich reibungslos, vor allem am Samstag und Sonntag. Die Menschen in Argentinien müssen ja wirklich Schlange gestanden haben vor Fernandos Klinik und davor übernachtet haben, bis sie endlich an die Reihe kamen. Oder das war einfach militärische Präzision oder besser Präzession.[849]

391 Probanden wurden dann wohl einfach wieder gelöscht, 111 davon allein in Argentinien (inklusive elf Probanden des eigentlich nicht existenten Versuchsorts 4444).[850] Bei diesen 111 Probanden handelte es sich um Probanden aus dem Versuchszentrum von ... Fernando Polack. Warum bin ich nicht überrascht?

„Während AstraZeneca, Johnson & Johnson und Eli Lilly ihre jeweiligen Covid-19-Studien – wie es das Verfahren vorschreibt – in der Spätphase vorübergehend unterbrechen mussten, um potenziell impfstoffbedingte Erkrankungen bei den Studienteilnehmenden zu untersuchen, hatten BioNTech und Pfizer auf fast wundersame Weise keine derartigen Vorfälle beobachtet." (S. 286)

Möglicherweise weil nach der Notfallzulassung plötzlich viele Patienten aus der Auswertung ausgeschlossen wurden?

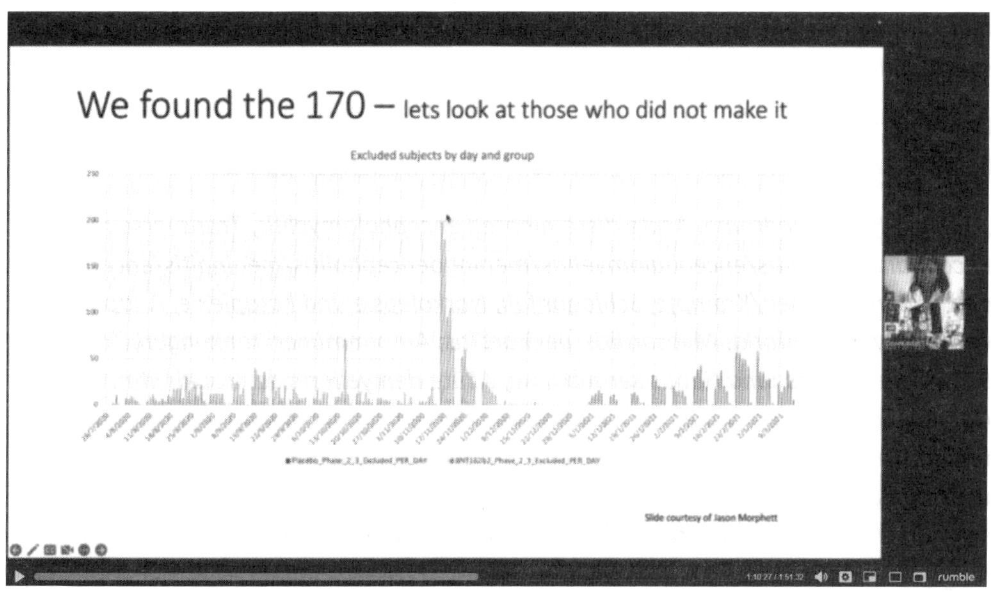

851

Vor der Deadline der bedingten Zulassung wurde bei den mit der Plörre behandelten Personen seltener ein zentraler PCR-Test in Pearl River durchgeführt als bei den Placebo-Kandidaten.[852] Das war KEIN ZUFALL, das hat OpenVAET berechnet. Definitiv kein Zufall. Wer jetzt noch an Zufälle glaubt, dem ist wirklich nicht mehr zu helfen.

Was die „impfstoffbedingten Erkrankungen" angeht: Was ist mit den 21 Toten im Plörre-Zweig im Vergleich zu 17 im Placebo-Zweig? Die jeweiligen detaillierten

Und wo wir schon dabei sind: In Schottland hat man wohl zwischen „an Covid" und „mit Covid" unterschieden und da starben nur 7 % der „Covid-Toten" am Covid-Syndrom,[885] in UK nur 25%[886] und in den USA wohl nur 1,7 % (laut CDC).[887, 888] In UK hat man mittlerweile offen zugegeben, dass man die angeblichen Covid-Toten massiv überzählt hat, um die Illusion einer Pandemie zu erzeugen.[889] Auch in den USA sind die Menschen eher an einer beatmungsassoziierten Lungenentzündung mit zusätzlicher oder dadurch hervorgerufener bakterieller Infektion[890, 891, 892] verstorben.

Das wird in Deutschland nicht viel anders gewesen sein.[893] Für Covid-Tote bekamen Krankenhäuser halt einfach mehr Geld und man hat ja in Deutschland auch zugegeben, dass man überzählt hat:

„Für plötzlich neu auftretende häufige Erkrankungen mit noch ungeklärter Genese wie COVID-19 gilt aber die Regel, dass so genannte Emergency Codes zum Einsatz kommen. Diese Codes haben bei der Erfassung des Grundleidens immer Vorrang, was im Gegensatz zur Grippe bei COVID-19 zu einer Überschätzung des Einflusses auf die Sterblichkeit führt."[894]

„Nein! – Doch! – Ohh!"

Wie hoch war denn die Sterblichkeit tatsächlich?

0–19 Jahre alt: 0,0003 %

20–29 Jahre alt: 0,002 %

30–39 Jahre alt: 0,011 %

40–49 Jahre alt: 0,035 %

50–59 Jahre alt: 0,123 %

60–69 Jahre alt: 0,506 %

0–69 Jahre alt: 0,063–0,082 %

94 % der Weltbevölkerung sind zwischen null und 69 Jahre alt.[895, 896]

Auf dem Weg, Millionen von Menschenleben zu fordern, ist nicht das Virus, es ist die Schlumpfung. Es ist aber auch bequemer, Schlumpfungstote als Coronatote zu klassifizieren,[897] das macht weniger Arbeit und für Coronatote bekamen Krankenhäuser einfach mehr Geld als für Grippetote. Zugleich konnte man Schlumpfungsopfer in der Statistik kaschieren und die Virusangst weiter schüren. Win-win, würde ich sagen.

„Auch wussten Uğur und Özlem jetzt erst mit Sicherheit, dass der Impfstoff bei Menschen, die später am Virus erkrankten, keine Schäden hervorrufen würde. Die Phase-I-Studie in Berlin und Mannheim hatte nur die Sicherheit des Impfstoffs selbst nachgewiesen, nicht aber, ob die von ihm ausgelöste Immunreaktion im Falle einer späteren Infektion eventuell zu stark ausfallen würde. In der Zwischenzeit hatten Tests an Primaten keinen Hinweis auf infektionsverstärkende Antikörper ergeben, bei dem der Impfstoff dem Virus hilft, weitere Zellen zu infizieren. Doch nun gab es echte Beweise dafür, dass das nicht passierte." (S. 289)

Sieht OpenVAET irgendwie anders. Da hat man ziemlich viele Abweichungen bei der Phase-I-Studie gefunden.

„Die Phase 1/2 wurde offiziell am 4. Mai 2020 eingeleitet (in Wirklichkeit begann sie mindestens 5 Tage vorher, am 29. April 2020, dem Datum des Screenings des ersten Probanden - 10021003 -6).

Dieses erste Screening fand 6 Tage nach der ersten Injektion in der deutschen Studie statt, wie in dieser anderen Nature-Studie von Uğur Şahin et al.[898] dokumentiert.

Das Screening endete offiziell am 22. Juni 2020 (wiederum drei Tage vor dem letzten verwendeten Screening, 10031087, das am 25. Juni 20208 durchgeführt wurde)."[899]

Gut, Daten sind jetzt nicht so problematisch, aber wenn man das mit dem Datum schon nicht so richtig hinbekommt, das kennen wir schon von anderen Stellen.

Das deutet aber darauf hin, dass es möglicherweise noch andere Probleme gab, weil man beim Lügen halt immer mal Fehler macht, und Daten wären da schon ein Indikator. Es gehört eine gewisse Intelligenz und intellektuelle Reife dazu, gekonnt zu lügen. Das ist rechentechnisch für das Hirn deutlich aufwendiger, als einfach bei der Wahrheit zu bleiben. Daher passieren dann auch so viele Fehler, warum Lügen letztendlich meist irgendwann auffliegen.

Die Anzahl der Probanden variiert massiv zu verschiedenen Daten, der Zeitraum zwischen Dosis eins und zwei variiert und selbst beim Zählen der Probanden mit Fieber haben sie sich immer mal wieder nachweislich verzählt.[900] Möglicherweise haben sie sich beim Lügen auch nicht ordentlich abgesprochen und so die Diskrepanzen erzeugt.

Das mit ADE („antibody dependend enhancement", also wenn Antikörper alles nur noch schlimmer machen) hatten wir alles schon in vorherigen Kapiteln, auch das mit den sinnlosen Affenversuchen, weil die Tiere gar kein Covid-19 bekommen konnten.

Ich spare mir daher die Belege, das wäre alles Wiederholung, die nur den Text unnötig aufblähen würden.

Die Brühe hat ADE ausgelöst, steht ja auch auf der FDA-Folie, und noch ein paar andere unschöne Erkrankungen. Also nichts mit sicher und schon gar nicht effektiv. DENN: Was die Immunreaktion angeht, weiß Pfizer wohl bis zum aktuellen Zeitpunkt nicht, was da eigentlich genau alles abläuft, zumal die Immunreaktion nach Schlumpfung drei ja auch auf Toleranz stellt. Alles schon ausführlich in den vorherigen Kapiteln abgehandelt und mit Endnoten verziert.

Und was noch einmal die Primaten angeht, die gar nicht an Corona erkranken können, hier wird die Primatenstudie wenigstens erwähnt, zum ersten und einzigen Mal im Buch, aber natürlich ohne Fußnote und Quelle.

Immerhin, es gibt Beweise, dass nichts passiert, was Schutz und Unterbindung der Weitergabe des Virus angeht,[901] nutzloser als die nutzlose Grippeimpfung. Aber auch das hatten wir schon. Die Plörre ist nutzlos, in dieser Hinsicht passiert wirklich nichts, hat man aber auch nie behauptet, weil „the speed of science", ihr wisst schon. Auch das hatten wir bereits mehrfach seziert.

„Seit Ende Januar waren die beiden Ärzte jeden Morgen mit dem nagenden, aber nie laut ausgesprochenen Gedanken aufgewacht." (S. 290)

Die beiden Ärzte ... Warum gendert man hier eigentlich nicht so hyperkorrekt, wie man es aus der Propaganda mittlerweile „gewohnt" ist. Der Arzt und seine Arztgattin, der Arzt und die Ärztin, die beiden Ärzt*innen.

„In der Phase-III-Studie gab es sechs Todesfälle, von denen jedoch keiner mit der Impfstoffverabreichung in Verbindung gebracht werden konnte. Dies, sagte Uğur fast verwundert zu Özlem, war ‹ein perfektes Ergebnis›." (S. 280)

In OpenVAETs Substack sieht das anders aus, da gab es 19 Todesfälle, zwei mehr nach Entblindung der Placebogruppe, also 21,[902] und nicht sechs. Im diesem Substack sind alle Todesfälle sowohl für Verum als auch Placebo mit Studiennummer, Alter, Geschlecht und Todesursache gelistet.

Mittlerweile ist bekannt, dass das Produkt zum Töten durchaus seine Zeit benötigt. Es gab eine Zeit lang die Theorie, dass die meisten Todesfälle nach circa fünf Monaten auftreten.[903] Steve Kirsch hat in seinem Substack mehrere solcher Berechnungen gebündelt, dieser Effekt ist verschiedenen Wissenschaftlern aufgefallen.[904] Eine vom Mainstream akzeptierte Publikation steht bis heute leider aus. Die Effekte sind aber in diversen Statistiken zu erkennen, zum Beispiel in den Daten der Versicherer. Edward

Dowd hat dazu ein Buch namens „Cause unknown“[905], zu Deutsch „Ursache unbekannt“, veröffentlicht, das es leider nicht auf Deutsch gibt.

Fabian Spieker konnte in seinen Analysen zeigen, dass viele Menschen in den ersten Tagen nach der Injektion starben, weil körpereigene Spikeproduktion und viraler Infekt gleichzeitig zu einer zu hohen Virenlast führen können. Viele Menschen starben wohl durch die Injektion genau an dem Virus, dem sie damit entgehen wollten.[906, 907]

Langfristig sah es nämlich für Uğurs preisgekrönte Heilspritze echt schlecht aus. Die Cleveland Klinik hat mal ihre Personaldaten bezüglich der Plörre ausgewertet und das sah gar nicht gut aus. Je mehr Impfdosen desto höher das Covid-Infektionsrisiko.[908, 909] DAS hat die Tagesschau nicht in der Primetime berichtet, würde ich mal vermuten.

Mittlerweile machen die Geschlumpften die Mehrzahl der Coronatoten aus,[910] und zwar 7 : 1.[911] Ja, Pfizer wusste das schon beim Start der Impfkampagne, dass die Antikörper nicht lange vorhalten,[912] daher wollte man ja, laut der australischen Dokumente, zwei Schlumpfungen pro Jahr.[913]

So gesehen können Uğur und Özlem zu dem Zeitpunkt, an dem die Geschichte spielt, den Blutzoll ihres Produkts noch nicht ganz abschätzen. Vielleicht waren zu diesem Zeitpunkt wirklich erst sechs der Probanden tot. Spätestens Ende Februar hätte es aber auffallen müssen, als man in der Post-Marketing-Studie[914] Ende Februar 2022 bereits 1.223 Tote zählte. Die Schweinegrippeimpfung kostete 2009 offiziell 47 Menschenleben, bevor sie gestoppt wurde. 1.223 – 47 = 1.176 mehr Tote und keine Reaktion außer „Rein mit der Plörre oder du darfst nicht mehr zur Arbeit oder reisen“.

Wie reagierte der Spiegel[915] damals auf den Pandemrix-Skandal?

„Großexperiment mit einem nicht ausreichend getesteten Impfstoff“

„Ich habe schon damals gesagt, dass die Schweinegrippe benutzt wird, um in Deutschland ein Großexperiment zu starten mit einem Impfstoff, der nicht ausreichend getestet und daher für eine Massenimpfung ungeeignet ist.“

Das kommt mir alles irgendwie bekannt vor. Das scheint Tradition zu haben.

Da kann der Spiegel einige der Sätze von damals einfach recyceln, so wie Überschriften von Corona für Klimawandel wiederverwertet werden.[916] Das spart Buchstaben, denn die sind eine knappe Ressource.[917]

„Anthony Fauci, der auf einen zu 75 Prozent wirksamen Impfstoff gehofft hatte, bezeichnete das Ergebnis als ‹schlicht außergewöhnlich› und sagte gegenüber Journalisten, dass die Ergebnisse ‹die mRNA-Plattform bestätigen›. Fauci erklärte, es sei damit

sehr wahrscheinlich, dass sich auch andere Impfstoffe als wirksam erweisen und der Menschheit endlich einen Weg aus der Covid-19-Pandemie bieten würden. ‹Das bestätigt in hohem Maße das Spike-Protein als Ziel [...] der Immunantwort.›" (S. 292)

Fauci hat auch noch andere Sachen gesagt, nur etwas später ... Wie zum Beispiel, dass sowohl die Influenzaimpfstoffe als auch die modRNA-Plörre einen unvollständigen und nur sehr kurzlebigen Schutz erzeugen würden. DAS hatten wir bereits in Kapitel 5 der Reihe[918] sehr ausführlich.

Das Weiße Haus gibt es übrigens mittlerweile auch zu, dass das mit der aktuellen mRNA-Plörre wohl nichts war, also schutztechnisch.[919] Daher investiert man nun in eine neue Plörre mittels „Project Next Gen" und gräbt die monoklonalen Antikörper und Daszaks[920, 921] „pan-coronavirus vaccines"[922] wieder aus.

Daszak ist ja am bekanntesten für dieses Zitat:

„Um die Finanzierungsbasis über die Krise hinaus aufrechtzuerhalten, müssen wir das Verständnis der Öffentlichkeit für die Notwendigkeit von MCMs wie einem Pan-Influenza- oder Pan-Coronavirus-Impfstoff erhöhen, sagte er. Ein wichtiger Faktor sind die Medien, und die Wirtschaft folgt dem Hype. Wir müssen diesen Hype zu unserem Vorteil nutzen, um zu den wirklichen Problemen zu gelangen. Die Investoren werden darauf reagieren, wenn sie am Ende des Prozesses einen Gewinn sehen."[923]

Schadtechnisch war da so einiges, wenn man sich die UK-Daten anschaut. Einer von 482 Geschlumpften starb innerhalb eines Monats, einer von 246 binnen 60 Tagen und bis Mai 2022 war einer von 73 tot.[924] Gut, das betrifft UK, muss in Deutschland nicht identisch sein, kann aber durchaus auch schlimmer sein. Das wird die Zeit zeigen. Bei den erhobenen Daten mangelt es leider an der eigentlich bekannten deutschen Gründlichkeit. Die kam eher im Verschleiern und Nichterheben der Daten zum Tragen. Da war man anscheinend sehr gründlich beim PEI.

Was ist die Definition in der Pharma für häufige Nebenwirkungen?

Nebenwirkungen lassen sich nach der Häufigkeit ihres Auftretens unterteilen in:

sehr häufig: > 10 %
häufig: 1–10 %
gelegentlich: 0,1–1 %
selten: 0,01–0,1 %
sehr selten: < 0,01 %

nicht bekannt, nicht abschätzbar[925]

Ich würde einmal anhand der Post-Marketing-Studie bereits sagen: Sieht mir nach eher häufigen bis sehr häufigen Nebenwirkungen aller Art aus.

Auch auf Seite 294 Wiederholungen an Themen aus Kapitel 8. Man behauptet doch tatsächlich, Sean Marett hätte mit seinen Kollegen von Pfizer die Verhandlungen mit der EU geleitet, obwohl es doch eher nach SMS zwischen Flintenuschi und Bourla aussieht. Aber vielleicht war Marett ja wirklich mit dabei. Vielleicht sollte man ihn irgendwann einmal dazu befragen?

„[N]icht alle EU-Mitgliedstaaten [11] waren an dem BioNTech-Impfstoff interessiert. [12] Schließlich zeigte sich Bundesgesundheitsminister Jens Spahn gewillt, einen weitaus größeren Teil der früheren Bestellung – etwa 100 Millionen Dosen – zu übernehmen, um den Ausfall der europäischen Länder auszugleichen, die nun ablehnten, sich zu beteiligen. Später gab Deutschland 70 Millionen Dosen in den EU-Pool zurück. [13]"

Drei Fußzeilen, WOW, das ist bei diesem Autor eigentlich eher selten. Was wird hier denn zitiert?

[11] Bulgarien, Kroatien, Estland, Litauen und die Slowakei waren wohl die Verweigerer, die er hier nicht benennt, warum auch immer. Ganz abgesehen davon, dass der Artikel hinter einer Bezahlschranke ist und nach der Nennung der Länder unleserlich wird (Chrysoloras, N., & Nardelli, A. (2021, March 31). Astra Vaccine Haunts Countries That Shunned More Expensive Shots. https://news.bloomberglaw.com/health-law-and-business/astra-vaccine-haunts-countries-that-shunned-more-expensive-shots).

[12] Bulgarien hatte auch kein Interesse. Ähm ... Das steht schon im ersten Zitat und warum bitte wurde Nummer 12 an den Anfang des zweiten Satzes gestellt? Was ist das denn für eine Art, zu zitieren? (Gotev, G., Gotev, G., & Nikolov, K. (2021, January 8). Bulgaria holds its horses with Pfizer, Moderna vaccines, puts hopes in AstraZeneca. www.euractiv.com. https://www.euractiv.com/section/health-consumers/news/bulgaria-holds-its-horses-with-pfizer-moderna-vaccines-puts-hopes-in-astrazeneca/).

[13] B. (2021, January 6). Impfstoff – Regierung gab 70 Mio. Corona-Impfdosen weg! | Politik. bild.de. https://www.bild.de/bild-plus/politik/inland/politik-inland/impfstoff-regierung-gab-70-mio-corona-impfdosen-weg-74776592.bild.html.

Ich schätze, aktuell könnten wir noch VIEL mehr Dosen in den Pool geben. So wie es aussieht, hätten wir bei der aktuellen Nachfrage Plörre bis zum Jahr 2149.[926] Daher wird jetzt neu verhandelt.[927]

Martin Sonneborn hat diese Verhandlungen dann sehr schön in einem Twitter-Thread beschrieben, der mir stilistisch erstaunlich ähnlich ist, jedoch im direkten Vergleich einen eklatanten Mangel an Endnoten und Fußzeilen aufweist:[928]

„Der Financial Times zufolge sieht der nachverhandelte Vertrag nun vor, die abzunehmende Impfstoffmenge von 500 Millionen Dosen auf insgesamt 280 Millionen zu reduzieren. Abgenommen werden sollen künftig 70 Millionen Dosen pro Jahr bei gleichzeitiger Streckung des Lieferzeitraums bis 2026. Pfizer sei bereit, die ursprünglich bestellten, nun aber nicht abgenommenen Einheiten gegen eine ‚Stornogebühr' von 10,- Euro/Dosis zu streichen. Dies aber nur, wenn die EU im Gegenzug einen höheren Preis für die bis 2026 zu liefernden Dosen akzeptiere. In dunklen Schulhofecken (und der Pharmabranche) nennt man so etwas eine ‚Flexibilitätsgebühr'. [...]

2,2 MILLIARDEN Euro Stornogebühr für eine nicht zu erbringende Leistung - das klingt nach einem Geschäft, das wir auch gern mal machen würden - zumal es sich hier um den reinsten aller Reingewinne handelt, denn unternehmensseitig dürften noch nicht einmal die Stückkosten von rund 70 Cent anfallen. Es sei denn natürlich, Pfizer stellte die stornierten Impfdosen trotzdem her, nur um den eigenen Schöpfungsakt dann umgehend mit vollständiger Vernichtung zu torpedieren - nur so aus Jux vielleicht. [...]

Dem neuesten Entwurf zufolge will die Kommission sich verpflichten, bis 2026 jährlich 70 Millionen Dosen abzunehmen, um ihren ‚Umstieg auf neuere Impfstoffe' zu organisieren. [...]

Wenn wir uns nicht verrechnet haben, dann kommen damit nochmals mindestens 5,6 MILLIARDEN Euro aus verbindlichen EU-Verträgen auf die Sparbücher und Offshore-Konten von Pfizer zu, falls diese bis dahin nicht geborsten sind. Und angesichts des von Pfizer aktuell in den USA aufgerufenen Verkaufspreises von 110 - 130,- Dollar/Dosis wird uns so schwindelig, dass wir das Ergebnis hier nicht mehr zuverlässig ausrechnen können. [...]

Damit ersetzt sie eine Pfizer gegenüber bestehende Zahlungsverpflichtung in Höhe von (ziemlich genau) 10 MILLIARDEN Euro durch eine Pfizer gegenüber bestehende Zahlungsverpflichtung in Höhe von (mindestens) 10 MILLIARDEN Euro. Ein interessantes Hütchenspiel."

Hoffentlich haben die das nicht schon wieder per SMS geregelt.

Ob Sean auch wieder mit dabei war?

„Kurz nach Abschluss der Verhandlungen bestätigte der gesundheitspolitische Sprecher der größten Fraktion im Europäischen Parlament öffentlich, dass es in Brüssel

Widerstand gegen die Unterstützung des BioNTech/Pfizer-Impfstoffs gab. Der deutsche Europa-Abgeordnete Peter Liese, der über die Vertragsverhandlungen auf dem Laufenden war, schrieb, der Deal hätte so lange gedauert, weil es seiner Meinung nach ‹Probleme mit Pfizer› gab. BioNTech sei ‹ein seriöses deutsches mittelständisches Unternehmen, während Pfizer ein amerikanischer Großkonzern mit offensichtlich anderen Vorstellungen ist, und deshalb waren Geduld und **Druck** [Hervorhebung von mir] *nötig, um einen guten und fairen Vertrag abzuschließen›. Liese, Mitglied der CDU, fuhr fort, dass ‹Pfizer Vorstellungen besaß, die schwer zu akzeptieren waren ... z.B. im Hinblick auf Datentransparenz und Haftung›.“*[929] (S. 285)

Der Autor des Kapitels 9 zitiert hier den CDU-Abgeordneten Peter Liese von dessen Website. Auch im Original geht man nicht darauf ein, was mit Datentransparenz und Haftung genau gemeint ist. Jetzt, zu einem Zeitpunkt, wo die Verträge geleakt sind, kann man vermuten, dass es darum geht, dass man in diesen Verträgen zugab, dass man nicht wusste, ob das Mittel wirkt, keine Ahnung hatte, ob es Nebenwirkungen gibt, nicht serialisieren wollte (also die Chemikalien nicht im üblichen Pharma-Trackingsystem nachverfolgen wollte) und zudem für nichts die Verantwortung tragen wollte. Auch das hatten wir in den letzten Kapiteln bereits sehr ausführlich.

Interessant ist nur, dass hier wohl Druck ausgeübt wurde. Von wem wurde auf wen Druck ausgeübt und was versteht Liese unter fair? Mein Verständnis von Fairness ist irgendwie anders.

Auf Seite 296 wird dann noch einmal die Lüge von den 95 % Wirksamkeit heruntergebetet, die schon lange widerlegt ist. Ganz abgesehen davon, dass der Satz

„Der Impfstoff funktionierte, war verträglich und schützte diejenigen, die es am dringendsten benötigten.“

so richtig schlecht gealtert ist. Selbst das RKI hat zugegeben, dass man nicht weiß, ob das Produkt funktioniert[930] – genau wie die neuseeländische Regierung.[931]

Nur über diesen Satz werden wohl in Zukunft ganze Bücher geschrieben werden.

Die Essayaufgabe „Interpretiere den Satz *‚Der Impfstoff funktionierte, war verträglich und schützte diejenigen, die es am dringendsten benötigten.‘* basierend auf der damaligen historischen und aktuellen Datenlage“ wird sehr viele Schüler und Studenten der Zukunft vor große Herausforderungen stellen.

„Die MHRA, die seit Oktober die Anträge von BioNTech und Pfizer entgegennahm, drängte die Unternehmen, die Ergebnisse klinischer Studien so schnell wie möglich einzureichen, und trug so zur Beschleunigung der Abläufe bei. Zu den letzten Daten,

auf die die Behörde wartete, gehörten die Ergebnisse einer zweiten toxikologischen Studie, die an schwangeren Ratten durchgeführt worden war, um festzustellen, ob sich der Impfstoff auch für Schwangere als sicher erwies. Die Studie, die im französischen Lyon durchgeführt wurde, war noch nicht vollständig abgeschlossen, da der letzte Schritt, bei dem die Ergebnisse der Qualitätskontrolle von einem zweiten Team doppelt überprüft werden sollten, noch ausstand. Die britische Aufsichtsbehörde stimmte allerdings zu, einen Zwischenbericht zu akzeptieren." (S. 297)

MHRA (Medicines and Healthcare products Regulatory Agency) ist die britische Zulassungsbehörde. Die Briten, nicht die EU, wollten zumindest Versuche in schwangeren Ratten. Sie haben diesen Bericht aber nicht abgewartet, sondern die Plörre zugelassen und Schwangere geschlumpft – ohne sichere Datenlage. ABER man hat danach gefragt. Immerhin etwas. Man hat zumindest versucht, den Schein zu wahren.

Diese Studie war aber auch mehr als ein wenig suspekt, vorsichtig ausgedrückt. Die Studie wurde in Australien von der Gesundheitsbehörde TGA unter FOI 2289[932] und FOI 2389 herausgeklagt und kann unter anderem hier[933] heruntergeladen werden. Durchgeführt wurde sie von den Charles-River-Laboratorien in Lyon. Alle beteiligten Wissenschaftler hatten Verbindungen zu Pfizer, waren also wahrlich nicht neutral. Das Dokument ist arg verstümmelt durch Schwärzungen, um Pfizers intellektuelles Eigentum zu schützen.

Die Studie wurde in 44 Ratten durchgeführt, wovon 22 Kochsalz als Placebo erhielten und 22 Ratten bekamen 30 Mikrogramm Plörre. Es kam zu signifikantem Verlust an Rattenföten bei den geschlumpften Ratten, aber Pfizer schloss daraus, passt schon, ist nicht biologisch relevant.

Man muss dazu wissen, Ratten sind die fruchtbarsten Tiere des Planeten. Wenn die nachweislich Fruchtbarkeitsprobleme bekommen, dann hat man wirklich ein Problem.

Im Gegensatz zu Pfizer hat Moderna die Babyratten am Leben gelassen und untersucht. Das Ergebnis war unerfreulich: Eine signifikante Anzahl hatte Skelettfehlbildungen. Da das aber nicht die Entwicklung des Embryos beeinflussen würde, wurde das als unerheblich abgehakt.[934]

Ich weiß nicht, so Fehlbildungen im Skelett sind langfristig schon ungünstig, wie man beim Contergan-Skandal vor 60 Jahren beobachten konnte.

Der Effekt auf die Fruchtbarkeit männlicher Ratten wurde gar nicht erst untersucht, warum nur? Vielleicht weil eine der gelisteten Nebenwirkungen Antikörper gegen Spermien[935] war?

Man hat auch nicht geschaut, ob das Schlumpfprodukt bis in die Rattenföten vordringt. Wozu auch? Sind ja nur Ratten. Vielleicht wollte man es so genau auch gar nicht wissen.

Genaueres findet man in diesem Substack[936] von Doktor Maryanne Demasi oder einem Substack von Sasha Latypova über die Moderna-Tierversuche.[937]

Die Ursachen bei den Schwangerschaftsproblemen können nach heutigem Kenntnisstand mehr als vielfältig sein:[938]

a) Die kationischen Nanolipide sind toxisch und gehen durch die Plazentaschranke und transfizieren direkt auch den Embryo mit modRNA, was einen „Rattenschwanz" an immunologischen Problemen nach sich ziehen kann, siehe #Placentagate.[939] Nicht dass die kationischen Nanolipide allein nicht auch schon problematisch wären, das hatten wir im letzten Kapitel.
b) Die von der Mutter produzierten Spikes wirken als ACE-Hemmer, was zu Fehlbildungen des Skeletts des Fötus führen kann, deshalb sind ACE-Hemmer in der Schwangerschaft seit 2006 kontraindiziert.[940]
c) Die Möglichkeiten A + B passieren beide zugleich. So besch..., wie es bisher mit den Schlumpfungen lief, wo alles schiefgelaufen ist, was überhaupt theoretisch schieflaufen kann ...

„In Großbritannien herrschte weitaus größere Euphorie, da die Politiker dort, unter anderem Gesundheitsminister Matt Hancock, die Zulassung als einen Sieg des Brexits verzeichneten, obwohl Großbritannien, wie andere EU-Mitgliedstaaten auch, sowieso jederzeit vom zentralisierten Plan der EMA hätte abweichen können." (S. 299)

Matt Hancock ... Da war doch was ... Ach ja, die Lockdown-Files. Die WhatsApp-Botschaften, die Hancock zu dieser Zeit verschickte. Die werfen irgendwie ein anderes Licht auf die P(l)andemie. Matt wollte die Briten einfach nur ängstigen („frighten the pants off everyone"[941]) und so von den Brexit-bedingten Problemen ablenken.

Der berühmteste Nachrichtenaustausch dürfte wohl dieser sein:

Matt Hancock sagt: „Wir erschrecken alle mit der neuen Virenvariante."

Der Berater antwortet: „Yup, das wird die angemessene Verhaltensänderung bewirken."

Matt Hancock fragt: „Wann setzen wir die neue Variante ein?"

Matt Hancock verkündete die neue Variante am folgenden Tag.

Dazu gehörten Planziele für Coronatests,[942] um die Zahlen durch die falsch positiven Tests und die Testbetrüger aus nicht existierenden Testzentren schön hoch zu halten. Ein Milliardenbetrug, für den sich auch 2024, bei einem milliardenschweren Haushaltsloch, keiner interessiert.[943]

Gestürzt ist Matt aber deutlich früher, und zwar wegen massiver Unterschreitung des Coronasicherheitsabstands ohne Maske und inklusive Austausch von Körperflüssigkeiten mit einer verheirateten Mitarbeiterin vor laufender Überwachungskamera. Das zeugt zum einen nicht gerade von Intelligenz, wenn man es vor einer Sicherheitskamera treibt, und zum anderen, wie „ernst" die Politiker die Coronap(l)andemie wirklich nahmen. Ich sage nur #Partygate.[944] DAS hat Boris Johnson die Karriere gekostet. Während des Lockdowns Partys in 10 Downing Street zu feiern, war möglicherweise politisch und strategisch nicht ganz optimal für die Karriereplanung. Vielleicht war man so „unvorsichtig", weil man halt wusste, dass die ganzen Maßnahmen reine Show waren,[945] und vergaß halt dann ab und zu, zumindest nach außen hin, so zu tun als ob ... Dazu gehört halt eine gewisse Intelligenz, die es einem ermöglicht, sich in die Sichtweise der Coronagläubigen hineinzuversetzen und zumindest nach außen hin entsprechend aufzutreten und dabei auch noch ein ernstes Gesicht aufzusetzen.

„Noch am selben Morgen untergrub die EMA diese Botschaft [von der Zulassung der Plörre in UK, Anmerkung von mir] *ein wenig, indem sie darauf hinwies, dass ihr Verfahrensablauf mehr Nachweise und Sicherheitsprüfungen erfordere als das britische Notfallverfahren."* (S. 300)

Das hatten wir im letzten Kapitel bereits. Die EMA hatte da eine gewisse Wunschliste.[946]

Specific Obligation to complete post-authorisation measures for the conditional marketing authorisation

This being a conditional marketing authorisation and pursuant to Article 14-a of Regulation (EC) No 726/2004, the MAH shall complete, within the stated timeframe, the following measures:

Description	Due date
In order to complete the characterisation of the active substance and finished product, the MAH should provide additional data.	July 2021. Interim reports: 31 March 2021
In order to ensure consistent product quality, the MAH should provide additional information to enhance the control strategy, including the active substance and finished product specifications.	July 2021. Interim reports: March 2021
In order to confirm the consistency of the finished product manufacturing process, the MAH should provide additional validation data.	March 2021
In order to confirm the purity profile and ensure comprehensive quality control and batch-to-batch consistency throughout the lifecycle of the finished product, the MAH should provide additional information about the synthetic process and control strategy for the excipient ALC-0315.	July 2021. Interim reports: January 2021, April 2021.
In order to confirm the purity profile and ensure comprehensive quality control and batch-to-batch consistency throughout the lifecycle of the finished product, the MAH should provide additional information about the synthetic process and control strategy for the excipient ALC-0159.	July 2021. Interim reports: January 2021, April 2021.
In order to confirm the efficacy and safety of Comirnaty, the MAH should submit the final Clinical Study Report for the randomized, placebo-controlled, observer-blind study C4591001.	December 2023

Die Daten für diese Nachweise scheinen mir irgendwie nach dem Beginn der groß angelegten Schlumpfungskampagne zu liegen, die im Dezember 2020 begann. Man erdreistete sich sogar, eine finale Auswertung der weltweiten Phase III bis Dezember 2023 zu verlangen. Aktuell, zum Zeitpunkt des Schreibens, ist April 2023 ... Wenn alles nach Plan der Globalisten gelaufen wäre, hätten alle Menschen, weltweit, mittlerweile mindestens fünf Schlumpfungen erhalten, bis zum Ende der Studie zur Grundimmunisierung und Booster (drei Spritzen) bereits sieben Schlumpfungen. Nach dem Bestellvolumen der EU wohl eher neun.[947]

Das Coronaprojekt war von der Weltbank schließlich bis 2025 genehmigt worden.[948, 949] Da ist so ein langfristiger Vertrag durchaus verständlich.

Ohne die Kontrollgruppe der Verweigerer hätte man die Toten dann alle bequem auf den Chinaschnupfen und dessen angebliche Spätfolgen schieben können bzw. sie als Hitzetote deklarieren können, um so die Schwachsinnsagenda des Klimawandels zu untermauern. Dumm nur, dass der Sommer 2023 eher durchwachsen regnerisch und kalt war. Die Hitzetoten schwammen regelrecht an einem vorbei.

Wird jetzt halt, mit Menschen wie mir, irgendwie schwierig, diese Nummer so durchzuziehen.

Mir ist nicht bekannt, ob die anderen Daten, die gefordert wurden, wirklich nachgeliefert wurden, was eigentlich auch egal ist, weil ja keine Strafen bei Nichteinhaltung der Fristen festgelegt wurden. Die EU kann wohl maximal mit dem Finger drohen und „Dududu" sagen, scheint es mir.

„Constanze Blume, verantwortlich für die Regulatorik, die unermüdlich dafür sorgte, den Behörden Informationen zukommen zu lassen, relativiert die Darstellung. ‹Wir hatten nur eine klinische Studie›, sagt sie, ‹und wir hatten nur eine beziehungsweise zwei Produktionsstätten – wie hätten wir da unterschiedliche Datenerfassungen generieren können?›

Ruben Rizzi, der eng mit Constanze Blume zusammenarbeitete, lässt keinen Zweifel daran, dass das Tempo bei den Zulassungsverfahren aller Behörden lediglich Folge von weniger Bürokratie war. ‹Wenn jeder bereit ist, buchstäblich rund um die Uhr zu arbeiten, und man zwei- oder dreimal am Tag Fragen und Antworten erhält, für deren Umlauf normalerweise zehn oder zwanzig Stunden zur Verfügung stehen – bekommt man die Dinge eben erledigt›, sagt er. ‹Diese Form von Einsatzbereitschaft herrschte überall, und das sparte die meiste Zeit.›" (S. 300)

Wie gut, dass Ruben auch die Constanze kennt, das ist wirklich praktisch für die Optimierung des Ablaufs.

Ja, genau, Nachbeobachtungen, ob es vielleicht fünf Monate gehäuft zu plötzlichen Todesfällen kommt oder die Versuchskaninchen Turbokrebs oder andere Spätfolgen entwickeln, kann man durch eine optimierte Bürokratie viel schneller beobachten und ausschließen. Und so eine Schwangerschaftsnachbeobachtung kann man in dieser Zeit auch verkürzen, weil das Kind sich deutlich schneller entwickelt, wenn man ihm nur gut zuredet.

Wie genau das bürokratisch funktioniert, die biologischen Abläufe zu beschleunigen, ist mir auch nicht klar, daher arbeite ich ja auch nicht für die EMA. Das sind besondere Menschen, die können das.

„Mittlerweile sieht oder hört sie nur noch selten von jenen, denen sie und Uğur mit ihren Innovationen geholfen haben, doch an diesem Dienstagabend bekamen diese Menschen Namen, Gesichter, und ihre Angehörigen lächelten ihr auf dem Bildschirm entgegen. ‹Ein wundervolles Gefühl›, sagt Özlem, ‹dem Resultat der Arbeit wieder einmal so nahe zu sein.›"

Stimmt, mittlerweile hört man wenig von den Menschen, denen ihre Innovation geholfen hat. Dafür umso mehr von den Opfern ihrer Innovation. Wie es sich wohl angefühlt hat, als die Betroffenen vor der BioNTech-Zentrale demonstrierten? Wie fühlt es sich wohl nun an, wenn man die Berichte über die Geschädigten im Fernsehen sieht und so dem Resultat der Arbeit nahe ist?

Das würde ich die beiden wirklich gerne mal fragen.

Warum hat eigentlich noch kein Reporter der Systemmedien die beiden diesbezüglich befragt?

Wann hat man die beiden das letzte Mal im Fernsehen interviewt?

Stattdessen wird auf Klabauterbach herumgehackt und abgelenkt. Der Typ ist aber auch ein wirklich praktisches Bauernopfer.

„Auf der anderen Seite des Atlantiks bemühte sich die FDA, das öffentliche Vertrauen in den Impfstoff zu stärken. Die Behörde wollte hinsichtlich der Daten, die sie von Pfizer erhalten würde, kein Sicherheitsrisiko eingehen: Sie entsandte bewaffnete Beamte zum New Yorker Hauptsitz des Unternehmens, um eine verschlüsselte Festplatte mit einer kleinen eingebauten Tastatur und einem LCD-Display abzuholen. Zu viele Fehlversuche bei der Eingabe der PIN würden dazu führen, dass die Festplatte automatisch gelöscht würde. Mit diesen Vorsichtsmaßnahmen wurde der Vorgang jedoch radikal transparent." (S. 382)

Was genau macht eine verschlüsselte Festplatte mit PIN radikal transparent?!

Wer sich die Originaldaten einmal angeschaut hat, erkennt vor allem eines: CHAOS. Die Daten stimmen von vorne bis hinten nicht überein. Zahlen widersprechen sich innerhalb eines Dokuments. Es fehlen Daten. Es wurden haufenweise Daten nicht erhoben. Gelöschte Patienten ... Darüber schreibe ich nun schon Hunderte von Seiten.

Radikal transparent sieht anders aus, eher nach DailyClout/War Room und Substack, wo Freiwillige dieses Chaos aufarbeiten. DAS ist Transparenz. Aber definitiv nicht verschlüsselte Festplatten. Überhaupt, dafür gibt es gesicherte Onlineverbindungen. Wer trägt heutzutage noch Festplatten durch die Gegend, zumal die Daten aus Deutschland, Argentinien, Südafrika etc. sicherlich normal übers Internet verschickt wurden. Festplatte herumtragen, das ist Steinzeit oder zumindest 1990er-Jahre. Ich fühle mich an dieser Stelle vom Autor ein wenig verarscht.

„Die Mitglieder des Gremiums, von zu Hause aus per holpriger Videokonferenzverbindung zugeschaltet, gingen eine umfassende Liste von Sicherheits- und Wirksamkeitsbedenken durch, beispielsweise die Frage, ob der Impfstoff Allergikern, Schwangeren

oder Stillenden verabreicht werden sollte. Darüber hinaus wurde die heikle ethische Frage erörtert, ob jene, die in der Phase-III-Studie ein Placebo erhalten hatten, nun den echten Impfstoff bekommen sollten oder nicht, während ihn die allgemeine Öffentlichkeit erhielt. Um Daten zu Langzeitnebenwirkungen zu sammeln, musste eine Kontrollgruppe gebildet werden, die den Impfstoff nicht bekommen hatte und zum Vergleich herangezogen werden konnte. Aber war es richtig, Zehntausenden ein lebensrettendes Medikament vorzuenthalten, nur um über verfahrenstechnisch saubere Daten zu verfügen? Die Debatte ging hin und her, ohne unmittelbare Lösung."
(S. 302 f.)

Diese Fragen sind mittlerweile bereits geklärt. ALLE haben die Plörre bekommen und Allergien waren keine Möglichkeit, sich eine Ausnahmegenehmigung zu erkämpfen: Es gab nicht einmal religiöse Ausnahmen. Selbst wenn für diese Personengruppe keinerlei Studiendaten vorlagen: Jeder konnte geimpft werden. Jeder ist mittlerweile generell impffähig, Ausnahmen werden kaum noch zugelassen oder akzeptiert. Wenn ein Arzt es wagte, eine Impfunfähigkeit auszustellen, gab es eine Razzia sowohl beim Patienten als auch beim Arzt und der Arzt landete vor Gericht. Nicht nur bei Corona, auch bei Masernimpfungen.

Das mit den Schwangeren und Stillenden hatten wir schon in früheren Kapiteln der Reihe.

Die FDA erteilte am 11. Dezember 2020, einem Freitag, die Zulassung. Bereits ab Montag, dem 14. Dezember 2020 wurden die Placebo-Teilnehmer nach und nach in ihren Follow-up-Terminen mit der Plörre geschlumpft, bis die Kontrollgruppe etwa am 14. März 2021 praktisch vollkommen zerstört war. *„‚Praktisch', weil es einen Schwund von rund 400 bis 800 Leuten gab, deren Verbleib im CSR zum ‚blinded follow-up' unbekannt blieb. Das steht in CSR (blinded FU)[950] und ClinSumSaf[951]"*, sagte meine Quelle Hans-Joachim Kremer.

Ja, gut, das lasse ich jetzt einfach einmal so stehen. Experten verstehen vielleicht, was er da gesagt hat. Klingt gebildet und irgendwie wichtig. Muss „clinical writer"-Jargon sein, so eine Art wissenschaftlicher Dialekt, wie Badisch oder Schwäbisch, nur halt spezifisch für eine Berufsgruppe. Das ist der Augenblick, wo ich Copy-and-paste mache, weil ich kein Wort verstanden habe. Das erdet ungemein, wenn man auch einmal etwas komplett nicht versteht. Das ist für Menschen wie mich immer wieder eine lehrreiche Erinnerung, wie es wohl einigen meiner Leser streckenweise mit meinen Texten gehen könnte.

Was genau meint der Autor dieses Buchkapitels mit *„verfahrenstechnisch sauberen Daten"*? Habe ich da etwas verpasst oder nicht mitbekommen? Ich bin verwirrt. Ich habe mir verfahrenstechnisch saubere Daten in meiner Ignoranz in sich logisch, abgleichbar und konsistent vorgestellt und nicht lückenhaft, widersprüchlich und offensichtlich gefälscht. Da habe ich die letzten acht Kapitel dieser Reihe wohl komplett umsonst geschrieben und mir das alles nur eingebildet. Das war also nur ein Albtraum, ich kann nun aufwachen, alles ist super gelaufen und die Plörre ist sicher und effektiv und hat Milliarden Menschen vor einem Schnupfen bewahrt.

„Als die irische Direktorin Emer Cooke erklärte, die Behörde ‹arbeitet rund um die Uhr›, um den Prozess zu beschleunigen,[24] schickte die Bild Fotografen zum Amsterdamer Hauptsitz und veröffentlichte auf ihrer Nachrichtenseite Fotos davon, wie um 23 Uhr das Licht im EMA-Gebäude ausgeschaltet wurde.[25] Die zweifelsohne harte Arbeit von Cooke und der Behörde wurde zusätzlich noch von einem Hackerangriff gestört, bei dem auf vertrauliche Unterlagen von BioNTech an die EMA zugegriffen wurde." (S. 303)

[24] Peltier, E. (2020, December 10). E.U.'s Top Drug Regulator Says It's 'Fully Functional' After Cyberattack. The New York Times. https://www.nytimes.com/2020/12/10/world/europe/cyberattack-coronavirus-europe.html.

[25] Bild Engelberg, M. (2021, December 18). EMA macht das Licht aus: Dabei arbeiten sie eigentlich rund um die Uhr. bild.de. https://www.bild.de/politik/inland/politik-inland/ema-macht-das-licht-aus-dabei-arbeiten-sie-eigentlich-rund-um-die-uhr-74497204,jsPageReloaded=true.bild.html#remId=1703072226374113611.

Ja, der Autor hat die Zitate verwechselt. Er hat das Ausmachen des Lichts mit der Cyberattacke belegt und umgekehrt. Sogar zu doof, an der korrekten Stelle zu zitieren. Nicht einmal Korrektoren scheinen Zitate zu lesen und zu korrigieren. Man hätte auch statt der NY Times einfach die EMA selbst bezüglich der Cyberattacke zitieren können.[952] Ich bin halt ein Freund der Primärquellen, wenn sie einfach zu finden sind. Da gab es sogar sechs Updates.[953]

Emer Cooke ... Die Emer Cooke, die am 27. März 2023 im EU-Parlament verbal gegrillt wurde?[954] Ich frage ja nur. Ab wie viel „ähm äääää ähm" lügt man ganz offensichtlich, ohne dass man einen Lügendetektortest braucht? Die Emer Cooke, die gegenüber Marcel de Graaff zugegeben hat, dass die Plörre nie für die Verhinderung einer Übertragung zugelassen war?

Die Daten der Cyberattacke habe ich in den vorherigen Kapiteln häufiger erwähnt und verwendet. Man findet Teile davon beim British Medical Journal[955] und bei Sasha Latypova[956]. Den kompletten Datensatz gibt es hier: https://t.co/fFsopN1R00.

„Dann, am 21. Dezember, 76 Tage nach Erhalt der ersten Datentranche, erteilte die EMA die Zulassung für den Impfstoff und verkürzte damit ein Verfahren, das normalerweise mehrere Monate dauert." (S. 304)

BEDINGTE Zulassung, das wird hier unterschlagen. Wenn man darauf hinwies, dass es eine BEDINGTE Zulassung und keine reguläre, vollständige Zulassung war, war man direkt ein Querschwurbler.

Aber immerhin, der Autor gibt zu, mit nur einer ersten Datentranche wurde hier ein Produkt auf die Menschheit losgelassen, dessen Folgen absehbar waren, zumindest für Menschen mit einem Realschulabschluss, die in der neunten Klasse in Biologie aufgepasst hatten.

Ab Seite 304 f. ist dann politisches Bauchpinseln dran, wie sich die Politiker angeblich rechtfertigen, warum die Zulassung so „lange" gedauert hat. Mir scheint das ein Fall von satanischer Umkehr. Man definiert schnell, übereilt und ohne Datenlage als „lange" und redet den Menschen so diese Lüge ein.

Flintenuschi verteidigt die langsame Zulassung *„dass die zusätzlichen Wochen, die die EMA für die Entscheidung benötigte, ‹höchst entscheidend für das Vertrauen und die Sicherheit› waren, dass aus der Verzögerung jedoch ‹auch Lehren gezogen werden› müssten"* (S. 304).

Söder meckert, dass *„zu spät und zu wenig"* bestellt wurde und man *„geizig"* gewesen sei (S. 304), nur falls er sich rausreden und vom Saulus zum Paulus werden will, wie er das so gerne macht, der kleine Wendehals.

Macron war auch voll dabei, als es darum ging, sich angeblich zu entschuldigen: *„‹Wir waren nicht schnell genug, nicht stark genug. Wir dachten, dass die Impfstoffe mehr Zeit brauchen würden, um abzuheben.›"* (S. 304) – und sogar der damals leitende Präsident der EU, Jörg Wojahn, machte einen Pseudokotau vor BioNTech (S. 305). Auch Sandra Gallina musste sich vor dem EU-Parlament verantworten (S. 305).

Ja, die waren alle so gemein zu Uğur und Özlem, weil sie zumindest so getan haben, als würden sie prüfen. Dafür lässt der Autor des Kapitels sie literarisch büßen und ihre Schuld eingestehen, nicht an die Plörre geglaubt zu haben, diese Ungläubigen. Anprangern mit Namensnennung, um das Produkt heilig zu sprechen.

Auch Paul Krugman musste seinen Senf dazugeben: *„Paul Krugman, Träger des Alfred-Nobel-Gedächtnispreis für Wirtschaftswissenschaften, der die Impfstoffbeschaffung der EU als ‹Debakel› bezeichnete, das ‹mit ziemlicher Sicherheit Tausende von unnötigen Todesfällen zur Folge haben wird›"* (S. 305).

Paul Krugman (Nobelpreisträger für Wirtschaftswissenschaften 2008. Bei den Nobelpreisen zeichnet sich irgendwie auch so ein Deep-State-Muster ab) ist angeblich auch Mitglied des Komitees der 300.[957] Wer nicht weiß, was das ist, sollte das gleichnamige Buch von John Coleman[958] lesen, das kann man kostenlos auf der CIA-Website herunterladen. Kein Scherz, schaut auch den Link der letzten zitierten Fußnote an: https://www.cia.gov/library/...

Dass Krugmans Aussage eine glatte Lüge ist, das habe ich auch bereits ausführlich behandelt.

Und endlich auch wieder eine Passage in der Art, warum der zugrunde liegende Substack „Einmal mit Profis arbeiten" hieß/heißt, das habe ich in den letzten Kapiteln echt vermisst.

„Bis zum Einzug in die neue Anlage in Marburg habe man nicht einmal gewusst, welche Ausstattung man für die Produktion benötigen würde, sagt Poetting." (S. 306)

Sierk Poetting, der gelernte Physiker, Finanzvorstand, dessen Traum es war, Astronaut zu werden. Der Poetting, der sich um die Lieferketten und Produktionskapazitäten kümmert, dieser Sierk Poetting hat keine Ahnung, welche Ausstattung man benötigen würde. Wie genau hat er dann die Produktionskapazität und Lieferketten organisiert, wenn er nicht weiß, was gebraucht wird?

Wer hat es denn letztendlich gewusst?

Auch lustig:

„Um zu gewährleisten, dass diese entscheidenden Komponenten auch bei der Produktion enormer Mengen in gleichbleibender Qualität produziert werden, musste jede Charge einzeln getestet und überprüft werden. Doch die ersten Proben fielen bei den Tests durch, und niemand bei BioNTech oder bei Pfizer wusste genau, warum. Als die Impfstoffanlagen zum Stillstand kamen, führten die Teams beider Unternehmen Dutzende Versuche durch, um die Ursache des Problems zu finden. ‹Ich habe Arbeiten gelesen, die dreißig Jahre zuvor veröffentlicht worden waren, damit ich die möglichen Auswirkungen von Salzen und anderen Verunreinigungen auf den Testprozess verstehe›, sagt Uğur. Bald wurde klar, dass es mit einer der Lipidkomponenten zusammenhing, die von einem externen Lieferanten hergestellt wurde." (S. 307)

Da gibt es nun zum Glück die Publikation von Gabriele Segalla ...[959] Salze und Ionen sind ganz schlecht in Kombination mit kationischen Lipiden, weil die dann toxischer werden und flokkulieren (also verklumpen), und dann wird es halt klebrig und das sieht man im Blut der Geschlumpften. Und das wusste man schon ein wenig früher, als man das in diesem Buch auf Seite 307 vorgibt – nämlich bereits seit März 2015. Da erhielt BioNTech ein gewisses Patent „US20150086612A1“,[960] in dem bereits alles drinsteht, was Segalla aus dem Nachfolgepatent von 2019[961] zitiert. Und was hat man gemacht?! Phosphatpuffer (Na^+ und H_2PO4^-) und mit NaCl-Lösung (Na^+ und Cl^-) verdünnt, um so die kolloidale Struktur des Produkts zu destabilisieren und toxischer zu machen – und das wohl mit Absicht, wie ich aus diesem alten Patent schließen muss. Okay, Patente sind keine wissenschaftliche Literatur und immer mit einer gewissen Vorsicht zu genießen, insbesondere wenn nicht zitiert wird. Aber diese Infos sind 2019 immer noch enthalten und das Patent ist aktiv ... Uğur ist Patenthalter ... Und er muss auf Seite 307 nachlesen, was es mit Salzen und Nanolipiden auf sich hat. Ernsthaft? WILL MICH DER AUTOR SCHON WIEDER VERARSCHEN?! Oder hat Uğur so ein kurzes Gedächtnis, dass er sich nicht daran erinnern kann, dass er das Patent „US20150086612A1“ im November 2019 verlängert hat?

Nicht nur das! Es gab noch ein zweites Problem durch den PBS-Puffer: Die RNA faltet extrem stabil.[962] Das wusste BioNTech spätestens am 18. November 2020, als sie das entsprechende Patent unter der Patentnummer „US20230414747A1“ eingereicht haben. Da hätte man die Markteinführung der Plörre noch stoppen können. BioNTech wusste zu diesem Zeitpunkt, dass ihr PBS-Puffer zu zwei Problemen führen würde. Geändert hat man den Puffer aber erst fast ein Jahr später.[963] Man pries den zu TRIS geänderten Puffer als Fertiglösung an und konnte so verschweigen, dass man eigentlich zwei andere Gründe hatte, die Pufferlösung zu wechseln.

Noch eine Formulierung ist interessant: *„einer der Lipidkomponenten zusammenhing, die von einem externen Lieferanten hergestellt wurde“.*

Da scheint es wohl mehr Zulieferer zu geben als die aus diesem Buch benannte Firma Avanti. Gut, das wissen wir bereits seit Langem, aber warum werden die anderen Zulieferer nicht benannt, wie Merck und Evonick und die Chinesen, die Pfizer in USA beliefert haben. War das Zeug möglicherweise nicht so sauber wie gedacht? Gab es Zwischenreaktionsprodukte?

Oder meint er die sehr schwankende Qualität des PEG, die die AG Impfstoffe belegen konnte? Je einheitlicher das PEG, desto kürzer die PEG-Länge, desto mehr Nebenwirkungen. Auch das hatten wir bereits und auch das war 2021/2022 noch nicht gelöst.[964]

Es gab also Verunreinigungen? Wirklich? Warum überrascht mit das nicht? Vielleicht weil die AG Impfstoffe die auch gefunden hat und die waren auch 2021/2022 noch enthalten?[965] Ein gelöstes Problem scheint mir irgendwie anders auszusehen.

Die Testverfahren, die Uğur da angewendet hat, würden mich übrigens auch interessieren, denn die sollten laut EMA doch eigentlich nachgeliefert werden. Warum nachliefern, wenn sie doch schon existierten?

Auf Seite 307 wird jetzt kein explizites Datum genannt, aber es wird als „in den Wochen vor der Bekanntgabe der Wirksamkeit" auf Seite 306 f. verklausuliert als definitiv vor der bedingten Zulassung terminiert. Wie genau wurde getestet, wenn man noch keine validierten Testverfahren zum Zeitpunkt der bedingten Zulassung hatte?

Wie war das mit GMP in den Verträgen?

Wie war das in den Verträgen mit der Haftung, wenn man mit Absicht Scheiße baut?

Da war doch etwas in Kapitel 8 in Uğurs Pamphlet.

Wirklich peinlich wird es dann gegen Ende des Kapitels.

„Uğurs Professor zu Zeiten seines Sabbaticals in Zürich, der 76-jährige Immunologe Hans Hengartner, schickte eine Nachricht, dass er am zweiten Tag des Schweizer Impfprogramms mit BNT162b2 geimpft worden war." (S. 308)

Man sollte ja annehmen, dass es jemand, der Immunologie studiert und gelehrt hat, besser wüsste. Ich habe das aber selbst so erlebt mit Professor Reth, dem ehemaligen Leiter des MPI für Immunbiologie in Freiburg. Bei einer kleinen Demo gegen Impfbusse fuhr er auf seinem Rad vorbei und konnte uns Demonstranten gar nicht verstehen. Er hätte ganz tolle Antikörpertiter nach der Schlumpfung. Ich wies ihn darauf hin, dass Viren von T-Zellen bekämpft würden. Er verwies darauf, die kämen wegen der vielen Antikörper gar nicht in seine Zellen. Er kannte wohl die unterschiedlichen Antikörpertypen nicht und dass in den Schleimhäuten halt andere beheimatet sind als im Blut. Dabei hat er doch auf B-Zellen gearbeitet. Den Gesamtüberblick auf Mittelstufenniveau hatte auch er nicht. Ich denke, Hengartner war Fachidiot auf dem gleich hohen Niveau.

„Kurz danach rief Roshni Bhakta, die tatkräftige Leiterin der Abteilung für strategische Partnerschaften und Lizenzen, per Video an, um Uğur und Özlem mitzuteilen, dass das Unternehmen soeben eine Liefervereinbarung mit der Türkei abgeschlossen hatte, wo noch ältere Verwandtschaft des Paares lebte. Als Roshni Bhakta Uğur fragte, wie es sich anfühlte, ein Medikament entwickelt zu haben, das nun den Menschen im Land seiner Vorfahren zugutekommen würde, hielt er inne. […] ‹Roshni›, sagte Uğur, als er aufblickte, ‹das alles fühlt sich sehr persönlich an.›" (S. 309)

Vielleicht sollte man ihm diese Frage noch einmal stellen, heute im April 2023?

Was wäre da wohl seine Antwort?

Kapitel 10 – Die neue Normalität

In diesem Kapitel bekommt man zum Abschied noch die bisher vermisste Diversitätsdröhnung, einen großen Haufen altbekannter, bereits abgearbeiteter Lügen und einen kleinen Haufen neuer Lügen.

Endlich wieder ein schönes Lästerkapitel, wo meine schlechte Laune satirisch voll zu ihrer Geltung kommen kann.

„Damit unzufrieden, bat Uğur Sierk Poetting, Millionen spezieller Spritzen mit ‹geringem Totvolumen› zu bestellen – von Alex Muik ausfindig gemacht, der zuvor Dutzende unterschiedlicher Spritzentypen untersucht hatte –, um diese umgehend an Kliniken zu verteilen, sobald die Füllmengendiskrepanz bemerkt würde. […] [D]ie von Poetting beschafften Spritzen würden an europäische Impfzentren versandt werden.“ (S. 212)

Ganz abgesehen davon, dass ich das damals gar nicht mitbekommen habe, hat BioNTech nicht Spritzen, sondern 50 Millionen spezielle Nadeln mit geringerem Totvolumen bestellt.[966] Das ist schon ein kleiner, aber feiner Unterschied und eine irgendwie seltsame Ungenauigkeit. Vor allem ist es seltsam, dass der Name des Herstellers nicht einfach genannt wird, damit die Kliniken und Praxen sich eben diese Nadeln bestellen, vielleicht mit Rabattcode oder so etwas in der Art. Wurden diese Nadeln direkt von BioNTech mitgeliefert? Vielleicht war diese Pressemeldung damals einer der Auslöser für Gerüchte, die umgingen, dass Menschen gechipt würden, weil zeitgleich auch Microchips entwickelt wurden, die in eine Nadel gepasst hätten.[967, 968, 969] Hitachi hat zum Beispiel 2003 den µ-Chip entwickelt, der ein passiver RFID-Chip ist und unter SmartDust fällt.[970, 971]

Eine Ärztin meinte jedoch, sie habe das Material von der Apotheke mitgeliefert bekommen, und das waren ganz normale graue Sarstedt-Kanülen und 1-Milliliter-Minispritzen (wie für Insulin).

Seltsam ist es aber schon, dass sich die Faktenchecker direkt auf das Thema gestürzt haben und laut dementierten, das macht mich immer misstrauisch. Wenn die Faktencheckermeute losgelassen wird, sollte man sich ein Thema genauer ansehen, weil das normalerweise ein Hinweis auf einen Volltreffer der Verschwörungstheoretiker ist. Warum diese Spende an 50 Millionen Nadeln? Sind diese Nadeln noch irgendwo unbenutzt über, um sie sich einmal anzusehen? Ich frage ja nur. Da könnte man diese Gerüchte aus der Welt schaffen.

Kaum begann man zu schlumpfen, tauchten erwartungsgemäß die ersten Varianten auf. RNA-Virus halt, nicht verwunderlich, was auch in diesem Kapitel so steht:

„Die Mutationen waren zu erwarten gewesen." (S. 313)

„Nein! – Doch! – Ohh!"

Okay, Viren, besonders RNA-Viren, können natürlich auch bereits ohne Selektionsdruck mutieren, schon aufgrund der natürlichen Fehlerrate in ihrer Produktion. Besser gemacht wird diese Situation durch Selektionsdruck sicherlich nicht. Und wenn das Spike schon ohne Selektionsdruck massiv wegmutiert wäre, warum hat man es dann als Ziel für die Erzeugung einer langfristigen Immunität überhaupt erst ausgewählt?

Das ist im Übrigen auch bei Remdesivir passiert.[972] Evolutionsdruck halt, lernt man schon in der Mittelstufe in Biologie.

Oder war das nur eine der Varianten, die Matt Hancock zur Disziplinierung der UK-Bevölkerung verkündete, wie man seinen WhatsApp-Nachrichten entnehmen konnte, oder eine der vielen anderen Varianten?

„Der britische Premierminister Boris Johnson warnte, die Variante sei 70 Prozent ansteckender als der ursprüngliche ‹Wildtyp› des Coronavirus, und Experten vermuteten, dass diese Virusvariante tödlicher sein könnte." (S. 213)

Putzig ist ja, dass man sich nicht darüber freut, dass die neue Variante 70 % ansteckender ist, denn ansteckender entspricht auch weniger tödlich und weniger gefährlich. Leider wissen das die „Experten" nicht und vermuten, dass sie tödlicher sein könnte, was sie nicht war. Das Thema hatten wir schon mehrfach in früheren Teilen dieser Reihe. Ich frage mich, was das für Experten waren? Sicherlich keine, die Ahnung von Virologie oder Biologie hatten, sonst hätten sie das gewusst und nicht „vermutet", dass es eine tödlichere Variante sein könnte. Daten haben sie dafür nicht vorgelegt. Ich schätze, man wollte die größere Letalität mit Schlumpfungsopfern belegen, wie man das in Italien und auch in vielen anderen Ländern getan hat.

„Viren entwickeln sich weiter, wenn man ihnen erlaubt, sich zu vermehren. Oder wie es ein auf Social Media verbreitetes Meme ausdrückte: ‹What doesn't kill you mutates and tries again› (Was dich nicht umbringt, mutiert und versucht es noch mal.)"
(S. 314)

Ganz besonders bei nicht funktionierenden Schlumpfstoffen, die keine sogenannte sterile Immunität bewirken. Da erhöht sich die Mutationsrate sogar (erneut Wiederholung aus alten Kapiteln). Wer hat dem Virus erlaubt, sich weiter zu vermehren, weil man die natürliche Immunität, die es hätte stoppen können, untergraben hat? BioNTech/Pfizer! Hätten die ihren Willen bekommen, wäre es zu einer ewigen P(l)andemie für die Geschlumpften gekommen, wie man das gerade so schön in Japan beobachten kann – die gingen im April 2023 in ihre neunte Welle.[973]

Und was war erwartungsgemäß wegmutiert und dem evolutionären Druck ausgewichen, den man durch die Antikörper gegen das Impfspike erzeugt hatte?

„Trotzdem jagte die Kent-Variante Wissenschaftlern einen Schrecken ein; denn bei dieser Variante war das Ziel-Antigen des Impfstoffs, die Ausbuchtung des Spike-Proteins, erheblich verändert." (S. 314)

Ernsthaft Sherlock? Das Spikeprotein ist wegmutiert!? Boah! Wer hätte das (nicht) erwarten können?

Özlems Antwort darauf ist auch cool:

„‹Man kann Mutationen nicht verhindern›, sagte Özlem, ‹und wir benötigten eine wissenschaftlich fundierte Erkenntnis, dass die bereits eingesetzten Impfstoffe keinen ausreichenden Schutz gegen eine neue Variante bieten, bevor wir uns entscheiden, den Impfstoff anzupassen.›" (S. 314)

Angepasst hat man dann zwei Jahre später mit der bivalenten Plörre, die aber seltsamerweise immer noch die modRNA für die ursprüngliche, dann endgültig ausgestorbene ursprüngliche Wuhan-1-Variante enthielt. Komplett nutzlos aus immunologischbiologischer Sicht, jedoch nicht, wenn man das Spikeprotein als Biowaffe betrachtet.

„Dank der entscheidenden Änderung, auf der Uğur bereits im vergangenen Juni bestanden hatte, konnte das Forscherpaar warten, bis Klarheit bestand. Nun machte sich bezahlt, dass Uğur und Özlem bis zur letzten Minute an dem verzögerten B2.9 festgehalten hatten" (S. 314)

Ähm … NEIN! Der Unterschied zwischen B2.9 und B2.8 war eine Codonoptimierung, das heißt gleiches Protein, aber unterschiedliche modRNA. Was genau soll da nun hilfreich in Sachen Immunität und Mutationen sein?! Na ja, vielleicht abgesehen davon, dass es sich bei B2.9 möglicherweise um „gain of function" handeln könnte, was verklausuliert auch in diesem Kapitel drinsteht:

„Das erfolgreiche B2.9, das für das vollständige Spike-Protein kodiert, konnte eine sehr viel breitere T-Zell-Reaktion auslösen als das für die kleinere rezeptorbindende Domäne kodierende B1. Eine breitere Immunreaktion bedeutete, die T-Zellen waren gegen mehr Bereiche des Spike-Proteins gerichtet, sodass eine größere Chance bestand, das Virus zu stoppen, nachdem es in die Lungenzellen eingedrungen war." (S. 315)

Ja, breiter und aggressiver als bei B2.8, daher vergleicht man hier wohl mit B1 der natürlichen mRNA, um diesen Punkt zu verschleiern. Denn im Satz davor ging es noch um B2.8, warum vergleicht man dann hier mit B1?

Und falls noch jemand zweifelt, dass die beiden genau wissen, was sie da getrieben haben:

„Würden Antikörper, die darauf spezialisiert sind, an der Oberfläche von Virusproteinen anzuhaften, den durch Mutation veränderten Spike nicht richtig erkennen, könnten sie den Andockmechanismus, mit dem sich der Erreger in Lungenzellen festsetzt, nicht unterbrechen. Aber T-Zellen – jene Scharfschützen, die das Ärztepaar schon seit Jahren gegen Tumoren eingesetzt hatte – erkennen viele unterschiedliche Merkmale aus allen Abschnitten des Spike-Proteins auf infizierten Zellen und eliminieren daraufhin die Zellen. Die meisten dieser von T-Zellen erkannten Bereiche, so ermittelte das Paar, waren über die verschiedenen mutierten Varianten des SARS-CoV-2 hinweg konserviert worden (eine Hypothese, die anhand von Daten ihrer Phase-I-Studie im Jahr 2021 bestätigt wurde) und blieben für T-Zellen trotz Mutationen des Spikes erkennbar. Die Partikel, die durch das erste Netz – die Antikörper – schlüpften, würden vom zweiten Netz – den zur Rettung herbeieilenden T-Zellen – aufgefangen." (S. 315)

Was man hier beschreibt, ist, dass die gebildeten Antikörper Viruspartikel IM BLUT abfangen würden, weil sie sonst von einem anderen Typ sein müssten (also IgA[974] (in den Schleimhäuten zu Hause) und nicht IgG[975] (im Blut zu Hause)). Das hätte man auch bei DocCheck nachlesen können, das ist keine Raketenwissenschaft. Bis Viruspartikel INS BLUT geraten, muss bei einem Schnupfen schon so einiges passieren. Die landen vorher in der Lunge und erst wenn es richtig schlimm wird, gelangen sie von der Lunge ins Blut ... Also genau andersherum als hier beschrieben. Und das wusste man auch beim Expertenrat, der die Bundesregierung beriet. *„Infektionen bewirken eine lokale Schleimhautimmunität, die eine Impfung nicht leisten kann."*[976] Das kann man in diesen, von Christian Haffner herausgeklagten, Unterlagen lesen. Diese „Experten" wussten also, dass die Impfung nutzlos ist, und machten dennoch massiv Werbung für die Plörre.

Selbst wenn es halbwegs so funktioniert hätte wie hier beschrieben, was würde mit den Lungenzellen passieren, die durch das Virus infiziert wurden? Eigentlich sollte die Plörre schützen, in diesem Fall würden die T-Zellen aber die infizierten Lungenzellen abtöten. Lungenzellen gehören zu den Zelltypen, die nicht regenerieren oder nachwachsen ... Nicht gut.

Nun ist es halt so, dass es andersherum als beschrieben ist. Die Lungenzellen sind infiziert, bevor Viruspartikel im Blut sind ... Die T-Zellen greifen dann infizierte

Lungenzellen an, setzen damit Virenpartikel durch die Zerstörung der Lungenzellen frei und diese Viruspartikel werden dann von den Antikörpern markiert. Klingt mir jetzt nicht explizit empfehlenswert und schon gar nicht gesundheitsförderlich.

„Tests sollten bald zeigen, dass der Impfstoff gegen bestimmte Virusstämme zwar tatsächlich einige Prozentpunkte an Wirksamkeit einbüßte, aber trotzdem sehr wirksam war und weit mehr Schutz bot als viele herkömmliche Impfstoffe gegen andere Infektionskrankheiten." (S. 316)

Auch das ist eine Wiederholung zum x-ten Mal. Nutzlos, schlechter als die nicht funktionierenden Grippeimpfstoffe. Das haben mittlerweile Fauci und sogar das Weiße Haus zugegeben, das hatten wir im letzten Kapitel. Die Lüge wird nicht besser durch ständiges Widerholen, das ist platte Propaganda der peinlichsten Sorte.

Nun kommen wir aber ans Eingemachte und wie sich Uğur und Özlem ihre und unsere Zukunft in der „neuen Normalität" der „New World Order" so ausgemalt haben. Zur Erinnerung, das Buch erschien im September 2021. Uğur ist nicht nur genialer Mathematiker und Arzt, sondern auch Hellseher.

1. *„Auf Nachfrage von Journalisten erklärte Uğur, BioNTech sei in der Lage, seinen Impfstoff schnell zu verändern und innerhalb von sechs Wochen eine variantenspezifische Version zur Produktion bereitzustellen."* (S. 316) – Das haben sie dann doch nicht gemacht, weil das alte Zeugs verkaufte sich trotzdem noch wie geschnitten Brot, obwohl es bereits nutzlos war.
   Cichutek meinte dazu im Ärzteblatt: *„Bei BioNTech sei bereits mit der Forschung begonnen worden, erläuterte der Gründer des Unternehmens, Prof. Dr. med. Uğur Şahin. Sein Team führe bereits Untersuchungen zur Anpassung des eigenen mRNA-Impfstoffs durch. Cichutek stellte klar, dass noch nicht abzusehen sei, wann Anpassungen notwendig sein werden. Zunächst müsse es darum gehen, den Wechsel der Impfstoffinhalte überhaupt zu ermöglichen. Mit der Zulassung und Produktion der neuen Vakzine sollte dann begonnen werden, ‚wenn die Effektivität der zugelassenen Impfstoffe gegen die Virusvarianten stark einbricht'.*[977] Wie die Wirkung von etwas, was nicht wirkt, einbrechen kann, ließ er dabei aber offen.

2. *„Anfang 2021 lautete die noch offene Frage, ob die Behörden erlauben würden, mit einem leicht veränderten Impfstoff direkt in die Produktion zu gehen, oder ob dafür zusätzliche Daten aus klinischen Studien verlangt werden würden."* (S. 316 f.) – Klinische Studien für Plattformtechnologie? Nope, wozu auch, funktioniert ja so super, dass man nicht einmal mehr Tierstudien braucht.[978] Cichutek deutete bereits 2021 an: *„Zur Zulassung der Impfstoffe*

der nächsten Generation laufen bereits Gespräche auf EU-Ebene. Voraussichtlich würden sie ‚keine Neuzulassung' brauchen, erklärte der PEI-Präsident."[979] Wie konnte Uğur das bereits ahnen, wenn die Pläne der WHO und FDA zur Plattformtechnologie erst im September 2022 veröffentlicht wurden? Möglicherweise hat ihm da ein Vögelchen gezwitschert, dass das im April 2021 besprochen wurde, oder war er selbst irgendwie involviert?

Erste Entwürfe zu so einem Plattformansatz gibt es bei der EMA übrigens bereits für Tierarzneimittel: *„Bei Zulassungsanträgen für immunologische Tierarzneimittel, die auf der Grundlage von Impfstoff-Plattformtechnologien hergestellt werden, wird davon ausgegangen, dass die Datenanforderungen reduziert werden können."*

Die Stammdokumentation soll *„alle Daten in Bezug auf die Plattform [...] [enthalten], für die mit hinreichender wissenschaftlicher Sicherheit davon ausgegangen werden kann, dass sie unabhängig von den betroffenen Antigenen/Genen, die der Plattform hinzugefügt werden, unverändert bleiben."*[980, 981]

Für die menschliche Anwendung hat man bei der WHO bereits darüber beraten, es auch so zu handhaben: *„FDA nutzt Covid-mRNA-‹Impfstoffe› als ‹Plattformtechnologie›*

Dies geht aus der Zusammenfassung eines Treffens der WHO mit Vertretern der US-Regierung hervor. Die Folge ist, dass für eine vollständige Zulassung neuer mRNA-Präparate nur sehr begrenzte vorklinische und klinische Tests durchgeführt werden müssen."[982, 983, 984]

Das alles wusste man schon auf Seite 325: *„Behörden schlagen sogenannte Plattform-Regelungen vor, die den Entwicklern von Medikamenten erlauben würden, im Fall eines neuen Krankheitsausbruchs auf Daten zurückzugreifen, die im Rahmen von Studien mit demselben Vakzintyp für andere ansteckende Erkrankungen gesammelt wurden, anstatt jedes Element erneut zu testen."* Und beruft sich dabei auf die EMA.[985] Umgesetzt wurde dieses Vorhaben dann auch direkt für die Erkältungssaison 2023/24:[986] *„Eine monovalente XBB-Vakzine könnte den Experten zufolge zum Boostern, aber auch für Grundimmunisierungen genutzt werden, Letzteres vor allem bei Kindern unter vier oder fünf Jahren. Für die Zulassung der angepassten Impfstoffe seien nur Daten zur Produktion und Qualität der Impfstoffe und Labordaten zur Immunogenität nötig,* ***klinische Studien zur Wirksamkeit nicht. Dieses bereits bei den mRNA-Variantenimpfstoffen angewandte Beurteilungsverfahren solle***

auch auf andere Impfstofftypen übetragen [sic!] ***werden*** [Hervorhebung von mir]."

DAS konnte aber nicht einmal Uğur im Kaffeesatz lesen: *„FDA: Impfstoffe müssen Erkrankungen und Übertragungen nicht mehr verhindern"*[987, 988, 989]

Gilt das auch rückwirkend?!

Report24 drückt das wirklich sehr schön aus:

„Da fragt man sich, was als Nächstes kommt. Wird die US-amerikanische FDA künftig auch Medikamente gegen diverse Krankheiten zulassen, die eigentlich gar nicht gegen diese wirken? Stellen Sie sich vor, es werden beispielsweise Krebsmedikamente zugelassen, obwohl sie weder das Wachstum behindern noch die Krebszellen töten."

Damit könnte man dann Homöopathie doch als oralen Impfstoff deklarieren und alles zulassen und wieder entspannt homöopathisch behandeln und auch über die Kasse abrechnen?

Ich will hier nichts gegen Homöopathie sagen, aktuell scheinen mir die Studien der Homöopathen sauberer zu sein als die der Pharma (was nicht wirklich eine große Kunst ist), weil Homöopathen voll in der Haftung sind, soweit ich weiß.

BioNTech und Moderna fordern hingegen nun sogar die Beschränkung der Definition des Gentherapeutikums auf genomverändernde Arzneimittel und die Herausnahme der mRNA-Injektionen aus der Definition des Gentherapeutikums.[990]

Uğur geht bei dieser schönen neuen Welt mit gutem Beispiel voran:

„Am 14. Januar kehrten Uğur und Özlem zum ersten Mal seit Monaten zurück ins Büro, wo sie sich mit anderen Mitarbeitern in eine Schlange stellten, damit ihnen ein Arzt das einzige BioNTech-Medikament verabreichte, das auch ihnen zugutekam. Das deutsche Gesundheitsministerium hatte dem Unternehmen im Rahmen des landesweiten Impfprogramms Vorrang eingeräumt, um zu gewährleisten, dass die wichtigen Produktionsabläufe nicht durch Krankheit unterbrochen wurden." (S. 317)

Das klingt zu schön, um wahr zu sein. Am 21. Dezember war Uğur jedenfalls noch ungeimpft.[991] Den Mitarbeitern von BioNTech war es wohl auch zunächst verboten, sich schlumpfen zu lassen, damit es nicht zu Produktionsausfällen kommt.[992] Von jemandem, der einen Mitarbeiter bei BioNTech kennt, wurde mir erzählt, dass BioNTech selbst nie geimpft hat. Wer das Produkt wollte, musste ins Impfzentrum. Die Mitarbeiter des Tierstalls wären angeblich (fast) alle ungeimpft.

Man wollte aber offiziell eigene Chargen brauen und nicht kommerzielle Chargen laut dem oben referenzierten DW-Interview verschlumpfen. So hat das dann übrigens auch Pfizer in Australien gemacht, deren Chargen liefen außerhalb des Systems und wurden nicht einmal zur normalen staatlichen Prüfung vorgelegt,[993] durch die #humpgate[994] im Dezember 2022 auf Twitter ins Rollen kam. #humpgate zeigte, dass es definitiv Verunreinigungen auf Aminosäurebasis gab, die bekannt waren. Bei vielen dieser besonders verunreinigten Chargen wurde das Haltbarkeitsdatum verlängert und dann explizit von der australischen Regierung angewiesen, diese Chargen in Alten- und Behindertenheimen zu verwenden.[995] Bestimmt auch nur Zufall.

„Zwei Monate später, am 11. März, nahmen Daten des Gesundheitsministeriums in Israel – das erste Land, das einen Großteil der Bevölkerung ausschließlich mit dem BioNTech-Impfstoff geimpft hat – weiteres Gewicht von den Schultern. Es zeigte sich, dass die Impfung in der Praxis noch beeindruckender war als in den klinischen Studien und zur Abwendung schwerer beziehungsweise tödlich verlaufender Erkrankungen eine 97-prozentige Wirksamkeit erreichte." (S. 317)

Irgendwie liegt man meist gut damit, wenn man genau das Gegenteil von dem annimmt, was hier behauptet wird. Das mit Israel ist leider auch nicht richtig. Leider vor allem für die armen Israelis, die für Pfizer/BioNTech als großes Labor herhalten mussten.

„Ehemaliger medizinischer Offizier der IDF und Direktor der Primärversorgung bei Meuhedet, Israels drittgrößter Krankenkasse mit landesweit einer Million Kunden, fordert den sofortigen Stopp der COVID-19-mRNA-Impfstoffe:

‚Es häufen sich die Berichte über pathologische Befunde nach Corona-Impfungen ... In den großen und kleinen Blutgefäßen des Herzens, des Gehirns, der Gesundheit und anderer Organe, in denen das Spike-Protein aus dem Impfstoff vorkommt, wurden verheerende Entzündungen festgestellt. Der Zusammenhang mit der Impfung ist eine erwiesene Tatsache.'"[996]

Dennis Rancourt hat sich die israelische Datenlagen auch einmal genauer angeschaut, sieht nicht anders aus als im Rest der Welt, also schlecht für die Geschlumpften.[997]

„Children's Health Defense" hat dann auch zusammen mit Project Veritas noch einmal Daten herausgeklagt, die zeigen, dass man das Myocarditisproblem vonseiten Pfizers in Israel unter den Teppich gekehrt hat.[998, 999, 1000]

Die Verträge zwischen Pfizer und Israel sind bei Report24 hinterlegt.[1001] Man war so frei, die Verträge noch vor der bedingten Zulassung bereits am 1. Dezember 2020 zu unterschreiben[1002] und unter Dach und Fach zu bringen. Um das zu verschleiern, behauptete man erst einmal, man hätte das unterzeichnete Dokument verlegt.

Besonders pikant ist, dass das Confidentiality Agreement anscheinend schon am 12. Juli 2020 vom israelischen Gesundheitsministerium unterzeichnet wurde. Drei Monate bevor die Phase-III-Studie überhaupt begann.[1003] Da scheint man ja in Israel richtig hart um die Plörre verhandelt zu haben. Ein weiteres Dokument, das zum Vertragskomplex gehört (Principles Document), wurde am 13. November 2020 unterzeichnet. [1004] Dieses Dokument ist noch geheim.[1005]

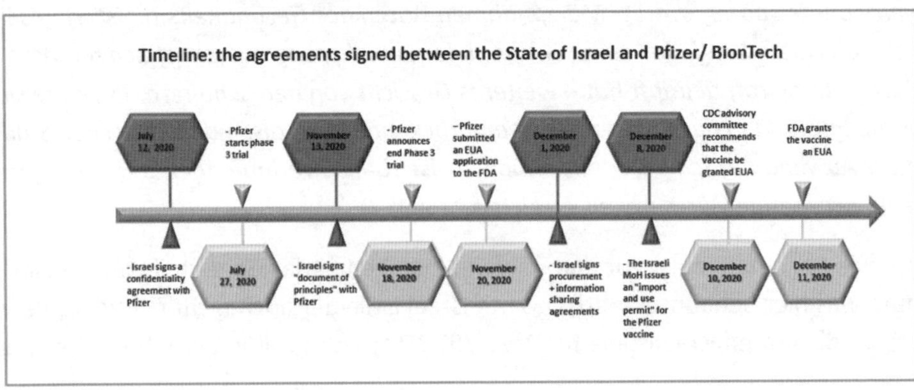

Ehden Biber sieht die Timeline anders.[1006] Er ist der Meinung, dass ALLE 110 Staaten, nicht nur Israel, zu diesem Zeitpunkt bereits Verträge unterzeichnet haben. DAS wäre eine ganz andere Hausnummer an Betrug an der Bevölkerung dieses Planeten.

„Netanjahu entschied sich, auf den Impfstoff von Pfizer zu setzen, um das COVID-Problem zu lösen, was ihm zusätzlich erhebliche politische Vorteile einbrachte."[1007]

Das klingt mir sehr ähnlich zu dem, was Matt Hancock in UK abgezogen hat, um von Brexit-Problemen abzulenken.

Der Vertrag mit Israel hat noch einige, ethisch fragwürdige, Implikationen, die man beim Brownstone Institute[1008] nachlesen kann. Wissenschaftlich sauberes Arbeiten ist wahrlich anders.

„Offizielle Studie aus Israel zeigt rapiden Anstieg der Sterblichkeit ab 30 Tagen nach Impfung"[1009, 1010] klingt mir jetzt nicht unbedingt nach Tote verhindern, Sterblichkeit verringern oder nach:

„Es zeigte sich, dass die Impfung in der Praxis noch beeindruckender war als in den klinischen Studien und zur Abwendung schwerer beziehungsweise tödlich verlaufender Erkrankungen eine 97-prozentige Wirksamkeit erreichte."

Gut, beeindruckend ist der Sterblichkeitsanstieg nach 30 Tagen schon und auch die Ausrede, zu der man griff, um diese Daten zu verklären: „‚Healthy Vaccinee'-Effekt zurück: Wer wisse, dass er in wenigen Tagen sterben wird, lasse sich eben nicht impfen."[1011]

Ansonsten sieht man das Übliche, was man an Daten schon kennt. Anstieg der Sterblichkeit nach vier Monaten, kardiovaskuläre Probleme bei 12- bis 29-Jährigen, also so gesehen nichts Neues aus dem Pfizer-Freiluftlabor Israel.

Hier Auszüge aus der Chronologie, wie „super" es im Impflabor Israel letztendlich lief:

1. April 2021: Israel: Mortalität unter Geimpften über 65 steigt neuerlich an[1012]

15. Juli 2021: Corona Delta-Variante in Israel – hauptsächlich Geimpfte betroffen[1013]

Seite 325: *„Seit Uğur und Özlem ihren Freunden erklärt hatten, sie sollten von den Varianten nicht beunruhigt sein, waren nun mehr Daten verfügbar. Was schwere Covid-19-Fälle und den Schutz vor Krankenhausaufenthalten anging, zeigten im Juli veröffentlichte Statistiken aus Israel, dass BNT162b2 immer noch sehr wirksam war."* – Das Zitat sieht in der historischen Chronologie, so in den Kontext gestellt, irgendwie ziemlich alt aus.

9. August 2021: Israel: Infektionen von Geimpften auch nach dritter Dosis[1014]

Seite 325: *„Der wahrscheinlichste Grund, glaubten Uğur und Özlem, sei, dass die Menge der Antikörper bei Geimpften zurückgegangen war, seit diese ihre zweite Impfung erhalten hatten."*

Ich würde sagen: Man wusste doch ohnehin von Anfang an, dass die Antikörper SEHR SCHNELL nachlassen.[1015] Das wusste man und hat es bewusst verschleiert. Das zu „erraten", war nun wirklich nicht schwer! Dosis Nummer drei hat es dann aber auch nicht wirklich gebracht.

15. August 2021: Alarmierende Zahlen aus Israel: Infarkte und Herzstillstände bei jüngeren Geimpften explodieren[1016]

26. August 2021: Studie aus Israel: 13-fach höheres Risiko von COVID-Erkrankung für Geimpfte gegenüber Immunen nach Infektion[1017]

16. September 2021: Holocaust in Israel: Durchgesickerter Anruf mit Pfizer-Wissenschaftler gibt zu, dass Israelis Laborratten für gefälschte „Covid"-Spritzen sind[1018]

28. September 2021: Impfung alle sechs Monate: Endloses Impf-Abo ist in Israel beschlossene Sache[1019]

Seite 326: *„Um einen breiten Impfschutz aufrechtzuerhalten, sei eventuell ein halbes Jahr nach den ersten beiden eine dritte Dosis BNT162b2 nötig, erklärte Uğur Reportern. Und wie bei der Grippe würde man danach wahrscheinlich alle ein bis zwei Jahre Auffrischungsimpfungen brauchen."*

DAS steht aber auch in den australischen FOIA-Daten und auch das hatten wir bereits durchexerziert. Man wusste das von Anfang an! Das war alles von vornherein als Abosystem geplant – mit bis zu neun Spritzen für jeden EU-Bürger. Das ist kein Bug, das ist ein Feature, wenn man jedes Jahr sichere Einnahmen mit je zwei Spritzen pro Mensch auf diesem Planeten generieren kann. Fest planbare Umsätze, mit denen die Investoren sicher rechnen können. Das stabilisiert die Aktienwerte. Eine lebenslange Immunität mit nur einer Spritze würde das Geschäft genauso nachhaltig ruinieren wie eine Heilung. Daher hält man Patienten lieber chronisch krank, als sie als Kunde zu verlieren. So zynisch das klingen mag, mein damaliger Regionalleiter bei Novartis meinte, am besten fürs Geschäft wären chronisch Kranke, die aber lange leben und sich jedes Quartal nur ihr Rezept abholen und so dem Arzt keine Zeit stehlen. Medikamente für ohnehin bald tödliche Krankheiten (wie Herzinsuffizienz, da war ich im Außendienst unterwegs) wären schlecht, weil einem die Kunden teils schneller wegsterben, als man neue rekrutieren kann, um die Umsätze stabil zu halten. Fand ich nicht lustig, ich habe widersprochen. Vielleicht mit ein Grund für meine bald darauf erfolgte Kündigung.

„‹Das›, sagt Uğur, der damit eine Redewendung ins Spiel brachte, die ein Gemeinplatz werden sollte, sobald die Impfeuphorie der Realität gewichen war, ‹könnte die neue Normalität sein.›" (S. 326)

7. Oktober 2021: Studien bestätigen, dass die Immunität gegen den Pfizer-Impfstoff nach 2 Monaten nachlässt, während der Pharmariese die FDA-Zulassung für Kinder zwischen 5 und 11 Jahren anstrebt[1020]

30. September 2021: Nosokomialer Ausbruch, verursacht durch die SARS-CoV-2 Delta-Variante in einer hoch geimpften Bevölkerung, Israel, Juli 2021[1021]

27. Oktober 2021:	Israels Covid-Impfstoff-Wirksamkeitsdaten GEFÄLSCHT: Eine Gruppe israelischer Wissenschaftler meldet „ernste Bedenken“ an und warnt die FDA vor Covid-„Impfstoffen“[1022]
12. November 2021:	Mehr als 10.000 COVID-19-Booster-Durchbrüche – Grund zur Sorge?[1023]
17. November 2021:	Studie in Israel zeigt geringere Wirksamkeit der Booster-Shots als erwartet[1024]
19. November 2021:	Die epidemiologische Bedeutung der COVID-19-geimpften Bevölkerung nimmt zu[1025]
25. Dezember 2021:	Israel: Covid-Impfgeschädigte erheben ihre Stimme[1026]
27. Dezember 2021:	Israel Bericht: 3. Dosis wirkt nach einem Monat nur mehr zu 25 Prozent[1027]
27. Dezember 2021:	Immer weniger Geimpfte in Israel – immer mehr lehnen Gentechnik-Booster ab[1028]
28. Januar 2022:	Zahl der Einweisungen in die Intensivstation in Israel geht nach der vierten Injektion durch die Decke und beweist, dass alle drakonischen Maßnahmen völlig wertlos sind[1029]
18. Februar 2022:	Daten aus Israel: Viele Omikron-Ansteckungen trotz Vierfach-Impfung[1030]
9. März 2022:	Israel: Mehr als 66 % leiden jetzt unter unerwünschten Impfstoffnebenwirkungen, viele davon sind schwerwiegend[1031]
17. März 2022:	Neue Studie aus Israel: Vierte Impfung für junge Erwachsene wohl nur von geringem Nutzen[1032]
29. April 2022:	Erhöhte Anzahl kardiovaskulärer Notfälle bei der Bevölkerung unter 40 Jahren in Israel während der Einführung des Impfstoffs und der dritten COVID-19-Welle[1033]
10. Mai 2022:	EXKLUSIV: MIT Studie: Herzstillstände unter jungen Menschen nehmen in Israel nach Impfung um über 25 % zu[1034, 1035]
31. Mai 2022:	Neue Studie aus Israel: Natürliche Immunität ist Impfung überlegen[1036]

19. Juni 2022: Daten aus Israel zeigen Wirkungslosigkeit der mRNA-Impfstoffe[1037]

6. Juli 2022: Israel: Geimpfte 3 bis 5 mal wahrscheinlicher mit Covid-Diagnose als Ungeimpfte[1038]

8. Juli 2022: Riesen-Studie in Israel ergibt: Weder Perikarditis noch Myokarditis nach CoV-Infektion[1039, 1040]

21. Juni 2022: Die Covid-19-Impfung BNT162b2 beeinträchtigt vorübergehend die Spermakonzentration und die Gesamtmotilitätszahl bei Samenspendern[1041, 1042]

30. August 2022: Israel veröffentlicht Sterblichkeitszahlen und die sehen nicht gut aus[1043]

16. September 2022: Die Leiterin des externen CDC-Ausschusses für Impfstoffsicherheit will die vom israelischen Gesundheitsministerium erhobenen Sicherheitsdaten nicht sehen und ruft die Polizei[1044]

20. September 2022: Unerwünschte Wirkungen des Pfizer-Impfstoffs vom israelischen Gesundheitsministerium vertuscht[1045]

24. Dezember 2022: Israel: Todesrate bei Neugeborenen verdreifacht sich nach Impfkampagnen[1046]

9. Januar 2023: „Israel Tape Leak" – Beweise für Mitwisserschaft und Vertuschung durch die Regierung[1047]

23. Januar 2023 Ehemaliger Leiter des biologischen Instituts des israelischen Verteidigungsministeriums und Impfstoffentwickler spricht sich gegen COVID-19-mRNA-Impfstoffe aus[1048]

29. Januar 2024 Riesenstudie aus Estland zeigt: Natürliche Immunität wirksamer als Covid-19-Impfungen[1049, 1050]

Das Internet vergisst nicht (nur manchmal, wenn es von mächtigen Konzernen, wie Pfizer, bereinigt wird).

„BNT162b2 erwies sich bis zu 94 Prozent wirksam beim Schutz vor asymptomatischer Ausbreitung von SARS-CoV-2." (S. 317)

Da sich ein Atemwegsvirus nicht asymptomatisch verbreiten kann, auch das eine Wiederholungslüge, war BNT162B2 erfolgreich darin, zu verhindern, dass komplett gesunde Menschen (zumindest bezüglich des Chinaschnupfens) andere Menschen nicht infizierten. WOW! Ich bin total unbeeindruckt.

Und für diesen „genialen" Betrug gab es dann direkt das Bundesverdienstkreuz auf Seite 318, und zwar *„das Große Verdienstkreuz mit Stern des Verdienstordens"* am 10. März 2021.[1051] Wie viele Menschen waren zu diesem Zeitpunkt bereits an der preisgekrönten Heilspritze dieses „duo infernale" gestorben? Wie viele Tote braucht es für so einen Orden? Ist das wie im Zweiten Weltkrieg? Nach getöteten Feinden gestaffelt?

„Viele Menschen auf der ganzen Welt bezeichnen Ihre Leistung als ein ‚Impfwunder'. Sie selbst werden als beeindruckendes Gründerpaar, Spitzenforscher, Helden des Wissens und sogar als Weltenretter beschrieben. Viele haben versucht, Ihre Leistung zu vereinnahmen, Ihrer Entdeckung eine Nationalität zu geben. Ein Impfstoff aber hat keine Nationalität – er ist weder deutsch, noch türkisch, er ist auch nicht amerikanisch. Wenn er etwas zeigt, dann, dass Menschen zu Großem und Größtem fähig sind, wenn sie in Freiheit und Respekt füreinander zusammenarbeiten, wenn sie über politische, soziale und kulturelle Grenzen hinweg miteinander etwas Neues wagen, etwas Gutes schaffen und damit unsere Gesellschaft voranbringen. Und dafür sind Sie ein Beispiel für Menschen überall auf der Welt! Sie beide haben als Wissenschaftler durch Ihre herausragende Leistung überzeugt. Und diese Leistung, der Impfstoff, den Sie entwickelt haben, ist ein Dienst an der Menschheit. Und genau deshalb sind wir heute hier."[1052]

Ein Augenblick für den rosafarbenen Stift der Wahrheit (ich glaube, ich nutze ihn das dritte Mal in diesem Buch?). Man zitiert auf Seite 318 f. stark gekürzt, aber korrekt von der Website des Bundespräsidenten der BRD.

Nun kommt der Part, den wir doch alle im Buch vermisst haben: Diversität und Migrationslob. Ohne so eine Passage kommt heute kein politisch korrektes Buch durch den Zensor.

„Natürlich, so Uğur, sehen er und Özlem, dass es Menschen mit Migrationshintergrund gibt, die sich durch ihre Geschichte ermutigt fühlen. [...] Die Eheleute [...] sind nur allzu gern bereit, jungen Wissenschaftlern, die sich mit ihnen identifizieren, als Inspiration zu dienen." (S. 319)

„Wie Uğur bei einer Videokonferenz mit Angela Merkel im Januar 2021 stolz erklärte, stammte das Lightspeed-Expertenteam aus über sechzig Ländern, und mehr als die Hälfte waren Frauen." (S. 320)

„Uğur […] und Albert Bourla sich über ‹ihren gemeinsamen Hintergrund als Wissenschaftler und Einwanderer› verbunden fühlten. Katalin Karikó […] war aus dem kommunistischen Ungarn in die USA geflohen. Kathrin Jansen […] aus Deutschland in die Vereinigten Staaten ausgewandert. […] in Marokko geborenen Moncef Slaoui […] May Parsons […] stolze British-Filipina.

In Uğurs und Özlems Weltanschauung ist die Vielfalt der an diesem historischen Projekt Beteiligten nicht im Entferntesten überraschend. Ihre Philosophie, in der Wissenschaft und auch im Leben, lautete schon immer, sich auf gute Ideen zu konzentrieren, unabhängig von der nationalen Herkunft. Doch falls der kometenhafte Aufstieg von BioNTech (das in Deutschland einem Ökonomen zufolge 2021 im Alleingang für ein Wirtschaftswachstum von 0,5 Prozent sorgen würde) gesamtgesellschaftlich lehrreich ist, dann weniger hinsichtlich der Überwindung von Staatsgrenzen seitens der Mitarbeiterinnen und Mitarbeiter, sondern vielmehr, was die Überschreitung akademischer, wissenschaftlicher und ökonomischer Grenzen aller Unternehmensbereiche anbelangt." (S. 320)

Neben all dem Diversitätsgeschwafel und sogar einer politisch korrekten Überschreitung der Frauenquote sind die 0,5 % Wirtschaftswachstum im Alleingang nichts, worauf man stolz sein kann, in einem Land im Lockdown und einer Rezession. Das ist keine Kunst und zeigt, wie schlecht es generell wirtschaftlich schon stand, dass eine Firma allein zu 0,5 % Wirtschaftswachstum führte, während die Gastronomie, die Unterhaltungsindustrie und diverse Kleinbetriebe den Bach runtergingen und nur aufgrund einer staatlich sanktionierten Insolvenzverschleppung überlebten. Das mit der Insolvenz holt man nun langsam 2023 nach. Im Juli 2023 war Deutschland in Sachen Wirtschaftswachstum das weltweite Schlusslicht.[1053]

Im Hinblick auf *„die Überschreitung akademischer, wissenschaftlicher und ökonomischer Grenzen aller Unternehmensbereiche"* hat man noch ein paar Grenzen vergessen, wie die ethischen Grenzen, die moralischen Grenzen, die Grenzen des Legalen und die Grenzen des Nürnberger Kodex, die bei diesem weltweiten Experiment mehr als überschritten wurden. Ganz abgesehen von den Grenzen des guten Geschmacks bei den Werbeaktionen für die Plörre und die Grenzen der Moral bei der Ausgrenzung der Ungeschlumpften und Uğurs Grenzen des Wissens und der eigenen Kompetenz (die wahrlich nicht weit gesteckt waren). Ob man rückblickend noch stolz auf das Überschreiten dieser Grenzen sein wird, wenn man sich die Blutwerte der Opfer dieses Experiments anschaut, die jenseits aller Norm- und Grenzwerte liegen? Auch die Übersterblichkeit hat die bisher üblichen Grenzwerte gerissen, so wie der Krankenstand im März 2023.[1054]

Grenzen haben ihren Sinn und Zweck. Das ist etwas, was man eigentlich als Kind gelernt haben sollte. Regeln wurden aufgrund von harten Lehren erstellt, um Fehler zu vermeiden, die man schon einige Male gemacht hat. Grenzen sollen unnötiges Leid vermeiden. Daher gibt es auch Regeln und Gesetze, die alle mit Füßen getreten wurden, damit man diese Grenzen überschreiten konnte.

„In einem Umfeld, das dazu neigt, Menschen nach ihrem Forschungsgegenstand einzuordnen, hatten die beiden sich schlicht geweigert, an den Grenzen ihrer Disziplinen Halt zu machen." (S. 321)

Gegen die Naturgesetze kann aber niemand langfristig gewinnen. Diese Grenzen sind fix. Und das werden auch Uğur und Özlem noch lernen. Da bringt das Weigern nichts.

„Das Unternehmen, das sie für individualisierte Krebstherapien gegründet hatten, besaß so viel geballtes Fachwissen, dass es schließlich die seit Jahrzehnten tödlichste Pandemie zurückschlug." (S. 321)

Was für eine Pandemie?! 2020 gab es keine Übersterblichkeit in Deutschland. In UK folgt sie dem Medazolam- und Morphinverbrauch. Die Übersterblichkeit kam erst nach dem Beginn des Massenexperiments, das sich zur tödlichsten Pandemie der Menschheitsgeschichte entwickeln könnte. So oder so, die beiden werden in die Geschichtsbücher eingehen. Jedoch möglicherweise anders, als sie es geplant hatten.

„Geht es um die Entwicklung des Impfstoffs – der auf dem besten Weg ist, das wirtschaftlich erfolgreichste Arzneimittel in der Geschichte der Menschheit zu werden –, sprechen die Fakten für sich." (S. 320)

9. August 2021:	Biontech mit großem Gewinnsprung: „Wie das Unternehmen mitteilte, stieg der Nettogewinn im zweiten Quartal 2021 auf knapp 2,8 Milliarden Euro nach einem Verlust von 88,3 Millionen Euro im Vorjahreszeitraum."[1055]
9. Mai 2022:	BioNTech verdreifacht Gewinn: „Alleine im ersten Quartal dieses Jahres erwirtschaftete das Unternehmen ein Plus von 3,7 Milliarden Euro. Das ist mehr als drei Mal so viel wie vor einem Jahr. Damals lag der Überschuss bei 1,1 Milliarden Euro."[1056]
27. März 2023:	BioNTech erwartet Rückgang beim Geschäft mit Corona-Impfstoff: „Rund 9,4 Milliarden Euro Gewinn hat BioNTech im Jahr 2022 verbucht. Das hat das Mainzer

Biotechnologieunternehmen am Montag bei einer Analystenkonferenz bekannt gegeben. Damit ist BioNTech zwar nicht an seinen Rekordgewinn aus dem Vorjahr herangekommen, der bei gut 10,3 Milliarden Euro lag."[1057]

12. Mai 2023: Mainzer Finanzdezernent Beck bestürzt über Umsatz-Einbruch bei BioNTech: Der Mainzer Corona-Impfstoffhersteller BioNTech verzeichnet einen drastischen Umsatzeinbruch. Die Stadt Mainz wird deshalb deutlich weniger Gewerbesteuer einnehmen. Am Montag hatte das Pharmaunternehmen BioNTech mit Sitz in der Mainzer Oberstadt bekanntgegeben, dass der Umsatz im ersten Quartal dieses Jahres um 80 Prozent auf 1,27 Milliarden Euro zurückgegangen sei. Grund ist, dass BioNTech deutlich weniger Corona-Impfstoff verkauft hat.[1058]

Man kann auch einfach die Jahresabschlüsse lesen, wie diesen[1059] für das Jahr 2020, das sind mir aber zu viele Zahlen und ich bin kein Buchhalter. Ich kann jetzt auch nicht beurteilen, ob nicht andere Pharmafirmen mit ihren Blockbustermedikamenten ähnliche Gewinne erzielt haben. Milliarden klingen mir aber schon nach echt viel Schotter. Ob das reichen würde, die Schäden und Behandlungskosten der Opfer zu decken?

25. Mai 2023: Unglaubliche Enthüllungen aus Israel: NULL COVID-TODESFÄLLE bei Menschen unter 50[1060]

Es gab viele Gerüchte über die Verwicklung der DARPA[1061] (Defense Advanced Research Projects Agency, auf Deutsch etwa Organisation für Forschungsprojekte der Verteidigung)[1062] in die modRNA-Projekte. An der Webkennung „.mil" erkennt man schon, dass die DARPA mit dem US-Militär assoziiert ist. Man weis nichts Genaues, ABER es ist schon ungewöhnlich, entsprechende Hinweise in diesem Kapitel zu finden.

„Damals, im Jahr 2013, als Uğur, Özlem und ihr Team in Mainz daran arbeiteten, BioNTechs Kandidaten für eine Krebsimpfung zu verbessern, wurde ***Colonel Matt Hepburn*** [Hervorhebung von mir]*, ehemaliger Arzt bei der US Army, von der Darpa Agency in Arlington, Virginia, eingestellt und erhielt eine klare Anweisung. Sein Auftrag, so erfuhr er von seinen Vorgesetzten, lautete, ‹Pandemien aus der Welt schaffen›. In den darauffolgenden Jahren startete Hepburn, beeinflusst durch die Ausbrüche von Ebola und Zika, ein Forschungsförderprogramm zur schnellen Eindämmung solcher Ausbrüche. Wissenschaftler sollten innerhalb von sechzig Tagen, nachdem man einem Überlebenden Blut abgenommen hatte, eine Antikörper-basierte Prophylaxe entwickeln und ausreichend Dosen herstellen, um die weitere Ausbreitung*

einer Krankheit zu verhindern. ***Er holte dafür damals auch mRNA-Forscher zu Hilfe – sowohl Moderna als auch CureVac waren von der Darpa Agency unterstützt worden*** [Hervorhebung von mir]. *[...] In den ersten elf Monaten des Jahres 2020 schien das auch für das neuartige Coronavirus zu gelten. Darpas radikaler Plan war nicht rechtzeitig umgesetzt worden, um die Covid-19-Pandemie zu bekämpfen.* ***Hepburn arbeitete stattdessen letztlich für die ‹Operation Warp Speed›, die Covid-19-Impf- und Therapie-Taskforce der amerikanischen Regierung*** [Hervorhebung von mir]." (S. 321 f.)

Colonel Matt Hepburn, das kam mir doch irgendwie aus Röpers „Inside Corona" bekannt vor.

„Das ist keine übertriebene Aussage, denn die DARPA hat die Forschung an mRNA-Impfstoffen noch ausgeweitet, nachdem Durgan die DARPA 2012 verlassen hat. Verantwortlich war dafür Dr. Matthew Hepburn, der 2013 zur DARPA gekommen ist und ***vorher in Biowaffenlabors des Pentagon gearbeitet hat*** [Hervorhebung von mir]. *Hepburn hat 2013 Pfizer über sieben Millionen Dollar und Moderna sogar 25 Millionen zur Forschung an mRNA-Impfstoffen überwiesen, und 2020, nachdem die Covid-19-Pandemie ausgerufen war, hat Moderna wieder Geld von der DARPA erhalten, nämlich 56 Millionen Dollar für kleine, aber schnelle Produktionsstätten für mRNA-Präparate.*

2021 hat Hepburn verkündet, die DARPA habe einen Chip entwickelt, den man unter die Haut eines Menschen pflanzen kann, der dann ständig das Blut auf Krankheitserreger, zum Beispiel Covid-19, untersucht. Das ist kein Scherz, das hat Hepburn am 11. April 2021 in einem Interview mit CBS187 erzählt." (S. 133 f.)

Netzwerke im Hintergrund, Biowaffen, das würde hier zu weit führen, dazu gibt es ein ganzes Buch von Röper und Mr. X namens „Inside Corona", diverse Briefings der russischen Armee und das ist auch eher Bioclandestines[1063, 1064, 1065] Gebiet, da kennt er sich viel besser aus.

Hier findet man mehr über Hepburns Arbeit: https://ghss.georgetown.edu/dr-matthew-hepburn/.

Laut Hepburn war die Arbeit des US-Verteidigungsministeriums bei Warp Speed nur *„‚transformativ', sagte Hepburn, Leiter der OWS-Entwicklung, und verwies auf Einsatzplanung, Logistik und Lieferketten, die ‚in unserer DNA' im Verteidigungsministerium liegen. ‚Es ist ganz natürlich, denn das ist es, was wir tun ... und das hat den Unterschied ausgemacht', sagte er den mehr als 1.500 Online-Teilnehmern."*[1066]

Ich bin Anglist, ich habe das Erste Staatsexamen in Anglistik. Im Original scheiterte ich am Wort „transformativ". Daher habe ich mir DeepL zu Hilfe genommen. DeepL scheiterte ebenfalls an diesem Wort und kann mir auch nicht erklären, was das eigentlich heißen soll. Ein Nichtwort, das verschleiern soll, was wirklich gemeint ist, schätze ich, nach dem, was nach und nach über die Verwicklung des DOD aus dem Sumpf hervorblubbert.

Also ab zu linguee ... Gleiches Ergebnis.

Eine Suche nach „transformativ + Definition" erbrachte:

„Definition, Bedeutung

Der Begriff ‚transformativ' beschreibt etwas, das eine grundlegende Veränderung oder Umgestaltung bewirkt. Es kann sich auf eine Idee, eine Person, eine Organisation oder eine ganze Gesellschaft beziehen und bezeichnet eine Kraft, die dazu beiträgt, dass sich etwas grundlegend ändert oder verändert. In diesem Sinne wird ‚transformativ' oft in Bezug auf Bildung, Kunst, Politik oder Sozialarbeit verwendet, um zu beschreiben, wie etwas positive Veränderungen bewirkt oder eine positive Wirkung hat.

Herkunft, Abstammung

Das Wort ‚transformativ' kommt aus dem Lateinischen ‚transformare', was so viel wie ‚umwandeln' oder ‚verändern' bedeutet. Es wurde in der englischen Sprache in den 1950er und 60er Jahren verwendet, um beschreibend auf Veränderungen in Bereichen wie Kunst, Philosophie und Gesellschaft hinzuweisen. Heute wird es oft verwendet, um einen Prozess oder einen Effekt zu beschreiben, der tiefgreifende und dauerhafte Veränderungen bewirkt.

Verwendung

Wie wird das Wort ‚transformativ' verwendet?

‚Die Implementierung der neuen Geschäftspolitik war absolut transformativ für die Firma, da sie ihnen eine vollständig neue Kundenbasis und höhere Umsätze brachte, aber auch eine vollständige Überarbeitung der Arbeitsabläufe erforderte.'"[1067]

Schwammig, aber die Tendenz ist klar und unschön.

„die Arbeit des US Verteidigungsministeriums bei Warp Speed nur ‚transformativ'"

NUR transformativ, also nur eine grundlegende Veränderung/Umgestaltung von etwas?! Positiv für wen? Uns oder die Parasitenklasse? Und warum hat sich bisher keiner Gedanken über dieses Wort gemacht?! Was wollte Hepburn damit wirklich sagen, zum Beispiel den Eingeweihten?

Hier schließt sich der Kreis zu den in Kapitel 8 erwähnten Warp-Speed-Verträgen mit dem US-Militär, die letztendlich nur Prototypen umfassten. Prototypen brauchen keine abgeschlossene klinische Testung. Hauptsache, das Projekt ist „transformativ".

Es schließt sich auch der Kreis, dass Corona in Deutschland ebenfalls vom Militär (Bundeswehr) kontrolliert und organisiert wurde.

Alles schon in vorherigen Kapiteln eingehend erläutert, hier jedoch vom Autor selbst angesprochen und in gewisser Weise bestätigt, was ich nur anhand von Dokumenten und Substacks vermutet hatte.

„Obwohl es nicht mit den Mitteln der reichsten Regierung der Welt ausgestattet war, kam BioNTechs ‹Projekt Lightspeed› nah dran, Hepburns Ziel zu erreichen." (S. 322)

Nur welcher Art waren die militärischen Ziele Hepburns?

Man versucht, die Zusammenarbeit des Militärs in diesem Bereich auch nicht zu leugnen, und findet diese Informationen ganz regulär in wissenschaftlichen Publikationen *„Die Finanzierung der US-Bioabwehr unterstützte die Entwicklung einer mRNA-Impfstoffplattform, die für COVID-19101 schnell eingesetzt werden konnte."*[1068]

„Von dem Tag an, als Uğur ein Team zusammenstellte, um an dem Impfstoff zu arbeiten, dauerte es nur 88 Tage, bis der spätere Gewinnerimpfstoff zum ersten Mal einem Menschen injiziert wurde. Wenn man von da an zählt, als das Genom des Coronavirus erstmals ins Internet hochgeladen wurde, also am 11. Januar, dann brauchte das Mainzer Unternehmen 105 Tage, um auf den größten allgemeinen Gesundheitsnotstand der jüngeren Geschichte zu reagieren. Moderna war, dank der starken Unterstützung der amerikanischen National Institutes of Health, sogar noch schneller in der klinischen Phase." (S. 322)

Das erinnert doch stark an diese Ziele des US-Militärs:

„Die DARPA will eine integrierte End-to-End-Plattform entwickeln, die Nukleinsäuresequenzen nutzt, um die Ausbreitung von Virusinfektionen in höchstens sechzig Tagen zu stoppen."[1069]

Bei diesem Programm handelt es sich um jenes oder eines von jenen, an denen Hepburn beteiligt war.

Das war 2017. Uğur brauchte 28 Tage länger für den ersten Schuss. Das nächste Mal schafft er es aber bestimmt schneller als in 60 Tagen.

„Die von der DARPA geförderten Teams müssen ihre integrierten Plattformen während der geplanten vierjährigen Laufzeit des Programms in fünf Simulationen demonstrieren. Sie werden ihre Plattformen zunächst mit Krankheitserregern ihrer Wahl testen, letztlich aber mit von der DARPA ausgewählten Erregern, darunter zwei Demonstrationen, bei denen die Identität des Erregers für die Teams bis zum Beginn der 60-tägigen Frist undurchsichtig bleibt. Um sicherzustellen, dass die entwickelten Plattformen ein qualitativ hochwertiges Produkt herstellen können, das für die behördliche Prüfung geeignet ist, muss jedes Team vor Ende des Programms eine klinische Sicherheitsstudie der Phase I durchführen."[1070]

Moderna hat sich 15 Viren vorgenommen statt nur fünf, die scheinen sich aktuell sehr sicher zu sein.[1071]

Die Sache hat nur einen Haken. Wenn man die Bedingungen liest, die DARPA gestellt hatte:

„Ein Vorteil des nukleinsäurebasierten Ansatzes zur Begrenzung der Infektionsausbreitung ist, dass die in den Körper eingebrachten genetischen Konstrukte schnell verarbeitet werden und sich nicht in das Genom einer Person integrieren. Ebenso würden die als Reaktion auf die Behandlung gebildeten Antikörper nur für Wochen bis Monate im Körper vorhanden sein. Dies steht im Einklang mit der Absicht der DARPA, mit P3 eine vorübergehende Immunität gegen ein Virus zu erreichen und die Ausbreitung der Krankheit durch die Schaffung einer Firewall zu stoppen."[1072]

Die damalige Deadline war der 1. Mai 2017. Scheint wohl nichts bei herausgekommen zu sein. Daher hat man bei CEPI (einer von Billyboys NGOs) in einem UN-Artikel im Dezember 2021 seine Ansprüche auf 100 Tage reduziert bzw. verlängert,[1073] was nach den supererfolgreichen modRNA-Großversuchen schon ein wenig seltsam anmutet. Hatte man bei CEPI die modRNA-Plörre bereits Ende 2021 aufgegeben?

Was die Verbindungen von DARPA und Moderna angeht, da gibt es einen hübschen Tweet vom 12. Januar 2017.[1074]

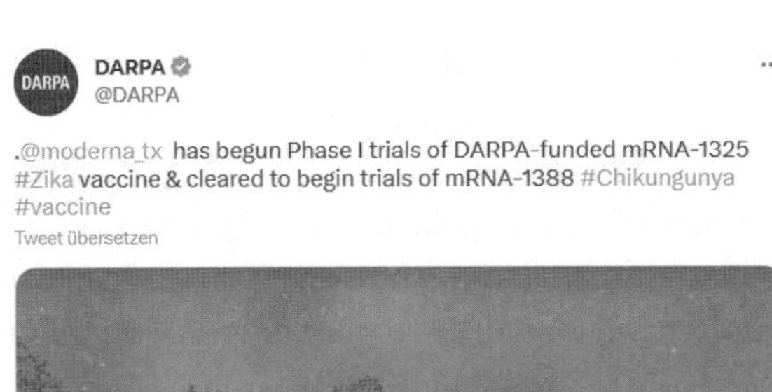

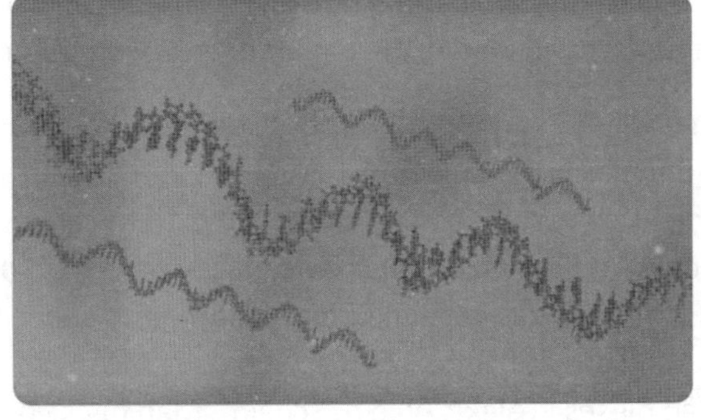

Chikungunya ... Da war doch etwas in den russischen Biowaffenunterlagen:

„Im September 2016 verletzte sich eine Doktorandin der University of Washington bei Versuchen mit Tieren, die mit einem rekombinanten Stamm des Chikungunya-Virus infiziert waren, den Handschuh. In einem groben Verstoß gegen die Sicherheitsvorschriften wusch sich die Mitarbeiterin lediglich die Hände, zog ihre Schutzkleidung aus und verließ das Labor, ohne jemandem von dem Vorfall zu erzählen oder Maßnahmen zur Isolierung zu ergreifen. Vier Tage später wurde bei ihr eine akute Form der Krankheit diagnostiziert."[1075]

„The Intercept" berichtete ebenfalls über den Zwischenfall[1076] und Gates hat bei diesem Virus auch seine Finger im Spiel. Er will Mücken züchten und freisetzen lassen, die dann angeblich dieses Virus und andere Viren nicht mehr übertragen können.[1077]

Aber ich schweife ab, das ist Clandestines Gebiet.

„‹Man muss bedenken, dass keines der extrem seltenen Sicherheitsprobleme, um die es geht, in den Phase-III-Studien für Covid-19-Impfstoffe entdeckt wurden›, sagt Richard Hatchett, Chef der CEPI, der für die Obama-Regierung tätig war und dabei half, die Reaktion auf den Ausbruch der Schweinegrippe zu koordinieren." (S. 323)

1.223 Todesfälle bis Ende Februar 2021,[1078] neun Seiten Nebenwirkungen, die man im Augen behalten muss, diverse Tot- und Fehlgeburten, Schlaganfälle, Herzinfarkte ...

Die Berichte über die „sehr seltenen Sicherheitsprobleme" füllten bis zum April 2023 68 Berichte auf DailyClout. Zumindest bei deutschen Gerichten versucht man, die diversen Geschädigten aktuell als bedauerliche Einzelfälle gegenüber dem Argument „Nutzen für das große Ganze" abzubügeln. Das persönliche Leid muss man für den größeren Nutzen der Gesamtbevölkerung nun mit Stolz und Solidarität tragen – inklusive der Arztkosten für Behandlungen, die die Krankenkassen teils nicht übernehmen.

Richard Hatchett, der für CEPI arbeitet, Billyboys Epidemie-Koalition, die im Rahmen des WEF 2016 gegründet wurde. Ja, der Richard redet von extrem seltenen Sicherheitsproblemen, ohne sich vorher die Definition von extrem selten angeschaut zu haben. Auch das hatten wird bereits. Genauso wie, dass der Richard Impfungen in 100 Tagen will bzw. CEPI,[1079] weil das ja beim Chinaschnupfen so super funktioniert hat. In diesem Buch nennt man das auf Seite 323 die „100 Days Mission". Sir Patrick Vallance in UK ist auch ein Fan dieses Projekts, wie es scheint. Man hat sich bei BNT162B2 jedoch gespart, die Probanden zu infizieren, um zu schauen, ob es funktioniert, weil es angeblich keine Therapien gegeben hätte, was eine glatte Lüge ist. Ivermectin[1080, 1081], Hydroxychloroquin, Vitamin D[1082, 1083], Methylenblau[1084, 1085] (das chemisch eine Vorstufe von Hydroxychloroquin ist) und diverse andere Stoffe funktionierten sehr gut, ABER dann hätte man ja direkt schauen müssen, ob die Plörre tut, was sie laut Propaganda tun sollte, und hätte somit keine Notfallzulassung bekommen.

Ja, Hydroxychloroquin hat funktioniert. Die gerne zitierte und referenzierte Studie, dass es nicht funktioniert hat,[1086] musste zurückgezogen werden, weil sie massiv gefälscht war. Eine bekannte Überdosierung tötet halt die Probanden.[1087] Keine Sternstunde des Lancet. Das gute, alte, erprobte Chloroquin hätte übrigens auch funktioniert, das hatte man nämlich bereits für SARS-1 2005 als probates Mittel publiziert.[1088]

Auf all das hatte man halt einfach keine Lust, weil man seine supergeniale Plattform nach so viel Investition endlich anwenden wollte und sich so sicher war, dass es klappen würde. Daher versteckt man sich hinter dem Argument, dass es „unethisch" gewesen wäre, die Leute mit einem für gesunde, junge Menschen vollkommen harmlosen Virus zu infizieren.[1089, 1090, 1091, 1092] Das gibt man sogar zu!

„‹Das Problem bestand darin, dass Covid nicht so schlimm war – ja, viele Leute starben, aber es war nicht Ebola›, sagt sie. Die Krankheit erschreckte Wissenschaftler und die Öffentlichkeit nicht genug, und beide Gruppen hätten sehr alarmiert sein müssen, um einen beschleunigten Prozess zu akzeptieren, der eine komplette Phase-III-Studie ausließ." (S. 324)

Und weil wir uns einfach nicht genug erschrecken wollten, entwickelte man seitens der BRD das Panikpapier,[1093, 1094] damit der Deutsche so richtig das Fürchten lernt.[1095]

Eine ausführliche Analyse des BMI-Schriftverkehrs zu dieser Zeit findet man auf Twitter am 26. August 2021 bei Aya Velázquez.[1096]

Das „Innenministerium spannte Wissenschaftler für Rechtfertigung von Corona-Maßnahmen ein"[1097] bzw. diese „Wissenschaftler" verkauften ihre Seele für Geld und ließen sich einspannen – genau wie Eckhard von Hirschhausen[1098] und diverse andere Künstler und Reporter. Die Liste ist lang und würde selbst bereits ein komplettes Kapitel füllen.

„‹Und über die Effektivität eines Impfstoffs können wir nach seiner Freigabe urteilen – das tun wir alljährlich bei der Influenza.›" (S. 323)

Zum Zeitpunkt des Erscheinens des Buchs wusste man schon lange, dass „COVID" mit 1.927 Fällen (4,6 %) mit zu den häufigsten „Nebenwirkungen" gehörte – und das selbst mit den selektiv geschönten PCRs.

Ich spare es mir an dieser Stelle, das Versagen des Produkts noch einmal auszuführen. Auch das wäre nur eine Wiederholung. Auch das war bereits Ende Februar 2021 bekannt.

„Um alle Eventualitäten abzudecken, hat seither ein BioNTech-Team unter der Leitung von Eleni Lagkadinou, einer griechischen Spezialistin für klinische Entwicklung, Studien gestartet, um auf mutierte Varianten ausgerichtete Vakzinkonstrukte zu testen." (S. 326)

Ganz abgesehen davon, dass die bivalente Plörre ein Rohrkrepierer war und deutlich mehr Nebenwirkungen verursachte,[1099, 1100] das hatten wir schon alles ... Hat diese Eleni auch eine deutsche Zulassung als Prüfarzt? Mittlerweile arbeitet sie für Roche in Basel.

„Das Paul-Ehrlich-Institut und andere Aufsichtsbehörden mussten der Bevölkerung wiederholt versichern, dass keine Abkürzungen genommen und keine Schritte weggelassen worden waren." (S. 324)

Mussten sie das wirklich oder wollten sie das? Wenn sie es mussten, wer hat es ihnen aufgetragen? Nun holt sie das Lügen ein und die große Vertuschung beginnt. Dabei stellt man sich aber nicht so wirklich geschickt an, indem man Fälle leugnet[1101] bzw. gar nicht erst erfasst.[1102, 1103] Datensparsamkeit eben, weil IT-Probleme.[1104] Internet und IT sind in Deutschland eben Neuland. Damit ist das PEI aber in guter Gesellschaft. Die EMA ist auch fröhlich am Löschen schwerer Nebenwirkungen.[1105] Das hat man bei

VAERS (dem Impfschadensregister in den USA) aber schon DEUTLICH vorher getan.[1106] Das riecht mir wieder einmal nach Lockstep-Ansatz, auch bei der Verschleierung und Datenschönung.

Die unschöne Rolle des PEI in diesem Lügenkonstrukt habe ich in einer eigenen Substack-Reihe näher untersucht.[1107, 1108, 1109, 1110, 1111, 1112, 1113]

Auf Seite 324 träumt man auch von „mobilen Produktionsanlagen". Die Teile heißen übrigens BioNTainer[1114] und mein ehemaliger Co-Doktorand Jochen Hecky ist laut seinem LinkedIn-Profil wohl für diese Teile verantwortlich. Kein Geld für Medikamente, Lebensmittel, Schulen, Infrastruktur, aber eine kleine modRNA-Fabrik will man in Afrika hinstellen. Genau das, was die Menschen dort unbedingt brauchen.

Was macht Jochen denn so für das BioNTainer-Projekt?[1115]

„• Business Lead / Projektverantwortlicher für die Qualitätskontrolle im Rahmen mehrerer BioNTainer-Länderprojekte, verantwortlich für die Zielland-spezifische Festlegung von Kontrollstrategien in Bezug auf Rohmaterialien, Wirkstoff sowie Zwischen- und Endprodukten

• Für alle BioNTainer-Projekte verantwortlich für die fallspezifische Festlegung und korrekte Abbildung der QC-Prozesse im ERP- und LIMS-System (SAP S4/HANA, Labware LIMS)

• Festlegung individueller Target Operating Models für lokale Qualitätskontrollabteilungen innerhalb des BioNTainer-Programms

• Mitarbeit am Layout-Design für die Qualitätskontroll-Labore

• Hiring Manager für lokale Abteilungs- und Laborleitungen der Qualitätskontrolle im BioNTainer-Programm

• Erstellung länderspezifischer Trainingskonzepte"

Und was treibt er sonst noch so, seit er im Januar 2022 bei BioNTech angeheuert hat?

„Senior Director Quality Control bei BioNTech Manufacturing GmbH."

Ich habe ihn angeschrieben, er hat aber bisher nicht reagiert. Seltsam.

Zu dem Zeitpunkt, an dem unsere Geschichte aktuell spielt, war er aber noch nicht mit an Bord. Er scheint aber jetzt – laut seinem LinkedIn-Profil, das er sehr sauber und ausführlich führt –verantwortlich dafür zu sein, dass die Chemikalien sauber sind, schätze ich:

„Strategische und aufbauorganisatorische Entwicklung und Führung des Departments Qualitätskontrolle am Standort Mainz mit 2 Betriebsstätten. Übergeordnete Leitung der Qualitätskontrolle gem. § 12 AMWHV.

Fachliche und disziplinarische Verantwortung für >60 Mitarbeiter, davon 4 in direkter Berichtslinie."

Und da gibt es noch jemanden aus meiner Unizeit in meinen XING-Profilen, die jetzt bei BioNTech in einer recht interessanten Position arbeitet:

Doktor Julia Sämann[1116] ist da nun seit Oktober 2021 Director Pharmacovigilance – Safety Operations. Vorher war sie von April 2021 bis September 2021 bei CureVac. Sie hat Erfahrung in der Pharma und sollte wissen, was sie da tut – oder eben nicht tut. Ehrlicherweise kann ich mich an Julia gar nicht mehr erinnern und weiß auch nicht, warum wir uns damals auf XING vernetzt haben. Praktisch ist es aber schon, denn in ihrem Profil findet man dann die weiteren Verantwortlichen mit Namen: Mara Dinkel[1117] (Director Pharmacovigilance), Jessica Hüske[1118] (Clinical Safety Associate), Doktor Christian Mäurer[1119] (Clinical Study Manager), Xiaoxing Qing 青澍啟[1120] (Manager Clinical Quality Assurance Compliance), Doktor Amir Rafiq[1121] (Clinical Safety Manager-Pharmacovigilance), Judith Weigel[1122] (Director Clinical Safety Management), Doktor Michael Werthebach[1123] (Associate Director PV QA).

Generell ist es ja nicht wirklich schwer herauszufinden, wer bei BioNTech arbeitet, sie geben es ja selbst in ihren öffentlichen XING-Profilen an, die alle unter dem Firmenprofil[1124] gesammelt werden. 1.139 Mitarbeiter sogar alphabetisch sortiert.[1125]

Ich hatte sogar auch einmal eine Anfrage, bei BioNTech zu arbeiten, und zwar im Außendienst. Man hatte ursprünglich vor, einen Außendienst zu rekrutieren. Ich kann mich noch an die Ausschreibung erinnern und wurde damals von Careforce und/oder Ashfield, also einem der üblichen Dienstleister, diesbezüglich kontaktiert. Als Dienstwagen sollte es einen Tesla geben. Es scheint nicht so, als wäre dieses Projekt tatsächlich umgesetzt worden. Leider, leider habe ich die Stellenausschreibung von damals nicht gespeichert. Ich hätte ordentlich Pharmakovigilanz bzw. Arzneimittelsicherheitserhebung im Feld betrieben! Und wäre dann wahrscheinlich noch schneller gefeuert worden als bei Novartis.

„‹Wir werden Schutzmaßnahmen wie großflächiges Testen und Social Distancing sorgsam aufrechterhalten müssen›, sagt er voraus, ‹bis ein sehr hoher Anteil der Weltbevölkerung geimpft ist.› Die Daten aus Studien mit an Varianten angepassten Vakzinen werden ‹unser Wissen über Impfschutz und bedenkliche Varianten vergrößern›, meint Özlem, ‹und auch helfen, den optimalen Weg für das weitere Vorgehen

herauszufinden›. Dank etablierter Verfahren ist BioNTech in der Lage, auf jede Eventualität zu reagieren. ‹Sollte in ein paar Monaten eine Ypsilon-Variante auftreten›, sagt Lagkadinou, ‹werden wir auch dafür gerüstet sein.›" (S. 326 f.)

Bereits im April 2023 war lange klar, dass weder Social Distancing noch das fehlerbehaftete Testen etwas gebracht haben. Davon abgesehen, dass viele der Testzentren ohnehin nicht existierten und reiner Betrug waren, war auch der PCR-Test ein einziger, großer Betrug und das wusste man schon vorher.[1126] Bis Ypsilon hat man es nicht geschafft, man sprang aber schnell zu Omega, dem biblischen Ende, dann zu Arcturus und mittlerweile habe ich den Überblick verloren und es ist mir auch egal.

„Bis Ende 2021 dürften es drei Milliarden sein, was den Impfstoff zum am weitesten verbreiteten Medikament aller Zeiten machen würde." (S. 327)

Na, ich weiß nicht, wie sieht es mit Acetylsalicylsäure (Aspirin) aus? Ich glaube, die ist verbreiteter. Ich habe mittlerweile den Überblick verloren, wie viele Menschen sich diesem Genexperiment unterzogen haben. Das wird man dann wohl irgendwann an den Todeszahlen sehen. Man kann ja dann die tatsächliche Schlumpfungsquote aus den Todeszahlen herausrechnen, weil das so schön korreliert.[1127] Da wären dann die „italienisch" Geschlumpften raus aus der Gleichung, weil die nicht sterben.

„Anfang 2020 hatte das Unternehmen Verluste von einer halben Milliarde Euro; jetzt rechnet es allein für 2021 mit Gewinnen in Höhe von 16 Milliarden aus Verträgen über Impfstoffe. […] Das [Aktien verkaufen, Anmerkung von mir] *haben auch ihre Hauptanteilseigner, die Strüngmann-Zwillinge, nicht getan. Während die Co-Investoren von MIG ihre Anteile an BioNTech Anfang 2021 veräußerten und damit 4500 Prozent Gewinn für die ganz normalen Deutschen und Österreicher einfuhren, die ihre Ersparnisse in den Fonds gesteckt hatten, bleiben die bayerischen Brüder an Bord. Covid-19, sagt Thomas Strüngmann, sei eine Zwischenstufe. ‹Mein Traum war immer, einen Durchbruch in der Krebstherapie zu erzielen›, sagt der 71-Jährige."* (S. 327 f.)

Ich hatte in einem der vorherigen Kapitel die Theorie aufgestellt, dass BioNTech diesen Hoax durchgezogen hat, damit die Firma nicht wie Ganymed verkauft werden muss. Die wären 2023 fällig gewesen. Der Investmentfond MIG[1128] hätte kein Mitleid gehabt, wie man sieht. Die haben ihren Gewinn gemacht und sind gegangen. Die Strüngmanns hätte man auch auszahlen können. BNT162B2.9 hat BioNTech finanziell den Arsch gerettet.

Danach das übliche Blabla, das man aktuell von Moderna hört, was sie nicht alles mit ihrer supertollen modRNA noch alles machen wollen – wie Grippeimpfstoffe (was bei Moderna schon gescheitert ist), HIV, Malaria, die üblichen Verdächtigen.

Lustig ist eigentlich nur, dass sie auch etwas gegen Multiple Sklerose entwickeln wollen:

„Das Unternehmen testet präklinisch eine Behandlung bei Multipler Sklerose, die die Fähigkeit von mRNA nutzt, die gezielte Unterdrückung von Immunantworten anzuordnen, anstatt das Immunsystem zur Attacke zu rufen. Zu Multipler Sklerose kommt es, wenn das körpereigene Immunsystem aufgrund einer Fehlfunktion gesunde Zellen angreift. BioNTechs experimentelles Vakzin gegen die Krankheit schickt einen ‹Steckbrief› mit der gegenteiligen Anweisung an die Immunabwehr. Diese wird aufgefordert, sich zurückzuhalten und genauer zwischen Freund und Feind zu unterscheiden."
(S. 328)

Lustig deswegen, weil ihre preisgekrönte Coronaheilspritze möglicherweise MS bei einigen Teilnehmern des Großexperiments auslöst,[1129, 1130, 1131, 1132, 1133] was die WHO nun auch zugibt, weil ein entsprechendes Paper in ihrer Datenbank hinterlegt wurde.[1134, 1135] Witzig irgendwie, wenn es nicht so traurig wäre. Wie genau soll dieses Prinzip, das das Problem ausgelöst hat, dieses Problem lösen? Homöopathisch? Ähnliches mit Ähnlichem (Similia similibus curantur) behandeln? Oder indem man einfach andere Körperzellen opfert? Oder indem man die Immunabwehr genauso abschaltet wie bei den Geschlumpften?

Wie schaltet man das Immunsystem eigentlich wieder an?

Richtig witzig ist dieser Plan von Özlem:

„Letztere beispielsweise, indem man verhindert, dass bei einem Herzinfarkt vermehrt Zellen absterben. ‹Wir können im Prinzip in jeglichen Mechanismus eingreifen, sobald wir ihn biologisch gründlich genug studiert haben, um seine Mechanik zu verstehen›, sagt Özlem, die glaubt, dass die Moleküle eines Tages sogar helfen könnten, den Alterungsprozess umzukehren." (S. 329)

Alles exakt das, was sie mit ihrem BioNDreck ausgelöst haben. Herzinfarktrate hoch, Organe von geschlumpften Kindern wie bei alten Leuten. Die Geschlumpften scheinen schneller zu altern.

Die Südafrika-Pläne sind auch lustig:

„Im Juli gab das Unternehmen bekannt, dass es sich mit Biovac aus Kapstadt zusammengetan hat, um mindestens 100 Millionen Dosen des Corona-Impfstoffs pro Jahr exklusiv für Afrika zu erzeugen." (S. 330)

Weil ... Die klagen gerade gegen BioNTech. Das kann man sich gar nicht ausdenken.

„23 Beschuldigte wurden in Südafrika vor dem Obersten Gerichtshof angeklagt. Neben vielen Protagonisten aus dem südafrikanischen Gesundheitsbereich wird unter anderem auch Pfizer als Angeklagter benannt.

Hier kann man sich die Anklageschrift anschauen.[1136]

Es sind 737 Seiten."[1137]

Lief in Afrika wohl nicht so optimal, wie man sich das erträumt hatte?

Na ja, zumindest partiell. Die WHO hatte im April 2023 gerade eine Tagung zum Thema mRNA[1138] in Kapstadt. Und Deutschland (wer sonst) investiert in die mRNA-Impfstoff-Forschung in Afrika:[1139] *„Konkret finanziert die Bundesregierung derzeit ein mRNA-Technologiezentrum im von Stromausfällen geplagten Südafrika."*

Davon abgesehen, dass es um modRNA geht, ist Afrika ein Kontinent und kein einzelnes Land, was die Junge Freiheit geografisch auf Baerbock-Niveau einordnen dürfte.

Mal sehen, wie gut es laufen wird, bei der aktuellen Klage. Warum haben sich alle so auf Südafrika eingeschossen? Leben da zu viele Weiße, die man für die schöne neue Welt noch loswerden muss?

„Auf dem Weg dorthin wird es zweifellos Rückschläge geben. ‹So funktionieren Innovation und Vorstöße in unbekanntes Terrain nun einmal›, sagt Uğur. Investoren, deren Aufmerksamkeit das ‹Projekt Lightspeed› gefesselt hat, lernen dadurch vielleicht, wie lange es in normalen Zeiten dauert, tatsächlich ein Medikament zu entwickeln."
(S. 300)

Rückschläge ... So kann man das auch bezeichnen. Meint er damit Millionen Tote? Eine Klagewelle, die Jahrzehnte dauern wird? Und ja, damit haben die Teilnehmer diese Großexperiments sicherlich auf die harte Tour gelernt, dass es normalerweise länger dauert, ein sicheres oder zumindest nicht ganz so tödliches, wenn auch insgesamt nutzloses Medikament zu entwickeln.

Den Rest des Kapitels auf Seite 330 empfinde ich persönlich als Drohung wie beim Terminator: „I'll be back!" Gruselig.

„Er [der Beweis des Konzepts, Anmerkung von mir] *war mRNA 1.0, und eine neue Generation weiterentwickelter Plattformen, darunter selbstamplifizierende mRNA, wartet bereits hinter den Kulissen. Oder mit den Worten von Philip Dormitzer von Pfizer: ‹Die modRNA [die Basis der Covid-19-Dosen] ist wie ein Ackergaul, doch selbstamplifizierende mRNA ist das Rennpferd." Eine weitere Erfindung von BioNTech, die transamplifizierende mRNA, ‹hat ein riesiges Potenzial›, sagt Uğur, dessen Augen bei*

der Aussicht auf einen weiteren Durchbruch strahlen. [...] Eine Revolution, die Menschen ***mit fast jeglicher Art Erkrankung Anlass zum Glauben an eine noch viel willkommenere ‹neue Normalität› gibt*** [Hervorhebung von mir].

*‹**Das**›, fügt sie hinzu, ‹**war erst der Anfang*** [Hervorhebung von mir].*›“*

Epilog

Ja, selbst Epilog und die Danksagungen kann ich nicht in Ruhe lassen. Auch da gibt es Aussagen zu kommentieren und zu interpretieren. Ich bin eben sehr gründlich.

„Während Karrieren in anderen Bereichen viel mit Charisma, zufälligen Begegnungen oder Managementgeschick zu tun haben, kommt das eifrige Streben nach der Wahrheit einer vollkommenen Meritokratie so nahe, wie es nur irgend geht, so glauben wir. Unter dem stets kritischen Blick des Peer-Reviewing schaffen es nur die besten Ideen an die Spitze. Persönlichkeit oder das Walten höherer Kräfte, so erscheint es Uneingeweihten, sind unwichtig.“ (S. 331)

Ernsthaft? Meritokratie in der Wissenschaft?

Definition von Meritokratie laut Wikipedia:

„Meritokratie (von lateinisch meritum, ‚das Verdienst', und griechisch κρατεῖν, kratein, ‚herrschen') ist eine Herrschaftsform, in der Personen aufgrund ihrer gesellschaftlich bzw. institutionell anerkannten, individuellen ‚Leistungen' oder ‚besonderer Verdienste' ausgewählt werden, um führende Positionen als Herrscher, sonstige Amtsträger und Vorgesetzte zu besetzen. Im Idealfall nimmt jedes Mitglied der Gesellschaft mit dem Nachweis seines ‚Könnens' eine ‚verdiente' Position ein.“[1140]

Wie verträgt sich das dann mit dieser Passage auf Seite 332:

„Fast jeder der Beteiligten, mit denen ich gesprochen habe, hatte seine spezielle Geschichte im Gepäck: wie er dem Wissenschaftsbetrieb fast schon den Rücken gekehrt hatte, als sich ihm die Chance bei BioNTech bot. [...] Viele waren in ihrer akademischen Karriere an einem toten Punkt angelangt oder hatten sich mit ihren Vorgesetzten überworfen.“

DAS nenne ich mal eine gelungene Beschreibung der oben so hochgelobten Meritokratie in der Wissenschaft.

Wenn seine Theorie von der Meritokratie stimmen würde, wären diese angeblich so genialen Beteiligten, die nach Meinung des Autors die Welt gerettet haben, doch nie in die Situation gekommen, dass sie der Wissenschaft fast den Rücken gekehrt hätten. Dann hätte doch Karikó eine Professur bekommen müssen, statt in die USA gehen zu müssen und bei einer unbekannten Biotechklitsche mit teils unterirdischem Gehalt anzuheuern. Okay, jetzt hat sie eine Professur.

Ich war bei einem Start-up, die zahlen schlecht, besonders in den Anfangsjahren, und ich hatte noch recht gut verhandelt, die anderen bekamen noch weniger. Die zahlen meist noch schlechter, als es im Tarifvertrag im öffentlichen Dienst der Fall ist, und das will schon was heißen. Gut, das mag bei BioNTech, wo die Millionen sprudeln, nun anders sein.

Die Wissenschaft könnte von Meritokratie nicht weiter entfernt sein als die Demokratie von der Mitbestimmung des Volks.

„Erfolgreich" im Wissenschaftsbetrieb ist, wer Gelder einwirbt. Ohne sogenannte Drittmittel keine Professur oder Gruppenleiterstelle. Ich war selbst als Vertreter des akademischen Mittelbaus in Berufungsgremien dabei. Die Realität ist bitter:

Da wird das Ranking bei Bewerbungen schon einmal anhand von eingeworbenen Drittmitteln gemacht und dann mit den Publikationen in einer Handvoll ausgewählter Zeitschriften abgerundet.

Drittmittel werden entweder vom Staat oder der Industrie vergeben. Die bekommt man nur, wenn man wissenschaftlich sein Fähnchen nach dem Wind hängt und das forscht, was gerade hip, in, opportun oder politisch gewollt ist.

Erfolgreiche Anträge werden gerne auch unter Alkoholeinfluss geschrieben, weil man den Schwachsinn, den man schreibt, nüchtern so nicht zu Papier bringen würde. Dementsprechend sieht dann der Finanzierungsplan aus, mit dem die Verwaltung anschließend konfrontiert ist. Wissenschaftliche Hilfskräfte wie Zuckerstreusel über das Projekt verteilt, Sachmittel abgeschätzt, ohne Preise zu kennen, und keine Ahnung, wie viele Sozialabgaben auf eine Stelle aufaddiert werden müssen ...

Genialität ist auch eher schlecht, denn diejenigen, die bereits feste Stellen haben, entscheiden, wer in ihren illustren Kreis darf, um bis zur Rente finanziell abgesichert zu sein und danach eine Pension statt Rente zu bekommen. Kaum ein Institut wird sich einen genialen Kopf einhandeln, der die Alteingesessenen schlecht aussehen lassen könnte und Unruhe in den ruhigen eingefahrenen Betrieb bringen würde. Es gab da ein Institut, in dem sich auffällig viele Professoren mit Segelschein bzw. Kapitänspatent aus der Bundeswehrzeit befanden und es war keines für marine Biologie, sondern eines aus den Geisteswissenschaften.

Geniale Köpfe gehen aus Deutschland weg, notgedrungen. Zum einen wegen des Wissenschaftszeitvertragsgesetzes, das einem irgendwann (quasi nach zwölf Jahren nach dem Diplom/Master) Arbeitsverbot in der universitären Forschung erteilt. Man kann dann nur noch auf eine unbefristete Stelle eingestellt werden, die es praktisch kaum noch gibt. Pro Kind kann die Galgenfrist jeweils um zwei Jahre verlängert werden. Das ist für Männer praktisch, weil sie ja nicht wirklich ausfallen. Habt ihr euch schon einmal gefragt, warum viele Professoren so viele Kinder im Zweijahresabstand haben? Der „normale" Weg zu einer unbefristeten Stelle im akademischen Mittelbau ist, sie einzuklagen.

Ich dürfte auf einer befristeten Stelle auch nicht zurück an die Uni. Meine zwölf Jahre sind abgelaufen.

Wenn es um Fachexpertise ginge, warum wurden zu Beginn des P(l)andemiebetrugs dann die warnenden Stimmen mundtot gemacht, wenn es in der Wissenschaft doch um Meritokratie geht?

Und was das Peer-Review angeht, das hatten wir schon in einem früheren Kapitel. Peer-Reviewer sind Gatekeeper, die verhindern, dass kontroverse Ergebnisse publiziert werden. Die Coronap(l)andemie hat gezeigt, wie viele Artikel depubliziert wurden, nur weil die Zeitschriften kalte Füße bekamen, weil ihre Hauptkohle von Pharmawerbeeinnahmen und deren Reprints kommt. Unrühmliches Beispiel ist zum Beispiel das „BMC infectious diseases"[1141], das (nicht sonderlich überraschend) zum Springer-Konzern gehört, der auch mit diversen anderen Presseprodukten einen gewissen Ruf hat. The Lancet hat sich mit seinem Preprint-Server auch nicht gerade mit Ruhm bekleckert, als man das Paper von Peter A. McCullough „A Systematic Review of Autopsy Findings in Deaths after COVID-19 Vaccination"[1142] depublizierte.

Meritokratie und der Wahrheit verpflichtet ... Schon klar. Fragt sich nur, wessen Wahrheit? Die der Politiker, der Machthaber, der Parasitenklasse (Eliten) oder ist das wahre Streben nach Wahrheit gemeint, das auch Fehler zulässt, um aus diesen zu lernen? Wenn Wissenschaft der Wahrheit verpflichtet wäre, könnte man auch negative Ergebnisse veröffentlichen, damit andere aus diesem Fehler lernen können und dieser Fehler nicht immer und immer wieder gemacht wird und Ressourcen verschwendet werden, weil keiner veröffentlichen konnte, dass etwas halt nicht funktioniert. Auch Scheitern gehört zum Streben nach Wahrheit und Wissen.

Bei Persönlichkeit und Charisma muss ich ihm teilweise durchaus zustimmen. Es gab einige Vorlesungen in meiner Zeit, da war der Mensch da vorne, der was erzählte, absolut unerträglich. Er musste wahrlich andere Werte als Persönlichkeit und Charisma gehabt haben, wie eine absolut geniale dendrochronologische Forschung (Datierung anhand von Baumringen). Andere jedoch waren wahre Aufschneider, deren Persönlichkeit und Charisma leider nicht mit ihrer Forschung mithalten konnten. Die verfielen teilweise irgendwann dem Alkohol. Die Alkoholikerrate unter Professoren ist erstaunlich hoch bzw. war es zu meiner Zeit als Student. Vielleicht ist das mittlerweile etwas weniger geworden.

„Das erste klinisch getestete Covid-19-Vakzin war das Ergebnis einer gehörigen Portion ***Alchemie****, sowohl innerhalb wie außerhalb des Labors.* ***Die Sterne****, die für BNT162b2 so* ***gut standen****, werden sich in dieser* ***Konstellation*** *vielleicht nie wieder zusammenfinden. Ein Virus, das auf ein Vakzin ansprach, wurde* ***von einem Unternehmen ins Visier genommen, das vorher noch nie ein Medikament gegen eine Infektionskrankheit in die klinische Testung gebracht hatte*** [Hervorhebungen von mir].*"* (S. 331)

Wäre das eine Gedichtinterpretation, dann würde man zunächst einmal das verwendete Wortfeld analysieren, um eine Hypothese zu formulieren.

„Alchemie", „Sterne stehen gut", „Konstellation" als Begriffe deuten ein Wortfeld aus dem Bereich (schwarze) Magie, Okkultismus, Esoterik (im weitesten Sinne) und Astrologie an. Unwissenschaftlicher geht es eigentlich nicht und dabei ging es in diesem Epilog doch zunächst um Meritokratie und die Suche nach Wahrheit. Diese Suche nach Wahrheit scheint mir bei dieser exotischen Wortwahl doch stark in eine Richtung zu tendieren, die bei mir in Kombination mit Medikation unschöne, mittelalterliche Assoziationen von Hexen hervorruft, die Tränke brauen, Brunnen vergiften und anschließend (hoffentlich) auf dem Scheiterhaufen der Inquisition landen.

Ist diese modRNA-Technologie also Alchemie? Die Analyse der vorherigen Kapitel legt das mittlerweile nahe. Man wollte aus Blei Gold machen und scheiterte genau wie die ursprünglichen Alchemisten, zu denen übrigens auch Newton[1143] gehörte. Newton verfasste deutlich mehr alchemistische als physikalische Schriften, was im Physikunterricht gerne unterschlagen wird.

*„Die Wissenschaft, so stellte sich heraus, hängt doch sehr viel mehr mit Zufällen zusammen, als man gemeinhin annimmt." (*S. 332)

Falsch, einfach nur falsch. Sehr viele Entdeckungen und Erfindungen sind Kinder des Zufalls. Das bekannteste Beispiel ist Penicillin. Flemming war einfach unordentlich und hatte ein echt schmuddeliges Labor, bei dem ihm immer mal seine Experimente vergammelten. Die Drosophilaforschung basiert auch auf Zufall. Die Forscher haben es damals nicht geschafft, Mutanten zu erzeugen, bis ihnen natürliche Mutanten zuflogen. Die Liste kann beliebig verlängert werden. Das gibt nur keiner zu, wenn er letztendlich sein Paper schreibt. Da saugt man sich irgendeine schöne Formulierung aus den Fingern, um zu verschleiern, dass man zu faul war, Mist gebaut hat, was verschüttet hat, was nicht beschriftet hatte, eine Verunreinigung hatte ... und dann was total Geniales passierte, was man sonst NIE getan hätte, wenn man bei klarem Verstand gewesen wäre. Ich habe mein Protein einmal aus Versehen mit destilliertem Wasser über die Säule geschickt. Ich habe die Flaschen falsch angeschlossen. Es hat überlebt, was für Proteine wirklich ungewöhnlich ist. Damit hatte ich einen interessanten Datenpunkt, den keiner sonst erzeugt hätte, der nur halbwegs bei Verstand gewesen wäre, weil das die Säule und das Protein ruinieren kann. Es war schieres Glück, dass mein Protein hart im Nehmen war und mir nur Kälte verübelt hat.

Diese Geschichten kennt man als Wissenschaftler, der Autor jedoch hat halt keine Ahnung von Wissenschaft und weiß nicht, wie es wirklich läuft, und das merkt man an dieser Stelle erneut.

„Karl Popper wäre erstaunt, über die schiere Anzahl an Zufällen." (S. 232)

Oder nicht doch eher Uğur? Uğur arbeitet doch nach dem Tribunal der Erfahrungen nach Popper. War dann doch alles nur Zufall? Erfahrung kann es ja nicht gewesen sein, denn, das haben wir ja ausführlich analysiert, Erfahrung hatte Uğur im Protein-Engineering wahrlich nicht.

„Manche kamen aus der Tiermedizin, andere aus der Physik oder der Betriebswirtschaft, bevor sie sich der Biologie zuwandten. Fast niemand hatte den Weg von A nach Z in gerader Linie zurückgelegt." (S. 332)

Das ist dann wohl die perfekte Beschreibung des Expertenteams aus Quereinsteigern, die nach dem Tribunal der Erfahrungen durch reinen Zufall und Alchemie, Astronomie und ein wenig Okkultismus dieses Gebräu zusammengebraut haben. Das sind echt voll die Spezialisten und Experten. Das hätte ich nicht besser beschreiben können. Einmal mit Experten arbeiten sage ich da nur.

Uğurs Zitat unterstreicht das auch noch einmal ganz wunderbar:

„Uğur zitiert gerne aus einem seiner Lieblingsfilme: Batman Begins. Dort sagt die von Liam Neeson gespielte Figur zu Bruce Wayne: ‹Training ist nichts, nur der Wille entscheidet.›" (S. 333)

Zu Liam Neesons okkultem Hintergrund schweige ich an dieser Stelle und melde mich bei der Gewichtheberweltmeisterschaft an, weil *„Training ist nichts, nur der Wille entscheidet"*. Und wehe ich bekomme keine Goldmedaille! Ich will, ich will, ich will, genau wie die Transgenderfrau (also der Mann in Frauenklamotten), der oder die nun Schwanensee tanzt,[1144, 1145] oder die finnische Eiskunstläufer*in.[1146]

Was ist im Impfstoff enthalten?

Wirkstoff:	
Nukleosid-modifizierte mRNA, die für das Spike-Glykoprotein (S) von SARS-CoV-2 codiert	+ Plasmid-DNA (die als „Kopiervorlage dient und noch zwei Antibiotikaresistenzen mitbringt)[1147] + diverse modRNA-Bruchstücke, die regulatorisch als miRNA wirken könnten, was man nicht untersucht hat Die Konzentration der modRNA nennt nicht einmal der Autor dieses Kapitels, weil die auch ordentlich schwankte.
Inaktive Bestandteile:	
Salze: vier verschiedene Salze, die das Vakzin abpuffern, um den pH-Wert zu stabilisieren, damit er dem pH-Wert im Körper entspricht	Hier unterscheidet der Autor nicht zwischen den zwei unterschiedlichen Rezepturen. Rezeptur pro 0,3 ml Fläschcheninhalt: 0,01 mg Kaliumchlorid 0,01 mg monobasisches Kaliumphosphat 2,52 mg Natriumchlorid 0,07 mg zweibasiges Natriumphosphat-Dihydrat[1148] + NaCl (Kochsalz) zur Verdünnung Rezeptur zwei pro Vial: 0,06 mg Tris (base) 0,4 mg Tris HCl[1149] „Superprofessionell", ich dachte immer, man gibt so etwas eher in Molaritäten an statt mg/0,3 ml Fläschcheninhalt. Der pH-Wert schwankte schon ordentlich und hatte eine große Akzeptanzbreite.[1150]
Lipide: vier verschiedene Fettmoleküle. Sie bilden eine schützende Hülle um die RNA, sodass sie sicher verabreicht werden kann und im Körper nicht sofort abgebaut wird.	Rezeptur pro 0,3 ml Fläschcheninhalt: 0,43 mg ((4-hydroxybutyl)azanediyl)bis(hexane-6,1-diyl)bis(2- hexyldecanoate) 0,05 mg 2-(polyethylene glycol 2000)-N,N-ditetradecylacetamide 0,09 mg 1,2-distearoyl-sn-glycero-3-phosphocholine

	0,2 mg cholesterol[1151] bzw. nutzerfreundlicher ALC-0315, ALC-0159, DSPC und Cholesterol
Zucker bzw. Saccharose: Dieser dient als „Frostschutzmittel". Er sorgt dafür, dass die Fette bei niedrigen Temperaturen nicht zu zähflüssig werden.	6 mg Saccharose
Was nicht im Impfstoff enthalten ist:	
Eier, Gelatine, Latex, Konservierungsmittel, Mikroelektronik aus Metallen, Elektroden, Kohlenstoff-Nanoröhrchen oder Halbleiter-Nanodrähte	Er hat zu erwähnen, was nicht deklariert ist, wie Verunreinigungen durch diverse Schwermetalle.[1152] Zucker ist übrigens auch ein Konservierungsmittel, kennt man von Marmelade. Ganz korrekt ist es also nicht, dass kein Konservierungsmittel enthalten ist. Am Anfang vielleicht noch Reste an magnetischen Nanokügelchen (magnetic beads), die von der Reinigung mit Verfahren eins hineingeraten sein könnten. Eier sind in keinem Impfstoff enthalten, höchstens Reste an Eiweißen aus dem Hühnerei.

BNT162b2
3.2.P.1 Description and Composition of the Drug Product

Table 3.2.P.1-1. Composition of BNT162b2 Drug Product, multi-dose vial (225 µg/vial)

Name of Ingredients	Reference to Standard	Function	Concentration (mg/mL)	Amount per vial	Amount per dose
BNT162b2 drug substance	In-house specification	Active ingredient	0.5	225 µg	30 µg
ALC-0315	In-house specification	Functional lipid	7.17	3.23 mg	0.43 mg
ALC-0159	In-house specification	Functional lipid	0.89	0.4 mg	0.05 mg
DSPC	In-house specification	Structural lipid	1.56	0.7 mg	0.09 mg
Cholesterol	Ph. Eur.	Structural lipid	3.1[a]	1.4 mg	0.2 mg
Sucrose	Ph. Eur.	Cryoprotectant	103[a]	46 mg	6 mg
Sodium chloride	Ph. Eur.	Buffer component	6	2.7 mg	0.36 mg
Potassium chloride	Ph. Eur.	Buffer component	0.15	0.07 mg	0.01 mg
Dibasic sodium phosphate, dihydrate[b]	Ph. Eur.	Buffer component	1.08	0.49 mg	0.07 mg
Monobasic potassium phosphate[c]	Ph. Eur.	Buffer component	0.15	0.07 mg	0.01 mg
Sodium hydroxide	Ph. Eur.	Buffer pH adjustment	q.s.[d]		
Hydrochloric acid	Ph. Eur.	Buffer pH adjustment	q.s.[d]		
Water for Injection	Ph. Eur.	Solvent/vehicle	q.s.	q.s.	q.s.
Processing Aids/Residues[e]					
Ethanol	Ph. Eur.	Processing aid	N/A		
Citric acid monohydrate	Ph. Eur.	Processing aid			
Sodium citrate	Ph. Eur.	Processing aid			
Sodium hydroxide	Ph. Eur.	Processing aid			
HEPES	In-house specification	Drug substance buffer component			
EDTA	Ph. Eur., USP-NF	Drug substance buffer component			

a. Values are rounded to maintain the same level of precision as the label claim, with trailing zeros not shown, where applicable. For example, 46 mg sucrose is rounded from 46.35 mg (103 mg/mL).
b. Dibasic sodium phosphate, dihydrate is named as disodium phosphate dihydrate in the Ph. Eur.
c. Monobasic potassium phosphate is named as potassium dihydrogen phosphate in the Ph. Eur.
d. May be used to adjust buffer to target pH.
e. The processing aids and drug substance formulation buffer components are residues that are essentially removed through the manufacturing process are not considered ingredients (excipients).
Abbreviations:
ALC-0315 = ((4-hydroxybutyl)azanediyl)bis(hexane-6,1-diyl)bis(2-hexyldecanoate)
ALC-0159 = 2-[(polyethylene glycol)-2000]-N,N-ditetradecylacetamide
DSPC = 1,2-distearoyl-sn-glycero-3-phosphocholine
q.s. = quantum satis (as much as may suffice)
HEPES = 4-(2-hydroxyethyl)-1-piperazineethanesulfonic acid
EDTA = edetate disodium dihydrate

Die offizielle Zusammensetzung des Produkts [1153, 1154]

Table P.5-1. BNT162b2 drug product specifications.

Quality Attribute	Analytical Procedure[a]	Acceptance Criteria
Composition and Strength		
Appearance	Appearance (Visual)	White to off-white suspension
Appearance (Visible Particulates)	Appearance (Particles)[b]	Essentially free from visible particulates
Subvisible Particles	Subvisible Particulate Matter[b, c]	Particles ≥10 µm: ≤6000 per container[b,c]
		Particles ≥ 25 µm: ≤600 per container[b,c]
pH	Potentiometry[b]	6.9 – 7.9
Osmolality	Osmometry[b, d, e]	425 - 625 mOsmol/kg
LNP Size	Dynamic Light Scattering (DLS)	40 to 180 nm
LNP Polydispersity	Dynamic Light Scattering (DLS)	≤ 0.3
RNA Encapsulation	Fluorescence assay	≥ 80%
RNA content	Fluorescence assay	0.50 ± 0.13 mg/mL
ALC-0315 content	HPLC-CAD	4.50 to 9.25 mg/mL
ALC-0159 content	HPLC-CAD	0.55 to 1.20 mg/mL
DSPC content	HPLC-CAD	0.90 to 2.05 mg/mL
Cholesterol content	HPLC-CAD	1.80 to 3.90 mg/mL
Container content for injections	Volume of injections in containers[e, f]	Not less than the sum of the nominal volumes of 5 doses
Identity		
Lipid identities	HPLC-CAD[e]	Retention times consistent with references (ALC-0315, ALC-0159, Cholesterol, DSPC)
Identity of encoded RNA sequence	RT-PCR[e]	Identity confirmed
Potency		
In Vitro Expression	Cell-based flow cytometry	≥ 30% Cells Positive
Purity		
RNA Integrity	Capillary Gel Electrophoresis	≥ 50% intact RNA
Adventitious Agents		
Bacterial Endotoxin	Endotoxin (LAL)[b]	≤ 12.5 EU/mL
Sterility	Sterility[b]	No Growth Detected
Container Closure Integrity	Dye incursion[g]	Pass

a. All assays performed on stability unless otherwise noted.
b. Compendial
c. USP<787> (obscuration method), and aligned with upcoming (Jan 2021) revision of Ph. Eur. 2.9.19
d. USP<785>; also in accordance with Ph Eur. 2.2.35, with minor difference in instrument calibration
e. Assay not performed on stability.
f. Procedure is aligned with Test for Extractable Volume of Parenteral Preparations.
g. Tested at release and on stability for stability batches only
Abbreviations: LNP = Lipid nanoparticles; CAD = charged aerosol detector; RT-PCR = reverse transcription polymerase chain reaction; FACS = fluorescence activated cell sorter; ddPCR = droplet digital PCR; qPCR = quantitative PCR; dsRNA = double stranded RNA; LAL = Limulus amebocyte lysate; EU = endotoxin unit

Spezifikationen des Produkts [1155]

Danksagungen von Joe

„Sam Katz gehört zu den brillantesten Wissenschaftlern der National Institutes of Health. Er hat mir geholfen zu begreifen, was ein ‹Assay› ist und vieles andere mehr.“ (S. 345)

Das NIH (National Institut of Health) ist übrigens Faucis Königreich.

Wie man einen Essay schreibt, lernt man normalerweise in der Schule. Dazu gibt es auch schöne Bücher, ich hatte dieses hier: Aczel, R. (2015). Uni-Wissen How to Write an Essay: Optimize your exam preparation Anglistik/Amerikanistikan-essay-978-3-12-939021-4 [Print]. Klett Lerntraining bei PONS.

Ich hätte erwartet, dass ein Journalist der Financial Times weiß, wie man einen Essay schreibt. Vom Übersetzer hätte ich erwartet, dass er weiß, dass man das im Deutschen „Essay“ schreibt.

Danksagung Uğur und Özlem

„Wir erklärten uns bereit, Co-Autoren des Buches zu werden, mit dem Ziel, die Wissenschaft hinter dem ‹Projekt Lightspeed› so genau wie möglich darzustellen, die einzelnen Schritte auf dem Weg dorthin zu erläutern und die Anstrengungen und die harte Arbeit der vielen Gefährten zu würdigen, die ihr Menschenmöglichstes taten, um dieses Projekt ins Ziel zu bringen." (S. 347)

Ich denke, dieses Zitat ist sehr wichtig, um zu beurteilen, wie ernst man dieses Buch juristisch nehmen kann, wenn man es als Geständnis benutzen möchte. Uğur und Özlem sind Co-Autoren, sie haben mitgeschrieben und sicherlich jedes Kapitel Korrektur gelesen. Und ja, sie wollten alles *„so genau wie möglich darstellen"*. Das Prangern mit Namensnennung der Beteiligten war auch bewusst so gewollt schätze ich:

„Jetzt, mit der Fertigstellung des Buches, stellen wir fest, dass es uns nicht gelungen ist, die Arbeit all der zahllosen Kollegen und Personen, die am Projekt Lightspeed beteiligt waren oder zur Wissenschaft beigetragen haben, auf den wenigen Seiten eines Buches gebührend wiederzugeben." (S. 347)

Das sehe ich nach meiner Analyse natürlich ein wenig anders.

Schön ist auch, wem hier so gedankt wird:

„Dankbar sind wir auch all den im Buch ungenannt gebliebenen Akteuren, unseren Kollegen bei BioNTech und ihren Familien, unseren Kollegen bei Pfizer und Fosun Pharma, zahllosen Mitarbeitern, wissenschaftlichen Kollegen, Technikern und Operatoren, den mutigen Freiwilligen, die an unseren klinischen Studien teilgenommen haben, und den Studienärzten und -teams, den zuständigen Behörden und Ämtern und nicht zuletzt unseren Eltern, die den Mut hatten, ihre Heimat und ihre Freunde zurückzulassen, um in einem fremden Land Fuß zu fassen." (S. 348)

Diese Danksagung ist vom 23. August 2021. Am 17. November 2021 gingen die ersten Originalstudiendaten, die den Betrug dokumentieren, online.[1156, 1157] Darunter auch eines der wichtigsten Dokumente „5.3.6 postmarketing experience.pdf"[1158]. Schön ist auch die Liste der protokollierten Nebenwirkungen bis zum 21. Juni 2022.[1159] Beeindruckende 393 Seiten in tabellarischer Form.

Spätestens ab dem 17. November 2021 hätte dieses Produkt sofort gestoppt werden müssen, denn das Ausmaß der Schädigung kann bereits in dieser Post-Marketing-Studie ersehen werden. Die Regierungen wussten also spätestens im März 2021

Bescheid und haben mit Impfpässen und Impfzwang weiter gegen die Gesundheit der eigenen Bevölkerung gehandelt und somit massive Schuld auf sich geladen.

Unwissenheit schützt vor Strafe nicht.

Die Daten waren ab dem 17. November 2021 für JEDEN zugänglich. Auch für Ärzte, Richter, Politiker, Beamte etc.

Es gibt einen kleinen, aber feinen Unterschied zwischen Unwissenheit und Ignoranz. Unwissenheit bedeutet, man hatte keine Chance, dieses Wissen zu erlangen. Ignoranz bedeutet, man hat sich bewusst gegen den Erwerb des Wissens entschieden. Bei Ignoranz ist, meiner Meinung nach, jeder Einzelne persönlich haftbar für seine Taten, die aus diesem willentlichen Unwissen erwachsen sind.Und wenn ein Virologe diese Daten in gedruckter Form persönlich überreicht bekommt, vor laufender Kamera,[1160] und dann mit der Agenda weitermacht,[1161] bekommt er es langfristig mit mir zu tun.

Ich vergesse nicht. Ich vergebe nicht. Veritas vincit

Beispielessay – Best Buddys Uğur und Klaus

Zu einer Lektürehilfe gehören auch Beispielessays. Ich bin faul, ich schreibe nur einen. Das Buch ist ohnehin schon zu dick.

In meiner Schulzeit waren die Lehrer nicht im Geringsten kreativ bei der Erstellung ihrer Aufsatzanweisungen. Es gab nur zwei Varianten:

a) Charakterisiere eine der Hauptfiguren des Romans/des Theaterstücks!

b) Charakterisiere das Verhältnis zweier Figuren des Romans/Theaterstücks!

Dass man seine Meinung mit Textstellen belegen musste, wurde stillschweigend vorausgesetzt.

Heutzutage würde man die Aufgabe wahrscheinlich wasserfester, einfacher verständlich (kohäsiv) formulieren:

Charakterisiere und beschreibe in eigenen Worten (also nicht auswendig gelernt aus einer Lektürehilfe) das Verhältnis zweier Figuren des Romans zueinander. Du darfst die beiden Figuren frei wählen. Erstelle eine Hypothese und belege deine Hypothese mit entsprechenden Textstellen. Zitiere diese Textstelle korrekt mit allen dafür nötigen Angaben wie Seitenzahl und Zeilen.

Schullektüren haben gewöhnlich auch Zeilenangaben am Rand, die hat „Projekt Lightspeed" nicht und ich habe keine Lust, Zeilen zu zählen, das gebe ich offen zu. Korrekterweise müsste man nicht nur die Seite, sondern auch die Zeile angeben.

Diese zwei Aufgabenstellungen (es gab nie andere, erst im Abitur) führten dazu, dass man alle Schullektüren genau auf diesen Aspekt hin las und gleich am Anfang des Buchs ein Personenverzeichnis erstellte, soweit es nicht vorhanden war, und jeder handelnden Person eine Farbe zuwies, damit man sie in der Klassenarbeit einfacher finden konnte.

Ich fand das als Schüler total nervig, das ruinierte das Lesevergnügen massiv, wenn man beim Lesen permanent markieren musste. Ein zweites Mal wollte ich das Buch aber auch nicht lesen, so toll waren die Schullektüren nun auch wieder nicht. Also begab ich mich in mein Schicksal.

Heutzutage hat man es ein wenig einfacher, sollte man ein E-Book haben. Da gibt es eine Suchfunktion. Zudem habe ich den Vorteil, dass ich für diesen Essay auch Teile aus den entsprechenden Kapiteln recyceln kann.

In diesem Essay werde ich also einen meiner Klassenarbeitsklassiker der Mittelstufe abarbeiten:

„Charakterisiere das Verhältnis zweier Figuren des Romans/Theaterstücks!"

Ich nehme dazu Uğur und den Klausi (Cichutek), weil ich faul bin und Klausi nicht allzu häufig erwähnt wird, was die Interpretation übersichtlich macht. Man muss in einer Klassenarbeit strategisch denken. Man hat 90 Minuten, schreibt von Hand und will sich nicht mit allzu vielen Textstellen abmühen, die man abschreiben muss.

Die Personenkonstellation sollte also in Sachen Textstellen übersichtlich sein, aber auch etwas hergeben. Eine Sekretärin, die einmal erwähnt wird und nicht einmal eine LinkedIn- oder XING-Seite hat, gibt keine gute Note.

Nun muss man auch unterscheiden, ob es eine reine Klassenarbeit von 90 Minuten unter Aufsicht ist, oder alternativ (in der Oberstufe durfte man teils wählen) eine Hausarbeit, die man daheim in Ruhe schreibt. Die Hausarbeit macht natürlich mehr Arbeit, denn man kann nicht nur mit den Textstellen im Buch arbeiten, sondern muss, falls es sich um einen historischen Roman handelt, auch Daten aus dem wahren Leben heranziehen, um den Inhalt des Buchs gegenzuprüfen.

Zudem muss man das Genre des Buchs zeithistorisch einordnen, was bei diesem Werk ein wenig schwierig ist. Bei der Bestimmung des Genres tue ich mir schwer.

„Projekt Lightspeed" ist aus Sicht der Autoren möglicherweise ein Tatsachenbericht oder war als Tatsachenbericht in Essayform geplant, obwohl das bereits im Prolog relativiert wird.

Nun ist es aber so, dass bei einem Tatsachenbericht Tatsachen drinstehen sollten und wie meine Analyse gezeigt hat, ist dem nicht so. Die Autoren haben ihrer Fantasie freien Lauf gelassen bzw. die Tatsachen zu ihren Gunsten „optimiert", genau wie die modRNA-Sequenz. Möglicherweise in der Hoffnung, dass die echten Daten erst nach 75 Jahren an die Öffentlichkeit kämen, wenn es keinen mehr interessiert, weil alle, die es erlebt haben, bereits tot gewesen wären. Somit wäre diese dramatisierte Essaysammlung 75 Jahre das „wissenschaftliche" Referenzwerk gewesen, an dem man sich hätte abarbeiten können.

Nun liegen aber die harten Daten vor. Diese Daten widersprechen massiv der Darstellung der Autoren. Was nun?

Das Buch beschreibt grob ein wenig Laboralltag, ist also Teil des Lab-lit-Genres.

Die Handlung findet zu einer historisch relevanten Zeit statt, das Buch ist damit also eine Art historischer Roman, würde ich vermuten. Erschwert wird diese Einordnung jedoch dadurch, dass das Buch zu der Zeit entstanden ist bzw. kurz nach dieser Zeit, die es beschreibt. Historische Romane werden eher retrospektiv geschrieben, was in gewisser Weise zutrifft. Erfunden wurde das Genre des historischen Romans übrigens von Sir Walter Scott.

Ehrlicherweise müsste man das Buch als erstunkene und erlogene pseudowissenschaftliche Essaysammlung beschreiben, die möglicherweise in zwei Sprachen geschrieben wurde, weil so viele Übersetzer sowohl vom Deutschen ins Englische als auch vom Englischen ins Deutsche im Anhang gelistet sind. Joe hat vielleicht Englisch geschrieben und Uğur und Özlem auf Deutsch? Die deutsche Ausgabe erschien jedenfalls laut Amazon.de vor der englischen Ausgabe, und zwar am 14. September 2021. Die englische Ausgabe „The Vaccine“ erschien erst nach dem Weihnachtsgeschäft am 1. Februar 2022. Die italienische Ausgabe erschien am 9. November 2021, die spanische am 2. Februar 2022 und die französische am 11. Mai 2022.

Das legt nahe, dass das Buch zuallererst auf Deutsch vorlag, sonst hätte man die Erscheinungstermine synchronisiert und das Weihnachtsgeschäft mitgenommen.

Ein derartiger Übersetzungsaufwand mit ganzen Übersetzerteams ist mir bisher nur einmal untergekommen, und zwar bei Dan Browns Bestseller „Sakrileg“ oder zumindest einem der Bände der Reihe. Diese wurden damals im Team übersetzt und weltweit am gleichen Tag veröffentlicht.

Macht man sich nun an das Kernthema des Aufsatzes, wird der Name „Cichutek“ im Buch in Kapitel 2 zehnmal genannt und in Kapitel 7 zweimal. Man hat also insgesamt zwölf Textstellen, mit denen man arbeiten kann, das ist durchaus übersichtlich.

„Uğur hatte ein kollegiales Verhältnis zu dessen Präsidenten, dem Biochemiker Klaus Cichutek.“ (S. 71, Z. 8 f.).

(Ob ich nicht lieber Zeile statt Z. schreiben sollte? Ist das Z noch verboten,[1162] weil man dann Putinversteher ist?)

Diesen Satz könnte man als Hypothese für einen Essay nehmen, weil ... Das steht so im Buch und wird wohl auch so belegt werden können, wenn man das Verhältnis von Autorenseite bereits explizit so definiert hat. Das wäre somit eine sichere Arbeitshypothese.

Biochemiker ist der Klaus also? Einfach nur Biochemiker? So einfach ist das dann doch nicht. Er selbst beschreibt seine Qualifikation in einem Podcast ein wenig ausführlicher ab Minute 2:00 bis Minute 2:25:[1163] Er wurde als Biochemiker ausgebildet und hat promoviert. Er hat dann aber an der Universität Berkeley eine weitere Ausbildung als Retrovirologe auf Basis seines DFG-Stipendiums gemacht. Später hat er in der Gentherapie „cell-targeting“ Vektoren entwickelt. Beide Fachrichtungen haben sowohl regulatorisch als auch im Vorstandsbereich seine Tätigkeit am PEI ganz wesentlich geprägt. Er bezeichnet sich eher als Retrovirologe.

Wie kollegial ist denn das Verhältnis der beiden?

„An diesem Dienstag, bald nach der Besprechung mit seinen Vorstandskollegen und vor seinem Gespräch mit Pfizer, griff Uğur zum Telefon und rief Cichutek direkt an. Er brauche dringend ein wissenschaftliches Beratungsgespräch mit Sachverständigen des PEI.“ (S. 71, Zeile 11–13)

Klaus ist der Chef des PEI. Man muss sich schon wirklich gut kennen, wenn man direkt den Chef anruft, statt die Sekretärin oder einen Mitarbeiter, der fragt, ob der Chef Zeit hat, um zu telefonieren. Uğur hat also die Direktdurchwahl zum Institutschef. Man kennt sich also wirklich gut und arbeitet wohl sehr eng und sehr lange zusammen. ABER Uğur scheint Klaus auf der Arbeit anzurufen, und zwar per Festnetz, denn hier wird nach dem Telefon und nicht nach dem Handy oder Smartphone gegriffen. Cichuteks private oder dienstliche Handynummer scheint Uğur, an dieser Stelle zumindest, nicht zu haben.

„In seinem Telefongespräch mit Cichutek unterstrich Uğur, dass er den Ausbruch des Coronavirus extrem ernst nehme, dass BioNTech ein Programm für die Impfstoffentwicklung auf den Weg gebracht und zu diesem Zweck Mitarbeiter von anderen Projekten abgezogen habe. ‹Wir wollen das so schnell wie möglich machen›, sagte Uğur. ‹Aber zuerst brauchen wir ein Feedback.›“ (S. 71, Zeile 26–31)

Keine Begrüßung, kein Geplänkel, hier wird nur sachlich und fachlich gesprochen. Uğur sagt, was Sache ist, ordnet sich aber dem PEI unter, indem er ein Feedback des Behördenleiters bzw. der Behörde erfragt. Uğur baut aber auch zeitlich Druck auf die Behörde auf, indem er betont, dass er das so schnell wie möglich machen wolle. Druck baut man nicht einfach so auf, wenn man nicht dazu in der Position wäre. Uğur wird vom PEI somit zumindest so viel Respekt entgegengebracht, dass man ihm so etwas unkommentiert durchgehen lässt. Die beiden begegnen sich zumindest auf Augenhöhe, würde ich sagen, so wie Uğur direkt sagt, was Sache ist und was er will oder braucht.

„Am Donnerstag, zwei Tage später, rief Cichutek zurück. Das Expertengremium des PEI könne ein Treffen Ende der nächsten Woche ermöglichen, sagte er, wenn

BioNTech in der Lage sei, zwei Tage vorher ein detailliertes Dossier über die Planung zur Impfstoffentwicklung zu schicken, damit die Mitarbeiter des Instituts Gelegenheit hätten, sich mit den Details vertraut zu machen.“ (S. 72, Zeile 15–20)

Das ging ja richtig schnell. Zwei Tage bei einer deutschen Behörde. Bei Informationsfreiheitsgesetzanfragen lässt sich das PEI nämlich gerne mal unbegrenzt Zeit und lässt die Anfragen ins Leere laufen, zum Beispiel wenn es um die angeblich vom PEI durchgeführte Chargenprüfung der Plörre geht.[1164]

„Der PEI-Chef hatte selbst an DNA- und Vektor-Impfstoffen gearbeitet und war von der Anfrage nicht überrascht. ‹Es war die natürliche Fortführung ihrer bisherigen Arbeiten›, sagt Cichutek über BioNTechs Impfstoffpläne. Ein früher Pionier experimenteller Therapien, versprach Cichutek, alles zu tun, um zu helfen, und dass er nach ‹einem verfügbaren Termin› für ein Treffen suchen würde. ‹Das war keine Sonderbehandlung für Uğur›, sagt er. Das PEI beriet bereits andere Impfstoffproduzenten im Schnellverfahren und verzichtete bei Corona-Fragen generell auf alle Verwaltungsgebühren. Uğur hielt es für klüger, sich nicht anmerken zu lassen, dass er viel schneller voranzukommen gedachte, als sogar Cichutek es sich vorstellte. Bei ‹gutem Willen› der Genehmigungsbehörden, hatte Uğur zu Kollegen gesagt, könnten schon Ende des Jahres weltweit Spritzen, gefüllt mit einem genehmigten, sicheren Impfstoff, Menschen zugutekommen.“ (S. 71, Zeile 32–S. 72, Zeile 13)

Eine interessante Passage. Was hat denn Cichutek so an Vektor-Impfstoffen gearbeitet? Ist er wirklich neutral und unparteiisch oder hat er vielleicht ein gewisses wissenschaftliches, vielleicht auch pekuniäres Interesse, dass diese Mittel ein Erfolg werden?

Wäre das eine Klassenarbeit, müsste man das als Frage so stehen lassen. Als Hausarbeit kann man dieser Frage natürlich in den Patenten von Cichutek nachgehen.

Was hat Klaus denn für Patente[1165] und Publikationen[1166] in diesem Bereich?

- Vier Patente zur Pseudotypisierung von retroviralen Vektoren, Verfahren zu ihrer Herstellung und Verwendung für den gezielten Gentransfer und das Hochdurchsatz-Screening[1167, 1168, 1169, 1170]
- Modulation der Produktion von Retroviren durch APOBEC4[1171]
- Von SIVsmm/PBj14 abgeleitete lentivirale Vektoren, Verfahren zu deren Herstellung und Verwendung[1172]
- Zellspezifische retrovirale Vektoren mit Antikörperdomänen und Verfahren zu deren Herstellung für den selektiven Gentransfer[1173]

- Gentransfer in menschlichen Lymphozyten durch retrovirales scFv-Zell-Targeting[1174]
- Von sivsmm/pbj14 abgeleitete lentivirale Vektoren, Verfahren zu deren Herstellung und Verwendung[1175]
- Zellspezifische retrovirale Vektoren mit Antikörperdomänen und Verfahren zu deren Herstellung für den selektiven Gentransfer[1176]
- Retrovirale Vektoren, Verfahren zu ihrer Herstellung und Verwendung für den Gentransfer in CD4-positive Zellen[1177]
- Pseudoretrovirale Vektoren mit modifizierbaren Oberflächen-Capsidproteinen[1178]
- Von SIVagm abgeleitete lentivirale Vektoren, Verfahren zu ihrer Herstellung und Verwendung für den Gentransfer in Säugetierzellen[1179, 1180]

Wenn man sich die Patente anschaut und keine Ahnung hat, so wie ich, denn ich habe nur die Vorlesung „Einführung in die Virologie" besucht, wird dennoch grob klar, was Cichutek wissenschaftlich getrieben hat: Gentherapie mit Viren oder zumindest Methoden, die man dafür verwenden könnte.

Er weiß also definitiv, was der biologische Unterschied zwischen „Impfung" und Gentherapie ist, schon aus historischen Gründen, denn die Bundesregierung bezeichnete 2012 diese Art der viralen Therapie noch als Gentherapie.[1181] Diese strengen Regeln, die für diese Art von Produkt galten, wurden aus gutem Grund eingeführt, und zwar aufgrund eines sehr spektakulären Todesfalls von 1999,[1182, 1183] mit dessen Aufklärung der heutige Chef des Paul-Ehrlich-Instituts (PEI), Klaus Cichutek, beauftragt war. Jesse Gelsinger, das Opfer von 1999, ist das bekannteste Opfer dieser Art von Genexperimenten.

Inwieweit er Interessenkonflikte aufgrund seiner Patente hat, kann ich nicht beurteilen, da müsste man tiefer in die Patente einsteigen und vom Fach sein.

Er hat zumindest aktuell zum Thema Covid-Impfstoffe zwei Publikationen zu bieten, an denen er beteiligt war, einmal als Gruppenleiter und einmal wegen bestehender Lieferengpässe bei diversen Impfstoffen. Das Paper, bei dem er als Gruppenleiter zuständig ist,[1184] ist durchaus spannend zu lesen. Da stehen einige lustige Dinge über die Covid-Impfstoffe drin wie:

„Aus wissenschaftlicher Sicht und in Übereinstimmung mit rechtlichen und behördlichen Praktiken verlangt das Paul-Ehrlich-Institut für die Genehmigung einer klinischen

Studie Impfstoffkandidaten, einschließlich der allgemeinen Pharmakologie und Toxikologie sowie der Immunogenität."

„Im Rahmen dieser Untersuchungen müssen Studien zu den primären pharmakologischen Wirkungen durchgeführt werden, auf deren Grundlage impfstoffspezifische Dosis-Wirkungs-Beziehungen (Pharmakodynamik) ermittelt und definiert werden können."

Was man nicht gemacht hat.[1185]

PF-07302048 (BNT162 RNA-Based COVID-19 Vaccines)
Protocol C4591001

Decisions regarding dose interruptions or modifications will be made by the investigator in consultation with the medical monitor based on the clinical evaluation of the participant.

8.5. Pharmacokinetics

Pharmacokinetic parameters are not evaluated in this study.

8.6. Pharmacodynamics

Pharmacodynamic parameters are not evaluated in this study.

8.7. Genetics

Genetics (specified analyses) are not evaluated in this study.

8.8. Biomarkers

Biomarkers are not evaluated in this study.

8.9. Immunogenicity Assessments

Immunogenicity assessments are described in Section 8.1.

„Im Falle von abgeschwächten Lebendimpfstoffen und replikationskompetenten Vektorimpfstoffen oder bei völlig neuen Plattformtechnologien und Adjuvantien müssen jedoch Untersuchungen über die mögliche Verteilung und Persistenz im Körper sowie über das Ausscheidungsprofil (‚Shedding') durchgeführt werden."

Ich dachte, Shedding ist ein Gerücht?

„[...] umfangreiche histologische Untersuchungen von Organsystemen, um mögliche Indikatoren für Unverträglichkeiten zu identifizieren."

Die holen Arne Burkhardt (mittlerweile verstorben) und einige seiner Kollegen jetzt nach.[1186]

„Außerdem können je nach der Art des Impfstoffs und der geplanten Indikation und Anwendung, Reproduktions-, Genotoxizitäts- oder Karzinogenitätsstudien erforderlich sein."

Die man nicht gemacht hat:[1187]

Genotoxicity

No genotoxicity studies were conducted for the vaccine. This is in line with relevant guidelines for vaccines. There were also no genotoxicity studies with the novel excipients. The sponsor stated that the novel lipid excipients are not expected to be genotoxic based on *in silico* analysis (Derek Nexus

Genotoxicity/Carcinogenicity

Neither genotoxicity nor carcinogenicity studies were performed. The components of COMIRNATY (lipids and mRNA) are not expected to have genotoxic potential.

Immunotoxicty

No dedicated immunotoxicity study was conducted. An *in vitro* study on stimulation of cytokine release in human PBMC cells provided inconclusive results. As expected, immune-stimulatory effects

Carcinogenicity

Carcinogenicity studies were not conducted. This is acceptable based on its duration of use. The novel lipid excipients are not expected to be carcinogenic based on the low exposure, duration of exposure, absence of structure alerts for mutagenicity (see discussion above).

„Diese Immunogenitätstests dienen auch der experimentellen Überprüfung und Bestätigung der beabsichtigten Wirkungsweise des Impfstoffs (‚proof of concept') und sind eine wesentliche Voraussetzung für den Start von klinischen Studien."

Nur hat man leider keinen blassen Schimmer, wie die Plörre angeblich funktioniert:[1188]

5. Clinical Pharmacology

Pharmacodynamic data, comprised of humoral immune responses to COMIRNATY, were obtained in the clinical studies. The data demonstrated that COMIRNATY induces a humoral immune response against the SARS-CoV-2 spike protein. The exact immunologic mechanism that confers protection against SARS-CoV-2 is unknown.

Das Highlight in Klausis Paper ist aber diese, zugegeben, gekürzte und komprimierte Aussage:

„Für alle COVID-19-Impfstoffkandidaten müssen relevante Daten über die induzierte Immunantwort […] in einem geeigneten Tiermodell erhoben werden, bevor sie in die klinische Erprobung am Menschen gehen. […] Die Erfassung dieser Parameter ist von zentraler Bedeutung, da geeignete Tiermodelle […] für die zuverlässige Untersuchung und Bewertung eines potenziellen ADE/ERD Risikos derzeit noch in der Entwicklung sind und sich noch nicht vollständig für den Einsatz als regulierungsrelevante Methoden qualifiziert sind."

WTF?! Will der mich verarschen?! Man braucht geeignete Tiermodelle, die aber noch in der Entwicklung sind?! Was genau haben die bei BioNTech dann bitte in den marginalen Tierversuchen gemacht?!

Und Klaus weiß das und deckt BioNTech/Pfizer und Co., obwohl er es laut seinem Paper, für das er als Letztautor die Verantwortung übernommen hat, definitiv besser weiß.

In diesem Paper geben übrigens alle Autoren an, dass sie keine Interessenkonflikte haben. Ja … Schon klar! Der Staat verdient an der Plörre über die Steuern mit und das PEI ist ein staatliches Institut, aber das ist KEIN INTERESSENKONFLIKT, wenn diese Firma allein 0,5 % des BIP[1189] ausmacht.

Wer hat dann bitte die Einhaltung der Regeln kontrolliert? Die EMA? Eher nicht, denn Cichutek sagt in diesem Interview ab Minute 6:49 so schön „Wir sind die EMA."[1190] Mit „wir" meint er das PEI, dessen Chef er ist.

„Die Behörde [das PEI, Anmerkung von mir] *[…] hatte zwei junge Unternehmen unter ihre Fittiche genommen. CureVac […] und BioNTech […] waren weltweit die Spitzenreiter in der mRNA-Forschung und warteten nur darauf, ihre Entwicklungen am Menschen zu erproben. […] war die Behörde entscheidend an der Entwicklung regulatorischer Rahmenbedingungen für mRNA-Impfstoffe beteiligt. Über Jahre arbeitete es* [das PEI, Anmerkung von mir] *eng mit den Start-ups zusammen, mit dem Ziel, zu prüfen und sicherzugehen, dass der Wirkstoff Menschen unbedenklich verabreicht werden konnte. PEI-Mitarbeiter verfassten zusammen mit den mRNA-Pionieren, einschließlich Uğur und Özlem, wissenschaftliche Artikel. Das Paar nahm an von der Behörde organisierten ‹Forschungsklausuren› teil […]. Gemeinsam erarbeiteten sich die Innovatoren und Regulatoren neue Technologien wie die mRNA."* (S. 70 f.)

Das klingt doch einmal so richtig eng und kuschelig. Die Glucke PEI nimmt ihre Küken CureVac und BioNTech unter ihr warmes, weiches Federkleid. Was für wissenschaftliche Artikel haben das PEI und BioNTech gemeinsam geschrieben? Schauen wir uns doch einmal die Fußnote[1191] genauer an. Es handelt sich um eine Publikation namens „The European Regulatory Environment of RNA-Based Vaccines“, also „Die europäische regulatorische Umwelt von RNA basierten Impfstoffen“. Was haben das PEI und BioNTech denn da gemeinsam bereits 2017 in einem Buchkapitel aus der Reihe „Methods in Molecular Biology“ ausgebrütet?

Dieses Buchkapitel von Uğur und Özlem ist letztendlich nur ein Review (also ein Übersichtsartikel) über die gesetzlichen Regulatorien zur Zulassung von mRNA-Produkten. Da findet man dann auf Seite 209 schon die Grundlagen, die Uğur ausnutzen würde, um die Zulassung seiner Todesspritze durchzuboxen, oder hat eher die EMA das Produkt im Auftrag des US-Verteidigungsministeriums durchgeboxt?[1192, 1193, 1194] Im Artikel steht grob auf Seite 209, dass es neben der regulären, zentralisierten Zulassung durch die EMA auch eine Zulassung ohne komplette Daten gibt, eine sogenannte „conditional marketing authorization“, unter der Bedingung, dass das Nutzen-Risiko-Verhältnis nach Ansicht der EMA positiv ist, was es dann natürlich war, man hatte sich mit FDA (USA) und MHRA (UK) abgesprochen. Und wahrscheinlich stimmte das auch mit der Ansicht des PEI überein. Denn was meinte Klaus? *„Wir sind die EMA.“*

Und wo wir schon bei Absprachen zwischen den USA und UK sind, da gab es *„geheime Pakte, um Impfstoffreaktionen zu verbergen“*[1195]. Das sind regelrecht habecksche Seilschaften und Verstrickungen. Das ist aber möglicherweise verständlich, denn es scheinen auch in der Wissenschaft nur wenige im Hintergrund die Fäden zu spinnen, die dann für verschiedene Zwecke recycelt werden.[1196] Warum sollte es in den Behörden anders sein?

Klingt irgendwie stark nach illegalen Seilschaften (badisch Vetterleswirtschaft) oder fachlich korrekt: „regulatory capture“ (Definition auf Wikipedia: *„Regulatory capture (deutsch etwa: Vereinnahmung einer Regulierungsbehörde) ist eine Form politischer Korruption, die auftritt, wenn Regulierungsbehörden oder politische Entscheidungsträger zweckentfremdet werden, um den kommerziellen, ideologischen, oder politischen Zielen einer kleinen Interessensgruppe (Lobby) Vorschub zu leisten bzw. diese gegenüber dem Allgemeinwohl zu priorisieren. Regulatory capture stellt eine Form von Staatsversagen dar. Betroffene Behörden werden auch als ‚vereinnahmte Behörden‘ (engl. captured) bezeichnet.“*[1197])

„Uğur hatte ein kollegiales Verhältnis zu dessen Präsidenten, dem Biochemiker Klaus Cichutek. […] Am Dienstag […] griff Uğur zum Telefon und rief Cichutek direkt an. […] In seinem Telefongespräch mit Cichutek unterstrich Uğur, dass er den Ausbruch des Coronavirus extrem ernst nehme […].“ (S. 71)

Hat Uğur Klaus etwa diesen Floh ins Ohr gesetzt, weil er *„nur darauf [wartete], [seine] Entwicklungen am Menschen zu erproben"*, und nun eine Möglichkeit dazu sah, wenn man nur diesen Sonderweg der EU-Zulassung irgendwie nutzen konnte, der sich nebenbei auf mRNA bezieht und nicht auf modRNA, die von den Regulatorien gar nicht abgedeckt war, so sehe ich das jedenfalls.

Wir erinnern uns, ganz am Anfang, im Februar 2020, war es noch eine rechte Verschwörungstheorie der AFD, dass der Chinaschnupfen gefährlich sein könnte. Spahn, Drosten[1198] und Co. waren noch absolut tiefenentspannt. Und dann kam Uğur?

Die EU ging davon aus, dass mRNA nicht in den Zellkern geht und daher keine Gentherapie ist. Ob ihnen der Unterschied zwischen mRNA und modRNA klar war? Oder wussten sie es und es war ihnen egal, weil die EU und besonders Deutschland, als Vasall der USA, den Befehlen des DOD gehorchen musste?

Uğur wusste: *„Bei ‹gutem Willen› der Genehmigungsbehörden, hatte Uğur zu Kollegen gesagt, könnten schon Ende des Jahres weltweit Spritzen [...] Menschen zugutekommen"* (S. 72, Zeile 10–14).

Der „gute Wille" war die positive Beurteilung durch die Kommission, also Flintenuschi (Ursula von den Leinen bzw. von der Leyen), die ja für ihre [IRONIE] Unkorrumpierbarkeit[1199] und Abneigungen gegen Vetterleswirtschaft[1200] bekannt ist [/IRONIE]. Flintenuschi wurde dann ja in die EU weggelobt, wo sie, ohne jemals auch nur zur Wahl gestanden zu haben, die Macht über die EU übernahm. Was kann da schon schiefgehen?[1201, 1202]

Oder war es doch Klaus Cichutek in führender Position, denn das PEI ist ja die EMA?!

„Wie in einem Gerichtssaal können Experten wie die vom PEI in gewissen Grenzen frei ihre ‚Paragraphen' auslegen, solange man ihnen ein überzeugendes Argument liefert und es mit wissenschaftlichen Daten belegt." (S. 74, Zeile 20–23)

Da frage ich mich schon, wozu überhaupt Gesetze und Paragrafen, wenn das PEI dann doch machen kann, was es will, zumal bei „überzeugenden Argumenten" ja der Datenfälschung (zu der es bei den später folgenden Studien massiv kam) Tür und Tor geöffnet ist. Wenn das Gegenüber vom PEI von der entsprechenden zugrunde liegenden Biologie keine Ahnung hat, kann man denen alles als sicher und effektiv verkaufen, weil sie gar nicht merken, wie sie mit schönen Worten und schwurbelig klug klingenden Erklärungen von vorne bis hinten verarscht werden. Zumal Klaus Cichutek auch zusätzlich ein eher kurzes Gedächtnis hat und den Namen Jesse Gelsinger mittlerweile bestimmt vergessen hat und dessen unangenehm lästigen Tod, der die Gentherapie jahrelang gestoppt und „überreguliert" hat.

Entsprechende Unterlagen bezüglich dieser Entschlussfindung liegen mir leider nicht vor. Falls es sie geben sollte, kann jemand diese gerne herausklagen. Die Begründungen des PEI wären sicherlich interessant zu lesen.

„Die Zusammenstellung des Dokuments, das Cichutek benötigte, das Briefing-Dokument für eine wissenschaftliche Beratung, war schon ohne Zeitdruck eine aufwendige Angelegenheit. Es verlangte eine umfassende Darstellung jeden einzelnen Aspekts einer potenziellen Arzneimittelentwicklung, von der zugrunde liegenden Technologie über die verwendeten Rohstoffe bis zum genauen Design der präklinischen Sicherheitsstudien an Tieren." (S. 72, Zeile 21–27)

So steht es auch in Cichuteks Paper:

„Dies erfordert detaillierte verfahrensspezifische Entwicklungen und Spezifikationen sowie die Durchführung geeigneter Kontrollmaßnahmen einschließlich prozessbegleitender Kontrollen. Die gesamte Produktion von Impfstoffen muss den Anforderungen der ‚Guten Herstellungspraxis' (GMP) entsprechen [...] Die Qualitätsdokumente enthalten detaillierte Beschreibungen der gesamten Prozessschritte mit allen Zwischenstufen/Produkte und vollständige Informationen über die Art und Herkunft aller Rohstoffe."

Die Sache hat nur einen Haken. Diese „Informationen über die Art und Herkunft aller Rohstoffe" nennt man Serialisierung – und die gibt es explizit nicht:

„Weiterhin, soweit anwendbar, erkennt der Teilnehmerstaat an, dass der Impfstoff nicht in Serie produziert werden wird."[1203]

Hat Cichutek einfach beide Augen fest zugekniffen und seinem Kumpel Uğur einen Blankoscheck ausgefüllt?

Oder hat Uğur Cichutek über den Tisch gezogen, weil BioNTech das PEI bei den kationischen Nanolipiden eiskalt belogen und über den Tisch gezogen hat?

Cichutek hat Erfahrung mit Adenoviren. Er versteht also die Johnson-&-Johnson-Plörre bzw. AstraZenecas „clot shot" und somit auch Sputnik V, das Astras Mist sehr ähnlich ist. Ich bin mir nicht sicher, ob Cichutek tiefere Kenntnisse von kationischen Nanolipiden hat(te), auch wenn er Biochemiker ist und es somit definitiv besser wissen müsste. Ob es im PEI jemanden gab, der Ahnung von kationischen Nanolipiden hatte?

„Das Unternehmen [BioNTech] hatte diese Rezeptur noch nie für eine Injektion in einen menschlichen Muskel verwendet." (S. 75, Zeile 7–9)

Und das aus gutem Grund, denn schon in Uğurs Patent steht, dass das eine echt schlechte Idee ist:

„Unter physiologischen Bedingungen (d.h. pH 7,4; 2,2 mM Ca++) scheint ein negatives Ladungsverhältnis aufgrund der Instabilität von neutralen oder positiv geladenen Lipoplexen zwingend erforderlich zu sein. Bei Lipoplexen mit überschüssiger negativer Ladung wurde die geringste Tendenz zur Aggregation beobachtet.“[1204]

Für all jene, die im Biologieunterricht mal wieder nicht aufgepasst haben: *„Muskelzellen brauchen Kalzium-Ionen - Die Strukturanalyse für einen Ryanodin-Rezeptor 1 bringt Einsicht in die Kalziumfreisetzung während der Muskelkontraktion“*[1205].

Uğur weiß also seit 2015, seit er sein Patent hat, dass Ca^{2+}-Ionen und kationische Nanolipide eine echt schlechte Kombi sind, weil dann die Nanolipide aggregieren. Uğur ist Arzt, er weiß also auch, dass Calcium vor allem im Muskel ist. Er hatte doch diesen Fernkurs Mathematik damals 1980. Dann zählen wir doch eins und eins zusammen ...

Zu den Nanolipiden, die er dem PEI als sicher verkaufen will, obwohl er schon seit 2015 weiß, dass das nicht gutgehen kann, hat er zudem keine klinischen Daten[1206, 1207] (weil es die bis heute nicht gibt), keine toxikologischen Daten oder überhaupt irgendwelche Daten. Aber was soll's, denn:

„Mikroskopisch kleine Fettkügelchen, sogenannte Lipid-Nanopartikel, nutzte man schon seit den 1990er Jahren, um DNA in Zellkulturen einzubringen.“ (S. 75, Zeile 31–33)

So groß kann der Unterschied zwischen (tierischer) Zellkultur aus nur einem Zelltyp von meist robusten Krebszellen und einem Organismus mit verschiedenen Zelltypen und deren komplexer Interaktion schon nicht sein. Außerdem Fett ist doch Fett. Oder doch nicht?

„Einen großen Durchbruch hatte das Team mehrere Jahre zuvor erzielt, als es Nanopartikel entwickelte, die für die Verwendung von intravenösen, also mit einer Nadel direkt in die Venen injizierten mRNA-Impfstoffen geeignet waren. Lipidformulierungen, die direkt in die Blutbahn gelangen, sind besonders schwierig zu entwickeln, da sie sich augenblicklich im gesamten Blutgefäßsystem verteilen und es sichergestellt werden muss, dass sie keine allergische Reaktion oder gar einen anaphylaktischen Schock auslösen.“ (S. 76, Zeile 9–17)

Schon wieder fehlt hier, wo es spannend wird, die Fußnote mit der Nummer der Studie oder zumindest ein Hinweis auf die Publikation, in der diese Daten letztendlich veröffentlicht wurden. Haben die Testpersonen überlebt? Spannend ist auch der folgende Satz:

„Lipidformulierungen, die direkt in die Blutbahn gelangen, sind besonders schwierig zu entwickeln, da sie sich augenblicklich im gesamten Blutgefäßsystem verteilen."

Exakt das ist auch bei den Covid-Todesspritzen passiert! Man wusste, dass das eine sehr mögliche Gefahr ist und Autopsien haben mittlerweile gezeigt, dass sich das verwendete ALC-0315 und somit die spikegenerierende modRNA im ganzen Körper in diverse Organe verteilt hat.[1208, 1209, 1210, 1211, 1212] Aber wozu Daten erheben? ALC-0315 wird sich schon ganz anders verhalten als andere kationische Nanolipide, weil ... Ja, warum nur? Weil Uğur es so will und sein Wille die Welt so gestaltet, wie er sie möchte, so wie Pippi Langstrumpf es singt:

„Zwei mal drei macht vier, widewidewitt und drei macht neune, ich mach mir die Welt, widewide wie sie mir gefällt."

Zwei mal drei macht vier, nach dieser Devise oder dieser Art verqueren Mathematik (möglicherweise basierend auf einem nicht wirklich verstandenen Fernkurs Mathematik in den 1980er-Jahren) wurden dann letztendlich auch die klinischen Versuche durchgeführt.

„Für diesen Zweck war eine Injektion in den Armmuskel eine praktikable Option. BioNTech forschte an intramuskulären Lipidformulierungen. Aber da es keinen Grund gegeben hatte, diese zu priorisieren, waren keine Vorkehrungen getroffen, um sie klinisch in Menschen einzusetzen. So hatten die Forscher von BioNTech keine Verfahren für die Herstellung in Reinräumen entwickelt. Das neu aufzusetzen, würde zu lange dauern. Das Team von Uğur und Özlem musste eine Möglichkeit finden, dem Paul-Ehrlich-Institut eine bereits bestehende Lipidformulierung zu präsentieren, die schon von den Arzneimittelbehörden genehmigt worden war." (S. 77)

DAS dürfte unmöglich gewesen sein, denn es gab/gibt meines Wissens keine Lipidformulierung, die jemals für den Menschen genehmigt worden wäre. Die Geschichte der kationischen Nanolipide ist lang und verwickelt und voller Missverständnisse, aber irgendwie sind alle Hersteller miteinander und mit ihren jeweiligen Regierungen verbandelt, zum Beispiel durch den Bayh-Dole Act im Fall der US-Regierung.

„Der Bayh-Dole Act, auch Patent and Trademark Law Amendments Act oder Bayh-Dole-Gesetz genannt, ist ein Gesetz in den Vereinigten Staaten, das Einrichtungen, an denen Forschungsarbeiten mit der Hilfe von Bundesmitteln durchgeführt werden, das Recht zur Verwertung der Forschungsergebnisse einräumt."[1213]

Die Regierung, die das Projekt, aus dem die Erfindung hervorgegangen ist, finanziert hat, darf selbst auch eine nicht exklusive Lizenz beantragen. Die Lizenz- und Patentrechte dieser kationischen Nanolipide sind ein Minenfeld, das man seinen Gegnern gelegt hat, von Anfang an. Die Herstellerfirmen haben sich fröhlich gegenseitig verklagt und wurden von Lizenznehmern wie Moderna verklagt. Die Lage ist, gelinde ausgedrückt, unübersichtlich und die meisten Fäden führen zu Acuitas in Kanada. Wer es ganz genau wissen will, kann das im Substack von Liam Sturgess[1214] nachlesen. Sein Artikel dürfte sogar noch länger und ausführlicher sein als dieses Kapitel. Er behandelt die Geschichte der mRNA und Nanolipide von Anfang an, aber auf Englisch.

Die einzige Firma, die Uğur hier meinen könnte, die klinische Versuche mit mRNA und modRNA in Lipidvesikeln versucht hat, ist Moderna. Whitney Webb hat sich mit diesem Desaster in drei Artikeln ausführlich auseinandergesetzt, daher gehe ich hier nicht ins Detail. Wer es genau wissen will, kann das bei Whitney Webb in ihrem Dreiteiler zu Moderna nachlesen.[1215] Ich beschränke mich hier auf die „Highlights" ihrer Recherche zum Thema Toxizität der Nanolipide in einfach verständlich.

Moderna hat auch ein Problem mit seinen Nanolipiden. Ganz abgesehen davon, dass sie sich bei den Lizenzverhandlungen saudumm angestellt hatten und dann angefangen haben, gegen Acuitas zu klagen, waren die Lipide leider so toxisch, dass sie sich nicht dazu eigneten, um einem Patienten in regelmäßigen Abständen verabreicht zu werden. Dabei hatte sich Moderna doch eigentlich eine ganz einfache Krankheit als „proof of principle" ausgesucht: das Crigler-Najjar-Syndrom.[1216] Ein einfacher Gendefekt, bei dem ein Enzym in der Leber kaputt ist oder fehlt. Man müsste also nur durch mRNA dieses Enzym in der Leber bilden und das Problem ist – schwups – gelöst. Da die kationischen Nanolipide ohnehin in der Leber landen, hat man auch kein Problem mit der Adressierung. Das Problem war halt, dass nicht genug Enzym produziert wurde, man regelmäßig nachspritzen musste (was gut für das Geschäft gewesen wäre), die Nanolipide von Acuitas aber zu toxisch für eine wiederholte Anwendung waren, was irgendwie nicht so optimal in Kombination mit dem Problem war. Ganz abgesehen davon hat Bancel Forbes erzählt, das die Acuitas-Nanolipide nicht sehr gut wären.[1217, 1218] 2018 packen sie dann auf Seite 33 gegenüber der Exchange Commission ein wenig deutlicher aus:

„Die meisten unserer Prüfmedikamente werden in einem LNP [Lipid-Nanopartikel] formuliert und verabreicht, was zu systemischen Nebenwirkungen führen kann, die mit den Bestandteilen des LNP zusammenhängen und möglicherweise noch nicht am Menschen getestet wurden. Obwohl wir unsere LNPs weiter optimiert haben, gibt es keine Garantie dafür, dass unsere LNPs keine unerwünschten Wirkungen haben werden. Unsere LNPs könnten ganz oder teilweise zu einer oder mehreren der folgenden

Reaktionen beitragen: Immunreaktionen, Infusionsreaktionen, Komplementreaktionen, Opsonierungsreaktionen, Antikörperreaktionen, einschließlich IgA, IgM, IgE oder IgG oder einer Kombination davon, oder Reaktionen auf das PEG von einigen Lipiden oder PEG, die anderweitig mit dem LNP verbunden sind. Bestimmte Aspekte unserer Prüfpräparate können Immunreaktionen entweder durch die mRNA oder das Lipid sowie Nebenwirkungen innerhalb der Leberwege oder den Abbau der mRNA oder des LNP hervorrufen, die in einer oder mehreren unserer klinischen Studien zu signifikanten unerwünschten Ereignissen führen können."[1219, 1220]

Ich werde hier jetzt nicht in die hässlichen medizinischen Details der Reaktionen gehen, die hier beschrieben werden. ALLE unschön, will man alles definitiv nicht haben und sie sind von den Covid-Schlumpfungen hinlänglich bekannt. UND DAS SIND NUR DIE NANOLIPIDE, da ist noch nicht der Inhalt gemeint, der kann noch zusätzliches Unheil anrichten. Genau die Acuitas-Nanolipide, die Uğur dem PEI an dieser Stelle demnächst als zugelassen und klinisch getestet unterjubeln will – mit etwas Hilfe des Chefs von Acuitas namens Tom Madden.[1221] Tom hat natürlich keinen Bias und wird seine Lipide kritisch sehen und er hat nicht schon die Dollarzeichen in den Augen.

„Im Fall des Covid-19-Impfstoffs war es das von den Zellfabriken hergestellte Spike-Protein. In Bezug auf die Arzneimittelbehörden war der Umstand am wichtigsten, dass die Lipide von Acuitas bereits in menschlichen Studien verwendet wurden und ihre Verträglichkeit an Probanden gezeigt worden war."

Viel Spaß, das zu beweisen, kann ich nur sagen. Aber irgendwie hat er es geschafft, dem PEI das Blaue vom Himmel zu lügen und einige Kleinigkeiten zu unterschlagen, wie das Revusiran-Desaster, das Alnylam gezwungen hat, seine mRNA-Therapie für eine angeborene Herzkrankheit schnell einzustampfen, weil sie wohl die Versuchspersonen getötet hat.[1222, 1223] Oder das Desaster für Arbutus und deren RNAi-Impfstoff gegen Hepatitis B, der angeblich dazu führte, dass die Patienten wohl Hepatitis B entwickelten.[1224] Auch Moderna hatte offensichtliche Sicherheitsprobleme[1225] mit seinen Produkten und stand finanziell genauso schlecht da wie BioNTech zum Zeitpunkt der Handlung dieses Kapitels. Sowohl Moderna als auch BioNTech sollten das Sicherheitsproblem auf die exakt gleiche Weise lösen: Beschleunigung und Auslassen der Sicherheitsstudien in Tieren, sodass keine Sicherheitssignale erzeugt werden konnten, die bei Moderna vorher immer schon im Tierversuch zu Problemen geführt hatten. Man findet halt nur das, wonach man sucht. Wenn man geflissentlich in die andere Richtung schaut ...

„Der zeitaufwendigste Teil in den frühen Stadien einer Impfstoffentwicklung sind toxikologische Studien, in denen der Wirkstoff an Säugetieren – meist Mäusen oder Ratten – auf seine Verträglichkeit getestet wird.“ (S. 81, Zeile 23–26)

Fünf Monate, die man sich direkt einfach einmal gespart hat, wer braucht schon toxikologische Studien? Pfizer hat das auch rotzfrech in seine Zulassungsunterlagen geschrieben, keiner kann behaupten, man hätte das nicht gewusst: *„Die Toxizität der LNP-Formulierung oder der neuen Hilfsstoffe allein wurde nicht speziell untersucht.“* [1226] Begründet wurde das damit, dass es chemisch ähnliche Verbindungen gäbe und die in Orphan Drugs (Medikamente für superseltene Krankheiten, auch die haben erleichterte Zulassungsbedingungen, weil die Patienten sonst gar keine Behandlung hätten) wie Onpattro zugelassen wären. Wozu das Theater, jede Chemikalie einzeln zu prüfen? Fett ist Fett, passt schon, hört auf, unnötig rumzustressen wegen ein paar Chemikalien, bei denen die LD50 (die Dosis, bei der 50 % der Versuchstiere sterben) nicht bestimmt wurde und deren Toxizität nie von jemandem untersucht wurde. Schön auch der Nebensatz „die Strukturen von ALC-0315 und DLin-MC3-DMA sind nicht ähnlich“. Direkt nach der Behauptung, man würde keine Toxizitätstests machen, WEIL die Strukturen ähnlich wären. Es steht so in den Dokumenten echt drin, die den Behörden eingereicht wurden. Wenn diese Unterlagen nicht gelesen werden, ist das halt Pech. Sie haben zumindest in diesem Zusammenhang nichts verschleiert, denn sie wussten wohl irgendwoher, dass sie damit durchkommen würden.

Nur einmal als Zusammenfassung, wie absurd dreist hier vorgegangen wurde. ALC-0315, das kationische Nanolipid, das BioNTech/Pfizer dem PEI wohl als sicher verkauft hat, wurde von Moderna angeblich, wie alle Acuitas-Nanolipide, als mittelmäßig und problematisch eingestuft und eingestellt, weil sie die Sicherheitsprobleme nicht in den Griff bekommen haben, was die Firma beinahe ruiniert hätte, wenn Corona Moderna nicht genauso den finanziellen Arsch gerettet hätte wie BioNTech. Mit diesem von Moderna als zu unsicher eingestellten Acuitas-Nanolipid mixt sich BioNTech seine Giftspritze zusammen, um dann in den Zulassungsunterlagen zu schreiben, dass sie keine toxikologischen Studien brauchen, weil sie mit einem komplett anderen, zugelassenen Nanolipid vergleichen, das eine komplett andere Struktur hat und eine RNAi-Therapie ist (nur falls mir hier jemand vorwerfen will, ich würde Äpfel mit Birnen vergleichen. Wenn Pfizer alle Formen der Gentherapie und alle Formen der Nanolipide in einen inhaltlichen Topf werfen darf, darf ich das erst recht.).

„Uğur und Özlem wussten, dass die Behörde einen Ermessensspielraum hatte. Wenn man dem PEI einen überzeugenden Plan unterbreitete, konnte es durchaus sein, dass die Experten zustimmten.“ (S. 82, Zeile 14–17)

Das PEI hat dann wohl beide Augen zugedrückt und seinen Ermessensspielraum bei der Auslegung der Vorschriften maximal erweitert oder wie es im Buch doch so schön heißt:

„[Das] PEI [kann] in gewissen Grenzen frei [seine] ‚Paragraphen' auslegen, solange man ihnen ein überzeugendes Argument liefert und es mit wissenschaftlichen Daten belegt." (S. 74, Zeile 20–23)

Was „Experten", die auch gerne anonym von den MSM herangezogen werden, in ihrer Expertise taugen, haben wir die letzten drei Jahre hinlänglich erleben dürfen, besonders die nicht namentlich erwähnten Experten aus informierten Quellen. Letztendlich ohnehin vollkommen egal, denn mit den „Verordnung zur Sicherstellung der Versorgung der Bevölkerung mit Produkten des medizinischen Bedarfs bei der durch das Coronavirus SARS-CoV-2 verursachten Epidemie"[1227] erteilte der Bundestag dem PEI und allen beteiligten Behörden ohnehin einen Freifahrtschein, alle Regeln, die zum Schutz der Patienten jemals erlassen wurden, für die Schlumpfstoffe einfach zu ignorieren und mit den Füßen zu treten. Beipackzettel? Umweltverschmutzung, rettet die Bäume, liest doch ohnehin keiner. Verfallsdatum? Ach was, einmal dran riechen, ob es noch okay ist (wenn die Lunge[1228] und die Hornhaut[1229] danach verätzt sind, war es noch frisch genug), und rein damit in den Arm.

„Letztendlich waren die PEI-Experten und BioNTech nicht über die Risiken eines beschleunigten Verfahrens uneins, sondern über die Vorteile." (S. 86, Zeile 17–19)

Das sind die Vorteile, wenn man als Firma unter den Fittichen des PEI groß geworden ist. Man kennt sich, man versteht sich und man ist sich einig. Die einzige Sorge scheint eher zu sein,

„ob sich die Pandemie wohl als so tödlich erweisen werde, dass man die klinischen Studien streichen und einen ungetesteten Impfstoff verabreichen müsste, um zu verhindern, dass ein Großteil der Weltbevölkerung ausgelöscht werde". (S. 87, Zeile 32–S. 88, Zeile 87)

Ein potenziell tödliches Medikament, das die Menschheit auslöschen kann und vielleicht teilweise auslöschen wird, ungetestet einzusetzen, um eine maximal etwas schwerere Grippewelle nicht zu bekämpfen, weil Grippeimpfstoffe nicht funktionieren bzw. nur einen minimalen Effekt haben, und das weiß man auch bei Cochrane schon seit Jahren[1230] und Fauci hat das auch zugegeben.[1231]

„Klaus Cichutek, der viele Virusausbrüche miterlebt hat, räumt ein, dass das PEI zu jenem Zeitpunkt ‹noch unsicher› war, ob es zu einer Pandemie kommen würde. ‹Zu diesem Zeitpunkt wussten wir nicht, ob dieser [Ausbruch] eine große Sache sein würde,

die alle Weltregionen erfassen würde, oder ob er ... einfach verschwinden würde›, sagt er und verweist auf die Schweinegrippe-Pandemie, die 2009 auftrat und ‹unmittelbar verschwand›. Es war auch unklar, wie gefährlich das Coronavirus war. All dies habe aber bei der Entscheidung für die toxikologische Studie keine Rolle gespielt, betont Cichutek. ‹Es war klar, dass wir auf kritischen Studien bestehen mussten›, sagt er, insbesondere auf solchen, die ermitteln sollten, ob diese mRNA-Impfstoffkonstrukte Organschäden verursachen." (S. 85 Zeile 30–S. 86, Zeile 8)

Echt? Meint der Klaus damit die Untersuchungen, in welche Organe das Produkt geht, die bereits nach 48 Stunden abgebrochen wurden,[1232] oder die geschwärzten Infos zu den potenziellen Leberproblemen?[1233, 1234] Okay, ursprünglich war das Dokument geschwärzt, seit Kurzem gibt es eine ungeschwärzte Version, aus der man nun schließen kann, warum geschwärzt wurde. Da findet man nun auf Seite 46 diesen Satz: „In-vitro-Untersuchungen deuteten auf einen geringen Metabolismus von ALC-0159 und ALC-0315 in der Leber hin, wobei die meisten der Lipide am Ende der 2- oder 4-stündigen Inkubationszeit unverändert gefunden wurden (Tabelle 4-3 und Tabelle 4-4)." Hört sich irgendwie nach „akkumuliert auf unbestimmte Zeit in der Leber" an. Die Bildunterschrift des Abbauwegs ist auch hübsch: „Vorgeschlagener metabolische Pathway für ALC-0315". Das klingt so richtig vertrauenserweckend danach, dass man genau weiß, was mit den Lipiden so abbaumäßig in den nächsten Monaten und Jahren passieren könnte, so theoretisch, weil erforscht hat man das halt nicht. Warum man nach vier Stunden aufgehört hat, zu messen?! Weil sich auch nach 300 Stunden nichts getan hatte – und das wusste man,[1235] also warum Zeit verschwenden.

Figure 4-7. Proposed metabolic pathway for ALC-0159

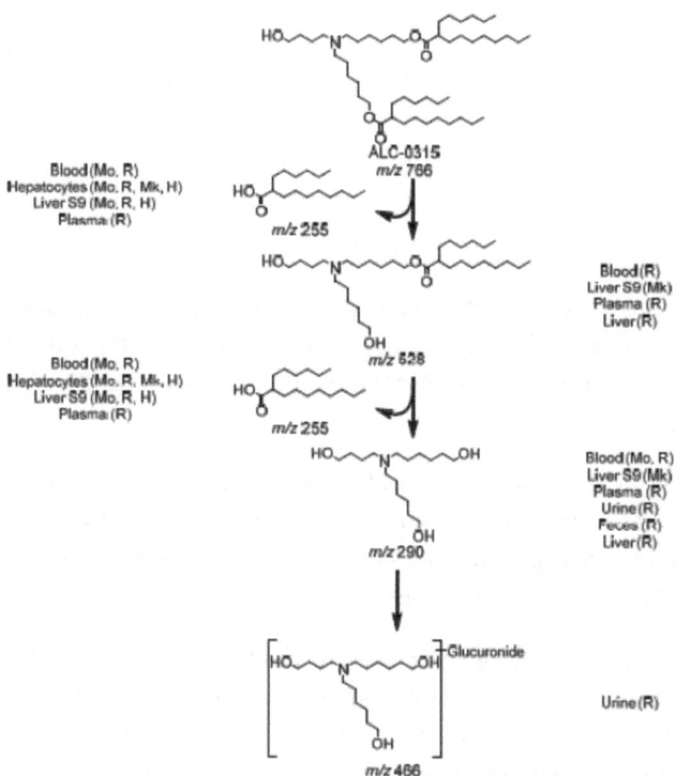

Figure 4-8. Proposed metabolic pathway for ALC-0315

In vitro studies indicated minor metabolism of ALC-0159 and ALC-0315 in liver, with most of the lipids found unchanged at the end of the 2 or 4 h incubation period (Table 4-3 and Table 4-4).

„Es war Mitte März, und der innovative Ansatz des ‹Projekts Lightspeed› war bislang nur Experten der Immunologie kommuniziert worden, darunter Klaus Cichutek und die Fachgruppe des Paul-Ehrlich-Instituts, die Vertragsfirmen und die Mitarbeiter bei BioNTech, Fosun und Pfizer." (S. 225, Zeile 12–16)

„Am nächsten Tag, dem 22. April, gab das Paul-Ehrlich-Institut offiziell die Genehmigung der klinischen Studie von BioNTech bekannt. […] Kurz darauf ging eine E-Mail an die Mitarbeiter von BioNTech, und an der Nasdaq in New York stiegen die Aktien des Unternehmens um beachtliche 30 Prozent. Der Leiter des Paul-Ehrlich-Instituts, Klaus

Cichutek, hielt eine Pressekonferenz ab, auf der er die behördlichen Prozesse im Vorfeld der Studienzulassung erläuterte und betonte, dass keine Abstriche an der Sicherheit gemacht worden seien. Auf die Frage, wann ein Impfstoff zur allgemeinen Anwendung freigegeben würde, dämpfte er die Erwartungen. Er erklärte es als ‹unwahrscheinlich›, dass dies vor Ende des Jahres geschehen könne." (S. 237, Zeile 30–S. 238, Zeile 11)

Fazit:

Was sagt uns all dies über das Verhältnis von Uğur Şahin und Klaus Cichutek?

Die beiden kennen sich bereits viele Jahre und arbeiten auch viele Jahre zusammen. Sie kennen und vertrauen sich so weit, dass sie die jeweils direkte Festnetzdurchwahl des anderen haben, aber nicht die Privat- oder Handynummer. Als Freunde würde ich die beiden nicht bezeichnen, eher als langjährige Weggefährten.

Mir erscheint es so, dass Cichutek Uğur vertraut hat, weil er dessen Firma schon lange betreute und daher Vertrauen in deren Integrität hatte. Uğur hat das ausgenutzt und das PEI unter Vorspiegelung falscher Tatsachen eiskalt belogen, zumindest wenn man nur die Textabschnitte des Buchs zugrunde legt.

Nun ist es aber so, dass man davon ausgehen kann, dass, wenn das PEI die EMA ist, wie Cichutek prahlte, dem PEI die gleichen Unterlagen vorliegen mussten wie den australischen Behörden. Herauszulesen, dass die kationischen Nanolipide ein Problem bei der Metabolisierung sind und in der Leber akkumulieren, dazu bracht man keinerlei Ausbildung in irgendetwas, außer ausreichend Englisch lesen zu können. Auch die anderen Informationen über explizit fehlende Untersuchungen, von denen Cichutek felsenfest behauptet, es gäbe sie, sind ohne biologisch-medizinische Kenntnisse in den Dokumenten durch Scrollen durch das Dokument sofort zu finden.

Die Behörde und somit auch der Leiter des PEI, in der Person von Klaus Cichutek, hat also im Rahmen ihrer gesetzlichen Möglichkeiten beide Augen ganz fest zugedrückt und ihren Ermessensspielraum bei der Auslegung der Vorschriften maximal erweitert – oder wie es im Buch doch so schön heißt:

„[Das] PEI [kann] in gewissen Grenzen frei [seine] ‚Paragraphen' auslegen, solange man ihnen ein überzeugendes Argument liefert und es mit wissenschaftlichen Daten belegt." (S. 74, Zeile 20–23)

Die Wissenschaftlichkeit der Daten liegt dabei im Auge des Betrachters und die behördlichen Betrachter waren auf beiden Augen blind und beiden Ohren taub.

Cichuteks eigenes Paper zum BioNDreck, für das er als Letztautor die volle Verantwortung trägt, zeigt eindeutig, dass er wusste, dass es keine adäquaten Tiermodelle gibt, weil diese noch in der Entwicklung wären, und er labert von Daten, die erhoben wurden, die es aber definitiv nicht gibt. Klaus steckt so richtig tief mit in der Scheiße – genau wie das PEI und damit auch das zuständige Ministerium.

BioNTech/Pfizer-Zulieferer (soweit zum Zeitpunkt des Drucks bekannt)

==== BioNTech/Pfizer ===

=== Zulieferer für Plasmide ===

1. Pfizer, Chesterfield[1236]
2. Biomay[1237] ab Mai 2021
3. AGC Biologicy GmbH, Heidelberg ab Juni 2021[1238, 1239, 1240]
4. BioNTech ab Februar 2023[1241]

=== Zulieferer für Nanolipide ===

5. Croda = Avanti (haben Avanti aus „Projekt Lightspeed" 2020 gekauft)[1242, 1243]
6. Merck[1244] ab Februar 2021, zusätzlich ab 2022 mit seiner im Februar 2022 für 750 bis 780 Millionen US-Dollar[1245, 1246] gekauften Firma Exelead[1247]
7. Evonik[1248 1249] ab April 2021
8. Lipoid[1250]

=== Formulierung/Verpackung der modRNA in LNPs ===

5. Polymum (altbekannt, steht auch in den Studienunterlagen)
6. Dermapharm/Mibe[1251, 1252, 1253, 1254]
7. Allergopharma[1255]
8. Pharmacia & Upjohn Company LLC[1256], gehört Pfizer[1257]

=== Zulieferer zellfreies Produktionssystem ===

unbekannt

=== Zulieferer dNTPs ===

1. Thermo Fisher Scientific[1258, 1259]

=== Zulieferer Enzyme ===

1. Thermo Fisher Scientific[1260, 1261] ab Februar 2019

=== Capping der modRNA ===

1. TriLink BioTechnologies[1262]: „Das erste CleanCap-Analogon des Unternehmens wurde 2017 auf den Markt gebracht und diese Cappingtechnik wurde in einen der ersten kommerziell zugelassenen COVID-19-Impfstoffe integriert."

=== Downstream-Processing ===

1. Rentschler[1263, 1264]: ab Februar 2019, hat Juni 22 ein FDA-483-Formular kassiert[1265]
   „Die entstandene mRNA muss, wie zuvor die Plasmid-DNA, von den übrigen Bestandteilen getrennt werden. Das Downstream-Processing wird beispielsweise von Rentschler Biopharma übernommen, das Unternehmen hatte im Oktober 2020 die Zusammenarbeit mit Biontech bekanntgegeben. In dem Aufreinigungsschritt werden verwendete Enzyme, nicht eingebaute NTP und fehlerhafte, doppelsträngige mRNA sowie die Ausgangs-DNA entfernt. Seit Mitte Februar führt Biontech alle Prozessschritte, außer der Abfüllung, auch an seinem neuen Standort in Marburg durch."[1266]

2. Wyeth BioPharma Division of Wyeth Pharmaceuticals LLC 1 Burtt Road Andover, MA 01810 USA[1267, 1268]
3. Arcturus[1269]: *„LUNAR-COV19 utilizes Arcturus' self-transcribing and replicating mRNA (STARR™) technology and the Company's LUNAR® lipid-mediated delivery to produce an extraordinarily low dose, potential single shot COVID-19 vaccine. [...] The partnership will combine Arcturus' low-dose STARR™ mRNA vaccine technology with Catalent's scalable cGMP manufacturing capabilities to produce millions of doses of LUNAR-COV19 mRNA in 2020 and potentially 100s of millions of doses annually for worldwide use."*
4. Pfizer Ireland Pharmaceuticals Grange Castle Business Park Clondalkin, Dublin 22 Ireland[1270]

=== Fill and Finish ===

1. Pfizer, Puurs[1271]
2. Sanofi[1272, 1273] Januar 2019 bei BioNTech als Investor eingestiegen[1274]
3. Siegfried[1275, 1276]
4. Europharma, Brasilien[1277] (Lateinamerika)
5. Novartis[1278] (Ljubljana, Slowenien und Stein, Schweiz)
6. Delpharm[1279, 1280] (Frankreich)
7. Catalent Anagni S.R.L[1281, 1282], hat Januar 2022 ein FDA-438-Formular kassiert[1283]
8. Patheon Italia S.p.A[1284]
9. Thermo Fisher, Monza[1285]

=== Vials-Hersteller ===

10. Stevanato[1286]
11. Gerresheimer[1287]
12. Schott[1288]

=== Produktion im weitesten Sinne, Details unbekannt ===

1. Biovac[1289, 1290] (Südafrika, möglicherweise auch Teile der Produktion?)
2. Baxter[1291, 1292, 1293]
3. Fosun?[1294]

=== Shipping ===

1. Almac[1295, 1296]

Doktor Brigitte Röhring hatte in ihrem Telegram-Kanal eine interessante Seite:[1297] https://launchandscalefaster.org/covid-19/vaccinemanufacturing.

Danksagung

Dieses Buch wäre ohne die Hilfe vieler Menschen, die mir in den letzten zwei Jahren den Rücken freigehalten und mir zugearbeitet haben, nie zustande gekommen.

Allen voran danke ich meinen Eltern, die mich seit 2021 wieder als hauptberufliche Tochter durchgefüttert und daheim, auf dem Sofa, im Jogginganzug, ertragen haben. Ihnen war nicht wirklich klar, was ich da treibe. Nachdem mein Vater ein Kapitel Korrektur gelesen hatte, war es ihnen klar. Mein Vater meinte nur: „Durchfüttern können wir dich, einen Bodyguard können wir uns aber nicht leisten. Mäßige deinen Ton.“ Ich bin alt genug, nicht mehr auf meine Eltern zu hören.

Gut, ich hoffe, das Bodyguard-Problem hat sich in Form von Holger gelöst. Schusssichere Weste ist angeblich vorhanden. Ich nehme dich beim Wort. Du hast mich da mit reingezogen, du wirst mir nun auch den Rücken freihalten.

Danke an Doctora für das zuverlässige Korrekturlesen. Auf dich ist immer Verlass. Ich muss noch überlegen, ob ich es dir verzeihe, dass du mit der Münster-Aktion mein Leben durch den Mixer gedreht hast. Seitdem ist nichts mehr, wie es davor war – und das ist auch irgendwie gut so.

Danke an Annette für einiges an Korrekturlesen und die lustigen Gespräche und das geldsparende Hotelzimmerteilen. Wie gut, dass keine von uns beiden schnarcht.

Danke an Helena Krenn und Klaus Retzlaff, dass ihr mich gefunden habt. Ohne die AG Impfstoffe (Expertcouncil.one) und meine ersten Texte für die AG („Was Pfizer wusste“ und „Warum die Impfung aufgrund von Mittelstufenwissen nie funktionieren konnte“) und die damit einhergehenden Editorengruppen hätte ich wohl nie eine so hohe Frustration aufgebaut, mich mit einem Substack selbstständig zu machen. Die kleinen Fingerübungen für die AG haben mich aber für die größeren Texte und noch mehr Fußnoten vorbereitet. Streng genommen kam die Idee für die Reihe „Anfängerfehler im Proteindesign“ auch ursprünglich von Klaus und der daraus entstandene Text wurde die Einleitung der insgesamt sechsteiligen Reihe, die hoffentlich auch irgendwie im Print erscheinen und nicht nur vor Gericht vorgetanzt werden wird.

Danke an Ulrike Kämmerer, Wolfgang Wodarg und Wilfried Schmitz, die mit unter den ersten Lesern meines Substacks waren, die nicht von mir zwangsangesiedelt wurden. Ohne echte begeisterte Leser hätte ich das Projekt wohl nicht durchgezogen und vier Monate meines Lebens geopfert. Nachdem Wolfgang Wodarg meinen Substack abonniert hatte, war klar: Diesen Kelch muss ich wohl bis zur bitteren Neige leeren.

Danke an Martin Schwab, dass du mich zum Ziel gemacht hast und so gezwungen hast, in die Puschen zu kommen und auf Angriffsmodus zu gehen. Ich hätte das Ganze sonst deutlich gemütlicher und entspannter (und auch langsamer) angegangen. Du hast mir keine Wahl gelassen.

Danke an die örtlichen Verschwörungsschwurbler mit ihren Feuerritualen. Mein altes Leben mit euch rituell zu verbrennen, hat mir den Mut gegeben, frei nach vorne zu schauen und den Ballast der Vergangenheit endgültig hinter mir zu lassen. Danke allen voran Thomas und Klaus für die Hilfe bei der Gartenarbeit, die beim Schreiben einfach komplett auf der Strecke geblieben ist. Ohne euch hätte ich noch mehr Ärger mit meinen Eltern bekommen, als ich ohnehin immer mal wieder habe, weil ihnen Gartenarbeit und Hausputzen wichtiger ist als mir und ich definitiv andere Prioritäten gesetzt habe in der Zeit, als ich dieses Buch geschrieben und redigiert habe.

Danke an Matthias, das Fischli und die Erdung auf dem Markt. Die normalen Gespräche und das Feedback der Bodenständigen hat mich auf dem Boden der Realität gehalten, sodass ich nicht komplett zum verschrobenen Nerd wurde. Lustig, dass mich bisher kaum einer erkennt beim Fischbrötchenverkaufen. Irgendwie auch erholsam, wenn man die dumme Kassiererin ist, die die Fische nicht einmal unterscheiden kann.

Danke an Petra, meine große Wahlschwester, die mir Vorträge organisiert hat. Dank deiner Hilfe habe ich mich langsam von der Regio nach ganz vorne gearbeitet. Ohne diese regionalen Aktionen hätte man mich nie dazu aufgefordert, den Professor Hengel verbal zu filetieren, womit es für mich tatsächlich wissenschaftlich ernst wurde und ich zum ersten Mal in die größere Öffentlichkeit getreten bin.

Danke an Wolfgang Daubenberger und sein Team von „Dreisamtal verbinde dich", dass er mich damals am 19. März 2022 dazu eingeladen hat, den Professor Doktor Hengel verbal zu filetieren, und das an die „Mutigmacher" weitergeleitet hat. Ohne diese Aktion säße ich immer noch im Jogginganzug im Keller und würde nur für mich allein forschen.

Danke an Tobias Ulbrich, der mir als Gutachter die Möglichkeit gibt, mein Wissen sinnvoll einzusetzen und vielleicht dabei zu helfen, echte, schmerzhafte Treffer gegen die Pharmaindustrie zu setzen und dabei den Opfern dieser Industrie zu einer Entschädigung zu verhelfen.

Danke an alle, darunter Eva, Silke, Jörn, Werner, Nora, Timmo ..., die an mich geglaubt haben und denen lange vor mir klar war, dass ich eine Konifere (Insider-Joke) und die Letzte meiner Art bin. Euch war lange vor mir klar, wozu ich bestimmt war, auch wenn ich euch lange nicht glauben wollte, weil ich mich für vollkommen durchschnittlich und normal gehalten habe.

Danke an das Wahrheitsvirus, das mir meinen Weg gewiesen hat, den ich ohne es nie gegangen wäre. Für mich gibt es nun kein Zurück mehr in die alte Welt – und das ist auch gut so.

travel-associated primary case: a case series. Lancet Infect Dis. 2020 Aug;20(8):920-928. doi: 10.1016/S1473-3099(20)30314-5. Epub 2020 May 15. PMID: 32422201; PMCID: PMC7228725.

[51] *Tagesschau Gesteht „Fehler" Ein, Aber Die Zuschauer Erfahren Nichts Davon – Anti-Spiegel.* 17 June 2022, https://www.anti-spiegel.ru/2022/tagesschau-gesteht-fehler-ein-aber-die-zuschauer-erfahren-nichts-davon/

[52] Reporter, R. (2023, January 6). Wichtiges Gutachten zur Untauglichkeit des PCR-Tests » ☆☆☆☆☆ - Journalistenwatch e.V. - Aktuelle. ☆☆☆☆☆ - Journalistenwatch e.V. - Aktuelle Geschehnisse. https://journalistenwatch.com/2023/01/06/wichtiges-gutachten-zur-untauglichkeit-des-pcr-tests/

[53] Cao, S., Gan, Y., Wang, C. *et al.* Post-lockdown SARS-CoV-2 nucleic acid screening in nearly ten million residents of Wuhan, China. *Nat Commun* **11**, 5917 (2020). https://doi.org/10.1038/s41467-020-19802-w https://www.nature.com/articles/s41467-020-19802-w

[54] Morais P, Adachi H, Yu YT. The Critical Contribution of Pseudouridine to mRNA COVID-19 Vaccines. Front Cell Dev Biol. 2021 Nov 4;9:789427. doi: 10.3389/fcell.2021.789427. PMID: 34805188; PMCID: PMC8600071.

[55] Dai Q, Zhang LS, Sun HL, Pajdzik K, Yang L, Ye C, Ju CW, Liu S, Wang Y, Zheng Z, Zhang L, Harada BT, Dou X, Irkliyenko I, Feng X, Zhang W, Pan T, He C. Quantitative sequencing using BID-seq uncovers abundant pseudouridines in mammalian mRNA at base resolution. Nat Biotechnol. 2023 Mar;41(3):344-354. doi: 10.1038/s41587-022-01505-w. Epub 2022 Oct 27. PMID: 36302989; PMCID: PMC10017504. https://pubmed.ncbi.nlm.nih.gov/36302989/

[56] Samaniego Castruita JA, Schneider UV, Mollerup S, Leineweber TD, Weis N, Bukh J, Pedersen MS, Westh H. SARS-CoV-2 spike mRNA vaccine sequences circulate in blood up to 28 days after COVID-19 vaccination. APMIS. 2023 Jan 17. doi: 10.1111/apm.13294. Epub ahead of print. PMID: 36647776.

[57] Mausfeld, Rainer. *Warum Schweigen Die Lämmer?* Westend Verlag, 2018.

[58] In den Studien von 2000, 2003 und 2006 zeigte sich einheitlich, dass Schüler mit Migrationshintergrund, insbesondere die, deren beide Eltern im Ausland geboren wurden, sowohl in ihren Lese- als auch in den Mathematikleistungen hinter den deutschen Schülern zurückblieben. Dies galt zu einem erheblichen Teil 10 auch für Schüler, die ihre gesamte Schulbildung in Deutschland durchlaufen hatten. (Bildungserfolge von Migrantenkindern Der Einfluss der Herkunftsfamilie Expertise von Kathrin Ramsauer S. 9F) https://www.dji.de/fileadmin/user_upload/bibs/6_Ramsauer_Bildungsexpertise_Migrantenkinder.pdf

[59] Nelde A, Bilich T, Heitmann JS, Maringer Y, Salih HR, Roerden M, Lübke M, Bauer J, Rieth J, Wacker M, Peter A, Hörber S, Traenkle B, Kaiser PD, Rothbauer U, Becker M, Junker D, Krause G, Strengert M, Schneiderhan-Marra N, Templin MF, Joos TO, Kowalewski DJ, Stos-Zweifel V, Fehr M, Rabsteyn A, Mirakaj V, Karbach J, Jäger E, Graf M, Gruber LC, Rachfalski D, Preuß B, Hagelstein I, Märklin M, Bakchoul T, Gouttefangeas C, Kohlbacher O, Klein R, Stevanović S, Rammensee HG, Walz JS. SARS-CoV-2-derived peptides define heterologous and COVID-19-induced T cell recognition. Nat Immunol. 2021 Jan;22(1):74-85. doi: 10.1038/s41590-020-00808-x. Epub **2020 Sep 30**. PMID: 32999467.

[60] Mallajosyula V, Ganjavi C, Chakraborty S, McSween AM, Pavlovitch-Bedzyk AJ, Wilhelmy J, Nau A, Manohar M, Nadeau KC, Davis MM. CD8+ T cells specific for conserved coronavirus epitopes correlate with milder disease in COVID-19 patients. Sci Immunol. 2021 Jul 1;6(61):eabg5669. doi: 10.1126/sciimmunol.abg5669. PMID: 34210785; PMCID: PMC8975171.

[61] Abela IA, Pasin C, Schwarzmüller M, Epp S, Sickmann ME, Schanz MM, Rusert P, Weber J, Schmutz S, Audigé A, Maliqi L, Hunziker A, Hesselman MC, Niklaus CR, Gottschalk J, Schindler E, Wepf A, Karrer U, Wolfensberger A, Rampini SK, Meyer Sauteur PM, Berger C, Huber M, Böni J, Braun DL, Marconato M, Manz MG, Frey BM, Günthard HF, Kouyos RD, Trkola A. Multifactorial seroprofiling dissects the contribution of pre-existing human coronaviruses responses to SARS-CoV-2 immunity. Nat Commun. **2021 Nov 18**;12(1):6703. doi: 10.1038/s41467-021-27040-x. PMID: 34795285; PMCID: PMC8602384.

[62] Ärzteblatt, D. Ä. G. R. D. (2021, January 20). SARS-CoV-2: Forscher entdecken kreuzreaktive Antikörper zu. . . Deutsches Ärzteblatt. https://www.aerzteblatt.de/nachrichten/120350/SARS-CoV-2-Forscher-entdecken-kreuzreaktive-Antikoerper-zu-anderen-Coronaviren

[63] Ärzteblatt, D. Ä. G. R. D. (2023, May 16). Infektion mit Erkältungsviren löst Kreuzimmunität gegen. . . Deutsches Ärzteblatt. https://www.aerzteblatt.de/nachrichten/143244/Infektion-mit-Erkaeltungsviren-loest-Kreuzimmunitaet-gegen-SARS-CoV-2-Proteine-aus

[64] Morrison, Cassidy, Senior. "Pfizer Board Member Leaned on Twitter to Censor Tweet Arguing for Natural Immunity Over Vaccination." Mail Online, 10 Jan. 2023, www.dailymail.co.uk/health/article-11616745/Pfizer-board-member-leaned-Twitter-censor-tweet-arguing-natural-immunity-vaccination.html.

[65] Page, Michael Le. "Climate Myths: The 'Hockey Stick' Graph Has Been Proven Wrong." *New Scientist*, 16 May 2007, www.newscientist.com/article/dn11646-climate-myths-the-hockey-stick-graph-has-been-proven-wrong.

[66] Hoft, Jim. "Hockey Stick Broken! 'Scientist' Michael Mann Loses in Court, Forced to Pay Court Costs -- Global Warming Hoax Hit Hardest." The Gateway Pundit, 9 Sept. 2019, www.thegatewaypundit.com/2019/08/hockey-stick-broken-scientist-michael-mann-loses-in-court-forced-to-pay-court-costs-global-warming-hoax-hit-the-hardest.

[67] Magness, Phillip. "The Failure of Imperial College Modeling Is Far Worse Than We Knew." AIER, 17 Dec. 2021, www.aier.org/article/the-failure-of-imperial-college-modeling-is-far-worse-than-we-knew.

[68] Chalmers, Vanessa, and Luke May. "Coronavirus Modelling by Professor Neil Ferguson Is Branded a Mess by Experts." Mail Online, 17 May 2020, www.dailymail.co.uk/news/article-8327641/Coronavirus-modelling-Professor-Neil-Ferguson-branded-mess-experts.html.

[69] Wire, S. C. (n.d.). Imperial folly: Neil Ferguson has no qualification in biological sciences - the Ron Paul Institute for Peace & Prosperity. The Ron Paul Institute for Peace & Prosperity. https://ronpaulinstitute.org/imperial-folly-neil-ferguson-has-no-qualification-in-biological-sciences/

[70] BBardosh, K. (2023). How Did the COVID Pandemic Response Harm Society? A Global Evaluation and State of Knowledge Review (2020-21). Social Science Research Network. https://doi.org/10.2139/ssrn.4447806

[71] Luyken, J. (2023, February 10). We went too far with Covid restrictions, says Germany's pro-lockdown minister. The Telegraph. https://www.telegraph.co.uk/world-news/2023/02/10/went-far-covid-restrictions-says-germanys-pro-lockdown-minister/

[72] dpa/alri. (2023, February 10). Pandemie-Bilanz: Lauterbach: Corona-Regeln im Freien waren „Schwachsinn". FAZ.NET. https://www.faz.net/aktuell/politik/inland/corona-manche-massnahmen-waren-laut-karl-lauterbach-schwachsinn-18667895.html

[73] Wrapp D, Wang N, Corbett KS, Goldsmith JA, Hsieh CL, Abiona O, Graham BS, McLellan JS. Cryo-EM structure of the 2019-nCoV spike in the prefusion conformation. Science. 2020 Mar 13;367(6483):1260-1263. doi: 10.1126/science.abb2507. Epub 2020 Feb 19. PMID: 32075877; PMCID: PMC7164637.

[74] https://phmpt.org/wp-content/uploads/2023/02/125742_S1_M4_4.2.1-vr-vtr-10741.pdf (Seite 7)

[75] wwPDB.org. (n.d.). WWPDB: 6XR8. https://www.wwpdb.org/pdb?id=pdb_00006xr8

[76] BILD. "Das Bedeutet Der Faktor R | Kanzlerin Merkel Erklärt Dir Die Reproduktionszahl." *YouTube*, 5 May 2020, www.y-outube.com/watch?v=-9-ABIdVDkU.

[77] "Die Pandemie in Den Rohdaten (Marcel Barz) - Reupload." *YouTube*, 30 Aug. 2021, www.youtube.com/watch?v=YX6hW5KBO7Y.

[78] Excess mortality in Germany 2020-2022. (2023, May 1). ResearchGate. https://www.researchgate.net/publication/362777743_Excess_mortality_in_Germany_2020-2022

[79] Übersterblichkeit – Datenanalytiker Barz stellt öffentliche Anfrage. (2023, May 25). Pb: Schwarz Auf Weiß. https://pbschwarzauf-weiss.de/bericht/uebersterblichkeit-datenanalyst-barz-stellt-oeffentliche-anfrage/

[80] Wie das Statistische Bundesamt die Zahlen zur Übersterblichkeit verfälscht hat. (2023, December 13). https://multipolar-magazin.de/artikel/destatis-uebersterblichkeit

[81] Spira B. Correlation Between Mask Compliance and COVID-19 Outcomes in Europe. Cureus. 2022 Apr 19;14(4):e24268. doi: 10.7759/cureus.24268. PMID: 35607577; PMCID: PMC9123350.

[82] Jefferson, Tom, et al. "Physical Interventions to Interrupt or Reduce the Spread of Respiratory Viruses." Cochrane Database of Systematic Reviews, vol. 2023, no. 1, Wiley, Jan. 2023, https://doi.org/10.1002/14651858.cd006207.pub6.

[83] Dpa. "RKI-Chef Wieler Gibt Fehler Zu: Schulschließungen Waren Nicht Nötig." *Berliner Zeitung*, 25 Jan. 2023, www.berliner-zeitung.de/news/aufarbeitung-der-corona-pandemie-rki-chef-lothar-wieler-gibt-fehler-zu-li.310842.

[84] https://www.rki.de/DE/Content/Infekt/EpidBull/Archiv/2020/Ausgaben/12_20.pdf?__blob=publicationFile

[85] Rosenfelder, Lydia. "Schulschließungen: Experten Sprechen Von „Krasser Fehlentscheidung" | Politik." *bild.de*, 7 Feb. 2023, www.bild.de/politik/2023/politik/schulschliessungen-experten-sprechen-von-krasser-fehlentscheidung-82796856.bild.html.

[86] Brown, Lee. "Controversial Study Says COVID Lockdowns Had 'Little to No Effect' on Mortality Rate, Critics Disagree." *New York Post*, 16 Feb. 2022, https://nypost.com/2022/02/02/covid-lockdowns-had-very-little-effect-on-mortality-rate-study/.

[87] Gräber, Daniel. "Mehr Schaden Als Nutzen." *Cicero Online*, 27 Apr. 2021, www.cicero.de/wirtschaft/neue-lockdown-studie-mehr-schaden-als-nutzen.

[88] Watson JD, Crick FH. Molecular structure of nucleic acids: a structure for deoxyribose nucleic acid. J.D. Watson and F.H.C. Crick. Published in Nature, number 4356 April 25, 1953. Nature. 1974 Apr 26;248(5451):765. doi: 10.1038/248765a0. PMID: 4599080. https://www.nature.com/scitable/content/Molecular-Structure-of-Nucleic-Acids-16331/

[89] Boczkowski D, Nair SK. The RNAissance period. Discov Med. 2016 Aug;22(119):67-72. PMID: 27585232.) https://pubmed.ncbi.nlm.nih.gov/27585232/

[90] JW v HHS Biodistribution Prod 4 02418 - Judicial Watch. (2022, December 13). Judicial Watch. https://www.judicialwatch.org/documents/jw-v-hhs-biodistribution-prod-4-02418/

[91] Crowcroft, Orlando. "Warum mRNA-Pionierin Katalin Karikó (66) Bei Ungarns Stasi War." *Euronews*, 26 May 2021, https://de.euronews.com/2021/05/26/warum-mrna-pionierin-katalin-kariko-66-bei-ungarns-stasi-war.

[92] Karikó K, Buckstein M, Ni H, Weissman D. Suppression of RNA recognition by Toll-like receptors: the impact of nucleoside modification and the evolutionary origin of RNA. Immunity. 2005 Aug;23(2):165-75. doi: 10.1016/j.immuni.2005.06.008. PMID: 16111635.

[93] *Our Senior Team*. www.biontech.com/int/en/home/about/our-senior-team.html.l

[94] GmbH, Deutscher Redaktion Ärzteverlag Deutsches Ärzteblatt. "Katalin Karikó: Grundstein Für mRNA-basierte Vakzine." *Deutsches Ärzteblatt*, 19 Mar. 2021, www.aerzteblatt.de/archiv/218328/Katalin-Kariko-Grundstein-fuer-mRNA-basierte-Vakzine.

[95] Nonclinical Evaluation Report BNT162b2 [mRNA] COVID-19 vaccine (COMIRNATY™) https://www.tga.gov.au/sites/default/files/foi-2389-06.pdf (S. 45)

[96] "Kompetenzraster." *Landesbildungsserver Baden-Württemberg*, https://www.schule-bw.de/themen-und-impulse/individuelles-lernen-und-individuelle-foerderung/berufliche-schulen/materialien-unterricht/av-avdual-material/kompetenzraster.

[97] "Stoiber Kompetenz Kompetenz Kompetenz." *YouTube*, 18 Oct. 2006, www.youtube.com/watch?v=du85qeZrAt4.

[98] 7.2. Participant Discontinuation/Withdrawal From the Study: A participant may withdraw from the study at any time at his/her own request. Reasons for discontinuation from the study may include the following:
Refused further follow-up; Lost to follow-up; Death;... PF-07302048 (BNT162 RNA-Based COVID-19 Vaccines)
Protocol C4591001 (Seite 54) https://phmpt.org/wp-content/uploads/2022/03/125742_S1_M5_5351_c4591001-interim-mth6-protocol.pdf

[99] In case of a fatal event, the event term should not be "death" but the underlying event which led to death (death = outcome). https://phmpt.org/wp-content/uploads/2022/05/125742_S1_M5_5351_bnt162-01-interim3-protocol.pdf#page=31 (Seite 75)

[100] *Brighton Collaboration*. https://www.who.int/teams/regulation-prequalification/regulation-and-safety/pharmacovigilance/networks/vaccine-safety-net/vsn-members/brighton-collaboration

[101] Brighton Collaboration. "– Home Page." *Brighton Collaboration*, 26 May 2021, brightoncollaboration.us. https://brightoncollaboration.us/

[102] "BOOM! VACCINE EXEMPTION HIJACKERS EXPOSED!" The video covers the hidden swamp creatures behind the "vaccine" exemptions and the upside down approach to them in Ontario. "Vaccine Adverse Events Reporting Rigged by Gates, Schwab, Pfizer." *BitChute*, www.bitchute.com/video/30Kld6lO0vUV. https://www.bitchute.com/video/30Kld6lO0vUV/

[103] "We are actually hacking the software of life" and: "We think about it as an operating system. So if you could actually change that... if you could introduce a line of code, or change a line of code, it turns out it has profound implications for everything." https://www.technocracy.news/modernas-top-scientist-we-are-actually-hacking-the-software-of-life/

[104] Eine Medizinstudentin schreibt sich auf geheimer Mission an einer führenden Uni ein, um eine Familientragödie in Verbindung mit einer Biologieprofessorin zu untersuchen. https://www.netflix.com/de/title/81011660

[105] Adhoc, A. (n.d.). Aussichtsreicher HIV-Impfstoff schützt nicht. APOTHEKE ADHOC. https://www.apotheke-adhoc.de/nachrichten/detail/pharmazie/aussichtsreicher-hiv-impfstoff-schuetzt-nicht/
[106] L. Geison, G. (2016). The Private Science of Louis Pasteur [Paperback]. Princeton Legacy Library. https://press.princeton.edu/books/hardcover/9780691633978/the-private-science-of-louis-pasteur
[107] Scholz, Julia. "Bochum: Junge (13) Bedrohte Mädchen (11) Mit „Deo-Flammenwerfer" – Die Erklärung Des 13-Jährigen Macht Fassungslos." *DerWesten.de*, 26 Nov. 2022, https://www.derwesten.de/staedte/bochum/deo-stichflamme-bochum-halloween-polizei-id215727829.html.
[108] Die Tierversuche gegen Sars1 wurden mit Totimpstoff gemacht. Alle Mäuse starben nach Kontakt mit dem Virus:
Ferrets : https://journals.plos.org/plosone/article?id=10.1371/journal.pone.0035421
Cats: https://www.jstage.jst.go.jp/article/jvms/60/1/60_1_49/_article
Mice : https://pubmed.ncbi.nlm.nih.gov/22536382/
Mice: https://pubmed.ncbi.nlm.nih.gov/17194199/
Mice: https://pubmed.ncbi.nlm.nih.gov/18941225/
[109] Who is Peter Daszak, the nonprofit exec who sent taxpayer money to Wuhan lab? https://nypost.com/2021/06/04/who-is-peter-daszak-exec-who-sent-taxpayer-money-to-wuhan-lab/
[110] Jisna VA, Jayaraj PB. Protein Structure Prediction: Conventional and Deep Learning Perspectives. Protein J. 2021 Aug;40(4):522-544. doi: 10.1007/s10930-021-10003-y. Epub 2021 May 28. PMID: 34050498.
[111] Englander SW, Mayne L. The nature of protein folding pathways. Proc Natl Acad Sci U S A. 2014 Nov 11;111(45):15873-80. doi: 10.1073/pnas.1411798111. Epub 2014 Oct 17. PMID: 25326421; PMCID: PMC4234557.
[112] Spiegel, D. (1999, October 1). a-e4547083-0001-0001-0000-000000044777. DER SPIEGEL, Hamburg, Germany. https://www.spiegel.de/wissenschaft/mensch/mars-climate-orbiter-absturz-wegen-leichtsinnsfehler-beim-rechnen-a-44777.html
[113] OK, man muss fair sein. Man wusste es im März mit den Daten der Diamond Princess. Schiff voller alter Leute, also nur Zielgruppe und kaum Tote https://www.bmj.com/content/369/bmj.m1632
[114] Wu Y, Kang L, Guo Z, Liu J, Liu M, Liang W. Incubation Period of COVID-19 Caused by Unique SARS-CoV-2 Strains: A Systematic Review and Meta-analysis. JAMA Netw Open. 2022 Aug 1;5(8):e2228008. doi: 10.1001/jamanetworkopen.2022.28008. Erratum in: JAMA Netw Open. 2022 Sep 1;5(9):e2235424. PMID: 35994285; PMCID: PMC9396366.
[115] Essig, R. (2022, September 15). Woher kommt die Redewendung "Wes Brot ich ess, des Lied ich sing"? swr.online. https://www.swr.de/wissen/1000-antworten/woher-kommt-die-redewendung-wes-brot-ich-ess-des-lied-ich-sing-100.html
[116] reissue_5.3.6 postmarketing experience.pdf (S. 9) https://phmpt.org/wp-content/uploads/2022/04/reissue_5.3.6-postmarketing-experience.pdf
[117] Garde, D. (2017, October 20). Lavishly funded Moderna hits safety problems in bold bid to revolutionize medicine. STAT. https://www.statnews.com/2017/01/10/moderna-trouble-mrna/
[118] Dat, I. (2023, June 29). Spindiag GmbH: Vorläufiges Insolvenzverfahren eingeleitet – Geschäftsbetrieb läuft unverändert weiter -. Verlag INDat. https://www.der-indat.de/spindiag-gmbh-vorlaeufiges-insolvenzverfahren-eingeleitet-geschaeftsbetrieb-laeuft-unveraendert-weiter/
[119] Deutsche Welle (www.dw.com). "Erster Corona-Fall Bei Paris Schon Im Dezember." *DW.COM*, https://www.dw.com/de/erster-corona-fall-in-frankreich-schon-im-dezember/a-53341847.
[120] Apolone G, Montomoli E, Manenti A, Boeri M, Sabia F, Hyseni I, Mazzini L, Martinuzzi D, Cantone L, Milanese G, Sestini S, Suatoni P, Marchianò A, Bollati V, Sozzi G, Pastorino U. Unexpected detection of SARS-CoV-2 antibodies in the prepandemic period in Italy. Tumori. 2021 Oct;107(5):446-451. doi: 10.1177/0300891620974755. Epub 2020 Nov 11. PMID: 33176598; PMCID: PMC8529295
[121] Deutsche Welle (www.dw.com). "Corona War Schon Im September 2019 Verbreitet." *DW.COM*, https://www.dw.com/de/corona-war-schon-im-september-2019-da-auch-in-europa/a-55626017.
[122] Mayer, P. F. (2021, August 17). *Coronavirus trat wesentlich früher auf – in Barcelona bereits im März 2019*. tkp.at. https://tkp.at/2020/06/26/coronavirus-trat-wesentlich-frueher-auf-in-barcelona-bereits-im-maerz-2019/
[123] Chavarria-Miró G, Anfruns-Estrada E, Martínez-Velázquez A, Vázquez-Portero M, Guix S, Paraira M, Galofré B, Sánchez G, Pintó RM, Bosch A. Time Evolution of Severe Acute Respiratory Syndrome Coronavirus 2 (SARS-CoV-2) in Wastewater during the First Pandemic Wave of COVID-19 in the Metropolitan Area of Barcelona, Spain. Appl Environ Microbiol. 2021 Mar 11;87(7):e02750-20. doi: 10.1128/AEM.02750-20. PMID: 33483313; PMCID: PMC8091622.
[124] Skeptic, T. E. (2023, January 1). *China's CCP Concealed SARS-CoV-2 Presence in China as Far Back as March 2018*. The Ethical Skeptic. https://theethicalskeptic.com/2021/11/15/chinas-ccp-concealed-sars-cov-2-presence-in-china-as-far-back-as-march-2018/
[125] Chudov, I. (2022, March 20). *"2019 Novel Coronavirus Vaccine" dated July 23 2019?* https://www.igor-chudov.com/p/2019-novel-coronavirus-vaccine-dated
[126] Wie man einen Twitter Thread korrekt zitiert oder dessen archivierte Version, da bin ich fachlich raus, ich habe ohnehin mit an Sicherheit grenzender Wahrscheinlichkeit Formatierungsfehler in den Endnoten nach APA. Hier jedenfalls der Twitter Thread zum Thema, dass das NIH in einem Werbefilm aus Versehen wohl verrät, dass es im Juli 2019 bereits an einem Impfstoff zu einem neuen Coronavirus arbeitete https://twitter.com/MrSmith2Washgtn/status/1426492608906469377 der Tweet von MrSmith (@MrSmith2Washgtn) vom 6. August ist auch auf Achive.org achiviert http://web.archive.org/web/20200929150956if_/https://twitter.com/MrSmith2Washgtn/status/1300273063322419200
[127] A. (2023, January 20). *Breaking: SARS-CoV-2 Spike found in bacteria samples taken from China, 2019*. adeno-news.com. http://adeno-news.com/2023/01/20/breaking-sars-cov-2-spike-found-in-bacteria-samples-taken-from-china-2019/
[128] GSL Biotech LLC. (2020, September 29). Plasmid Maps and Sequences. SnapGene. https://www.snapgene.com/resources/plasmid-files/?set=basic_cloning_vectors
[129] Wikipedia-Autoren. (2005, May 29). PBR322. https://de.wikipedia.org/wiki/PBR322
[130] D. (2023c, February 14). *Die Baric und NIH Patente*. DrBine's Newsletter. https://drbine.substack.com/p/die-baric-und-nih-patente

[131] A. (2022, August 9). *Unique SARS-CoV-2 genomes found in Antarctic samples raises questions about SARS-CoV-2 origin, lineages*. adeno-news.com. http://adeno-news.com/2022/08/09/unique-sars-cov-2-genomes-found-in-antarctic-samples-raises-questions-about-sars-cov-2-origin-lineages/

[132] Host genomes for the unique SARS-CoV-2 variant leaked into Antarctic soil metagenomic sequencing data. (2022, February 7). Research Square. https://www.researchsquare.com/article/rs-1330800/v1

[133] Anandamide. (2023, April 10). Sequencing of bivalent Moderna and Pfizer mRNA vaccines reveals nanogram to microgram quantities of expression vector dsDNA per dose. Substack. https://anandamide.substack.com/p/sequencing-of-bivalent-moderna-and

[134] Vitriol, D. V. (2024, January 13). Sammlung behördlicher Schuldeingeständnisse. DrBine's Newsletter. https://drbine.substack.com/p/sammlung-behordlicher-schuldeingestandnisse

[135] Haraguchi T, Koujin T, Shindo T, Bilir Ş, Osakada H, Nishimura K, Hirano Y, Asakawa H, Mori C, Kobayashi S, Okada Y, Chikashige Y, Fukagawa T, Shibata S, Hiraoka Y. Transfected plasmid DNA is incorporated into the nucleus via nuclear envelope reformation at telophase. Commun Biol. 2022 Jan 20;5(1):78. doi: 10.1038/s42003-022-03021-8. PMID: 35058555; PMCID: PMC8776997.

[136] Anandamide. (2023a, March 8). Pfizer and Moderna bivalent vaccines contain 20-35% expression vector and are transformation competent in E.coli. Substack. https://anandamide.substack.com/p/pfizer-and-moderna-bivalent-vaccines

[137] McKernan, K., Helbert, Y., Kane, L. T., & McLaughlin, S. (2023, April 10). Sequencing of bivalent Moderna and Pfizer mRNA vaccines reveals nanogram to microgram quantities of expression vector dsDNA per dose. https://doi.org/10.31219/osf.io/b9t7m

[138] Speicher, D. J., Rose, J., Gutschi, L. M., Wiseman, D. M., PhD, & McKernan, K. (2023, October 19). DNA fragments detected in monovalent and bivalent Pfizer/BioNTech and Moderna modRNA COVID-19 vaccines from Ontario, Canada: Exploratory dose response relationship with serious adverse events. https://doi.org/10.31219/osf.io/mjc97

[139] Maron, D. F. (2021, May 3). Pangolins receive surprising lifeline with new protections in China. Animals. https://www.nationalgeographic.com/animals/article/pangolins-receive-new-protections-traditional-medicine-in-china

[140] Shellenberger, M., Taibbi, M., & Gutentag, A. (2023, June 13). First People Sickened By COVID-19 Were Chinese Scientists At Wuhan Institute Of Virology, Say US Government Sources. Substack. https://public.substack.com/p/first-people-sickened-by-covid-19

[141] Kirsch, S. (2023, February 12). *New paper: An estimated 13 million people worldwide killed by the COVID vaccines*. https://kirschsubstack.com/p/new-paper-an-estimated-13-million Das beschriebene Paper wurde auf researchgate schnell gepubliziert und ist am 14.03.2012 noch unter https://correlation-canada.org/wp-content/uploads/2023/02/2023-02-09-Correlation-Age-stratified-vaccine-dose-fatality-Israel-Australia.pdf abrufbar. Kernaussage (S. 23/24): "Auf globaler Ebene ist es angesichts der 3,7 Millionen Todesfälle allein in Indien mit einer vDFR = 1 % (Rancourt, 2022), und angesichts der in dieser Arbeit vorgestellten altersgeschichteten vDFR-Ergebnisse nicht unvernünftig, einen globalen Wert von vDFR = 0,1 % für die Gesamtbevölkerung anzunehmen. Ausgehend von der weltweiten Anzahl der bisher verabreichten COVID-19-Impfstoffdosen (13,25 Milliarden Dosen, bis zum 24. Januar 2023, Unsere Welt in Daten), entspräche dies 13 Millionen Todesfällen durch die COVID-19-Impfstoffe weltweit."

[142] Ja, Wikipedia ist keine zitierfähige Quelle, aber ich denke hier geht das soweit in Ordnung: Wikipedia contributors."Julie Power." *Wikipedia*, 3 Feb. 2023, en.wikipedia.org/wiki/Julie_Power. Alternativ gibt es noch ein Fanwiki, das aber nicht wirklich viel hergibt "Wiki Targeted (Entertainment)." *Marvel Database*, marvel.fandom.com/wiki/Lightspeed.

[143] Menschen können anonym angeprangert werden, damit sie dann durch die Beweislastumkehr selbst beweisen müssen, dass die Vorwürfe unbegründet sind „...auch für Äußerungen unterhalb der Strafbarkeitsschwelle." Wie aus dem Diktatur-Lehrbuch: (2022, December 14). *Hinweisgeberschutzgesetz passiert Rechtsausschuss*. Deutscher Bundestag. https://www.bundestag.de/presse/hib/kurzmeldungen-926666

[144] Gould, S. E. (2011, October 2). *Sequencing the Impossible - working with `unculturable' bacteria*. Scientific American Blog Network. https://blogs.scientificamerican.com/lab-rat/sequencing-the-impossible-working-with-unculturable-bacteria/

[145] Gest, H. (2008, July 8). *The Modern Myth of "Unculturable" Bacteria/ Scotoma of contemporary microbiology*. https://scholarworks.iu.edu/dspace/handle/2022/3149?show=full

[146] Ja, ich weiß, schlechter Stil sich selbst zu zitieren. Schande über mich. (2023, January 27). *Directed (Protein) Evolution*. DrBine's Newsletter. https://drbine.substack.com/p/directed-protein-evolution

[147] Lyonnais, S., Hénaut, M., Neyret, A., Mérida, P., Cazevieille, C., Gros, N., Chable-Bessia, C., & Muriaux, D. (2021). Atomic force microscopy analysis of native infectious and inactivated SARS-CoV-2 virions. Scientific Reports, 11(1). https://doi.org/10.1038/s41598-021-91371-4

[148] Schieving, A. (2021, December 22). *The Seven Most Common Grades for Chemicals and Reagents*. Lab Manager. https://www.labmanager.com/business-management/the-seven-most-common-grades-for-chemicals-and-reagents-2655

[149] HWG - Gesetz über die Werbung auf dem Gebiete des Heilwesens. (n.d.). https://www.gesetze-im-internet.de/heilmwerbg/BJNR006049965.html

[150] Mayer, P. F. (2022, September 20). *Corona Pandemie war bereits Anfang April 2020 zu Ende*. tkp.at. https://tkp.at/2022/08/03/corona-pandemie-war-bereits-anfang-april-2020-zu-ende/

[151] Alexander, P. (2022, August 2). *It was a lie of gravest dimensions, COVID pandemic lie, the lockdown lunacy, school & business closures, mask mandates, ALL of it! LIES! April 2020 it was already over! Fauci & Birx step in with PCR!* https://palexander.substack.com/p/it-was-a-lie-of-gravest-dimensions

[152] Adhoc, D. A. (2021, December 6). *Roche: Schnelltest unterscheidet Corona und Grippe*. APOTHEKE ADHOC. https://www.apotheke-adhoc.de/nachrichten/detail/coronavirus/roche-schnelltest-unterscheidet-corona-und-grippe-welche-virusinfektion-ist-es/

[153] Sara Y. Tartof, Jeff M. Slezak, Timothy B. Frankland, Laura Puzniak, Vennis Hong, Bradley K. Ackerson, Julie A Stern, Sarah Simmons, Luis Jodar, John M. McLaughlin medRxiv 2023.12.24.23300512; doi: https://doi.org/10.1101/2023.12.24.23300512

[154] Spieker, F. (2023, November 8). USA: The Mass Vaccine Casualty Event of 2021. Vigilance per VAERS. https://vigilance.pervaers.com/p/usa-the-mass-vaccine-casualty-event

[155] Spieker, F. (2023, November 2). U.S. summer deaths of 2021. Vigilance per VAERS. https://vigilance.pervaers.com/p/us-summer-deaths-of-2021

[156] Tracking SARS-CoV-2 variants. (2022, October 27). https://www.who.int/activities/tracking-SARS-CoV-2-variants/

[157] (2021, December 6). *Vaccines Are Pushing Pathogens to Evolve*. Quanta Magazine. https://www.quantamagazine.org/vaccines-are-pushing-pathogens-to-evolve-20180510/
[158] Read, A. F. (2015, July 27). *Imperfect Vaccination Can Enhance the Transmission of Highly Virulent Pathogens*. PLOS Biology. https://journals.plos.org/plosbiology/article?id=10.1371/journal.pbio.1002198
[159] Dr. Vanden Bosche an die WHO: in eine Pandemie hineinimpfen und zugleich mit Hilfe von Maßnahmen, wie z.B. Lockdowns die Immunabwehr der Bevölkerung zu schwächen kann dazu beitragen, dass sich Covid-19 zu einem echten Killervirus entwickelt Schriftliche Anfrage Drucksache Nr. 18/15746 vom 18.06.2021. (2012, June 18). https://www.bayern.landtag.de. Retrieved February 13, 2023, from http://www1.bayern.landtag.de/www/ElanTextAblage_WP18/Drucksachen/Schriftliche%20Anfragen/18_0015746.pdf
[160] Eine Frage der Definition: Sind mRNA-Impfstoffe eine Gentherapie? – Anti-Spiegel. (n.d.). https://www.anti-spiegel.ru/2021/eine-frage-der-definition-sind-mrna-impfstoffe-eine-gentherapie/
[161] www.BilderBox.com. (2014, March 22). *Fastenspeisen: "Ich taufe dich auf den Namen Karpfen."* Die Presse. https://www.diepresse.com/1578650/fastenspeisen-ich-taufe-dich-auf-den-namen-karpfen
[162] (2021b, November 11). *"Impfstoffe" sind Gentherapie, sagt Bayer-Vorstand und Charité-Aufsichtsratsmitglied › Corona Doks*. https://www.corodok.de/impfstoffe-gentherapie-bayer/
[163] Ab ca. 1h37min World Health Summit. (2021, October 24). *KEY 01 - Opening Ceremony - World Health Summit 2021*. YouTube. https://www.youtube.com/watch?v=OJFKBritLlc
[164] https://www.annualreports.com/HostedData/AnnualReportArchive/b/NASDAQ_BNTX_2019.pdf
[165] Redaktion: BMBF LS5 Internetredaktion. (2012, August 15). RNA statt DNA: die „Gentherapie" der Zukunft? - Wissenschaftler erforschen innovative Therapie gegen Mukoviszidose - DLR Gesundheitsforschung. Deutsche Zentrum Für Luft Und Raumfahrt e.V. - DLR Gesundheitsforschung. https://www.gesundheitsforschung-bmbf.de/de/rna-statt-dna-die-gentherapie-der-zukunft-wissenschaftler-erforschen-innovative-therapie-2832.php
[166] GmbH, D. R. Ä. D. Ä. (1999, November 5). Gentherapie: Nach erstem Todesfall müssen „alle Fakten auf den Tisch". Deutsches Ärzteblatt. https://www.aerzteblatt.de/archiv/19705/Gentherapie-Nach-erstem-Todesfall-muessen-alle-Fakten-auf-den-Tisch
[167] Wilson RF. The death of Jesse Gelsinger: new evidence of the influence of money and prestige in human research. Am J Law Med. 2010;36(2-3):295-325. doi: 10.1177/009885881003600202. PMID: 20726398.
[168] Scrutinizing CRISPR Studies in the Wake of Gene-Edited Babies. (n.d.). Pulitzer Center. https://pulitzercenter.org/stories/scrutinizing-crispr-studies-wake-gene-edited-babies
[169] PD-1 Knockout Engineered T Cells for Advanced Esophageal Cancer https://clinicaltrials.gov/ct2/show/NCT03081715
[170] S., & S. (2020, January 11). *What drives such mass hype in Tcell Pd-1 k/o CRISPR clinical trials that 100% deaths in the Chinese trial does not make into a single article?* When You Find Inject Adenoviruses, You Get Adenovirus Related Disorders – Even if They Dont Replicate. https://sanchakblog.wordpress.com/2019/11/08/what-drives-such-mass-hype-in-tcell-crispr-clinical-trials-that-100-deaths-in-the-chinese-trial-does-not-make-into-a-single-headline/
[171] S., & S. (2019, December 24). *Dr Wu, the person whose clinical trial (CRISPR/PD-1/Tcell) in China ended in a disaster, wants to speak out – but no-one wants to hear.* When You Find Inject Adenoviruses, You Get Adenovirus Related Disorders – Even if They Dont Replicate. https://sanchakblog.wordpress.com/2019/11/07/dr-wu-the-person-whose-clinical-trial-crispr-pd-1-tcell-in-china-ended-in-a-disaster-wants-to-speak-out-but-no-one-wants-to-hear/
[172] S., & S. (2019a, November 5). *20/21 people have died in this PD-1 knockout T-cell CRISPR trial – but cant/wont publish data*. When You Find Inject Adenoviruses, You Get Adenovirus Related Disorders – Even if They Dont Replicate. https://sanchakblog.wordpress.com/2019/11/03/85-people-have-died-in-this-crispr-trial-but-cant-wont-publish-data/
[173] Safety and activity of programmed cell death-1 gene knockout engineered t cells in patients with previously treated advanced esophageal squamous cell carcinoma: An open-label, single-arm phase I study. Zhao Jing, Ni Zhang, Lingyu Ding, Xiaoju Wang, Yuhui Hua, Mingfeng Jiang, and Shi Xiu Wu
Journal of Clinical Oncology 2018 36:15_suppl, 3054-3054 https://ascopubs.org/doi/10.1200/JCO.2018.36.15_suppl.3054
[174] Jing, Z. (2018, May 20). *PubPeer - Safety and activity of programmed cell death-1 gene knockout. . .* https://pubpeer.com/publications/8A050BAD9A5B22B0F52A5F282CA5E4
[175] Operatorenkatalog. (n.d.). https://lehrerfortbildung-bw.de/u_gewi/gwg/gym/bp2004/fb1/modul1/geo/operator/
[176] Menn, A. (2018, November 26). *Crispr/Cas9: Erste Designer-Babys in China geboren*. https://www.wiwo.de/technologie/forschung/erste-designer-kinder-in-china-geboren-deutsche-forscher-nennen-crispr-babys-unverantwortlich/23682128.html
[177] Regalado, A. (2020, April 2). *China's CRISPR babies: Read exclusive excerpts from the unseen original research*. MIT Technology Review. https://www.technologyreview.com/2019/12/03/131752/chinas-crispr-babies-read-exclusive-excerpts-he-jiankui-paper/
[178] Zitat: „Je nach Methode verbleiben die „neuen" Gene über Tage, Wochen, Monate oder Jahre in den Körperzellen. [...] Dennoch befindet sich die Gentherapie noch in der Entwicklung und birgt Risiken: So erkrankten zum Beispiel in Frankreich vier Patienten, die wegen einer schweren Immunerkrankung gentherapeutisch behandelt wurden, Jahre später als Folge an Leukämie." Redaktion: BMBF LS5 Internetredaktion. (2012, August 15). RNA statt DNA: die „Gentherapie" der Zukunft? - Wissenschaftler erforschen innovative Therapie gegen Mukoviszidose - DLR Gesundheitsforschung. Deutsche Zentrum Für Luft Und Raumfahrt e.V. - DLR Gesundheitsforschung. https://www.gesundheitsforschung-bmbf.de/de/rna-statt-dna-die-gentherapie-der-zukunft-wissenschaftler-erforschen-innovative-therapie-2832.php
[179] Studie: Der Impfstoff COVID-19 von Pfizer gelangt in Leberzellen und wird in DNA umgewandelt. (2022, March 2). uncut-news.ch. https://uncutnews.ch/studie-der-impfstoff-covid-19-von-pfizer-gelangt-in-leberzellen-und-wird-in-dna-umgewandelt/
[180] Aldén M, Olofsson Falla F, Yang D, Barghouth M, Luan C, Rasmussen M, De Marinis Y. Intracellular Reverse Transcription of Pfizer BioNTech COVID-19 mRNA Vaccine BNT162b2 In Vitro in Human Liver Cell Line. Curr Issues Mol Biol. 2022 Feb 25;44(3):1115-1126. doi: 10.3390/cimb44030073. PMID: 35723296; PMCID: PMC8946961.
[181] Merogenomics. (2022b, November 2). *Spike protein and mRNA in nucleus 3 - NEW EVIDENCE - COVID-19 vaccines update 66*. YouTube. https://www.youtube.com/watch?v=uxoL3Fy93Ro

[182] Sattar, S. (2022, January 1). *Nuclear translocation of spike mRNA and protein is a novel pathogenic feature of SARS-CoV-2*. bioRxiv. https://www.biorxiv.org/content/10.1101/2022.09.27.509633v1.full
[183] Co.Kg, G. T. B. &. (2021, August 31). Fluoreszenz Resonanz Energietransfer (FRET). Berthold Technologies GmbH & Co.KG. https://www.berthold.com/de/bioanalytik/wissen/glossar/fret/
[184] *nonclinical Evaluation Report BNT162b2 [mRNA] COVID-19 vaccine (COMIRNATY™)* https://www.tga.gov.au/sites/default/files/foi-2389-06.pdf (S. 45)
[185] Merogenomics. (2022, February 23). *Spike protein in nucleus "NEWS" - COVID-19 vaccines update 32*. YouTube. https://www.youtube.com/watch?v=WmeWdc6-mwg
[186] Jiang H, Mei YF. SARS-CoV-2 Spike Impairs DNA Damage Repair and Inhibits V(D)J Recombination In Vitro. Viruses. 2021 Oct 13;13(10):2056. doi: 10.3390/v13102056. Retraction in: Viruses. 2022 May 10;14(5): PMID: 34696485; PMCID: PMC8538446.
[187] Bansal S, Perincheri S, Fleming T, Poulson C, Tiffany B, Bremner RM, Mohanakumar T. Cutting Edge: Circulating Exosomes with COVID Spike Protein Are Induced by BNT162b2 (Pfizer-BioNTech) Vaccination prior to Development of Antibodies: A Novel Mechanism for Immune Activation by mRNA Vaccines. J Immunol. 2021 Nov 15;207(10):2405-2410. doi: 10.4049/jimmunol.2100637. Epub 2021 Oct 15. PMID: 34654691.
[188] Nonclinical Evaluation Report BNT162b2 [mRNA] COVID-19 vaccine (COMIRNATY™) https://www.tga.gov.au/sites/default/files/foi-2389-06.pdf
[189] Pradhan, P. (2020, January 1). *Uncanny similarity of unique inserts in the 2019-nCoV spike protein to HIV-1 gp120 and Gag*. bioRxiv. https://www.biorxiv.org/content/10.1101/2020.01.30.927871v1.full
[190] Perez, J. C. (2020, August 1). *COVID-19, SARS AND BATS CORONAVIRUSES GENOMES PECULIAR HOMOLOGOUS RNA SEQUENCES | International Journal of Research -GRANTHAALAYAH*. https://www.granthaalayahpublication.org/journals/index.php/granthaalayah/article/view/IJRG20_B07_3568
[191] https://www.ncbi.nlm.nih.gov/
[192] Ranzani M, Annunziato S, Adams DJ, Montini E. Cancer gene discovery: exploiting insertional mutagenesis. Mol Cancer Res. 2013 Oct;11(10):1141-58. doi: 10.1158/1541-7786.MCR-13-0244. Epub 2013 Aug 8. PMID: 23928056; PMCID: PMC3836224.
[193] Wikipedia-Autoren. (2004, June 21). Lorem ipsum. https://de.wikipedia.org/wiki/Lorem_ipsum
[194] Hinz T, Kallen K, Britten CM, Flamion B, Granzer U, Hoos A, Huber C, Khleif S, Kreiter S, Rammensee HG, **Sahin U**, Singh-Jasuja H, **Türeci Ö**, Kalinke U. The European Regulatory Environment of RNA-Based Vaccines. Methods Mol Biol. 2017;1499:203-222. doi: 10.1007/978-1-4939-6481-9_13. PMID: 27987152.
[195] Stebel SC, Arndt KM, Müller KM. Versatile DNA fragmentation and directed evolution with nucleotide exchange and excision technology. Methods Mol Biol. 2007;352:167-90. doi: 10.1385/1-59745-187-8:167. PMID: 17041265. Es gibt noch ein Buchkapitel in dieser Reihe von Janina Speck. Ich habe keine Ahnung, warum da mein Name mit drauf steht. Mit dem Kapitel von Janina habe ich definitiv nichts zu tun, wie konnten uns nicht riechen und hätten nie und nimmer ein gemeinsames Buchkapitel schreiben können, weil wir uns an die Kehle gegangen wären. Streng genommen, konnte sie mich nicht leiden, sie war mir egal, aber ich mag es nicht, wenn man mich angiftet. Wäre nett gewesen, wenn sie mich darauf hingewiesen hätte, ich habe es nur durch Zufall gefunden, weil ich mein Paper suchte und war etwas irritiert.
[196] Zensur in der DDR 2.0: Künstler zwischen Anpassung und Angst. (n.d.). https://auf1.tv/berlin-mitte-auf1/zensur-in-der-ddr-2-0-kuenstler-zwischen-anpassung-und-angst/
[197] Mayer, P. F. (2023, February 8). Geleakte Emails der EMA: Politik verlangte Freigabe der Corona-Impfstoffe praktisch ohne Prüfung. tkp.at. https://tkp.at/2023/02/08/geleakte-emails-der-ema-politik-verlangte-freigabe-der-corona-impfstoffe-praktisch-ohne-pruefung/
[198] Latypova, S. (2023, February 6). Letters from the Underworld. By Sasha Latypova. https://sashalatypova.substack.com/p/letters-from-the-underworld
[199] Tinari, S. (2021, March 10). The EMA covid-19 data leak, and what it tells us about mRNA instability. BMJ; BMJ. https://doi.org/10.1136/bmj.n627
[200] HCQ for COVID-19: real-time analysis of all 571 studies. (n.d.). C19hcq: COVID-19 HCQ Treatment Analysis. https://c19hcq.org/
[201] Desort-Henin: The SAIVE Trial, Post-Exposure use of ivermectin in Covid-19 prevention: Efficacy and Safety Results. (n.d.). https://c19ivm.org/desorthenin.html
[202] Wikipedia-Autoren. (2015, August 15). Regulatory capture. https://de.wikipedia.org/wiki/Regulatory_capture
[203] Nachrichten, N. (2019, March 7). Skandale und Affären: Der rasante Absturz der Ursula von der Leyen. n-tv.de. https://www.n-tv.de/politik/Der-rasante-Absturz-der-Ursula-von-der-Leyen-article20880411.html
[204] Online, F. (2018, October 21). Von der Leyen unter Druck: Vetternwirtschaft im Verteidigungsministerium? FOCUS Online. https://www.focus.de/politik/deutschland/bams-verdacht-auf-vetternwirtschaft-im-verteidigungsministerium_id_9787349.html
[205] Stock, O. (2022, December 12). Das Schweigen von der Leyens: EU muss sich einem Korruptions-Skandal stellen. Chefin von der Leyen hat für Betrugs-Bekämpfung eine eigene Ermittler-Truppe. Nur ist davon nichts zu hören. Die Weltwoche. Retrieved February 16, 2023, from https://weltwoche.ch/daily/das-schweigen-von-der-leyens-die-eu-muss-sich-einem-korruptions-skandal-stellen-die-eu-chefin-hat-fuer-die-betrugs-bekaempfung-ein-eigenes-aufsichtsgremium-davon-ist-nichts-zu-hoeren/
[206] S. (2023, January 20). Von der Leyen: Korruptionsskandal trifft gesamte EU. Nau. https://www.nau.ch/news/europa/von-der-leyen-korruptionsskandal-trifft-gesamte-eu-66369688
[207] Bodderas, E. (2023b, February 19). Corona-Impfstoff: Die vielen Ungereimtheiten bei der Pfizer-Zulassungsstudie. DIE WELT. https://www.welt.de/politik/deutschland/plus243820767/Corona-Impfstoff-Die-vielen-Ungereimtheiten-bei-der-Pfizer-Zulassungsstudie.html
[208] Vitriol, D. V. (2023, October 3). Wie man sich aus seinen eigenen Worten einen Strick dreht weiß der Klausi. DrBine's Newsletter. https://drbine.substack.com/p/wie-man-sich-aus-seinen-eigenen-worten
[209] Vitriol, D. V. (2023, December 21). Wie man sich aus seinen eigenen Worten einen Strick dreht weiß der Klausi Teil 2. DrBine's Newsletter. https://drbine.substack.com/p/wie-man-sich-aus-seinen-eigenen-worten-e15

[210] Vitriol, D. V. (2024, February 1). Wie man sich aus seinen eigenen Worten gemeinsam einen Strick dreht wissen das PEI und der Klausi Teil 2. DrBine's Newsletter. https://drbine.substack.com/p/wie-man-sich-aus-seinen-eigenen-worten-4ff

[211] REPLACE trans fat. (2021, December 7). https://www.who.int/teams/nutrition-and-food-safety/replace-trans-fat

[212] Ilinskaya AN, Dobrovolskaia MA. Nanoparticles and the blood coagulation system. Part II: safety concerns. Nanomedicine (Lond). 2013 Jun;8(6):969-81. doi: 10.2217/nnm.13.49. PMID: 23730696; PMCID: PMC3939602.

[213] Ndeupen S, Qin Z, Jacobsen S, Bouteau A, Estanbouli H, Igyártó BZ. The mRNA-LNP platform's lipid nanoparticle component used in preclinical vaccine studies is highly inflammatory. iScience. 2021 Dec 17;24(12):103479. doi: 10.1016/j.isci.2021.103479. Epub 2021 Nov 20. PMID: 34841223; PMCID: PMC8604799.

[214] Kelly, A. (2023, February 16). Report 56: Autopsies Reveal the Medical Atrocities of Genetic Therapies Being Used Against a Respiratory Virus. DailyClout. https://dailyclout.io/report-56-autopsies-reveal-the-medical-atrocities-of-genetic-therapies-being-used-against-a-respiratory-virus/

[215] Röltgen K, Nielsen SCA, Silva O, Younes SF, Zaslavsky M, Costales C, Yang F, Wirz OF, Solis D, Hoh RA, Wang A, Arunachalam PS, Colburg D, Zhao S, Haraguchi E, Lee AS, Shah MM, Manohar M, Chang I, Gao F, Mallajosyula V, Li C, Liu J, Shoura MJ, Sindher SB, Parsons E, Dashdorj NJ, Dashdorj ND, Monroe R, Serrano GE, Beach TG, Chinthrajah RS, Charville GW, Wilbur JL, Wohlstadter JN, Davis MM, Pulendran B, Troxell ML, Sigal GB, Natkunam Y, Pinsky BA, Nadeau KC, Boyd SD. Immune imprinting, breadth of variant recognition, and germinal center response in human SARS-CoV-2 infection and vaccination. Cell. 2022 Mar 17;185(6):1025-1040.e14. doi: 10.1016/j.cell.2022.01.018. Epub 2022 Jan 25. PMID: 35148837; PMCID: PMC8786601.

[216] Notes and recommendations for conducting post-mortem examination (autopsy) of persons deceased in connection with COVID vaccination. (2021, December 30). Doctors for COVID Ethics. https://doctors4covidethics.org/notes-and-recommendations-for-conducting-post-mortem-examination-autopsy-of-persons-deceased-in-connection-with-covid-vaccination/

[217] Schwab, C., Domke, L.M., Hartmann, L. et al. Autopsy-based histopathological characterization of myocarditis after anti-SARS-CoV-2-vaccination. Clin Res Cardiol (2022). https://doi.org/10.1007/s00392-022-02129-5

[218] Mörz, M. A Case Report: Multifocal Necrotizing Encephalitis and Myocarditis after BNT162b2 mRNA Vaccination against COVID-19. Vaccines 2022, 10, 1651. https://doi.org/10.3390/vaccines10101651

[219] Wikipedia-Autoren. (2011, December 31). Bayh–Dole Act. https://de.wikipedia.org/wiki/Bayh%E2%80%93Dole_Act

[220] Sturgess, L. (2023, February 13). Follow the Patents: Lipid Nanoparticles and COVID-19 Genetic Vaccines. https://web.archive.org/web/20230214045741/https://liamsturgess.substack.com/p/follow-the-patents-lipid-nanoparticles

[221] Unlimited Hangout. (2022, August 18). Moderna's "Hail Mary" - Unlimited Hangout. https://unlimitedhangout.com/modernas-hail-mary/

[222] DocCheck, M. B. (2019, January 14). Crigler-Najjar-Syndrom - DocCheck. DocCheck Flexikon. https://flexikon.doccheck.com/de/Crigler-Najjar-Syndrom

[223] Webb, W. (2021b, December 2). Moderna: A Company "In Need Of A Hail Mary." Unlimited Hangout. https://unlimitedhangout.com/2021/10/investigative-reports/moderna-a-company-in-need-of-a-hail-mary/

[224] Vardi, N. (2016, December 14). Moderna's Mysterious Medicines. Forbes. https://www.forbes.com/sites/nathanvardi/2016/12/14/modernas-mysterious-medicines/#19ea9831730e

[225] https://www.sec.gov/Archives/edgar/data/1682852/000119312518323562/d577473ds1.htm

[226] Webb, W. (2021b, December 2). Moderna: A Company "In Need Of A Hail Mary." Unlimited Hangout. https://unlimitedhangout.com/2021/10/investigative-reports/moderna-a-company-in-need-of-a-hail-mary/

[227] Thomas D. Madden Ph.D. (2022, July 28). Acuitas. https://acuitastx.com/company/thomas-d-madden-ph-d/

[228] Reuters Staff. (2016, October 5). Alnylam ends development of drug due to patient deaths in trial. Reuters. https://web.archive.org/web/20181129214036/https://www.reuters.com/article/us-alnylam-study-idUSKCN1252M1

[229] Pagliarulo, N. (2017, August 10). Alnylam review turns up no clear answers on revusiran deaths. BioPharma Dive. https://www.biopharmadive.com/news/alnylam-revusiran-investigation-patient-deaths-imbalance/449067/

[230] PMGroup Worldwide Limited. (n.d.). Arbutus hit hard as new hep B drug fails on safety. PMLive. https://www.pmlive.com/pharma_news/arbutus_hit_hard_as_new_hep_b_drug_fails_on_safety_1311845

[231] Garde, D. (2017, October 20). Lavishly funded Moderna hits safety problems in bold bid to revolutionize medicine. STAT. https://www.statnews.com/2017/01/10/moderna-trouble-mrna/

[232] *nonclinical Evaluation Report BNT162b2 [mRNA] COVID-19 vaccine (COMIRNATY™)* https://www.tga.gov.au/sites/default/files/foi-2389-06.pdf (S. 12)

[233] Zitat: „Je nach Methode verbleiben die „neuen" Gene über Tage, Wochen, Monate oder Jahre in den Körperzellen. [...] Dennoch befindet sich die Gentherapie noch in der Entwicklung und birgt Risiken: So erkrankten zum Beispiel in Frankreich vier Patienten, die wegen einer schweren Immunerkrankung gentherapeutisch behandelt wurden, Jahre später als Folge an Leukämie." Redaktion: BMBF LS5 Internetredaktion. (2012, August 15). RNA statt DNA: die „Gentherapie" der Zukunft? - Wissenschaftler erforschen innovative Therapie gegen Mukoviszidose - DLR Gesundheitsforschung. Deutsche Zentrum Für Luft Und Raumfahrt e.V. - DLR Gesundheitsforschung. https://www.gesundheitsforschung-bmbf.de/de/rna-statt-dna-die-gentherapie-der-zukunft-wissenschaftler-erforschen-innovative-therapie-2832.php

[234] *nonclinical Evaluation Report BNT162b2 [mRNA] COVID-19 vaccine (COMIRNATY™)* https://www.tga.gov.au/sites/default/files/foi-2389-06.pdf (S. 13-14)

[235] MedBVSV - nichtamtliches Inhaltsverzeichnis. (n.d.). https://www.gesetze-im-internet.de/medbvsv/index.html

[236] Ndeupen S, Qin Z, Jacobsen S, Bouteau A, Estanbouli H, Igyártó BZ. The mRNA-LNP platform's lipid nanoparticle component used in preclinical vaccine studies is highly inflammatory. iScience. 2021 Dec 17;24(12):103479. doi: 10.1016/j.isci.2021.103479. Epub 2021 Nov 20. PMID: 34841223; PMCID: PMC8604799.

[237] Chantra S, Chaitanuwong P, Seresirikachorm K, Brinks M, Serirat O, Chamberlain W, Ruamviboonsuk P. Ocular Surface Erosion after Suspected Exposure to Evaporated COVID-19 Vaccine. Case Rep Ophthalmol. 2021 Dec 2;12(3):944-951. doi: 10.1159/000520500. PMID: 35082653; PMCID: PMC8739641.

[238] Demicheli, V., Jefferson, T., Ferroni, E., Rivetti, A., & Di Pietrantonj, C. (2018, February 1). Vaccines for preventing influenza in healthy adults. The Cochrane Library; Elsevier BV. https://doi.org/10.1002/14651858.cd001269.pub6
[239] Spiegel, D. (2004, July 8). a-627b0b60-0001-0001-0000-000000307721. DER SPIEGEL, Hamburg, Germany. https://www.spiegel.de/wissenschaft/mensch/krebsrisiko-polio-impfstoff-ueber-jahrzehnte-verseucht-a-307721.html
[240] Der Zensor Spruch stamm ursprünglich aus Fefes Blog. Vor Corona war er ein echt cooler Verschwörungstheoretiker und seiner Zeit meist voraus. Aber selbst er ist Opfer der Propaganda geworden und als er anfing für die Spitzstoffe zu argumentieren und in seinem Podcast diese fehlerhaften, manipulierten Studien dazu zu nutzen, seine Zuhörer und Leser in die Spritze zu treiben, habe ich aufgehört, seinem Blog zu folgen. Zum aktuellen Zeitpunkt schläft er noch tief und fest und hetzt weiter gegen Antivaxxer und Naturheilkundler. Ob er jemals erkennen wird, was er getan hat?
[241] Demicheli, V., Jefferson, T., Ferroni, E., Rivetti, A., & Di Pietrantonj, C. (2018, February 1). Vaccines for preventing influenza in healthy adults. The Cochrane Library; Elsevier BV. https://doi.org/10.1002/14651858.cd001269.pub6
[242] Ärzteblatt, D. Ä. G. R. D. (2015, July 2). Grippeimpfung: Wie Pandemrix eine Narkolepsie auslöst. Deutsches Ärzteblatt. https://www.aerzteblatt.de/nachrichten/63356/Grippeimpfung-Wie-Pandemrix-eine-Narkolepsie-ausloest
[243] Berres, I., & Hamm, M. (2018, September 21). a-333f0316-0001-0001-0000-000001229144. DER SPIEGEL, Hamburg, Germany. https://www.spiegel.de/gesundheit/diagnose/schweinegrippe-impfstoff-pandemrix-risiken-wurden-ignoriert-a-1229144.html
[244] UNC Gillings School of Global Public Health. (2021, April 20). Remdesivir, developed through a UNC-Chapel Hill partnership, proves effective against COVID-19 in NIAID human clinical trials - UNC Gillings School of Global Public Health. https://sph.unc.edu/sph-news/remdesivir-developed-at-unc-chapel-hill-proves-effective-against-covid-19-in-niaid-human-clinical-trials/
[245] Wikipedia contributors. (2022, August 8). Lab lit. Wikipedia. https://en.wikipedia.org/wiki/Lab_lit
[246] Rohn, J. (2006, January 18). Experimental fiction. Nature. https://www.nature.com/articles/439269a?error=cookies_not_supported&code=b8a78116-4b36-469d-86ae-2b24f2812f9e
[247] LabLit list. (n.d.). http://www.lablit.com/the_list
[248] R. (2020, July 3). Ostsee/Nordsee: Deshalb waren die Strände zeitweise gesperrt. Berliner Morgenpost, Berlin, Germany. https://www.morgenpost.de/vermischtes/article229410112/Ostsee-und-Nordsee-Straende-gesperrt-wegen-Corona-Massnahmen.html
[249] Nachrichten, N. (2020, March 19). Kampf gegen Coronavirus: Frankreich sperrt alle Mittelmeer-Strände. n-tv.de. https://www.n-tv.de/ticker/Frankreich-sperrt-alle-Mittelmeer-Straende-article21654679.html
[250] S. (2021, August 13). Spielplatz wegen Corona gesperrt: Wenn Rutschen und Schaukeln teuer wird. bussgeldkatalog.org. https://www.bussgeldkatalog.org/news/spielplatz-wegen-corona-gesperrt-wenn-rutschen-und-schaukeln-teuer-wird-2181894/
[251251] D. (2023a, October 2). Pandemie-Bilanz: Lauterbach: Corona-Regeln im Freien waren „Schwachsinn". FAZ.NET. https://www.faz.net/aktuell/politik/inland/corona-bilanz-manche-massnahmen-waren-laut-karl-lauterbach-schwachsinn-18667895.html
[252] L. (2022, January 10). "Corona-Spaziergänge": Wann man sie verbieten kann. Legal Tribune Online. https://www.lto.de/recht/hintergruende/h/corona-spaziergaenge-versammlungsrecht-grundgesetz-allgemeinverfuegung-vg-duesseldorf-vg-neustadt-querdenker/
[253] Thiele, A. (2020, July 6). „Superspreader-Location": So fatal war der Ischgl-Effekt für Deutschland. DIE WELT. https://www.welt.de/wirtschaft/plus208436325/Superspreader-Location-So-fatal-war-der-Ischgl-Effekt-fuer-Deutschland.html
[254] Lockdowns hatten keinen Einfluss auf die Covid-Sterbezahlen | Transition News. (n.d.). Transition News. https://transition-news.org/lockdowns-hatten-keinen-einfluss-auf-die-covid-sterbezahlen
[255] Palumbo, M. (2023, January 25). How George Soros funds "fact checkers" to silence dissent. New York Post. https://nypost.com/2023/01/25/how-george-soros-funds-fact-checkers-to-silence-dissent/
[256] Buchkomplizen | Gunnar Kaiser: Der Kult. (n.d.). https://www.buchkomplizen.de/. https://www.buchkomplizen.de/buecher/gesellschaft/der-kult.html
[257] DER SPIEGEL. (2021, December 18). a-d2c421cf-e521-443a-b26a-141dad6f6d5e. DER SPIEGEL, Hamburg, Germany. https://www.spiegel.de/wissenschaft/medizin/karl-lauterbach-gesundheitsminister-impft-in-corona-pandemie-selbst-a-d2c421cf-e521-443a-b26a-141dad6f6d5e
[258] Where's George? "Currency Tracking Project". (n.d.). https://www.wheresgeorge.com/
[259] Web Game Provides Breakthrough In Predicting Spread Of Epidemics. (2006, January 25). ScienceBlog.com. Retrieved February 19, 2023, from https://scienceblog.com/9874/web-game-provides-breakthrough-in-predicting-spread-of-epidemics/
[260] Plague Inc. - Ndemic Creations. (n.d.). https://www.ndemiccreations.com/en/22-plague-inc
[261] Mayer, P. F. (2022, September 20). *Corona Pandemie war bereits Anfang April 2020 zu Ende*. tkp.at. https://tkp.at/2022/08/03/corona-pandemie-war-bereits-anfang-april-2020-zu-ende/
[262] Alexander, P. (2022, August 2). *It was a lie of gravest dimensions, COVID pandemic lie, the lockdown lunacy, school & business closures, mask mandates, ALL of it! LIES! April 2020 it was already over! Fauci & Birx step in with PCR!* https://palexander.substack.com/p/it-was-a-lie-of-gravest-dimensions
[263] Vincent MJ, Bergeron E, Benjannet S, Erickson BR, Rollin PE, Ksiazek TG, Seidah NG, Nichol ST. Chloroquine is a potent inhibitor of SARS coronavirus infection and spread. Virol J. 2005 Aug 22;2:69. doi: 10.1186/1743-422X-2-69. PMID: 16115318; PMCID: PMC1232869.
[264] Graham BS, Modjarrad K, McLellan JS. Novel antigens for RSV vaccines. Curr Opin Immunol. 2015 Aug;35:30-8. doi: 10.1016/j.coi.2015.04.005. Epub 2015 Jun 10. PMID: 26070108; PMCID: PMC4553118.
[265] Czub M, Weingartl H, Czub S, He R, Cao J. Evaluation of modified vaccinia virus Ankara based recombinant SARS vaccine in ferrets. Vaccine. 2005 Mar 18;23(17-18):2273-9. doi: 10.1016/j.vaccine.2005.01.033. PMID: 15755610; PMCID: PMC7115540.
[266] Liu L, Wei Q, Lin Q, Fang J, Wang H, Kwok H, Tang H, Nishiura K, Peng J, Tan Z, Wu T, Cheung KW, Chan KH, Alvarez X, Qin C, Lackner A, Perlman S, Yuen KY, Chen Z. Anti-spike IgG causes severe acute lung injury by skewing macrophage responses during acute SARS-CoV infection. JCI Insight. 2019 Feb 21;4(4):e123158. doi: 10.1172/jci.insight.123158. PMID: 30830861; PMCID: PMC6478436.

[267] Smatti MK, Al Thani AA, Yassine HM. Viral-Induced Enhanced Disease Illness. Front Microbiol. 2018 Dec 5;9:2991. doi: 10.3389/fmicb.2018.02991. PMID: 30568643; PMCID: PMC6290032.
[268] Maucher, I. V. (2021, November). Übersicht der Corona-Varianten. Gelbe Liste Pharmaindex. Retrieved February 19, 2023, from https://www.gelbe-liste.de/nachrichten/uebersicht-corona-varianten-mutanten
[269] Wrobel AG, Benton DJ, Roustan C, Borg A, Hussain S, Martin SR, Rosenthal PB, Skehel JJ, Gamblin SJ. Evolution of the SARS-CoV-2 spike protein in the human host. Nat Commun. 2022 Mar 4;13(1):1178. doi: 10.1038/s41467-022-28768-w. PMID: 35246509; PMCID: PMC8897445.
[270] SARS-CoV-2 sequences by variant. (n.d.). Our World in Data. https://ourworldindata.org/grapher/covid-variants-bar?time=latest
[271] Tiede, T. B. U. P. (2021, February 27). Corona-Impfheld Ugur Sahin in BILD: Geimpfte sind NICHT mehr ansteckend! | Politik. bild.de. https://www.bild.de/politik/inland/politik-inland/corona-impfheld-ugur-sahin-in-bild-geimpfte-sind-nicht-mehr-ansteckend-75557532.bild.html
[272] Online, R. (2021, August 4). US-Corona-Studie: Internes Papier suggeriert hohe Virus-Last trotz Impfung. RTL Online. https://www.rtl.de/cms/us-corona-studie-internes-papier-suggeriert-hohe-virus-last-trotz-impfung-4805923.html
[273] Klatt, R. (2021, August 20). Ã„hnliche Viruslast bei infizierten Geimpften und Ungeimpften. Forschung Und Wissen. https://www.forschung-und-wissen.de/nachrichten/medizin/aehnliche-viruslast-bei-infizierten-geimpften-und-ungeimpften-13375296
[274] Schneider, P. (2021, September 30). Viruslast gleich hoch wie bei Ungeimpften? Was neue Studie für Geimpfte bedeutet. Focus. Retrieved February 19, 2023, from https://(n.d.). https://www.focus.de/gesundheit/news/unterschiedliche-verlaeufe-viruslast-gleich-hoch-wie-bei-ungeimpften-was-neue-studie-fuer-geimpfte-bedeutet_id_24294608.html
[275] Mayer, P. F. (2021, October 12). Geimpfte sind Träger von infektiöseren und Antikörper-resistenten Varianten. tkp.at. https://tkp.at/2021/10/12/geimpfte-sind-traeger-von-infektioeseren-und-antikoerper-resistenten-varianten/
[276] Mayer, P. F. (2022d, October 18). Walgren Daten zeigen Pandemie der Geimpften. tkp.at. https://tkp.at/2022/10/18/walgren-daten-zeigen-pandemie-der-geimpften/
[277] Neue Corona-Studie warnt: Geimpfte infektiöser als bislang angenommen. (2021, November 1). https://www.fr.de/wissen/corona-virus-corona-impfung-geimpfte-infektion-studie-forschung-alpha-delta-variante-ansteckend-news-91086265.html
[278] Heinze, S. (2022, March 4). Sind Geimpfte wirklich so ansteckend wie Ungeimpfte? RND.de. https://www.rnd.de/gesundheit/3g-regel-sind-geimpfte-wirklich-so-ansteckend-wie-ungeimpfte-TVG527YAOBGJFEKZHDRWYJMQXA.html
[279] Mayer, P. F. (2022a, February 21). Daten aus USA und UK: Covid-Impfung erheblich gefährlicher und tödlicher als Corona-Infektion. tkp.at. https://tkp.at/2022/02/20/daten-aus-usa-und-uk-covid-impfung-erheblich-gefaehrlicher-und-toedlicher-als-corona-infektion/
[280] Mayer, P. F. (2022b, April 19). Neue Studie in The Lancet bestätigt leichte erhöhte Sterblichkeit bei mRNA-Impfung. tkp.at. https://tkp.at/2022/04/19/neue-studie-in-the-lancet-bestaetigt-leichte-erhoehte-sterblichkeit-bei-mrna-impfung/
[281] Mayer, P. F. (2022b, May 7). Covid-Impfung verschlechtert Immunabwehr bei Infektion. tkp.at. https://tkp.at/2022/05/07/covid-impfung-verschlechtert-immunabwehr-bei-infektion/
[282] Mayer, P. F. (2022b, June 19). Daten aus Israel zeigen Wirkungslosigkeit der mRNA-Impfstoffe. tkp.at. https://tkp.at/2022/06/19/daten-aus-israel-zeigen-wirkungslosigkeit-der-mrna-impfstoffe/
[283] Mayer, P. F. (2022d, July 6). UK Studie: „Wirksamkeit des Impfstoffs für die 3. Dosis war seit dem 20.12.2021 negativ". tkp.at. https://tkp.at/2022/07/06/uk-studie-wirksamkeit-des-impfstoffs-fuer-die-3-dosis-war-seit-dem-20-12-2021-negativ/
[284] Mayer, P. F. (2022, October 2). Studie Universität Oxford: Impfung vergrößert Risiko von Infektionen um 44 Prozent. tkp.at. https://tkp.at/2022/10/01/studie-universitaet-oxford-impfung-vergroessert-risiko-von-infektionen-um-44-prozent/
[285] Recruitment of plasma cells to the bone marrow in primary and secondary immune reactions. (2023, February 15). Research Square. https://www.researchsquare.com/article/rs-2378630/v1
[286] Stein, C. (n.d.). Past SARS-CoV-2 infection protection against re-infection: a systematic review and meta-analysis. The Lancet. https://www.thelancet.com/journals/lancet/article/PIIS0140-6736(22)02465-5/fulltext
[287] Bodderas, E. (2023, February 19). Corona-Impfstoff: Die vielen Ungereimtheiten bei der Pfizer-Zulassungsstudie. DIE WELT. https://www.welt.de/politik/deutschland/plus243820767/Corona-Impfstoff-Die-vielen-Ungereimtheiten-bei-der-Pfizer-Zulassungsstudie.html
[288] Mayer, P. F. (2023, February 19). Wann genau hätten CDC, FDA und PEI gegen die Covid-Impfstoffe einschreiten müssen? tkp.at. https://tkp.at/2023/02/19/wann-genau-haetten-cdc-fda-und-pei-gegen-die-covid-impfstoffe-einschreiten-muessen/
[289] Schmalz, A. (2023, February 19). Impfschäden: Erster Prozess gegen Biontech beginnt im März, weitere folgen. Berliner Zeitung. https://www.berliner-zeitung.de/news/impfschaeden-erster-prozess-gegen-biontech-beginnt-im-maerz-weitere-folgen-li.319507
[290] Rebmann, K. (2023, February 24). Eurostat: Übersterblichkeit in Deutschland steigt auf 37 Prozent. reitschuster.de. https://reitschuster.de/post/eurostat-uebersterblichkeit-in-deutschland-steigt-auf-37-prozent/
[291] D. (2023b, February 26). GAME OVER: Medicare data shows the COVID vaccines increase your chance of dying. DailyClout. https://dailyclout.io/game-over-medicare-data-shows-the-covid-vaccines-increase-your-chance-of-dying/
[292] Shrestha NK, Burke PC, Nowacki AS, Simon JF, Hagen A, Gordon SM. Effectiveness of the Coronavirus Disease 2019 Bivalent Vaccine. Open Forum Infect Dis. 2023 Apr 19;10(6):ofad209. doi: 10.1093/ofid/ofad209. PMID: 37274183; PMCID: PMC10234376.
[293] Athrappully, N. (2023, May 6). COVID-19 Vaccine Effectiveness Drops Near Zero Within Months: Study. www.theepochtimes.com. https://12ft.io/proxy?q=https%3A%2F%2Fwww.theepochtimes.com%2Fcovid-19-vaccine-effectiveness-drops-near-zero-within-months-study_5242659.html%3Fea_src%3Dopen%26ea_med
[294] Hinz T, Kallen K, Britten CM, Flamion B, Granzer U, Hoos A, Huber C, Khleif S, Kreiter S, Rammensee HG, Sahin U, Singh-Jasuja H, Türeci Ö, Kalinke U. The European Regulatory Environment of RNA-Based Vaccines. Methods Mol Biol. 2017;1499:203-222. doi: 10.1007/978-1-4939-6481-9_13. PMID: 27987152.
[295] Anandamide. (2023b, May 5). The Eyes of the World. By Anandamide. https://anandamide.substack.com/p/the-eyes-of-the-world
[296] Li JX, Wang YH, Bair H, Hsu SB, Chen C, Wei JC, Lin CJ. Risk assessment of retinal vascular occlusion after COVID-19 vaccination. NPJ Vaccines. 2023 May 2;8(1):64. doi: 10.1038/s41541-023-00661-7. PMID: 37130882; PMCID: PMC10153772.

[297] Burger, L., & Weiss, P. (2023, June 12). BioNTech faces first German lawsuit over alleged COVID vaccine side effects. Reuters. https://www.reuters.com/business/healthcare-pharmaceuticals/biontech-faces-first-german-lawsuit-over-alleged-covid-vaccine-side-effects-2023-06-11/

[298] tagesschau.de, tagesschau.de, & tagesschau.de. (2023, June 12). BioNTech: Prozessauftakt wegen möglichen Impfschadens überraschend abgesetzt. tagesschau.de. https://www.tagesschau.de/inland/regional/rheinlandpfalz/swr-impfschaden-erster-prozess-gegen-biontech-beginnt-in-hamburg-100.html

[299] Horowitz, D. (2023, June 14). Horowitz: Confidential Pfizer document shows the company observed 1.6 million adverse events covering. . . Conservative Review. https://www.conservativereview.com/horowitz-confidential-pfizer-document-shows-the-company-observed-1-6-million-adverse-events-covering-nearly-every-organ-system-2661316948.html

[300] Hier ist das entsprechende Dokument hinterlegt: https://www.globalresearch.ca/wp-content/uploads/2023/05/pfizer-report.pdf.

[301] Ioannidis JPA. Infection fatality rate of COVID-19 inferred from seroprevalence data. Bull World Health Organ. 2021 Jan 1;99(1):19-33F. doi: 10.2471/BLT.20.265892. Epub 2020 Oct 14. PMID: 33716331; PMCID: PMC7947934.

[302] Gilbert, B. (2022, January 13). Bill Gates says "COVID can be treated more like seasonal flu" after Omicron surge peaks. Business Insider. https://www.businessinsider.com/after-omicron-covid-will-be-like-seasonal-flu-bill-gates-2022-1

[303] Alexander, P. (2023, February 3). ADE (antibody-dependent enhancement) due to COVID vaccine: "SARS-CoV-2 Vaccination and Protection Against Clinical Disease: A Retrospective Study, Bouches-du-Rhône District, Southern France, 2021." https://palexander.substack.com/p/ade-antibody-dependent-enhancement

[304] Mayer, P. F. (2021a, August 17). Studie zeigt ein Überwiegen potentiell infektionsverstärkender Antikörper (ADE) durch mRNA Impfstoffe. tkp.at. https://tkp.at/2021/06/13/studie-zeigt-ueberwiegen-potentiell-infektionsverstaerkender-antikoerper-ade-durch-mrna-impfstoffe/

[305] Wagner R, Hildt E, Grabski E, Sun Y, Meyer H, Lommel A, Keller-Stanislawski B, Müller-Berghaus J, Cichutek K. Accelerated Development of COVID-19 Vaccines: Technology Platforms, Benefits, and Associated Risks. Vaccines (Basel). 2021 Jul 6;9(7):747. doi: 10.3390/vaccines9070747. PMID: 34358163; PMCID: PMC8310218.

[306] Kindersterblichkeit explodiert seit Impfung der unter 15-Jährigen. (n.d.). https://auf1.info/kindersterblichkeit-explodiert-seit-impfung-der-unter-15-jaehrigen/

[307] Exposé, T. (2023, February 2). SHOCKING!: EMA Approval of COVID Vaccine for Children caused a 698% increase in Child Excess Deaths across Europe. The Expose. https://expose-news.com/2023/02/03/8x-increase-child-excess-deaths-europe-c19-vaccine/

[308] Renner, V. (2023). 12 Babys starben schon in der Zulassungsstudie: Neue AstraZeneca-Spritze gegen RSV zugelassen. Report24. https://report24.news/12-babys-starben-schon-in-der-zulassungsstudie-neue-astrazeneca-spritze-gegen-rsv-zugelassen/?feed_id=31384

[309] Spiegel, D. (2023, July 21). a-6cfcb7a0-6e83-422a-86d8-f7028e43d0e2. DER SPIEGEL, Hamburg, Germany. https://www.spiegel.de/wissenschaft/medizin/eu-behoerde-ema-gibt-gruenes-licht-fuer-ersten-rsv-impfstoff-fuer-babys-a-6cfcb7a0-6e83-422a-86d8-f7028e43d0e2

[310] Zeitung, S. M. Ä. (2023, June 11). Infektionskrankheiten : Ampel-Fraktionen bereiten Meldepflicht für das Respiratorische Synzytial Virus vor. AerzteZeitung.de. https://www.aerztezeitung.de/Politik/Ampel-Fraktionen-bereiten-Meldepflicht-fuer-das-Respiratorische-Synzytial-Virus-vor-440081.html

[311] Bayerische Staatszeitung. (n.d.). https://www.bayerische-staatszeitung.de/staatszeitung/politik/detailansicht-politik/artikel/kommt-nun-eine-rsv-impfpflicht.html#topPosition

[312] Wayback machine. (n.d.). http://web.archive.org/web/20230722151921/https://www.fda.gov/media/168889/download

[313] D. (2023a, February 13). Project Lightspeed - [IRONIE]Einmal mit Profis arbeiten[/IRONIE] Teil 2. https://drbine.substack.com/p/project-lightspeed-ironieeinmal-mit-55e

[314] Vitriol, D. V. (2023b, July 6). Ugurs grenzdebile Schwachsinnsideen im Protein Design. Substack. https://drbine.substack.com/p/ugurs-grenzdebile-schwachsinnsideen

[315] Ausschuss, C. (2023, July 21). Dr. Sabine C. Stebel | Sitzung 165: Wettlauf mit der Zeit [Video]. Odysee. https://odysee.com/@Corona-Ausschuss:3/s165-ss:0

[316] Special Report: Future Science Series: Protein Design by Directed Evolution in modRNA Injections with Dr. Sabine Stebel – Solari Report. (n.d.). https://home.solari.com/special-report-future-science-series-protein-design-by-directed-evolution-in-modrna-injections-with-sabine-stebel/

[317] Drescher, A. (2022, September 12). "AN DIESEM TAG vor 1 Jahr": BioNTech sagt die Wahrheit, aber keiner hört hin. tkp.at. https://tkp.at/2022/09/13/an-diesem-tag-vor-1-jahr-biontech-sagt-die-wahrheit-aber-keiner-hoert-hin/

[318] Stein, C. (n.d.). Past SARS-CoV-2 infection protection against re-infection: a systematic review and meta-analysis. The Lancet. https://www.thelancet.com/journals/lancet/article/PIIS0140-6736(22)02465-5/fulltext

[319] Cross, R. (2020, September 29). https://cen.acs.org/pharmaceuticals/vaccines/tiny-tweak-behind-COVID-19/98/i38. C&En. Retrieved February 19, 2023

[320] Pallesen J, Wang N, Corbett KS, Wrapp D, Kirchdoerfer RN, Turner HL, Cottrell CA, Becker MM, Wang L, Shi W, Kong WP, Andres EL, Kettenbach AN, Denison MR, Chappell JD, Graham BS, Ward AB, McLellan JS. Immunogenicity and structures of a rationally designed prefusion MERS-CoV spike antigen. Proc Natl Acad Sci U S A. 2017 Aug 29;114(35):E7348-E7357. doi: 10.1073/pnas.1707304114. Epub 2017 Aug 14. PMID: 28807998; PMCID: PMC5584442.

[321] Yonker LM, Swank Z, Bartsch YC, Burns MD, Kane A, Boribong BP, Davis JP, Loiselle M, Novak T, Senussi Y, Cheng CA, Burgess E, Edlow AG, Chou J, Dionne A, Balaguru D, Lahoud-Rahme M, Arditi M, Julg B, Randolph AG, Alter G, Fasano A, Walt DR. Circulating Spike Protein Detected in Post-COVID-19 mRNA Vaccine Myocarditis. Circulation. 2023 Mar 14;147(11):867-876. doi: 10.1161/CIRCULATIONAHA.122.061025. Epub 2023 Jan 4. PMID: 36597886; PMCID: PMC10010667.

[322] Brogna C, Cristoni S, Marino G, Montano L, Viduto V, Fabrowski M, Lettieri G, Piscopo M. Detection of recombinant Spike protein in the blood of individuals vaccinated against SARS-CoV-2: Possible molecular mechanisms. Proteomics Clin Appl. 2023 Aug 31:e2300048. doi: 10.1002/prca.202300048. Epub ahead of print. PMID: 37650258. https://pubmed.ncbi.nlm.nih.gov/37650258/

[323] Lu M, Chamblee M, Zhang Y, Ye C, Dravid P, Park JG, Mahesh KC, Trivedi S, Murthy S, Sharma H, Cassady C, Chaiwatpongsakorn S, Liang X, Yount JS, Boyaka PN, Peeples ME, Martinez-Sobrido L, Kapoor A, Li J. SARS-CoV-2 prefusion spike protein stabilized by six rather than two prolines is more potent for inducing antibodies that neutralize viral variants of concern. Proc Natl Acad Sci U S A. 2022 Aug 30;119(35):e2110105119. doi: 10.1073/pnas.2110105119. Epub 2022 Aug 22. PMID: 35994646; PMCID: PMC9436349.
[324] Good Spike - Bad Spike? (2023, January 11). My Site. https://www.florianschillingscience.org/post/good-spike-bad-spike
[325] Tsytlonok, M., & Itzhaki, L. S. (2013). The how's and why's of protein folding intermediates. Archives of Biochemistry and Biophysics, 531(1–2), 14–23. https://doi.org/10.1016/j.abb.2012.10.006 https://pubmed.ncbi.nlm.nih.gov/23098780/
[326] Dobson CM. Protein folding and misfolding. Nature. 2003 Dec 18;426(6968):884-90. doi: 10.1038/nature02261. PMID: 14685248.
[327] Stieber, Z. (2023, February 23). US Government Received $400 Million in COVID-19 Vaccine Royalty Payments: Moderna. www.theepochtimes.com. https://12ft.io/proxy?q=https%3A%2F%2Fwww.theepochtimes.com%2Fus-government-received-400-million-in-covid-19-vaccine-royalty-payments-moderna_5078600.html
[328] Graham, B. (2016, October 25). US10960070B2 - Prefusion coronavirus spike proteins and their use - Google Patents. https://patents.google.com/patent/US10960070B2/en
[329] Cytiva. (n.d.). Biacore. https://www.cytivalifesciences.com/en/us/about-us/our-brands/biacore
[330] Wikipedia contributors. (2021, May 10). Biacore. Wikipedia. https://en.wikipedia.org/wiki/Biacore
[331] Wikipedia-Autoren. (2005, January 24). Oberflächenplasmonenresonanzspektroskopie. https://de.wikipedia.org/wiki/Oberfl%C3%A4chenplasmonenresonanzspektroskopie
[332] Wikipedia contributors. (2023, February 7). Surface plasmon resonance. Wikipedia. https://en.wikipedia.org/wiki/Surface_plasmon_resonance
[333] Becchi, F. (2023, July 5). Corona-Ursprung: US-Kongress will Christian Drostens Chatverläufe zur Labor-Theorie. Berliner Zeitung. https://www.berliner-zeitung.de/politik-gesellschaft/corona-ursprung-us-kongress-will-virologe-christian-drostens-chatverlaeufe-zur-labortheorie-li.365998
[334] Doctor Fauci FOIA Emails : Free Download, Borrow, and Streaming : (n.d.). Internet Archive. https://archive.org/details/fauci-emails
[335] Tobias, J. (2023, July 18). Top NIH Official Advised Covid Scientists That He Uses Personal Email to Evade FOIA. The Intercept. https://theintercept.com/2023/06/29/covid-nih-personal-email-foia/
[336] P, L. (2023, July 6). Top Fauci aide under investigation for evading FOIA requests for emails on COVID origins. Children's Health Defense. https://childrenshealthdefense.org/defender/david-morens-niaid-emails-foia-covid-origins/
[337] A. (2021, January 19). Teilen Menschen und Bananen wirklich 50 Prozent der gleichen DNA? ISNCA. https://isnca.org/teilen-menschen-und-bananen-wirklich-50-prozent-der-gleichen-dna/
[338] Stebel, S. C., Gaida, A., Arndt, K. M., & Müller, K. M. (2008). Directed protein Evolution. In Springer protocols (pp. 631–656). Humana Press. https://doi.org/10.1007/978-1-60327-375-6_36
[339] Israel A, Merzon E, Schäffer AA, Shenhar Y, Green I, Golan-Cohen A, Ruppin E, Magen E, Vinker S. Elapsed time since BNT162b2 vaccine and risk of SARS-CoV-2 infection: test negative design study. BMJ. 2021 Nov 24;375:e067873. doi: 10.1136/bmj-2021-067873. PMID: 34819275; PMCID: PMC9083235.
[340] Exposé. (2023, July 29). WE TRIED TO WARN YOU: Authorities admit COVID Vaccination causes Antibody-Dependent Enhancement & Severe Immune System Damage. The Expose. https://expose-news.com/2023/07/29/we-tried-to-warn-you-covid-vaccine-ade-confirmed/
[341] Wikipedia-Autoren. (2010, July 19). Ouroboros. https://de.wikipedia.org/wiki/Ouroboros
[342] Reitschuster, B. (2021, March 7). Der Chef von Chinas Seuchenschutzbehörde aus der KP, der Lockdown und die Leopoldina. reitschuster.de. https://reitschuster.de/post/der-chef-von-chinas-seuchenschutzbehoerde-aus-der-kp-der-lockdown-und-die-leopoldina/
[343] Alexander, P. (2022, October 27). Bivalent booster has FAILED and new study shows this, simple, yet potent original antigenic sin; "Antibody responses to Omicron BA.4/BA.5 bivalent mRNA vaccine booster shot", Wang et al. PRE-PRINT. Alexander News Network - Dr. Paul Elias Alexander's substack. https://palexander.substack.com/p/bivalent-booster-has-failed-and-new
[344] Wang, Q., Bowen, A., Valdez, R., Gherasim, C., Gordon, A., Liu, L., & Ho, D. D. (2022). Antibody responses to Omicron BA.4/BA.5 bivalent mRNA vaccine booster shot. bioRxiv (Cold Spring Harbor Laboratory). https://doi.org/10.1101/2022.10.22.513349
[345] A. (2023, February 16). Deep sequencing of the Moderna and Pfizer bivalent vaccines identifies contamination of expression vectors designed for plasmid amplification in bacteria. https://anandamide.substack.com/p/curious-kittens
[346] Lakshman, S. (2022, March 26). What is Metabiota? Emails reveal Hunter Biden got millions for DoD contractor specializing in infectious disea. MEAWW. https://meaww.com/metabiota-dod-contracts-hunter-biden-links-rstp-funding-russian-claims-laptop-emals
[347] Powers, J. (2023, February 12). Intelligence Gathering: Hunter Biden & His Laptop from Hades (Part 2). https://jasonpowers.substack.com/p/intelligence-gathering-hunter-biden-cf9
[348] S. (2022, March 21). Biolabs in Ukraine: Who are Metabiota's investors? - Vaccine Impact. Vaccine Impact -. https://vaccineimpact.com/2022/biolabs-in-ukraine-who-are-metabiotas-investors/
[349] Boswell, J., & Gould, M. (2021, June 4). The Pentagon funneled $39million to a charity that funded Wuhan lab. Mail Online. https://www.dailymail.co.uk/news/article-9652287/The-Pentagon-funneled-39million-charity-funded-Wuhan-lab.html
[350] Home. (2023, February 17). In-Q-Tel. https://www.iqt.org/
[351] S. (2022a, January 17). INSIDE CORONA - Die wahren Ziele hinter Covid-19 (Thomas Röper). Odysee. https://odysee.com/@steinzeit:1/inside-corona-die-wahren-ziele-hinter:1?src=embed
[352] Verlag, J. (n.d.). INSIDE CORONA - Die Pandemie, das Netzwerk & die Hintermänner - J.K.Fischer Verlag Shop. https://www.j-k-fischer-verlag.de. https://www.j-k-fischer-verlag.de/J-K-Fischer-Verlag/INSIDE-CORONA--10647.html?MODsid=556b33dd20757bc53a515b49e707aec5
[353] The Creation of SARS-COV2 & What Will Be Done About It – Renz Law. (n.d.). https://renz-law.com/the-creation-of-sars-cov2-what-will-be-done-about-it/
[354] Bloomberg, L. J. A. M. P. /. (2023, January 6). The U.S. Keeps Offering China Its COVID Vaccines. China Keeps Saying No. Time. https://time.com/6245054/us-china-covid-vaccines/

[355] Venn, T. (2022, October 4). : New Documents Reveal COVID-19 Vaccine Studies Used by HHS were Conducted in China. Judicial Watch. https://www.judicialwatch.org/covid-vaccine-studies-conducted-in-china/
[356] Tone, S. (2021, May 10). Chinese Firm Signs Deal to Produce Pfizer-BioNTech Vaccine. #SixthTone. https://www.sixthtone.com/news/1007409/chinese-firm-signs-deal-to-produce-pfizer-biontech-vaccine
[357] BioNTech | All unsere weltweiten Standorte auf einen Blick. (n.d.). https://www.biontech.com/de/de/home/about/sites-and-subsidiaries.html
[358] Müller, V. B. S. (2020, February 27). Große Aufregung am Idar-Obersteiner Bahnhof: Regionalzug wegen Coronavirus gestoppt – Passagier nicht infiziert. Rhein-Zeitung. https://www.rhein-zeitung.de/region/aus-den-lokalredaktionen/nahe-zeitung_artikel,-grosse-aufregung-am-idarobersteiner-bahnhof-regionalzug-wegen-coronavirus-gestoppt-passagier-nicht-i-_arid,2095535.html
[359] Medizinexpert*innen bei DocCheck. (2021, February 22). V(D)J-Rekombination - DocCheck. DocCheck Flexikon. https://flexikon.doccheck.com/de/V(D)J-Rekombination
[360] Dissolving Illusions, Disease, Vaccines, and the Forgotten History. (2023, January 26). Graphs & Images - Dissolving Illusions | Disease, Vaccines, and the Forgotten History. Dissolving Illusions | Disease, Vaccines, and the Forgotten History - Dissolving Illusions Details Facts and Figures From Long-overlooked Medical Journals, Books, Newspapers, and Other Sources. Using Myth-shattering Graphs, This Book Shows That Vaccines, Antibiotics, and Other Medical Interventions Are Not Responsible for the Increase in Lifespan and the Decline in Mortality From Infectious Diseases. https://dissolvingillusions.com/graphs-images/
[361] Mohamed, E. (2022, October 19). Polio outbreaks in Africa caused by mutation of strain in vaccine. The Guardian. https://www.theguardian.com/global-development/2019/nov/28/polio-outbreaks-in-four-african-countries-caused-by-mutation-of-strain-in-vaccine
[362] More polio cases now caused by vaccine than by wild virus. (2019, November 25). AP NEWS. https://apnews.com/article/health-united-nations-ap-top-news-pakistan-international-news-7d8b0e32efd0480fbd12acf27729f6a5
[363] „Vaccine-derived poliovirus is moving across Africa, with vaccine-derived Type 2 poliovirus spreading uncontrolled in West Africa, bursting geographical boundaries and raising fundamental questions and challenges for the whole eradication process" 17th-IMB-report-20191115.pdf (polioeradication.org) https://polioeradication.org/wp-content/uploads/2016/07/17th-IMB-report-20191115.pdf Seite 4
[364] Zweites Deutsches Fernsehen. (2022, April 11). Über 600 Verfahren wegen Corona-Testbetrug. Testzentren: Über 600 Verfahren Wegen Corona-Testbetrug - ZDFheute. https://www.zdf.de/nachrichten/panorama/corona-test-betrug-verfahren-100.html
[365] Aktuell, S. (2022, May 30). Jugendstrafe für millionenschweren Corona-Testzentrum-Betrug in Freiburg. swr.online. https://www.swr.de/swraktuell/baden-wuerttemberg/suedbaden/betrugsprozess-corona-testzentrum-100.html
[366] Zeitung, S. (2023, July 25). BGH hebt Bochumer Urteil wegen Betrugs mit Corona-Tests auf. Süddeutsche.de. https://www.sueddeutsche.de/panorama/prozesse-karlsruhe-bgh-hebt-bochumer-urteil-wegen-betrugs-mit-corona-tests-auf-dpa.urn-newsml-dpa-com-20090101-230725-99-528627
[367] Karikó K, Buckstein M, Ni H, Weissman D. Suppression of RNA recognition by Toll-like receptors: the impact of nucleoside modification and the evolutionary origin of RNA. Immunity. 2005 Aug;23(2):165-75. doi: 10.1016/j.immuni.2005.06.008. PMID: 16111635.
[368] Swissmedic kann nicht sagen, wieviel Spike-Protein durch die «Impfungen» produziert wird. (n.d.). Transition News. https://transition-news.org/swissmedic-kann-nicht-sagen-wieviel-spike-protein-durch-die-impfungen
[369] https://t.me/PascalNajadiNEWS/151 (Ich habe keine Ahnung, wie man Telegam Posts korrekt zitiert, ich glaube, dafür gibt es gar keine Regeln oder Vorgaben).
[370] Wikipedia-Autoren. (2004, April 18). Absurdes Theater. https://de.wikipedia.org/wiki/Absurdes_Theater
[371] BioNTech für bahnbrechende Impfstoffentwicklung ausgezeichnet. (2021, November 18). Bundesministerium Für Bildung Und Forschung. Retrieved February 23, 2023, from https://www.bmbf.de/bmbf/shareddocs/kurzmeldungen/de/2021/11/deutscher-zukunftspreis-2021.html
[372] Entwicklung innovativer Impfstoffe gegen Krebserkrankungen. (2020, November 21). Go-bio. Retrieved February 23, 2023, from https://www.go-bio.de/gobio/de/gefoerderte-projekte/gobio/_documents/entwicklung-innovativer-impfstoffe-gegen-krebserkrankungen.html
[373] Beste, D., Corrinth, T., & Winter, E. (n.d.). https://www.bmbf.de/bmbf/de/forschung/zukunftsstrategie/der-spitzencluster-wettbewerb/cluster-fuer-individualisierte-immunintervention-ci3.html. Bundesministerium Für Bildung Und Forschung. Retrieved February 23, 2023
[374] Redaktion: BMBF LS5 Internetredaktion. (2023, February 10). BMBF-Sonderprogramm zur COVID-19-Impfstoff-Forschung - DLR Gesundheitsforschung. Deutsche Zentrum Für Luft Und Raumfahrt e.V. - DLR Gesundheitsforschung. https://www.gesundheitsforschung-bmbf.de/de/bmbf-sonderprogramm-zur-covid-19-impfstoff-forschung-12541.php
[375] Vaccines to prevent influenza in healthy adults. (n.d.). Cochrane. https://www.cochrane.org/CD001269/ARI_vaccines-prevent-influenza-healthy-adults
[376] Redaktion: BMBF LS5 Internetredaktion. (2017, November 8). Warum die Grippe-Impfung bei alten Menschen oft nicht wirkt - DLR Gesundheitsforschung. Deutsche Zentrum Für Luft Und Raumfahrt e.V. - DLR Gesundheitsforschung. https://www.gesundheitsforschung-bmbf.de/de/warum-die-grippe-impfung-bei-alten-menschen-oft-nicht-wirkt-2114.php
[377] Morens DM, Taubenberger JK, Fauci AS. Rethinking next-generation vaccines for coronaviruses, influenzaviruses, and other respiratory viruses. Cell Host Microbe. 2023 Jan 11;31(1):146-157. doi: 10.1016/j.chom.2022.11.016. PMID: 36634620
[378] Science. (n.d.). AAAS. https://www.science.org/content/article/fda-no-longer-needs-require-animal-tests-human-drug-trials
[379] Baker, A. (2013, May 10). The Vaccine Hoax is Over. Documents from UK reveal 30 Years of Coverup. Nsnbc International. Retrieved March 7, 2023, from https://web.archive.org/web/20130701115440/https://nsnbc.me/2013/05/10/the-vaccine-hoax-is-over-freedom-of-information-act-documents-from-uk-reveal-30-years-of-coverup/ Original Webseite: https://nsnbc.me/2013/05/10/the-vaccine-hoax-is-over-freedom-of-information-act-documents-from-uk-reveal-30-years-of-coverup/
[380] Wikipedia-Autoren. (2005b, September 11). Schlangenöl. https://de.wikipedia.org/wiki/Schlangen%C3%B6l
[381] Wikipedia contributors. (2023, January 26). Snake oil. Wikipedia. https://en.wikipedia.org/wiki/Snake_oil

[382] "Mr. Bob Sawyer and Mr. Ben Allen" by Sol Eytinge. (n.d.). https://victorianweb.org/art/illustration/eytinge/137.html
[383] Grippewelle blieb 2021 komplett aus – doch Experten fürchten starke Rückkehr. (2022, January 17). Focus. Retrieved February 23, 2023, from https://www.focus.de/gesundheit/news/99-prozent-weniger-influenza-grippewelle-blieb-2021-komplett-aus-experten-befuerchten-starke-rueckkehr_id_39042248.html
[384] https://pubmed.ncbi.nlm.nih.gov/?term=Erbar+S&cauthor_id=20484517
[385] Institut für Virologie. (n.d.). AG Maisner. Philipps-Universität Marburg. https://www.uni-marburg.de/de/fb20/bereiche/ziei/virologie/forschung/arbeitsgruppe-andrea-maisner
[386] Drexler JF, Corman VM, Müller MA, Maganga GD, Vallo P, Binger T, Gloza-Rausch F, Cottontail VM, Rasche A, Yordanov S, Seebens A, Knörnschild M, Oppong S, Adu Sarkodie Y, Pongombo C, Lukashev AN, Schmidt-Chanasit J, Stöcker A, Carneiro AJ, Erbar S, Maisner A, Fronhoffs F, Buettner R, Kalko EK, Kruppa T, Franke CR, Kallies R, Yandoko ER, Herrler G, Reusken C, Hassanin A, Krüger DH, Matthee S, Ulrich RG, Leroy EM, Drosten C. Bats host major mammalian paramyxoviruses. Nat Commun. 2012 Apr 24;3:796. doi: 10.1038/ncomms1796. Erratum in: Nat Commun. 2014;5:3032. Cottontail, Veronika M [added]; Knörnschild, Mirjam [added]. PMID: 22531181; PMCID: PMC3343228.
[387] Vogel AB, Lambert L, Kinnear E, Busse D, Erbar S, Reuter KC, Wicke L, Perkovic M, Beissert T, Haas H, Reece ST, Sahin U, Tregoning JS. Self-Amplifying RNA Vaccines Give Equivalent Protection against Influenza to mRNA Vaccines but at Much Lower Doses. Mol Ther. 2018 Feb 7;26(2):446-455. doi: 10.1016/j.ymthe.2017.11.017. Epub 2017 Dec 5. PMID: 29275847; PMCID: PMC5835025.
[388] contributori di Wikipedia. (2022, December 27). Famiglia (mafia). Wikipedia. https://it.wikipedia.org/wiki/Famiglia_(mafia)
[389] Fu, E. (2022, October 14). Fauci Edited Paper by NIH-Funded Group Tied to Wuhan Lab. www.theepochtimes.com. https://www.theepochtimes.com/fauci-edited-paper-by-nih-funded-group-tied-to-wuhan-lab_4792753.html
[390] https://pubmed.ncbi.nlm.nih.gov/?term=Annette+Vogel
[391] https://www.linkedin.com/in/annette-vogel-07772488/?originalSubdomain=de
[392] Wikipedia-Autoren. (2005b, June 8). Friedrich-Loeffler-Institut. https://de.wikipedia.org/wiki/Friedrich-Loeffler-Institut
[393] Wikipedia-Autoren. (2004b, November 3). Makaken. https://de.wikipedia.org/wiki/Makaken
[394] Vogel AB, Kanevsky I, Che Y, Swanson KA, Muik A, Vormehr M, Kranz LM, Walzer KC, Hein S, Güler A, Loschko J, Maddur MS, Ota-Setlik A, Tompkins K, Cole J, Lui BG, Ziegenhals T, Plaschke A, Eisel D, Dany SC, Fesser S, Erbar S, Bates F, Schneider D, Jesionek B, Sänger B, Wallisch AK, Feuchter Y, Junginger H, Krumm SA, Heinen AP, Adams-Quack P, Schlereth J, Schille S, Kröner C, de la Caridad Güimil Garcia R, Hiller T, Fischer L, Sellers RS, Choudhary S, Gonzalez O, Vascotto F, Gutman MR, Fontenot JA, Hall-Ursone S, Brasky K, Griffor MC, Han S, Su AAH, Lees JA, Nedoma NL, Mashalidis EH, Sahasrabudhe PV, Tan CY, Pavliakova D, Singh G, Fontes-Garfias C, Pride M, Scully IL, Ciolino T, Obregon J, Gazi M, Carrion R Jr, Alfson KJ, Kalina WV, Kaushal D, Shi PY, Klamp T, Rosenbaum C, Kuhn AN, Türeci Ö, Dormitzer PR, Jansen KU, Sahin U. BNT162b vaccines protect rhesus macaques from SARS-CoV-2. Nature. 2021 Apr;592(7853):283-289. doi: 10.1038/s41586-021-03275-y. Epub 2021 Feb 1. PMID: 33524990.
[395] Daly, N. (2021, August 20). Bears, baboons, tigers are getting COVID vaccines at zoos across the U.S. Animals. https://www.nationalgeographic.com/animals/article/bears-baboons-tigers-are-getting-covid-vaccines-at-zoos-across-the-us
[396] Vitriol, D. V. (2023b, February 13). Project Lightspeed - [IRONIE]Einmal mit Profis arbeiten[/IRONIE] Teil 2. https://drbine.substack.com/p/project-lightspeed-ironieeinmal-mit-55e
[397] https://31.media.tumblr.com/tumblr_lyfbuh86Tv1qbh26io1_1280.jpg
[398] Haridy, R. (2021, December 14). Early trial data for Moderna's mRNA flu vaccine disappoints. New Atlas. https://newatlas.com/health-wellbeing/moderna-mrna-flu-vaccine-phase1-data-disappoints/
[399] Moderna Announces Interim Phase 3 Safety and Immunogenicity Results for mRNA-1010, a Seasonal Influenza Vaccine Candidate. (n.d.). https://investors.modernatx.com/news/news-details/2023/Moderna-Announces-Interim-Phase-3-Safety-and-Immunogenicity-Results-for-mRNA-1010-a-Seasonal-Influenza-Vaccine-Candidate/default.aspx
[400] Wingrove, P., & Erman, M. (2023, February 17). Moderna flu vaccine delivers mixed results in trial, shares fall. Reuters. https://www.reuters.com/business/healthcare-pharmaceuticals/moderna-flu-vaccine-delivers-mixed-results-trial-2023-02-16/
[401] D. (2023b, February 6). Warum Patente keine wissenschaftliche Literatur sind und daher unter Science-Fiction Literatur einzuordnen sind. https://drbine.substack.com/p/warum-patente-keine-wissenschaftliche?sd=pf
[402] Rose, J. (2022, June 19). When you hear BNT162c(2), run, don't walk, RUN away. https://jessicar.substack.com/p/when-you-hear-bnt162c2-run-dont-walk
[403] https://twitter.com/a_nineties/status/1667225973027119106/photo/1
[404] Clinical trials register. (n.d.). https://www.clinicaltrialsregister.eu/ctr-search/trial/2020-001038-36
[405] Mayer, P. F. (2023, December 14). Nature Artikel über ersten in Japan zugelassenen saRNA-Impfstoff. tkp.at. https://tkp.at/2023/12/14/nature-artikel-ueber-ersten-in-japan-zugelassenen-sarna-impfstoff/
[406] DrBine (2023c, February 21). Project Lightspeed - [IRONIE]Einmal mit Profis arbeiten[/IRONIE] Teil 3. https://drbine.substack.com/p/project-lightspeed-ironieeinmal-mit-83e
[407] Nonclinical Evaluation Report BNT162b2 [mRNA] COVID-19 vaccine (COMIRNATY™) https://www.tga.gov.au/sites/default/files/foi-2389-06.pdf (S. 45)
[408] Oktober 1996: Gradienten als Organisatoren der Embryonalentwicklung. (n.d.). Spektrum Der Wissenschaft. https://www.spektrum.de/magazin/gradienten-als-organisatoren-der-embryonalentwicklung/823309
[409] Podbielski, Andreas. (n.d.). Universität Rostock. Retrieved February 24, 2023, from https://cpr.uni-rostock.de/resolve/id/cpr_person_00001479
[410] Online, R. (2021a, January 29). Drei Corona-Impfstoffe im Vergleich. RTL Online. https://www.rtl.de/cms/drei-corona-impfstoffe-im-vergleich-4693998.html
[411] Wikipedia-Autoren. (2005a, February 21). Dendritische Zelle. https://de.wikipedia.org/wiki/Dendritische_Zelle
[412] Apparent Cytotoxicity and Intrinsic Cytotoxicity of Lipid Nanomaterials Contained in a COVID-19 mRNA Vaccine. (2023). International Journal of Vaccine Theory, Practice, and Research , 3(1), 957-972. https://doi.org/10.56098/ijvtpr.v3i1.84

[413] Vitriol, D. V. (2023, November 4). Offensichtliche Zytotoxizität und intrinsische Zytotoxizität von Lipid-Nanomaterialien, die im COVID-19 mRNA-Impfstoff enthalten sind. DrBine's Newsletter. https://drbine.substack.com/p/offensichtliche-zytotoxizitat-und
[414] Sicherheitsdatenblatt Comirnaty https://archive.org/details/lipids/2021-12-07_Pfizer_safety_data_sheet-PF00092-lipid_nanoparticles_MTR_PFEM_EN/page/1/mode/1up
[415] 125742_S11_M3_32r_pf-07302048-dp-rm-coa.pdf (phmpt.org)
[416] https://www.sec.gov/Archives/edgar/data/1682852/000119312518323562/d577473ds1.htm (S. 33)
[417] Guetzkow, J. (2023, February 22). The Pfizer Clinical Trial in Argentina Was a Military Operation. https://jackanapes.substack.com/p/the-pfizer-clinical-trial-in-argentina
[418] D. (2023, February 22). The Pfizer Clinical Trial in Argentina Was a Military Operation. DailyClout. https://dailyclout.io/the-pfizer-clinical-trial-in-argentina-was-a-military-operation/
[419] Guetzkow, J. (2022, May 22). Is Subject #12312982 the Key to Proving Pfizer Vaccine Trial Fraud? https://jackanapes.substack.com/p/is-subject-12312982-the-key-to-proving
[420] Healy D, Germán Roux A, Dressen B. The coverage of medical injuries in company trial informed consent forms. Int J Risk Saf Med. 2023 Jan 23. doi: 10.3233/JRS-220043. Epub ahead of print. PMID: 36710689.
[421] Was sich bei den COVID-Impfstoffversuchen abspielte. Pfizer-Studie vertuscht Impfschäden und die unglaubliche Geschichte von Maddie. (2022, September 14). uncut-news.ch. https://uncutnews.ch/was-sich-bei-den-covid-impfstoffversuchen-abspielte-pfizer-studie-vertuscht-impfschaden-und-die-unglaubliche-geschichte-von-maddie/
[422] Bodderas, E. (2023, February 23). Corona-Impfstoff: Die vielen Ungereimtheiten der Pfizer-Zulassungsstudie. DIE WELT. https://www.welt.de/politik/deutschland/plus243820767/Corona-Impfstoff-Die-vielen-Ungereimtheiten-der-Pfizer-Zulassungsstudie.html
[423] BILD. (2023, February 23). „Schwere Mängel bei Pfizer-BioNTech-Impfstudie" | Elke Bodderas bei „Viertel nach Acht". https://odysee.com/@einfach_ich:d/bodderas:a
[424] https://pubmed.ncbi.nlm.nih.gov/?term=Hein%20Stephanie
[425] A. (2021, February 2). „Die ganze Welt ist eine Bühne": Zitat & Bedeutung. Volta. https://voltamusicawards.com/die-ganze-welt-ist-eine-buehne-zitat-bedeutung/
[426] Matysik, J. (2023, February 24). Biontech-Impfstoff: Kein Polydispersitätstest vom Paul-Ehrlich-Institut. Berliner Zeitung. https://www.berliner-zeitung.de/wirtschaft-verantwortung/corona-pandemie-gastbeitrag-biontech-impfstoff-kein-polydispersitaets-test-vom-paul-ehrlich-institut-li.321577
[427] A. (2023, February 16). Deep sequencing of the Moderna and Pfizer bivalent vaccines identifies contamination of expression vectors designed for plasmid amplification in bacteria. https://anandamide.substack.com/p/curious-kittens?sd=pf
[428] Liu, Y., Musetti, S. N., & Huang, L. (2021). Gene therapy with plasmid DNA: Cancer. In D. J. Abraham (Ed.), Burger's medicinal chemistry, drug discovery and development (8th ed.). John Wiley & Sons, Inc.. https://doi.org/10.1002/0471266949.bmc073.pub3
[429] Haraguchi T, Koujin T, Shindo T, Bilir Ş, Osakada H, Nishimura K, Hirano Y, Asakawa H, Mori C, Kobayashi S, Okada Y, Chikashige Y, Fukagawa T, Shibata S, Hiraoka Y. Transfected plasmid DNA is incorporated into the nucleus via nuclear envelope reformation at telophase. Commun Biol. 2022 Jan 20;5(1):78. doi: 10.1038/s42003-022-03021-8. PMID: 35058555; PMCID: PMC8776997.
[430] https://twitter.com/Jikkyleaks/status/1634434238484475904
[431] https://twitter.com/Jikkyleaks/status/1683611178768171008?t=mWu2FTvQ5H49Lw4x7jmLnw&s=19
[432] Wikipedia-Autoren. (2004b, June 24). Horizontaler Gentransfer. https://de.wikipedia.org/wiki/Horizontaler_Gentransfer
[433] Vitriol, D. V. (2023, October 1). Integriert die Plörre nun oder nicht? DrBine's Newsletter. https://drbine.substack.com/p/integriert-die-plorre-nun-oder-nicht
[434] BioNTech R&D STUDY REPORT No. R-20-0072 125742_S1_M4_4223_R-20-0072 https://phmpt.org/wp-content/uploads/2022/03/125742_S1_M4_4223_R-20-0072.pdf Seite 8 von 36
[435] Fluxkompensator – Das Filmportal. (2022, July 28). Was ist ein Fluxkompensator? | Funktionsweise und Infos. Fluxkompensator. https://blog-fluxkompensator.de/fluxkompensator
[436] Archive, M. (2021, June 12). Dark Horse Podcast. Dr. Malone Archive. https://malone.substack.com/p/dark-horse-podcast
[437] Apple Podcasts. (2021, June 11). How to save the world, in three easy steps. https://podcasts.apple.com/us/podcast/how-to-save-the-world-in-three-easy-steps/id1471581521?i=1000525032595
[438] (10) a_concerned_amyloidosis 🩶 🐭 DE auf Twitter: „so just making sure everybody is clear on this: BNT162 development program started in May 2019, when BioNTech made a luciferase mRNA batch RNA-EH190611-01c and sent it to acuitas, who formulated it into: LNP12 (DODMA:DOPE), LNP5 (?), and LNP8 (ALC-xxxx) for R-20-0072 january 2020" / Twitter https://twitter.com/a_nineties/status/1683583886071136257
[439] https://phmpt.org/wp-content/uploads/2022/03/125742_S1_M4_4223_R-20-0072.pdf (Seite 31)
[440] https://covidvaccinereactions.com/wp-content/uploads/2021/04/EMA-Docs-and-CVR-Edits.zip
[441] Modarn_Life. (2023, July 27). The pre-2020 BNT162 development program. By Modarn_Life. https://modarnlife.substack.com/p/the-pre-2020-bnt162-development-program
[442] Vitriol, D. V. (2023c, February 28). Warum die modRNA-Impfung schon aufgrund von Schulwissen nie funktionieren konnte. https://drbine.substack.com/p/warum-die-modrna-impfung-schon-aufgrund
[443] Alexander Muik. (n.d.). LinkedIn. Retrieved March 7, 2023, from https://de.linkedin.com/in/alexander-muik-61817679
[444] Wikipedia-Autoren. (2008, March 20). Vesicular stomatitis Indiana virus. https://de.wikipedia.org/wiki/Vesicular_stomatitis_Indiana_virus
[445] Vitriol, D. V. (2023, January 27). Directed (Protein) Evolution. By DrBines Verbales Vitriol. https://drbine.substack.com/p/directed-protein-evolution
[446] Berkowitz RL, Ostrov DA. The Elusive Coreceptors for the SARS-CoV-2 Spike Protein. Viruses. 2022 Dec 25;15(1):67. doi: 10.3390/v15010067. PMID: 36680105; PMCID: PMC9862613.

[447] Followers, Q. 2. (n.d.). Let's say China BUT its CHYNA - BIOWEAPON LOCATION IN UKRAINE. Rumble. https://rumble.com/v2bd6c0-lets-say-china-but-its-chyna-bioweapon-location-in-ukraine.html
[448] Attarwala H. TGN1412: From Discovery to Disaster. J Young Pharm. 2010 Jul;2(3):332-6. doi: 10.4103/0975-1483.66810. PMID: 21042496; PMCID: PMC2964774.
[449] Import, M. (2018, January 25). Mäuse unterscheiden sich genetisch kaum vom Menschen. wissenschaft.de. https://www.wissenschaft.de/erde-umwelt/maeuse-unterscheiden-sich-genetisch-kaum-vom-menschen/
[450] Summary Basis for Regulatory Action. (2021, November 8). FDA. Retrieved March 19, 2023, from https://www.fda.gov/media/151733/download (S. 15)
[451] https://d7694293-ffb8-4ed0-a014-3581d49070e4.usrfiles.com/ugd/d76942_5af19ff7389d405585ae0c9db50eb306.pdf (S. 17 Artikel 1)
[452] Zelkoski, A. E., Ennis, K. T., Lu, Z., & Malloy, A. M. W. (2023). The BNT162b2 vaccine's empty lipid nanoparticle is able to induce an NF-κB response. Journal of Immunology, 210(1_Supplement), 160.18. https://doi.org/10.4049/jimmunol.210.supp.160.18
[453] Vitriol, D. V. (2023, October 15). Sind die kationischen NLP nun inflammatorisch oder nicht? DrBine's Newsletter. https://drbine.substack.com/p/sind-die-kationischen-nlp-nun-inflammatorisch
[454] Hannon G, Prina-Mello A. Endotoxin contamination of engineered nanomaterials: Overcoming the hurdles associated with endotoxin testing. Wiley Interdiscip Rev Nanomed Nanobiotechnol. 2021 Nov;13(6):e1738. doi: 10.1002/wnan.1738. Epub 2021 Jul 12. PMID: 34254460.
[455] https://t.me/Soldaten_und_Reservisten/4040
[456] NWO Watch. (2021, December 20). 10th World Health Summit Berlin 2018:SAHIN BIONTECH: Zusammenarbeit der Gates Foundation verkündet. YouTube. https://www.youtube.com/watch?v=9kMz7dL4owk
[457] Vitriol, D. V. (2023b, June 23). Ugurs Vortragsfolien des World Health Summit 2018. Stubstack. https://drbine.substack.com/p/ugurs-vortragsfolien-des-world-healthh
[458] Britisches Anti-Terror-Programm stufte Shakespeare, Tolkien, Huxley und Orwell als gefährliche Literatur ein. (n.d.). Transition News. https://transition-news.org/britisches-anti-terror-programm-stufte-shakespeare-tolkien-huxley-und-orwell
[459] Primary Sources on Copyright - Record Viewer. (n.d.). https://www.copyrighthistory.org/cam/tools/request/showRecord.php?id=record_uk_1559
[460] Possel, H. (n.d.). Ganymed – Gedicht von Goethe. Copyright Heiko Possel. https://www.gedichte-lyrik-online.de/ganymed.html
[461] Exit: Astellas kauft Ganymed. (2016, October 28). Vc-magazin. Retrieved February 3, 2024, from https://www.vc-magazin.de/blog/2016/10/28/exit-astellas-kauft-ganymed/
[462] Handelsblatt. (n.d.). https://www.handelsblatt.com/unternehmen/industrie/pharmaindustrie-krebsmittel-von-biontech-gruendern-ueberzeugt-in-studie-/28826130.html
[463] (18) Pfizer Inc. auf X: „For over a decade, we've worked alongside our partners at @AstellasUS to drive #ProstateCancer research forward. We are proud of the strides made so far, and we look forward to continued innovation as we work to help improve outcomes for men living with this disease. #GU24 https://t.co/7B9ruOoMUF" / X. (n.d.). X (Formerly Twitter). https://twitter.com/pfizer/status/1751258809652093098
[464] Behr, C. (2023, June 11). Medienbericht
550 Prozent Gewinn – Strüngmann Family Office verkauft Biontech-Aktienpaket. Private Banking Magazin. https://www.private-banking-magazin.de/struengmann-family-office-aktien-biontech-verkauf/
[465] https://www.cipherbio.com/data-viz/organization/BioNTech/funding
[466] GoingPublic Redaktion /hg. (2021, December 14). EY-Biotechnologie-Report 2020: Translation wird immer wichtiger. GoingPublic.de. https://www.goingpublic.de/life-sciences/ey-biotechnologie-report-2020/
[467] Aktuell, S. (2023, February 28). Corona-Impfschaden? Frau aus der Pfalz verklagt Hersteller BioNTech. swr.online. https://www.swr.de/swraktuell/rheinland-pfalz/ludwigshafen/impfschaden-durch-biontech-klage-wird-in-frankenthal-verhandelt-100.html
[468] DARPA Awards Moderna Therapeutics a Grant for up to $25 Million to Develop Messenger RNA TherapeuticsTM. (2013, October 2). Moderna. Retrieved March 4, 2023, from https://archive.is/PMwBC Gespeichert von https://web.archive.org/web/20200131130511/https://investors.modernatx.com/news-releases/news-release-details/darpa-awards-moderna-therapeutics-grant-25-million-develop/ Original https://investors.modernatx.com/news-releases/news-release-details/darpa-awards-moderna-therapeutics-grant-25-million-develop/
[469] Entwicklung innovativer Impfstoffe gegen Krebserkrankungen. (2020, November 21). Go-bio. Retrieved February 23, 2023, from https://www.go-bio.de/gobio/de/gefoerderte-projekte/gobio/_documents/entwicklung-innovativer-impfstoffe-gegen-krebserkrankungen.html
[470] https://www.annualreports.com/HostedData/AnnualReportArchive/b/NASDAQ_BNTX_2019.pdf Seite 14
[471] Wozu werden hunderte Millionen Menschen ohne ihr Wissen einer Gentherapie unterzogen? – Anti-Spiegel. (n.d.). https://www.anti-spiegel.ru/2022/wozu-werden-hunderte-millionen-menschen-ohne-ihr-wissen-einer-gentherapie-unterzogen/
[472] Chase shuts down bank accounts of Mercola and key employees. (2023, July 27). Mercola.com. https://articles.mercola.com/sites/articles/archive/2023/07/27/chase-shuts-down-bank-accounts-at-mercola.aspx?
[473] JP Morgan Chase Bank sperrt Konten eines Corona-kritischen Arztes | Transition News. (n.d.). Transition News. https://transition-news.org/jp-morgan-chase-bank-sperrt-konten-eines-corona-kritischen-arztes
[474] Alexopulos, N. (2021, December 16). SPARS Pandemic Scenario | Projects: Center for Health Security. Johns Hopkins Center for Health Security. https://www.centerforhealthsecurity.org/our-work/Center-projects/completed-projects/spars-pandemic-scenario.html
[475] Aya Velázquez on. (2023, January 26). Twitter. https://twitter.com/aya_velazquez/status/1618549301583679488?s=20
[476] Haridy, R. (2021, December 14). Early trial data for Moderna's mRNA flu vaccine disappoints. New Atlas. https://newatlas.com/health-wellbeing/moderna-mrna-flu-vaccine-phase1-data-disappoints/

[477] Moderna Announces Interim Phase 3 Safety and Immunogenicity Results for mRNA-1010, a Seasonal Influenza Vaccine Candidate. (n.d.). https://investors.modernatx.com/news/news-details/2023/Moderna-Announces-Interim-Phase-3-Safety-and-Immunogenicity-Results-for-mRNA-1010-a-Seasonal-Influenza-Vaccine-Candidate/default.aspx
[478] Wingrove, P., & Erman, M. (2023, February 17). Moderna flu vaccine delivers mixed results in trial, shares fall. Reuters. https://www.reuters.com/business/healthcare-pharmaceuticals/moderna-flu-vaccine-delivers-mixed-results-trial-2023-02-16/
[479] Berman, M., Easton, A., Jansen, K., Jansen, T., Pleskoff, B., Wild, R., Jansen, K., Jansen, K., Schlossberg, D., Schlossberg, D., Jansen, T., Conklin, J., Witrado, A., Haider, M., Beach, J., & Witrado, A. (n.d.). Kathrin Jansen. Forbes. https://www.forbes.com/profile/kathrin-jansen/
[480] COVID vaccines: "We flew the aeroplane while we were still building it." (2022, November 11). Nature. https://www.nature.com/articles/d41573-022-00191-2
[481] Kogon, R. (2023, May 3). BioNTech's 30 Billion Reasons. Brownstone Institute. https://brownstone.org/articles/biontechs-30-billion-reasons/
[482] Shakespeare, W. (n.d.). William Shakespeare: Troilus und Cressida. https://www.projekt-gutenberg.org/shakespr/troilus/troilus.html
[483] Spike in Middle-Aged deaths poses conundrum for UK insurers - BNN Bloomberg. (2024, January 26). BNN. https://www.bnnbloomberg.ca/spike-in-middle-aged-deaths-poses-conundrum-for-uk-insurers-1.2026887
[484] Pfizer Outlines Five-Point Plan to Battle COVID-19 | Pfizer. (n.d.). https://www.pfizer.com/news/press-release/press-release-detail/pfizer-outlines-five-point-plan-battle-covid-19
[485] Deutsche Welle. (2020, March 17). German, US companies to co-develop coronavirus vaccine. dw.com. https://www.dw.com/en/coronavirus-german-us-companies-sign-deal-to-develop-vaccine/a-52802822
[486] Bloomberg, L. J. A. M. P. /. (2023, January 6). The U.S. Keeps Offering China Its COVID Vaccines. China Keeps Saying No. Time. https://time.com/6245054/us-china-covid-vaccines/
[487] Herrmann, C. (2021, February 3). Aggressive Vakzin-Diplomatie: China erklärt Biontech-Impfung zur Giftspritze. n-tv.de. https://www.n-tv.de/politik/China-erklaert-Biontech-Impfung-zur-Giftspritze-article22323254.html
[488] Melissa Strickler - Pfizer. (2021, November 15). Project Veritas. https://www.projectveritas.com/news/melissa-strickler-pfizer/
[489] The Stew Peters Network. (2023, March 7). SECRET Pfizer DOC REVEALS 2019 Human JAB Trials Pfizer CAUGHT Testing Vaxx BEFORE PLANDEMIC! – Stew Peters. Stew Peters. https://www.stewpeters.com/video/2023/03/secret-pfizer-doc-reveals-2019-human-jab-trials-pfizer-caught-testing-vaxx-before-plandemic/
[490] Pal, P. (2021, November 6). Who is Brook Jackson? Whistleblower Leaves 20% Dent on BioNTech Shares on Single Day. International Business Times, Singapore Edition. https://amp.ibtimes.sg/who-brook-jackson-whistleblower-leaves-20-dent-biontech-shares-single-day-61120
[491] Kirsch, S. (2022, May 9). Pfizer fraud? Or just great execution? https://stevekirsch.substack.com/p/if-this-isnt-covid-vaccine-clinical
[492] Pfizer-Dokumente 2.0. (2023, March 2). My Site. https://www.florianschillingscience.org/post/pfizer-dokumente-2-0
[493] Contagion. (n.d.). Deutsche Filmbewertung Und Medienbewertung FBW. https://www.fbw-filmbewertung.com/film/contagion

[494] Hoft, J. (2022, March 12). EXCLUSIVE: CEO of Metabiota, Nathan Wolfe, connected to Hunter Biden, the NIH, the CDC and the World Economic Forum. The Gateway Pundit. https://www.thegatewaypundit.com/2022/03/exclusive-ceo-metabiota-nathan-wolfe-connected-hunter-biden-nih-cdc-world-economic-forum/
[495] Kessler, G. (2022, April 2). The truth about Hunter Biden and the Ukrainian 'bio labs.' Washington Post. https://www.washingtonpost.com/politics/2022/03/29/truth-about-hunter-biden-ukrainian-bio-labs/
[496] Hoft, J. (2022, March 12). EXCLUSIVE: CEO of Metabiota, Nathan Wolfe, connected to Hunter Biden, the NIH, the CDC and the World Economic Forum. The Gateway Pundit. https://www.thegatewaypundit.com/2022/03/exclusive-ceo-metabiota-nathan-wolfe-connected-hunter-biden-nih-cdc-world-economic-forum/
[497] Exposé. (2022, April 7). Evidence of Covid Pandemic and Bioweapon Cover-Ups all leads back to Metabiota, Peter Daszak and Hunter Biden. The Expose. https://expose-news.com/2022/04/08/pandemic-and-bioweapon-cover-ups-metabiota-hunter-biden/
[498] Exposé. (2022, April 7). Evidence of Covid Pandemic and Bioweapon Cover-Ups all leads back to Metabiota, Peter Daszak and Hunter Biden. The Expose. https://expose-news.com/2022/04/08/pandemic-and-bioweapon-cover-ups-metabiota-hunter-biden/
[499] Metabiota. (n.d.). https://widgets.weforum.org/techpioneers-2021/metabiota/
[500] Clandestine. (2024, January 6). Did Epstein create the C19 pandemic? Clandestine's Newsletter. https://bioclandestine.substack.com/p/did-epstein-create-the-c19-pandemic
[501] https://wiki.c2.com/?ScottyFactor. (2014, March 24). Retrieved March 8, 2023, from https://wiki.c2.com/?ScottyFactor

[502] Claudia LINDEMANN | Scientist | PhD (DPhil) | BioNTech AG, Mainz | Nonclinical Development | Research profile. (n.d.). ResearchGate. https://www.researchgate.net/profile/Claudia-Lindemann
[503] Claudia Lindemann. (n.d.). Linkein. Retrieved March 9, 2023, from https://de.linkedin.com/in/dr-claudia-lindemann-35698b95
[504] Claudia Lindemann - Director Nonclinical Safety - BioNTech SE. (n.d.-b). XING. https://www.xing.com/profile/Claudia_Lindemann6
[505] https://pubmed.ncbi.nlm.nih.gov/?term=Claudia+Lindemann
[506] VACTRAIN. (n.d.). https://www.vactrain.lv/
[507] Flaxman, A., Van Diemen, P. M., Yamaguchi, Y., Allen, E., Lindemann, C., Rollier, C. S., Milicic, A., & Wyllie, D. J. A. (2017). Development of persistent gastrointestinal S. aureus carriage in mice. Scientific Reports, 7(1). https://doi.org/10.1038/s41598-017-12576-0
[508] Bowman CJ, Bouressam M, Campion SN, Cappon GD, Catlin NR, Cutler MW, Diekmann J, Rohde CM, Sellers RS, Lindemann C. Lack of effects on female fertility and prenatal and postnatal offspring development in rats with BNT162b2, a mRNA-based COVID-19 vaccine. Reprod Toxicol. 2021 Aug;103:28-35. doi: 10.1016/j.reprotox.2021.05.007. Epub 2021 May 28. PMID: 34058573; PMCID: PMC8163337.
[509] Pfizer bestätigt die vorzeitige Beendigung der COVID-Impfstoff-Schwangerschaftsstudie. (2023, March 6). uncut-news.ch. https://uncutnews.ch/pfizer-bestaetigt-die-vorzeitige-beendigung-der-covid-impfstoff-schwangerschaftsstudie/

[510] Pfizer Confirms It Ended COVID-19 Vaccine Pregnancy Trial Early. (2023, March 1). www.theepochtimes.com. https://www.theepochtimes.com/health/pfizer-says-it-ended-covid-19-vaccine-pregnancy-trial-early_5088375.html
[511] Followers, E. R. 5. (n.d.). THE GREATEST PERPETRATOR OF MISINFORMATION IS U.S. GOVERNMENT. Rumble. https://rumble.com/v2bhjt2-the-greatest-perpetrator-of-misinformation-is-u.s.-government.html
[512] Kelly, A. (2022, December 1). Report 48: VAERS – 76% of Vaccine-Related Miscarriages from the Past 30 Years Occurred Once Pregnant Women Started Receiving COVID-19 Vaccines. DailyClout. https://dailyclout.io/miscarriages-in-covid-19-vaccinated-mothers-as-reported-in-vaers/
[513] Covid-19 Injections in Pregnant Women Lead to 8X Increase in Spontaneous Abortions and 3X Increase in Stillbirths. (n.d.). https://www.trialsitenews.com/a/covid-19-injections-in-pregnant-women-lead-to-8x-increase-in-spontaneous-abortions-and-3x-increase-in-stillbirths.-a48c57af
[514] https://t.me/uncut_news/52316
[515] Phan, K. (2022, July 9). Photo promotes false claim that COVID vaccines end pregnancies. AP NEWS. https://apnews.com/article/fact-check-covid-vaccine-abortion-pregnancy-safety-381256900307
[516] NZ and the MRNA auf X: „THE PFIZER #COVIDVACCINE PREGNANCY TRIAL HAS MORE HOLES THAN A SWISS CHEESE. . . The definitive #pfizer pregnancy trial data was (quietly) released several weeks ago.
Pfizer completed the trial one year ago, and waited 364 days to release the data for public viewing. Two years. . .
https://t.co/ARullJDYs6" / X. (n.d.). X (Formerly Twitter). https://twitter.com/HopeRising19/status/1723794691118838147
[517] Vitriol, D. V. (2024, January 20). #Placentagate revisited - Schadmechanismen der Plörre während der Schwangerschaft. DrBine's Newsletter. https://drbine.substack.com/p/pazentagate-revisited?
[518] Swingle KL, Safford HC, Geisler HC, Hamilton AG, Thatte AS, Billingsley MM, Joseph RA, Mrksich K, Padilla MS, Ghalsasi AA, Alameh MG, Weissman D, Mitchell MJ. Ionizable Lipid Nanoparticles for In Vivo mRNA Delivery to the Placenta during Pregnancy. J Am Chem Soc. 2023 Mar 1;145(8):4691-4706. doi: 10.1021/jacs.2c12893. Epub 2023 Feb 15. PMID: 36789893; PMCID: PMC9992266.
[519] Riley RS, Kashyap MV, Billingsley MM, White B, Alameh MG, Bose SK, Zoltick PW, Li H, Zhang R, Cheng AY, Weissman D, Peranteau WH, Mitchell MJ. Ionizable lipid nanoparticles for in utero mRNA delivery. Sci Adv. 2021 Jan 13;7(3):eaba1028. doi: 10.1126/sciadv.aba1028. PMID: 33523869; PMCID: PMC7806221.
[520] Vitriol, D. V. (2023d, March 7). Project Lightspeed - [IRONIE]Einmal mit Profis arbeiten[/IRONIE] Teil 6. https://drbine.substack.com/p/project-lightspeed-ironieeinmal-mit-1fe
[521] BioNTech R&D STUDY REPORT No. R-20-0072 125742_S1_M4_4223_R-20-0072 https://phmpt.org/wp-content/uploads/2022/03/125742_S1_M4_4223_R-20-0072.pdf Seite 8 von 36
[522] https://web.archive.org/web/20220101232345/https://www.who.int/biologicals/expert_committee/BS2327_Ebola_Vaccines_Guidelines.pdf. (n.d.). WHO. Retrieved March 9, 2023, from Original: https://www.who.int/biologicals/expert_committee/BS2327_Ebola_Vaccines_Guidelines.pdf Archive:
https://web.archive.org/web/20220101232345/https://www.who.int/biologicals/expert_committee/BS2327_Ebola_Vaccines_Guidelines.pdf
[523] Wissenschaftliche Beratungs-Sitzungen mit BioNTech Februar, März und Juni 2020. (n.d.). https://fragdenstaat.de/anfrage/wissenschaftliche-beratungs-sitzungen-mit-biontech-februar-maerz-und-juni-2020/
[524] Treffen mit BioNTech 08.04.2020. (n.d.). https://fragdenstaat.de/anfrage/treffen-mit-biontech-08-04-2020/
[525] Conspiracy, R. P. (2023, February 20). Dr. Arne Burkhardt Confirms Sperm Has Almost Entirely Been Replaced By Spike Protein. https://redpillconspiracy.substack.com/p/dr-arne-burkhardt-confirms-sperm
[526] Followers, V. 2. (n.d.). Dr Arne Burkhardt Confirms Sperm Has Been Almost Entirely Replaced By Spike Proteins. Rumble. https://rumble.com/v2a5fpw-dr-arne-burkhardt-confirms-sperm-has-been-almost-entirely-replaced-by-spike.html
[527] reissue_5.3.6 postmarketing experience.pdf (S. 30) https://phmpt.org/wp-content/uploads/2022/04/reissue_5.3.6-postmarketing-experience.pdf
[528] a_concerned_amyloidosis 🖤 🐭 DE auf X: „@Sabisteb 😂 the full pre-clinical test program is mandatory (started 3 animal studies and finished one) before entering phase 1" / X. (2001, January 29). X (Formerly Twitter). https://twitter.com/a_nineties/status/1752028073959047620
[529] Q. (2023g, March 17). Die TWITTER FILES Teil 19 - Die große Covid-19-Lügenmaschine. https://qlobalchange.substack.com/p/die-twitter-files-teil-19-die-groe
[530] Sicking, M. (2022, September 22). Antikörpertest als Corona-Immunitätsnachweis nicht geeignet. ARZT & WIRTSCHAFT. https://www.arzt-wirtschaft.de/coronakrise/antikoerpertest-als-corona-immunitaetsnachweis-nicht-geeignet/
[531] Anerkennung des Antikörpernachweis als Immunitätsnachweis (2G plus,minus, etc.) - електронна петиція. (n.d.). openPetition. https://www.openpetition.de/petition/online/anerkennung-des-antikoerpernachweis-als-immunitaetsnachweis-2g-plus-minus-etc?language=uk_UA.utf8
[532] Braun J, Loyal L, Frentsch M, Wendisch D, Georg P, Kurth F, Hippenstiel S, Dingeldey M, Kruse B, Fauchere F, Baysal E, Mangold M, Henze L, Lauster R, Mall MA, Beyer K, Röhmel J, Voigt S, Schmitz J, Miltenyi S, Demuth I, Müller MA, Hocke A, Witzenrath M, Suttorp N, Kern F, Reimer U, Wenschuh H, **Drosten C**, Corman VM, Giesecke-Thiel C, Sander LE, Thiel A. SARS-CoV-2-reactive T cells in healthy donors and patients with COVID-19. Nature. 2020 Nov;587(7833):270-274. doi: 10.1038/s41586-020-2598-9. Epub 2020 Jul 29. PMID: 32726801.
[533] Abela IA, Pasin C, Schwarzmüller M, Epp S, Sickmann ME, Schanz MM, Rusert P, Weber J, Schmutz S, Audigé A, Maliqi L, Hunziker A, Hesselman MC, Niklaus CR, Gottschalk J, Schindler E, Wepf A, Karrer U, Wolfensberger A, Rampini SK, Meyer Sauteur PM, Berger C, Huber M, Böni J, Braun DL, Marconato M, Manz MG, Frey BM, Günthard HF, Kouyos RD, Trkola A. Multifactorial seroprofiling dissects the contribution of pre-existing human coronaviruses responses to SARS-CoV-2 immunity. Nat Commun. 2021 Nov 18;12(1):6703. doi: 10.1038/s41467-021-27040-x. PMID: 34795285; PMCID: PMC8602384.
[534] Braun J, Loyal L, Frentsch M, Wendisch D, Georg P, Kurth F, Hippenstiel S, Dingeldey M, Kruse B, Fauchere F, Baysal E, Mangold M, Henze L, Lauster R, Mall MA, Beyer K, Röhmel J, Voigt S, Schmitz J, Miltenyi S, Demuth I, Müller MA, Hocke A, Witzenrath M, Suttorp N,

Kern F, Reimer U, Wenschuh H, **Drosten C**, Corman VM, Giesecke-Thiel C, Sander LE, Thiel A. SARS-CoV-2-reactive T cells in healthy donors and patients with COVID-19. Nature. 2020 Nov;587(7833):270-274. doi: 10.1038/s41586-020-2598-9. Epub 2020 Jul 29. PMID: 32726801.

[535] Pfleiderer, M., & Wichmann, O. (2014). Von der Zulassung von Impfstoffen zur Empfehlung durch die Ständige Impfkommission in Deutschland: Kriterien zur objektiven Bewertung von Nutzen und Risiken. Bundesgesundheitsblatt, Gesundheitsforschung, Gesundheitsschutz, 58(3), 263–273. https://www.pei.de/SharedDocs/Downloads/wiss-publikationen-volltext/bundesgesundheitsblatt/2015/2015-zulassung-impfstoffe-empfehlung-stiko-kriterien-nutzen-risiko.pdf?__blob=publicationFile&v=2

[536] Mayer, P. F. (2022, August 25). Studie: Mehrfache mRNA-Dosen machen krank durch IgG4-Antikörper. tkp.at. https://tkp.at/2022/08/23/studie-mehrfache-mrna-dosen-machen-krank-durch-igg4-antikoerper/

[537] Irrgang P, Gerling J, Kocher K, Lapuente D, Steininger P, Habenicht K, Wytopil M, Beileke S, Schäfer S, Zhong J, Ssebyatika G, Krey T, Falcone V, Schülein C, Peter AS, Nganou-Makamdop K, Hengel H, Held J, Bogdan C, Überla K, Schober K, Winkler TH, Tenbusch M. Class switch toward noninflammatory, spike-specific IgG4 antibodies after repeated SARS-CoV-2 mRNA vaccination. Sci Immunol. 2023 Jan 27;8(79):eade2798. doi: 10.1126/sciimmunol.ade2798. Epub 2023 Jan 27. PMID: 36548397; PMCID: PMC9847566.

[538] Uversky VN, Redwan EM, Makis W, Rubio-Casillas A. IgG4 Antibodies Induced by Repeated Vaccination May Generate Immune Tolerance to the SARS-CoV-2 Spike Protein. Vaccines (Basel). 2023 May 17;11(5):991. doi: 10.3390/vaccines11050991. PMID: 37243095; PMCID: PMC10222767.

[539] Vendruscolo M, Knowles TP, Dobson CM. Protein solubility and protein homeostasis: a generic view of protein misfolding disorders. Cold Spring Harb Perspect Biol. 2011 Dec 1;3(12):a010454. doi: 10.1101/cshperspect.a010454. PMID: 21825020; PMCID: PMC3225949.

[540] Dobson CM. Protein folding and misfolding. Nature. 2003 Dec 18;426(6968):884-90. doi: 10.1038/nature02261. PMID: 14685248.

[541] Vendruscolo M, Knowles TP, Dobson CM. Protein solubility and protein homeostasis: a generic view of protein misfolding disorders. Cold Spring Harb Perspect Biol. 2011 Dec 1;3(12):a010454. doi: 10.1101/cshperspect.a010454. PMID: 21825020; PMCID: PMC3225949.

[542] EPAR EMA/707383/2020 Corr .1*1 vom 19. Februar 2021 Abbildung 7 https://www.ema.europa.eu/en/documents/assessment-report/comirnaty-epar-public-assessment-report_en.pdf

[543] EPAR EMA/707383/2020 Corr .1*1 vom 19. Februar 2021 https://www.ema.europa.eu/en/documents/assessment-report/comirnaty-epar-public-assessment-report_en.pdf Seite 62

[544] A. (n.d.). Koprophagie oder warum fressen Mäuse ihren Kot? https://de.miracle-pets.com/11731608-why-is-my-mouse-eating-its-droppings

[545] J. (2022b, October 20). Do mice handle toxicity of mRNA vaccines better than humans? https://joomi.substack.com/p/do-mice-handle-toxicity-of-mrna-vaccines

[546] Vlatkovic I. Non-Immunotherapy Application of LNP-mRNA: Maximizing Efficacy and Safety. Biomedicines. 2021 May 10;9(5):530. doi: 10.3390/biomedicines9050530. PMID: 34068715; PMCID: PMC8151051.

[547] Eens S, Van Hecke M, Favere K, Tousseyn T, Guns PJ, Roskams T, Heidbuchel H. B-cell lymphoblastic lymphoma following intravenous BNT162b2 mRNA booster in a BALB/c mouse: A case report. Front Oncol. 2023 May 1;13:1158124. doi: 10.3389/fonc.2023.1158124. PMID: 37197431; PMCID: PMC10183601.

[548] BioNTech R&D STUDY REPORT No. R-20-0072 125742_S1_M4_4223_R-20-0072 https://phmpt.org/wp-content/uploads/2022/03/125742_S1_M4_4223_R-20-0072.pdf

[549] Vitriol, D. V. (2023e, March 7). Project Lightspeed - [IRONIE]Einmal mit Profis arbeiten[/IRONIE] Teil 6. https://drbine.substack.com/p/project-lightspeed-ironieeinmal-mit-1fe

[550] TGA Pre-Submission Meeting and Inverstigators Brochure https://www.tga.gov.au/sites/default/files/foi-2389-03-1.pdf

[551] Vitriol, D. V. (2023d, February 28). Warum die modRNA-Impfung schon aufgrund von Schulwissen nie funktionieren konnte. https://drbine.substack.com/p/warum-die-modrna-impfung-schon-aufgrund

[552] Wikipedia-Autoren. (2003, December 19). Camillo Golgi. https://de.wikipedia.org/wiki/Camillo_Golgi

[553] Wikipedia-Autoren. (2003, September 16). Golgi-Apparat. https://de.wikipedia.org/wiki/Golgi-Apparat

[554] Dobhal, G., Datta, A., Ayupova, D., Teesdale-Spittle, P., & Goreham, R. V. (2020). Isolation, characterisation and detection of breath-derived extracellular vesicles. Scientific Reports, 10(1). https://doi.org/10.1038/s41598-020-73243-5

[555] Santos P, Almeida F. Exosome-Based Vaccines: History, Current State, and Clinical Trials. Front Immunol. 2021 Jul 14;12:711565. doi: 10.3389/fimmu.2021.711565. PMID: 34335627; PMCID: PMC8317489.

[556] Sinha A, Yadav AK, Chakraborty S, Kabra SK, Lodha R, Kumar M, Kulshreshtha A, Sethi T, Pandey R, Malik G, Laddha S, Mukhopadhyay A, Dash D, Ghosh B, Agrawal A. Exosome-enclosed microRNAs in exhaled breath hold potential for biomarker discovery in patients with pulmonary diseases. J Allergy Clin Immunol. 2013 Jul;132(1):219-22. doi: 10.1016/j.jaci.2013.03.035. Epub 2013 May 14. PMID: 23683467.

[557] Yang, J., Chen, K., Wang, Z., Wang, Y., Liu, J., Li, L., Shao, Y., Gao, L., Yin, H., Cui, C., Tan, Z., Liu, L., Zhao, C., Zhang, G., Jia, R., Du, L., Chen, Y., Liu, R., Xu, J., . . . Wang, Y. (2016). DNA in serum extracellular vesicles is stable under different storage conditions. BMC Cancer, 16(1). https://doi.org/10.1186/s12885-016-2783-2

[558] Bitounis D, Jacquinet E, Rogers MA, Amiji MM. Strategies to reduce the risks of mRNA drug and vaccine toxicity. Nat Rev Drug Discov. 2024 Jan 23. doi: 10.1038/s41573-023-00859-3. Epub ahead of print. PMID: 38263456.

[559] Impfung durch Eincremen. (n.d.). Analytical Science Article DO Series. https://analyticalscience.wiley.com/content/article-do/impfung-durch-eincremen

[560] Carlos A. Gebauer / Katrin Gierhake Ärztliche Aufklärung bei Behandlungen mit bedingt zugelassenen mRNA-Impfarzneien Der Beitrag erörtert die Anforderungen an eine ärztliche Aufklärung von Patienten zur rechtswirksamen Ein willigung in Behandlungen mit mRNA-Impfarzneien. Besonderheiten im Verhältnis zu anderen Schutzimpfungen ergeben sich aus der technisch-medizinischen Neuartigkeit der genbasierten Impftechnik https://sciencefiles.org/wp-content/uploads/2023/07/NJW-Aerztliche_Aufklaerung_bei_Behandlungen_mit_bedingt_zugelassenen.pdf

[561] Yonker LM, Swank Z, Bartsch YC, Burns MD, Kane A, Boribong BP, Davis JP, Loiselle M, Novak T, Senussi Y, Cheng CA, Burgess E, Edlow AG, Chou J, Dionne A, Balaguru D, Lahoud-Rahme M, Arditi M, Julg B, Randolph AG, Alter G, Fasano A, Walt DR. Circulating Spike

Protein Detected in Post-COVID-19 mRNA Vaccine Myocarditis. Circulation. 2023 Mar 14;147(11):867-876. doi: 10.1161/CIRCULATIONAHA.122.061025. Epub 2023 Jan 4. PMID: 36597886; PMCID: PMC10010667.

562 Robinson, E. (2023, March 15). New Study: 436 BILLION Spike Proteins Found in the Blood of Kids 30 Days After The Shot. https://emeralddb3.substack.com/p/new-study-436-billion-spike-proteins

563 Jikkyleaks 🐭 auf X: „It's a problem because the study authors should have raised an alarm after the first two or three cases. You see, that was their duty. It was a duty as medical officers and as research officers. But to our knowledge they said nothing and kept recruiting." / X (twitter.com) https://twitter.com/Jikkyleaks/status/1611465564236689409

564 Mayer, P. F. (2022). Impfung bringt 13 Billionen mRNA-Spikes in 35 Billionen Körperzellen. tkp.at. https://tkp.at/2022/05/06/impfung-bringt-13-billionen-mrna-spikes-in-35-billionen-koerperzellen/

565 https://tkp.at/wp-content/uploads/2022/05/Jean-Michel-Claverie.pdf

566 Alexander, P. (2023, March 14). More evidence of prolonged existence of spike protein & RNA (post virus): Spike and/or viral RNA fragments persist in the recovered COVID-19 patients up to 1 year or longer after acute COVID; we know. https://palexander.substack.com/p/more-evidence-of-prolonged-existence

567 Craddock V, Mahajan A, Spikes L, Krishnamachary B, Ram AK, Kumar A, Chen L, Chalise P, Dhillon NK. Persistent circulation of soluble and extracellular vesicle-linked Spike protein in individuals with postacute sequelae of COVID-19. J Med Virol. 2023 Feb;95(2):e28568. doi: 10.1002/jmv.28568. PMID: 36756925.

568 Dousis A, Ravichandran K, Hobert EM, Moore MJ, Rabideau AE. An engineered T7 RNA polymerase that produces mRNA free of immunostimulatory byproducts. Nat Biotechnol. 2023 Apr;41(4):560-568. doi: 10.1038/s41587-022-01525-6. Epub 2022 Nov 10. PMID: 36357718; PMCID: PMC10110463.

569 Diken M, Kreiter S, Vascotto F, Selmi A, Attig S, Diekmann J, Huber C, Türeci Ö, Sahin U. mTOR inhibition improves antitumor effects of vaccination with antigen-encoding RNA. Cancer Immunol Res. 2013 Dec;1(6):386-92. doi: 10.1158/2326-6066.CIR-13-0046. Epub 2013 Sep 20. PMID: 24778131.

570 Karikó K, Buckstein M, Ni H, Weissman D. Suppression of RNA recognition by Toll-like receptors: the impact of nucleoside modification and the evolutionary origin of RNA. Immunity. 2005 Aug;23(2):165-75. doi: 10.1016/j.immuni.2005.06.008. PMID: 16111635.

571 Deutschland, R. (2022, March 2). Olaf Scholz: Waren beim Impfen Versuchskaninchen - und es ist gut gegangen. RND.de. https://www.rnd.de/politik/olaf-scholz-waren-beim-impfen-versuchskaninchen-und-es-ist-gut-gegangen-CKUZFNFM3KMQCZXFNYPDKHGZGI.html

572 Vitriol, D. V. (2024, January 22). X Mechanismen der Thrombosenbildung durch die Plörre. DrBine's Newsletter. https://drbine.substack.com/p/5-mechanismen-der-thrombosenbildung

573 P. (n.d.-b). POLYMUN - Excellence in Biopharmaceuticals and Liposomes, Contract Development and Manufacturing. Copyright (C) Polymun. https://www.polymun.com/about-us/

574 Polymun. (n.d.). POLYMUN - liposomes. Copyright (C) Polymun. https://www.polymun.com/liposomes/reference-projects/

575 https://t.co/fFsopN1R00

576 Polack, F. P., Thomas, S. H., Kitchin, N., Absalon, J., Gurtman, A., Lockhart, S., Perez, J. L., Marc, G. P., Moreira, E. J. L., Zerbini, C. a. F., Bailey, R., Swanson, K. A., Roychoudhury, S., Koury, K., Li, P., Kalina, W., Cooper, D. A., Frenck, R. W., Hammitt, L. L., . . . Gruber, W. C. (2020). Safety and Efficacy of the BNT162b2 mRNA Covid-19 Vaccine. The New England Journal of Medicine, 383(27), 2603–2615. https://doi.org/10.1056/nejmoa2034577 Supplementary Material: Protocol https://www.nejm.org/doi/suppl/10.1056/NEJMoa2034577/suppl_file/nejmoa2034577_protocol.pdf

577 Thread by @joshg99 on Thread Reader App. (n.d.). https://threadreaderapp.com/thread/1658421192326365185.html

578 Kogon, R. (2023, February 7). It Started Before the Outbreak: A BioNTech-"Pfizer" Vax Project Timeline. Brownstone Institute. https://brownstone.org/articles/biontech-pfizer-vax-timeline/

579 https://investors.biontech.de/static-files/6ca5a3bd-64fa-4f90-9cfa-0f2ac6eb1838

580 G. (2023b, January 29). Production of the Pfizer BioNTech mRNA jabs. https://geoffpain.substack.com/p/production-of-the-pfizer-biontech

581 Zeitung, B. (2020, March 4). Thermo Fisher bestätigt drei Corona-Fälle im Freiburger Unternehmen. Badische Zeitung. https://www.badische-zeitung.de/thermo-fisher-bestaetigt-drei-corona-faelle-im-freiburger-unternehmen--183262355.html

582 A. (2023b, March 8). Pfizer and Moderna bivalent vaccines contain 20-35% expression vector and are transformation competent in E.coli. https://anandamide.substack.com/p/pfizer-and-moderna-bivalent-vaccines

583 Modarn_Life. (2024, January 11). DNA-LNP? eine Spurensuche. a_nineties reads. https://modarnlife.substack.com/p/dna-lnp-eine-spurensuche

584 Ausschuss, C. (2024, January 12). Jakob | Sitzung 189: Nachfassen [Video]. Odysee. https://odysee.com/@Corona-Ausschuss:3/s189de-3:8

585 EMA Public Assessment Report on Pfizer-BioNTech Vaccine 12-21-2020 - DocumentCloud https://www.ema.europa.eu/en/documents/assessment-report/comirnaty-epar-public-assessment-report_en.pdf

586 https://mega.nz/folder/WQo2QDaa#xp50i-ducJCz8cCHtq2AFg

587 Vitriol, D. V. (2023, December 26). Die EMA weiß, dass der DNase I - Verdau nicht funktioniert und hier sind die Dokumente, die das belegen. DrBine's Newsletter. https://drbine.substack.com/p/die-ema-wei-dass-der-dnase-i-verdau

588 https://pingthread.com/hashtag/COptiGate

589 Vitriol, D. V. (2023d, July 16). Ugurs grenzdebile Schwachsinnsideen im Protein Design. Susbtack. https://drbine.substack.com/p/ugurs-grenzdebile-schwachsinnsideen-0ea

590 Eiweißsynthese in Biologie | Schülerlexikon | Lernhelfer. (n.d.). https://www.lernhelfer.de/schuelerlexikon/biologie/artikel/eiweiss-synthese

591 Wikipedia-Autoren. (2003). Wasserstoffbrückenbindung. de.wikipedia.org. https://de.wikipedia.org/wiki/Wasserstoffbr%C3%BCckenbindung

[592] Patterson, B. W., Francisco, E. B., Yogendra, R., Long, E., Pise, A., Beaty, C. D., Osgood, E., Bream, J. B., Kreimer, M., Heide, R. S. V., Guevara-Coto, J., Mora, R., & Mora, J. (2022). SARS-CoV-2 S1 Protein Persistence in SARS-CoV-2 Negative Post-Vaccination Individuals with Long COVID/ PASC-Like Symptoms. Research Square (Research Square). https://doi.org/10.21203/rs.3.rs-1844677/v1
[593] J. (2022, September 29). What proteins are we actually getting from the COVID vaccines? https://joomi.substack.com/p/what-proteins-are-we-actually-getting?utm_campaign=post&utm_medium=web&utm_source=direct
[594] https://pingthread.com/hashtag/COptiGate
[595] Rose, J. (2022, June 16). I don't think it's Myocarditis, I think it's injection-induced Cardiac Amyloidosis https://jessicar.substack.com/p/i-dont-think-its-myocarditis-i-think
[596] Rose, J. (2022a, June 10). RSFIEDLLFNKV. . . are we looking at weaponized amyloidosis? https://jessicar.substack.com/p/rsfiedllfnkv-are-we-looking-at-weaponized
[597] Rose, J. (2022a, May 23). Modified spike protein RNA injection-induced Amyloidosis? https://jessicar.substack.com/p/modified-spike-protein-rna-injection
[598] Toxicology Review of COVID-19 Vaccine (BNT162, PF-07302048) (Final Report) https://phmpt.org/wp-content/uploads/2023/11/125_BLA-125742-0_08-23-2021_Memo_Committee-Memo_Toxico.pdf
[599] Nonclinical Evaluation Report BNT162b2 [mRNA] COVID-19 vaccine (COMIRNATY™) https://www.tga.gov.au/sites/default/files/foi-2389-06.pdf (Seite 12ff)
[600] Mayer, P. F. (2023, March 3). VAERS-Daten belegen Turbokrebs (1): Prostatakrebs. tkp.at. https://tkp.at/2023/03/03/vaers-daten-belegen-turbokrebs-1-prostatakrebs/
[601] Mayer, P. F. (2023b, March 3). VAERS-Daten belegen Turbokrebs (2): Brustkrebs. tkp.at. https://tkp.at/2023/03/05/vaers-daten-belegen-turbokrebs-2-brustkrebs/
[602] Bawden, A. (2024, February 1). Global cancer cases to rise by more than 75% by 2050, WHO predicts. The Guardian. https://www.theguardian.com/society/2024/feb/01/global-cancer-cases-to-rise-by-more-than-75-by-2050-who-predicts
[603] Wikipedia-Autoren. (2004a, February 24). Blankovollmacht. https://de.wikipedia.org/wiki/Blankovollmacht
[604] Review of Pfizer's Non-Clinical Program by Sasha Latypova – Solari Report. (n.d.). https://home.solari.com/review-of-pfizers-non-clinical-program-by-sasha-latypova/
[605] Müller, K. (2022, June 22). Was bedeutet "same same but different"? Netzwelt. https://www.netzwelt.de/abkuerzung/204676-bedeutet-same-same-but-different-bedeutung-verwendung.html
[606] https://www.tga.gov.au/sites/default/files/foi-2389-06.pdf
[607] Rennick, O. O. S. G., & Rennick, O. O. S. G. (2023, March 14). Gain-of-function research in Australia: Why the secrecy? - Senator Gerard Rennick. Senator Gerard Rennick. https://gerardrennick.com.au/gain-of-function-research-in-australia-why-the-secrecy
[608] Dr. John Campbell. (2023, March 26). Professor Clancy responds to TGA document [Video]. YouTube. https://www.youtube.com/watch?v=pYkN7Gdpl8w
[609] OpenVAET. (2023, April 2). Pfizer/BioNTech C4591001 Trial - Phase 1 Antibodies. Where haven't they cheated exactly? Substack. https://openvaet.substack.com/p/pfizerbiontech-c4591001-trial-phase
[610] (3) a_concerned_amyloidosis 💜 🐭 DE auf X: „My first FOIA document release!😱This is the official criticism by the Paul-Ehrlich-Institute of the BNT162-01 clinical trial protocol from April 16 2020 https://t.co/FKazVHsWoX https://t.co/lK45xxQ2Ff https://t.co/I4UfBnNtRe https://t.co/iPXSkL07Mb" / X. (n.d.). X (Formerly Twitter). https://twitter.com/a_nineties/status/1660895987445972992
[611] Pressemitteilungen - Erste klinische Prüfung eines COVID-19-Impfstoffs in Deutschland genehmigt - Paul-Ehrlich-Institut. (n.d.). https://www.pei.de/DE/newsroom/pm/jahr/2020/08-erste-klinische-pruefung-sars-cov-2-impfstoff-in-deutschland.html
[612] BioNTech und Pfizer geben Genehmigung des Paul-Ehrlich-Instituts für erste klinische Studie von COVID-19-Impfstoffkandidaten bekannt | BioNTech. (n.d.). BioNTech. https://investors.biontech.de/de/news-releases/news-release-details/biontech-und-pfizer-geben-genehmigung-des-paul-ehrlich-instituts
[613] Kommunikation mit BioNTech des 16ten April 2020. (n.d.). FragDenStaat. https://fragdenstaat.de/anfrage/kommunikation-mit-biontech-des-16ten-april-2020/
[614] Clinical Trials Register. (n.d.). https://www.clinicaltrialsregister.eu/ctr-search/trial/2020-001038-36/DE
[615] (3) a_concerned_amyloidosis 💜 🐭 DE auf X: „My first FOIA document release!😱This is the official criticism by the Paul-Ehrlich-Institute of the BNT162-01 clinical trial protocol from April 16 2020 https://t.co/FKazVHsWoX
https://t.co/lK45xxQ2Ff
https://t.co/I4UfBnNtRe https://t.co/iPXSkL07Mb" / X. (n.d.). X (Formerly Twitter). https://twitter.com/a_nineties/status/1660895987445972992
[616] Høeg TB, Duriseti R, Prasad V. Potential "Healthy Vaccinee Bias" in a Study of BNT162b2 Vaccine against Covid-19. N Engl J Med. 2023 Jul 20;389(3):284-285. doi: 10.1056/NEJMc2306683. PMID: 37470285.
[617] Biber, E. (2023, January 24). The Rats. By Ehden Biber - Sense of Awareness. https://ehden.substack.com/p/the-rats
[618] Joob B, Wiwanitkit V. Expected Viscosity After COVID-19 Vaccination, Hyperviscosity and Previous COVID-19. Clin Appl Thromb Hemost. 2021 Jan-Dec;27:10760296211020833. doi: 10.1177/10760296211020833. PMID: 34142570; PMCID: PMC8216419.
[619] Immunnetzwerktheorie. (n.d.). https://de.wikibrief.org/wiki/Immune_network_theory
[620] Murphy WJ, Longo DL. A Possible Role for Anti-idiotype Antibodies in SARS-CoV-2 Infection and Vaccination. N Engl J Med. 2022 Jan 27;386(4):394-396. doi: 10.1056/NEJMcibr2113694. Epub 2021 Nov 24. PMID: 34818473.
[621] Cullen, B. K. P. (2024, January 31). DNA in Covid-Impfstoffen: Nur unkontrollierte Messfehler? - Teil 2 | Cicero Online. Cicero Online. https://www.cicero.de/kultur/mrna-impfstoffe-covid-dna-verunreinigungen-teil-zwei
[622] Batch release certificate https://www.tga.gov.au/sites/default/files/foi-3390-11.pdf
[623] Vitriol, D. V. (2023, December 27). Wie man sich aus seinen eigenen Worten einen Strick dreht, weiß auch das PEI. DrBine's Newsletter. https://drbine.substack.com/p/wie-man-sich-aus-einen-eigenen-worten

[624] Pfizer und BioNTech veröffentlichen erste positive Daten aus laufender Phase-1/2-Studie mit mRNA-basiertem SARS-CoV-2-Impfstoffkandidaten | BioNTech. (n.d.). BioNTech. https://investors.biontech.de/de/news-releases/news-release-details/pfizer-und-biontech-veroeffentlichen-erste-positive-daten-aus
[625] Pfizer und BioNTech veröffentlichen erste positive Daten aus laufender deutscher Phase-1/2-COVID-19-Impfstoffstudie samt vorläufigen Ergebnissen zur T-Zell-Antwort | BioNTech. (n.d.). BioNTech. https://investors.biontech.de/de/news-releases/news-release-details/pfizer-und-biontech-veroeffentlichen-erste-positive-daten-aus-0
[626] Sahin U, Muik A, Derhovanessian E, Vogler I, Kranz LM, Vormehr M, Baum A, Pascal K, Quandt J, Maurus D, Brachtendorf S, Lörks V, Sikorski J, Hilker R, Becker D, Eller AK, Grützner J, Boesler C, Rosenbaum C, Kühnle MC, Luxemburger U, Kemmer-Brück A, Langer D, Bexon M, Bolte S, Karikó K, Palanche T, Fischer B, Schultz A, Shi PY, Fontes-Garfias C, Perez JL, Swanson KA, Loschko J, Scully IL, Cutler M, Kalina W, Kyratsous CA, Cooper D, Dormitzer PR, Jansen KU, Türeci Ö. COVID-19 vaccine BNT162b1 elicits human antibody and TH1 T cell responses. Nature. 2020 Oct;586(7830):594-599. doi: 10.1038/s41586-020-2814-7. Epub 2020 Sep 30. Erratum in: Nature. 2021 Feb;590(7844):E17. PMID: 32998157.
[627] Pfizer und BioNTech erhalten FDA-Fast-Track-Status für zwei mRNA-basierte Impfstoffkandidaten gegen SARS-CoV-2 | BioNTech. (n.d.). BioNTech. https://investors.biontech.de/de/news-releases/news-release-details/pfizer-und-biontech-erhalten-fda-fast-track-status-fuer-zwei
[628] Zeitung, B. (2022, January 6). Impfzentrum verabreicht doppelte Dosis. Badische Zeitung. https://www.badische-zeitung.de/impfzentrum-verabreicht-doppelte-dosis--207780341.html
[629] Zeitung, B. (2023, July 6). Schwerer Unfall vor der Kronenbrücke in Freiburg – ein Toter,. . . Badische Zeitung. https://www.badische-zeitung.de/schwerer-unfall-vor-der-kronenbruecke-in-freiburg-ein-toter-sechs-verletzte--212330281.html
[630] Cognetti, J. S., & Miller, B. L. (2021). Monitoring Serum Spike Protein with Disposable Photonic Biosensors Following SARS-CoV-2 Vaccination. Sensors, 21(17), 5857. https://doi.org/10.3390/s21175857
[631] Summary Basis for Regulatory Action. (2021, November 8). FDA. Retrieved March 19, 2023, from https://www.fda.gov/media/151733/download (S. 15)
[632] Kingston, K. (2023, January 13). 10 Reasons to Criminally Charge Pfizer NOW. https://karenkingston.substack.com/p/10-reasons-to-criminally-charge-pfizer
[633] Verbeke R, Hogan MJ, Loré K, Pardi N. Innate immune mechanisms of mRNA vaccines. Immunity. 2022 Nov 8;55(11):1993-2005. doi: 10.1016/j.immuni.2022.10.014. PMID: 36351374; PMCID: PMC9641982.
[634] Chemaitelly H, Ayoub HH, Tang P, Coyle P, Yassine HM, Al Thani AA, Al-Khatib HA, Hasan MR, Al-Kanaani Z, Al-Kuwari E, Jeremijenko A, Kaleeckal AH, Latif AN, Shaik RM, Abdul-Rahim HF, Nasrallah GK, Al-Kuwari MG, Butt AA, Al-Romaihi HE, Al-Thani MH, Al-Khal A, Bertollini R, Faust JS, Abu-Raddad LJ. Long-term COVID-19 booster effectiveness by infection history and clinical vulnerability and immune imprinting: a retrospective population-based cohort study. Lancet Infect Dis. 2023 Mar 10:S1473-3099(23)00058-0. doi: 10.1016/S1473-3099(23)00058-0. Epub ahead of print. PMID: 36913963.
[635] Wikipedia-Autoren. (2006c). Antigenerbsünde. de.wikipedia.org. https://de.wikipedia.org/wiki/Antigenerbs%C3%BCnde
[636] COVID-19 - Lessons learned and recommendations for the future: extracts from the exchange of views - EP Special Committee on the COVID-19 pandemic | European Parliament Multimedia Centre. (n.d.). European Parliament Multimedia Centre. https://multimedia.europarl.europa.eu/de/video/ep-special-committee-on-the-covid-19-pandemic-lessons-learned-and-recommendations-for-the-future-extracts-from-the-exchange-of-views_I231213
[637] Oktober, V. M. N. S. 1. (2022, October 15). Pfizer-Vertreterin: Es gab keinen Nachweis über Fremdschutz durch Biontech-Impfstoff. Tichys Einblick. https://www.tichyseinblick.de/kolumnen/aus-aller-welt/pfizer-janine-small-fremdschutz-impfstoff/
[638] 2023-10-18 Letter to MEP Marcel de Graaff - Request for the direct suspension of marketing authorizations (voorwaarheid.nl) https://voorwaarheid.nl/wp-content/uploads/2023/11/2023-10-18-Letter-to-MEP-Marcel-de-Graaff-Request-for-the-direct-suspension-of-marketing-authorizations.pdf
[639] Romeijn, M. (2023, November 23). Persconferentie FvD in het Europees Parlement - Voorwaarheid. Voorwaarheid. https://voorwaarheid.nl/informeren/persbericht-3/
[640] Potkaars-live. (2023, November 21). press conference on the letter from EMA, by Forum for Democracy in the European Parliament [Video]. YouTube. https://www.youtube.com/watch?v=9L3xxE8AGqE
[641] Summary Basis for Regulatory Action. (2021, November 8). FDA. Retrieved March 19, 2023, from https://www.fda.gov/media/151733/download (S. 25)
[642] Kingston, K. (2023, January 13). 10 Reasons to Criminally Charge Pfizer NOW. https://karenkingston.substack.com/p/10-reasons-to-criminally-charge-pfizer
[643] https://www.hhs.gov/sites/default/files/pfizer-inc-covid-19-vaccine-contract.pdf
[644] GMP Zertifizierung - Concept Heidelberg GmbH. (n.d.). https://www.concept-heidelberg.de/services/gmp-zertifizierung.html
[645] Veranstaltungen - GMP-konforme Herstellung von COVID-19-Impfstoffen - Paul-Ehrlich-Institut. (2021, March 10). https://www.pei.de/SharedDocs/veranstaltungen-events/DE/2021/2021-03-10-workshop-gmp-covid-19.html
[646] Statement of work for COVID-19 PANDEMIC—LARGE SCALE VACCINE MANUFACTURING DEMONSTRATION. (2020, July 21). hhs.gov. Retrieved March 19, 2023, from https://www.hhs.gov/sites/default/files/pfizer-inc-covid-19-vaccine-contract.pdf (S.16 im pdf, S. 14 des Dokuments): *„describe the manufacturing process for the vaccine product to ensure conformity with §501(a)(2)(B) of the Food, Drug, and Cosmetics Act (FD&C Act, Title 21 United States Code ("U.S.C.") §351 (a)(2)(B)) rearding good manufacturing practices ("GMP")"*
[647] Kingston, K. (2023, January 13). 10 Reasons to Criminally Charge Pfizer NOW. https://karenkingston.substack.com/p/10-reasons-to-criminally-charge-pfizer
[648] Schmeling M, Manniche V, Hansen PR. Batch-dependent safety of the BNT162b2 mRNA COVID-19 vaccine. Eur J Clin Invest. 2023 Aug;53(8):e13998. doi: 10.1111/eci.13998. Epub 2023 Apr 9. PMID: 36997290.
[649] Vitriol, D. V. (2023, December 26). Die EMA weiß, dass der DNase I - Verdau nicht funktioniert und hier sind die Dokumente, die das belegen. DrBine's Newsletter. https://drbine.substack.com/p/die-ema-wei-dass-der-dnase-i-verdau

[650] Rentschler Biopharma SE. (n.d.). https://www.rentschler-biopharma.com/de/
[651] Cott, E., deBruyn, E., & Corum, J. (2021, May 3). How Pfizer Makes Its Covid-19 Vaccine. The New York Times. https://www.nytimes.com/interactive/2021/health/pfizer-coronavirus-vaccine.html
[652] Biomay-Admin. (2022, May 11). Biomay Cooperates with BioNTech to Supply DNA Template for COVID-19 mRNA Vaccine. Biomay AG. https://www.biomay.com/biomay-cooperates-with-biontech-to-supply-dna-template-for-covid-19-mrna-vaccine/
[653] AGC Biologics' Heidelberg Facility to Further Supply Plasmid DNA for COVID-19 Vaccine. (2021b, June 7). Bloomberg.com. https://www.bloomberg.com/press-releases/2021-06-07/agc-biologics-heidelberg-facility-to-further-supply-plasmid-dna-for-covid-19-vaccine
[654] GlobeNewswire (Europe). (n.d.). AGC Biologics' Heidelberg Facility to Further Supply Plasmid DNA for COVID-19 Vaccine. Finanz-Nachrichten.de. https://www.finanznachrichten.de/nachrichten-2021-06/53081641-agc-biologics-heidelberg-facility-to-further-supply-plasmid-dna-for-covid-19-vaccine-399.htm
[655] AGC Biologics' Heidelberg Facility to Further Supply Plasmid DNA for COVID-19 Vaccine. (n.d.). https://www.agcbio.com/news/agc-biologics-heidelberg-facility-to-further-supply-plasmid-dna-for-covid-19-vaccine
[656] U. (2023, February 3). Biontech stellt Plasmid-Herstellungsstätte in Marburg fertig. Pharma-Food. https://www.pharma-food.de/engineering-projekte/biontech-stellt-plasmid-herstellungsstaette-in-marburg-fertig-433.html
[657] BioNTech stärkt Produktionsstandort Marburg durch erste unternehmenseigene Plasmid-DNA-Herstellungsstätte | BioNTech. (n.d.). BioNTech. https://investors.biontech.de/de/news-releases/news-release-details/biontech-staerkt-produktionsstandort-marburg-durch-erste
[658] Croda supports Pfizer-BioNTech COVID-19 vaccine | Croda. (n.d.-b). https://www.croda.com/en-gb/about-us/case-studies/pioneering-science-supports-pfizerbiontech-covid19-vaccine
[659] Steer, G. (2021, March 2). Chemicals group Croda expects boost from BioNTech/Pfizer vaccine contract. Financial Times. https://www.ft.com/content/a29be5dd-c72d-44de-93f6-08cdc1148f02
[660] Priyan, V., & Priyan, V. (2021, February 8). Merck and BioNTech to boost lipid supply for Covid-19 vaccine production. Pharmaceutical Technology. https://www.pharmaceutical-technology.com/news/merck-biontech-lipid-supply/
[661] Doepke, M. (2022, February 23). BioNTech-Partner Merck KGaA: mRNA-Deal fix. DER AKTIONÄR. https://www.deraktionaer.de/artikel/pharma-biotech/biontech-partner-merck-kgaa-mrna-deal-fix-20246177.html
[662] Göbelbecker, J. (2022, January 7). Merck übernimmt mRNA-Spezialisten Exelead. Pharma-Food. https://www.pharma-food.de/markt/merck-uebernimmt-mrna-spezialisten-exelead-796.html
[663] Exelead. (n.d.). Exelead Helps Manufacture Pfizer-BioNTech Covid-19 Vaccine. https://www.exeleadbiopharma.com/news/exelead-helps-manufacture-pfizer-biontech-covid-19-vaccine
[664] Produktions-Start in Rekordzeit: Evonik liefert erste Lipide aus deutscher Produktion an BioNTech - Evonik Industries. (2021, April 22). https://corporate.evonik.com/de/produktions-start-in-rekordzeit-evonik-liefert-erste-lipide-aus-deutscher-produktion-an-biontech-157143.html
[665] Dostert, E., & Müller-Arnold, B. (2021, February 12). Impfstoffe von Biontech und Moderna: Eine fette Packung aus Lipiden. Süddeutsche.de. https://www.sueddeutsche.de/wirtschaft/corona-impfung-lipide-evonik-1.5203601
[666] Rapporteur's Rolling Review Report Quality - COVID-19 mRNA Vaccine BioNTec S. 120 (EMA-Leak Dokument)
[667] Menzel, N. (2021b, April 21). Biontech-Pfizer: Vom Reaktor bis zum Impfzentrum. Pharma-Food. https://www.pharma-food.de/ausruestung/fluessig-prozesstechnik/biontech-pfizer-vom-reaktor-bis-zum-impfzentrum-349.html
[668] Telgheder, M. (2021, October 6). Dermapharm will sich langfristig bei Impfstoffen engagieren. Handelsblatt. https://www.handelsblatt.com/unternehmen/mittelstand/familienunternehmer/covid-19-impfstoff-biontech-partner-dermapharm-will-sich-langfristig-bei-impfstoffen-engagieren/27628984.html
[669] Doepke, M. (2021, January 11). BioNTech-Partner Dermapharm: "Wir können die Produktionskapazitäten erhöhen" – CEO im AKTIONÄR-Interview. DER AKTIONÄR. https://www.deraktionaer.de/artikel/pharma-biotech/biontech-partner-dermapharm-wir-koennen-die-produktionskapazitaeten-erhoehen-ceo-im-aktionaer-interview-20223540.html
[670] Adhoc, A. (2020c, October 9). Dermapharm produziert für Biontech/Pfizer. APOTHEKE ADHOC. https://www.apotheke-adhoc.de/nachrichten/detail/coronavirus/dermapharm-produziert-fuer-biontechpfizer/
[671] Adhoc, A. (n.d.). Allergopharma produziert für Biontech. APOTHEKE ADHOC. https://www.apotheke-adhoc.de/nachrichten/detail/markt/allergopharma-produziert-fuer-biontech/
[672] November 8, 2021 Summary Basis for Regulatory Action - Comirnaty (fda.gov) https://www.fda.gov/media/151733/download
[673] Johnston, M. (2022). 7 Companies Owned by Pfizer. Investopedia. https://www.investopedia.com/companies-owned-by-pfizer-5211303
[674] Mleczko, L., & Westermann, T. (2020). Maßstabsvergrößerung (Scale-up) chemischer Reaktoren. Springer Reference Naturwissenschaften. https://doi.org/10.1007/978-3-662-56434-9_14
[675] Funken, K. (n.d.). Prozess Scale-Up? Kein Problem! https://de.linkedin.com/pulse/prozess-scale-up-kein-problem-katharina-funken
[676] Segalla, G. (2023). Chemical-physical criticality and toxicological potential of lipid nanomaterials contained in a COVID-19 mRNA vaccine. International Journal of Vaccine Theory, Practice, and Research, 3(1), 787–817. https://doi.org/10.56098/ijvtpr.v3i1.68
[677] Comirnaty, INN-tozinameran, tozinameran/riltozinameran, tozinameran/famtozinameran (europa.eu) https://www.ema.europa.eu/en/documents/procedural-steps-after/comirnaty-epar-procedural-steps-taken-scientific-information-after-authorisation_en.pdf
[678] (6) a_concerned_amyloidosis 💜 🐭 DE auf X: „red are non-minor changes to labelling, blue are EMA news items relating to authorizations (new age groups etc) and safety and green is changes to manufacturing of active substance and finished product. just realized i should include the dedicated EMA safety update section 😅 https://t.co/bjm6Omq00V" / X. (2001, January 20). X (Formerly Twitter). https://twitter.com/a_nineties/status/1749312065481617843
[679] https://mega.nz/file/HQRlGJhY#JAobCpblwqU-ovu6d6G-6Jww_VbhK1tniOY_-c8R778

[680] Kort, K. (2021, April 1). Johnson & Johnson: 15 Millionen Impfstoffdosen unbrauchbar. https://www.handelsblatt.com/technik/medizin/produktionsprobleme-15-millionen-impfstoffdosen-von-johnson-und-johnson-sind-unbrauchbar/27060944.html

[681] D. (2021, January 4). Panne bei Produktion: Millionen Impfstoff-Dosen von Johnson & Johnson unbrauchbar. FAZ.NET. https://www.faz.net/aktuell/wirtschaft/unternehmen/usa-millionen-impfstoff-dosen-von-johnson-johnson-unbrauchbar-17273679.html

[682] Tagesspiegel, D. (2021, April 11). Verlust von 15 Millionen Impfstoff-Dosen: Produktionspanne bei Johnson & Johnson könnte EU-Kampagnen ausbremsen. https://www.tagesspiegel.de/politik/produktionspanne-bei-johnson-johnson-konnte-eu-kampagnen-ausbremsen-5103691.html

[683] Vf. (2023, May 25). Der Skandal um den Astrazeneca-Impfstoff aus dem Werk von Emergent Biosolutions in Baltimore - 2020 NEWS. 2020 NEWS. https://2020news.de/der-skandal-um-den-astrazeneca-impfstoff-aus-dem-werk-von-emergent-biosolutions-in-baltimore/

[684] Health Canada. (2021, April 25). Statement from Health Canada on AstraZeneca and Janssen COVID-19 vaccines produced at Emergent BioSolutions. Newswire. https://www.newswire.ca/news-releases/statement-from-health-canada-on-astrazeneca-and-janssen-covid-19-vaccines-produced-at-emergent-biosolutions-843630874.html

[685] Post, W. (2021, May 20). Johnson & Johnson recorded contamination risks at Baltimore plant seven months before vaccine was ruined. Nationalpost. https://nationalpost.com/news/world/johnson-johnson-recorded-contamination-risks-at-baltimore-plant-seven-months-before-vaccine-was-ruined

[686] Blackwell, T. (2021, April 25). More than half Canada's AstraZeneca vaccine came from U.S. plant accused of quality-control problems. Nationalpost. https://nationalpost.com/news/canada/more-than-half-canadas-astrazeneca-vaccine-came-from-u-s-plant-accused-by-fda-of-quality-control-problems

[687] Stolberg, S. G., & Hamby, C. (2021, May 12). AstraZeneca Vaccines Made at Troubled Baltimore Plant Were Shipped to Canada and Mexico. The New York Times. https://www.nytimes.com/2021/04/23/us/astrazeneca-covid-vaccine-contamination.html

[688] Update on vaccine production at BioNTech's manufacturing site in Marburg | BioNTech. (n.d.). BioNTech. https://investors.biontech.de/news-releases/news-release-details/update-vaccine-production-biontechs-manufacturing-site-marburg

[689] Eudra GMP - Public layout. (n.d.). https://eudragmdp.ema.europa.eu/inspections/gmpc/searchGMPCompliance.do

[690] Aktuelles - Pressemeldungen - Detail - Rentschler Biopharma SE. (n.d.). https://www.rentschler-biopharma.com/de/aktuelles/pressemeldungen/detail/view/mit-vereinten-kraeften-gegen-sars-cov-2/

[691] Rentschler slapped with FDA Form 483 citing lax manufacturing procedures. (2022, June 14). Fierce Pharma. https://www.fiercepharma.com/manufacturing/rentschler-slapped-form-483-citing-lax-manufacturing-procedures#

[692] https://www.fda.gov/media/159164/download

[693] AffairsFDA Form 483 Frequently Asked Questions. U.S. Food And Drug Administration. https://www.fda.gov/inspections-compliance-enforcement-and-criminal-investigations/inspection-references/fda-form-483-frequently-asked-questions

[694] EudraLex - Volume 4. (2023, January 30). Public Health. https://health.ec.europa.eu/medicinal-products/eudralex/eudralex-volume-4_en

[695] Kirsch, S. (2022b, August 31). Documents leaked from the EMA confirms why we aren't allowed to analyze the vaccine vials. https://stevekirsch.substack.com/p/documents-leaked-from-the-ema-confirms

[696] Latypova, S. (2023a, February 6). Letters from the Underworld. By Sasha Latypova. https://sashalatypova.substack.com/p/letters-from-the-underworld

[697] Tinari S. The EMA covid-19 data leak, and what it tells us about mRNA instability BMJ 2021; 372 :n627 doi:10.1136/bmj.n627 https://www.bmj.com/content/372/bmj.n627

[698] COMMISSION REGULATION (EU) 2018/ 1881 - of 3 December 2018 - amending Regulation (EC) No 1907 / 2006 of the European Parliament and of the Council on the Registration, Evaluation, Authorisation and Restriction of Chemicals (REACH) as regards Annexes I, III,VI, VII, VIII, IX, X, XI, and XII to address nanoforms of substances (europa.eu) https://eur-lex.europa.eu/legal-content/EN/TXT/PDF/?uri=CELEX:32018R1881&from=EN

[699] https://eur-lex.europa.eu/legal-content/EN/TXT/PDF/?uri=CELEX:32020R0878&rid=1

[700] CL2006R1907EN0050010.0001.3bi_cp 1..1 (europa.eu) https://eur-lex.europa.eu/legal-content/EN/TXT/PDF/?uri=CELEX:02006R1907-20090627&from=EN

[701] Stanton, D. (2022, June 17). Rentschler: FDA closed out 483 at Germany plant - BioProcess Insider. BioProcess International. https://bioprocessintl.com/bioprocess-insider/regulations/rentschler-says-fda-has-closed-out-483-at-germany-plant/

[702] Comirnaty, INN-COVID-19 mRNA Vaccine (nucleoside-modified) (europa.eu) https://www.ema.europa.eu/en/documents/assessment-report/comirnaty-epar-public-assessment-report_en.pdf S. 15

[703] Recently Requested 483s | FDAnews. (n.d.). https://www.fdanews.com/recentlyrequested483s

[704] GeoffPainPhD. (n.d.-b). Geoff Pain PhD | GeoffPainPhD | Substack. Geoff Pain PhD. https://geoffpain.substack.com/

[705] Quality issues with mRNA Covid vaccine production. (n.d.). BitChute. https://www.bitchute.com/video/muB0nrznCAC4/

[706] Letter, P. (n.d.). FDA tests let military use expired drugs - Pharmaceutical industry new. https://www.thepharmaletter.com/article/fda-tests-let-military-use-expired-drugs

[707] Sucker-Sket, K. (2022b, December 19). Ärztepräsident bringt „Arzneimittel-Flohmärkte" ins Spiel. DAZ.online. https://www.deutsche-apotheker-zeitung.de/news/artikel/2022/12/19/aerztepraesident-bringt-arzneimittel-flohmaerkte-ins-spiel

[708] Rundfunk, B. (2022, September 22). Haltbarkeit Lebensmittel: Diese Lebensmittel halten ewig. Bayerischer Rundfunk. https://www.br.de/radio/bayern1/haltbarkeit-lebensmittel-100.html

[709] https://web.archive.org/web/20221129041802/https://avantilipids.com/divisions/research-products

[710] King, P. (2022, October 17). What Does Pharmaceutical Grade Mean? Our Definition. Palmetto Industries. https://www.palmetto-industries.com/what-does-pharmaceutical-grade-mean/

[711] Segalla, G. (2023). Chemical-physical criticality and toxicological potential of lipid nanomaterials contained in a COVID-19 mRNA vaccine. International Journal of Vaccine Theory, Practice, and Research, 3(1), 787–817. https://doi.org/10.56098/ijvtpr.v3i1.68

[712] European Pharmacopoeia Online. (n.d.). Publication Platform. https://pheur.edqm.eu/home

[713] Segalla, G. (2023). Chemical-physical criticality and toxicological potential of lipid nanomaterials contained in a COVID-19 mRNA vaccine. International Journal of Vaccine Theory, Practice, and Research, 3(1), 787–817. https://doi.org/10.56098/ijvtpr.v3i1.68
[714] https://echa.europa.eu/information-on-chemicals/cl-inventory-database.
[715] SAMMLUNG ERSTER ERGEBNISSE https://t.me/agimpfstoffe/12
[716] ALC-0315. (n.d.). Avanti Polar Lipids (en-US). https://avantilipids.com/product/890900
[717] https://www.usp.org/
[718] Wikipedia-Autoren. (2003, June 4). CAS-Nummer. https://de.wikipedia.org/wiki/CAS-Nummer
[719] SAMMLUNG ERSTER ERGEBNISSE https://t.me/agimpfstoffe/12
[720] D'Avanzo, N., Celia, C., Barone, A., Carafa, M., Di Marzio, L., Santos, H. A., & Fresta, M. (2020). Immunogenicity of polyethylene glycol based nanomedicines: Mechanisms, clinical implications and Systematic approach. Advanced Therapeutics, 3(3). https://doi.org/10.1002/adtp.201900170
[721] D'Avanzo, N., Celia, C., Barone, A., Carafa, M., Di Marzio, L., Santos, H. A., & Fresta, M. (2020). Immunogenicity of polyethylene glycol based nanomedicines: Mechanisms, clinical implications and Systematic approach. Advanced Therapeutics, 3(3). https://doi.org/10.1002/adtp.201900170
[722] *Comirnaty, INN-COVID-19 mRNA Vaccine (nucleoside-modified) (europa.eu) https://www.ema.europa.eu/en/documents/assessment-report/comirnaty-epar-public-assessment-report_en.pdf S. 1240
[723] Comirnaty, INN-COVID-19 mRNA Vaccine (nucleoside-modified) (europa.eu) https://www.ema.europa.eu/en/documents/assessment-report/comirnaty-epar-public-assessment-report_en.pdf Seite 34
[724] NaOH and HCl Excipients in Pfizer's SmPC for Comirnaty - a Freedom of Information request to Medicines and Healthcare Products Regulatory Agency. (2023, May 16). WhatDoTheyKnow. https://www.whatdotheyknow.com/request/naoh_and_hcl_excipients_in_pfize
[725] description and composition.pdf (whatdotheyknow.com) https://www.whatdotheyknow.com/request/835119/response/2313527/attach/3/description%20and%20composition.pdf?cookie_passthrough=1 S.2
[726] Briefverkehr mit BioNTech. (n.d.). FragDenStaat. https://fragdenstaat.de/anfrage/briefverkehr-mit-biontech/#nachricht-693072
[727] (9) Jikkyleaks 🐭 auf Twitter: „New Cheese 🧀 🧀 🧀 on #Blotgate - The emerging scandal that keeps on giving. The EMA and FDA reviews of the Pfizer BNT162b2 molecular biology assays were not independent reviews at all. Pfizer wrote their documents. @chrismartenson https://t.co/BkowyEho5a" / Twitter https://twitter.com/Jikkyleaks/status/1615299303643443200
[728] Alschner, U. (2023, March 17). Flecken auf der Weißen Weste? Covid-19 Arzneimittelzulassung à la Pfizer - was nicht passt wird passend gemacht! - Alschner.Klartext. Alschner.Klartext. https://alschner-klartext.de/2023/03/15/flecken-auf-der-weissen-weste-covid-19-arzneimittelzulassung-a-la-pfizer-was-nicht-passt-wird-passend-gemacht/
[729] Online, F. (2021, February 18). Biontech-Zulassung: Interne Dokumente zeigen, warum EU so lange brauchte. FOCUS Online. https://www.focus.de/gesundheit/news/verzoegerung-bei-der-ema-interne-dokumente-zeigen-warum-die-eu-fuer-die-zulassung-des-biontech-vakzins-so-lange-brauchte_id_12996879.html
[730] Mariya Gabriel. (2023, March 20). European Commission. https://ec.europa.eu/commission/commissioners/2019-2024/gabriel_en
[731] EU research commissioner named, but lacks 'research' in her title. (2023b, March 20). Science | AAAS. https://www.science.org/content/article/eu-research-commissioner-named-lacks-research-her-title
[732] Kogon, R. (2022, August 30). 50/50 Split: BioNTech and the Pfizer Illusion. Brownstone Institute. https://brownstone.org/articles/50-50-split-the-biontech-and-the-pfizer-illusion/
[733] Kogon, R. (2023, May 3). BioNTech's 30 Billion Reasons. Brownstone Institute. https://brownstone.org/articles/biontechs-30-billion-reasons/
[734] https://www.sec.gov/Archives/edgar/data/1776985/000156459021016723/bntx-ex444_416.htm
[735] W. (2022c, May 14). Coronavirus: Donald Trump greift nach deutscher Impfstoff-Firma CureVac - Video - WELT. DIE WELT. https://www.welt.de/wirtschaft/video206557781/Coronavirus-Donald-Trump-greift-nach-deutscher-Impfstoff-Firma-CureVac.html
[736] Rohrer, B. (2020, March 16). Coronavirus-Impfstoff: Tübinger Biotech-Firma dementiert Übernahmegerüchte. DAZ.online. https://www.deutsche-apotheker-zeitung.de/news/artikel/2020/03/15/trump-umgarnt-tuebinger-biotech-firma-wegen-coronavirus-impfstoff
[737] Dams, J. (2021b, July 3). Corona-Impfstoff: Peinliches Ende der globalen Curevac-Show. DIE WELT. https://www.welt.de/debatte/kommentare/article232274445/Corona-Impfstoff-Peinliches-Ende-der-globalen-Curevac-Show.html
[738] CEPI | New Vaccines For A Safer World. (2022a, April 4). CEPI. https://cepi.net/
[739] Bill & Melinda Gates Foundation and Wellcome pledge $300 million to CEPI to fight COVID-19 and combat threat of future pandemics – CEPI. (2022, January 19). CEPI. https://cepi.net/news_cepi/bill-melinda-gates-foundation-and-wellcome-pledge-300-million-to-cepi-to-fight-covid-19-and-combat-threat-of-future-pandemics/
[740] Who we are – CEPI. (2019, January 16). CEPI. https://cepi.net/about/whoweare/
[741] The Global Health Mafia Protection Racket. (n.d.-a). BitChute. https://www.bitchute.com/video/1Z5VYqJqrtl/
[742] MORE Public Health Mafia Connections. (n.d.). BitChute. https://www.bitchute.com/video/0teiURhZeuk/
[743] Eckers, R. (2020, April 8). Joggen in der Corona-Krise: Warum man jetzt mit Laufen anfangen sollte. Westdeutsche Zeitung. https://www.wz.de/nrw/joggen-in-der-corona-krise-warum-man-jetzt-mit-laufen-anfangen-sollte_aid-49983863
[744] https://investors.biontech.de/node/7291/html
[745] Latypova, S. (2023a, February 6). Letters from the Underworld. By Sasha Latypova. https://sashalatypova.substack.com/p/letters-from-the-underworld
[746] https://www.hhs.gov/sites/default/files/pfizer-inc-covid-19-vaccine-contract.pdf (Seite 3)
[747] Regulatory Approval Definition: 8k Samples | Law Insider. (n.d.). Law Insider. https://www.lawinsider.com/dictionary/regulatory-approval
[748] T. (2023h, January 26). Kosten für Corona-Impfstoff: BioNTech verteidigt Preisangebot an die EU. tagesschau.de. https://www.tagesschau.de/investigativ/ndr-wdr/corona-impfstoff-biontech-107.html

[749] Habich, I. (2021, August 5). Preise für mRNA-Impfstoffe steigen. DAZ.online. https://www.deutsche-apotheker-zeitung.de/news/artikel/2021/08/04/preise-fuer-mrna-impfstoffe-steigen
[750] Szent-Ivanyi, T. (2022, February 26). Pharmaindustrie: "Niemand wird mit einem Corona-Impfstoff große Profite einfahren." RND.de. https://www.rnd.de/politik/pharmaindustrie-niemand-wird-mit-einem-corona-impfstoff-grosse-profite-einfahren-KR5SE7C27VELDBIKBBFMOXUWOU.html
[751] Gunnar Kaiser Live. (2021, November 1). Karl Lauterbach: „Die Pharmafirmen werden mit Impfstoffen nicht reich." [Video]. YouTube. https://www.youtube.com/watch?v=5wOM0ArP76E
[752] Von Appen, K., & Von Appen, K. (2020, December 10). Lauterbach: Pharmafirmen werden mit Impfstoffen nicht reich – BioNTech-Gründer plötzlich Milliardär... COMPACT. https://www.compact-online.de/lauterbach-pharmafirmen-werden-mit-impfstoffen-nicht-reich-biontech-gruender-ploetzlich-milliardaer/
[753] Spiegel, D. (2023, March 27). a-b2370eac-a603-462b-986b-5ebae2abe995. DER SPIEGEL, Hamburg, Germany. https://www.spiegel.de/wirtschaft/biontech-meldet-erneut-milliardengewinn-a-b2370eac-a603-462b-986b-5ebae2abe995
[754] Huber, W. (2021, November 1). Geheimvertrag Pfizer/EU: Um Milliarden überteuert, Staaten haften, Wirkung unklar. Report24. https://report24.news/geheimvertrag-pfizer-eu-um-milliarden-ueberteuert-staaten-haften-wirkung-unklar/
[755] Vaccine monopolies make cost of vaccinating the world against COVID at least 5 times more expensive than it could be | Oxfam International. (2021, October 29). Oxfam International. https://www.oxfam.org/en/press-releases/vaccine-monopolies-make-cost-vaccinating-world-against-covid-least-5-times-more
[756] Rudnick, H. (2022, January 21). Biontech: Ugur Sahin gehört jetzt zu den 10 reichsten Deutschen. Business Insider. https://www.businessinsider.de/wissenschaft/gesundheit/axel-springer-award-ugur-sahin-und-oezlem-tuereci-werden-ausgezeichnet-c/
[757] M. (2023a, March 26). Das Spiel mit den Varianten. By Modarn_Life. https://modarnlife.substack.com/p/das-spiel-mit-den-varianten
[758] Über die Corona-Impfstudie / Artikelserie. (2022, June 15). Miriam Sachs - Veröffentlichungen Aller Art. https://miriamsachs.wordpress.com/uber-die-recherche-zur-artikelserie/
[759] Schmitz, T., & Zinkant, K. (2020, December 16). Corona-Impfstoff: Probandin Nummer 13. Süddeutsche.de. https://www.sueddeutsche.de/gesundheit/corona-impfstoff-studie-test-biontech-1.5148740?reduced=true
[760] O. (2023a, April 2). Pfizer/BioNTech C4591001 Trial - Phase 1 Antibodies. Where haven't they cheated exactly? https://openvaet.substack.com/p/pfizerbiontech-c4591001-trial-phase
[761] OpenVAET. (2023b, April 2). Pfizer/BioNTech C4591001 Trial - Phase 1 Antibodies. Where haven't they cheated exactly? Substack. https://openvaet.substack.com/p/pfizerbiontech-c4591001-trial-phase
[762] (2) Christine Cotton OFFICIEL auf Twitter: „ATOMIC BOMB ! documents released to the public, analysis of SARS-CoV-2 serum neutralizing titer 50 (titer) in PHASE 1 from ADVA sas Dataset Decrease in antibodies as early as 2 weeks post dose 2 ! @canceledmouse please check buddy @Jikkyleaks @joshg99 @AaronSiriSG... https://t.co/PJBty73wQH" / X https://twitter.com/StatChrisCotton/status/1639333283006644227
[763] (2) Jikkyleaks 🐭 auf Twitter: „And you also knew that when they posted the antibody levels in the VRBPAC submission to the FDA, they were on a log scale. You knew that, right? Here's the data recalculated from the ADVA file in the @ICANdecide FOI #pfizerdocuments On the left is a linear scale, right is log https://t.co/4PJXOcntLu" / X https://twitter.com/Jikkyleaks/status/1536290396569235457
[764] Paidi RK, Jana M, Mishra RK, Dutta D, Raha S, Pahan K. ACE-2-interacting Domain of SARS-CoV-2 (AIDS) Peptide Suppresses Inflammation to Reduce Fever and Protect Lungs and Heart in Mice: Implications for COVID-19 Therapy. J Neuroimmune Pharmacol. 2021 Mar;16(1):59-70. doi: 10.1007/s11481-020-09979-8. Epub 2021 Jan 11. PMID: 33426604; PMCID: PMC7797355.
[765] A Phase 3 Study to Evaluate the Safety, Tolerability, and Immunogenicity of Multiple Production Lots and Dose Levels of BNT162b2 RNA-Based COVID-19 Vaccines Against COVID-19 in Healthy Participants - Full Text View - ClinicalTrials.gov. (n.d.). https://clinicaltrials.gov/ct2/show/NCT04713553
[766] Mayer, P. F. (2023b). Überdosierung von BioNTech/Pfizer Comirnaty gesundheitsschädlich und Finanzvergehen? tkp.at. https://tkp.at/2023/04/29/zu-hohe-dosierung-von-biontech-pfizer-comirnaty-gesundheitsschaedlich-und-finanzvergehen-vgesundheitsschaedlich-so/
[767] Rundfunk, B., & Zöller, J. (2019, October 24). 24. Oktober 1931: Al Capone wird wegen Steuerhinterziehung verurteilt. Bayerischer Rundfunk. https://www.br.de/radio/bayern2/sendungen/kalenderblatt/al-capone-wird-wegen-steuerhinterziehung-verurteilt-100.html
[768] Online, R. (2021, February 19). Nebenwirkungen bei der Corona-Impfung? Darum sind sie sogar ein gutes Zeichen! RTL Online. https://www.rtl.de/cms/nebenwirkungen-bei-der-corona-impfung-darum-sind-sie-sogar-ein-gutes-zeichen-4705959.html
[769] Reitschuster, B. (2022b, November 13). 23 Prozent der Deutschen klagen über erhebliche Impfnebenwirkungen. reitschuster.de. https://reitschuster.de/post/23-prozent-der-deutschen-klagen-ueber-erhebliche-impfnebenwirkungen/
[770] Reitschuster, B. (2022a, January 17). Exklusiv-Umfrage zeigt, wie häufig starke Impfnebenwirkungen wirklich sind. reitschuster.de. https://reitschuster.de/post/exklusiv-umfrage-zeigt-wie-haeufig-starke-impfnebenwirkungen-wirklich-sind/
[771] Reitler, P. (2023, March 29). 2021: Fast viermal mehr Krankschreibungen wegen Impfnebenwirkung als wegen Corona. Epoch Times www.epochtimes.de. https://www.epochtimes.de/politik/deutschland/2021-fast-viermal-mehr-krankschreibungen-wegen-impfnebenwirkung-als-wegen-corona-a4209623.html
[772] Wdr, S. Z. (2024, January 26). Krankenstand drückte Deutschland wohl in Rezession. tagesschau.de. https://www.tagesschau.de/wirtschaft/konjunktur/rekord-krankenstand-rezession-100.html
[773] https://t.me/CoronaImpfschadenHilfe_Corih/457
[774] Shot of Hope: An Inside Look at Pfizer's Covid Vaccine. (2021, March 25). American Committee for the Weizmann Institute of Science. https://www.weizmann-usa.org/news-media/video-gallery/shot-of-hope-an-inside-look-at-pfizer-s-covid-vaccine/

[775] Syal, R. (2021, November 8). Kate Bingham: well-connected but under-fire UK vaccines chief. The Guardian. https://www.theguardian.com/world/2020/nov/10/kate-bingham-well-connected-but-under-fire-uk-vaccines-chief
[776] Syal, R. (2021, November 8). Kate Bingham: well-connected but under-fire UK vaccines chief. The Guardian. https://www.theguardian.com/world/2020/nov/10/kate-bingham-well-connected-but-under-fire-uk-vaccines-chief
[777] Kate Bingham - SV Health Investors. (n.d.). SV Health Investors. https://svhealthinvestors.com/people/kate-bingham
[778] Davis, N. (2022, December 1). Former vaccines chief sounds warning about UK pandemic readiness. The Guardian. https://www.theguardian.com/politics/2022/nov/30/former-vaccines-chief-sounds-warning-about-uk-pandemic-readiness
[779] Weintraub, K. (2020, December 1). Deliver a safe, effective COVID-19 vaccine in less than a year? Impossible. Meet Moncef Slaoui. https://eu.usatoday.com/in-depth/news/health/2020/12/01/operation-warp-speeds-moncef-slaoui-guided-covid-19-vaccine-creation/6375043002/
[780] Moderna press release: Moncef M. Slaoui, Ph.D. Joins Moderna's Board of Directors https://web.archive.org/web/20200528155041/https://www.modernatx.com/sites/default/files/press_releases/Moncef%20Slaoui%20Board%20Appointment%207-27-17.pdf
[781] Mangan, D. (2021, March 25). GSK fires Trump Covid vaccine chief Moncef Slaoui for "substantiated" sexual harassment claims. CNBC. https://www.cnbc.com/2021/03/24/moncef-slaoui-fired-from-galvani-bioelectronics-board-of-directors-over-sexual-harassment-allegations.html
[782] Moncef Slaoui Departs Galvani Bioelectronics Board of Directors | GSK. (2021, March 24). https://www.gsk.com/en-gb/media/press-releases/moncef-slaoui-departs-galvani-bioelectronics-board-of-directors/
[783] Holmes, K., Mucha, S., & Lemos, G. (2021, January 13). Head of US vaccine effort resigns at request of incoming Biden administration but will stay through transition. CNN. https://edition.cnn.com/2021/01/13/politics/moncef-slaoui-operation-warp-speed-resigns-biden-administration/index.html
[784] Todesfälle Covid-19-Impfung. (n.d.). FragDenStaat. https://fragdenstaat.de/anfrage/todesfaelle-covid-19-impfung/#nachricht-820720
[785] Health Emergency Preparedness and Response (HERA). (2023, March 14). Public Health. https://health.ec.europa.eu/health-emergency-preparedness-and-response-hera_en
[786] Helen. (2023, July 21). Militarization of public Health. Helen's Substack. https://helendunkel.substack.com/p/militarization-of-public-health
[787] G. (2020, March 4). Amtseinführung: Bundeswehrgeneral Holtherm übernimmt neue BMG-Abteilung. https://www.kma-online.de. https://www.kma-online.de/aktuelles/koepfe/detail/bundeswehrgeneral-holtherm-uebernimmt-neue-bmg-abteilung-a-42765
[788] Als Generalarzt ins Gesundheitsministerium. (n.d.). https://www.bundeswehr.de/de/organisation/sanitaetsdienst/aktuelles-im-sanitaetsdienst/als-generalarzt-ins-gesundheitsministerium--229932
[789] Krempl, S. (2023, February 14). New York Times verklagt EU-Kommission wegen von der Leyens Pfizer-SMS. Heise Online. https://www.heise.de/news/New-York-Times-verklagt-EU-Kommission-wegen-von-der-Leyens-Pfizer-SMS-7495688.html
[790] Maier, M. (2022, January 19). „Wo sind von der Leyens Nachrichten an den Pfizer-Chef?". Berliner Zeitung. https://www.berliner-zeitung.de/welt-nationen/wo-sind-von-der-leyens-nachrichten-an-den-pfizer-chef-li.207040
[791] Oysmüller, T. (2023). EU-Parlament für Leyen-Pfizer-SMS als Geheimsache. tkp.at. https://tkp.at/2023/07/24/eu-parlament-fuer-leyen-pfizer-sms-als-geheimsache/
[792] T. (2023i, March 1). Von der Leyens Handy: Daten offenbar unwiederbringlich gelöscht. tagesschau.de. https://www.tagesschau.de/inland/handy-von-der-leyen-101.html
[793] Jungholt, T. (2020, January 14). Berateraffäre: Von der Leyen entschied selbst über Handydaten. DIE WELT. https://www.welt.de/politik/deutschland/article204996912/Beraterattaere-Von-der-Leyen-entschied-selbst-ueber-Handydaten.html
[794] deutschlandfunk.de. (n.d.). EU-Verträge mit Impfstoffherstellern - "Mehr Transparenz dringend erforderlich." Deutschlandfunk. https://www.deutschlandfunk.de/eu-vertraege-mit-impfstoffherstellern-mehr-transparenz-100.html
[795] BBC News. (2021, February 10). Covid: EU's von der Leyen admits vaccine rollout failures. https://www.bbc.com/news/world-europe-56009251[796] https://t.me/eh_den_files
[797] Nachrichten, P., & Nachrichten, P. (2021b, August 5). Pfizers Geheimvertrag geleakt – Kunden sind Willkür des Pharmariesen ausgeliefert - Paraguay Nachrichten. Paraguay Nachrichten - Aktuelle Nachrichten Aus Paraguay. Paraguay Wie Es Wirklich Ist. https://paraguay-nachrichten.com/pfizers-geheimvertrag-geleakt-kunden-sind-willkuer-des-pharmariesen-ausgeliefert/
[798] https://anonfiles.com/v42bWfSbu0/Pfizer_EU_contract_pdf (Seite 15)
[799] Pfizers Geheimvertrag geleakt: Kunden sind Willkür des Pharmariesen ausgeliefert. (n.d.). ExtremNews. https://www.extremnews.com/berichte/vermischtes/4a331842b3d1447
[800] Nachrichten, N. (2021, February 25). "Als würden wir erpresst": Pfizer verhandelt in Lateinamerika eisenhart. n-tv.de. https://www.n-tv.de/panorama/Pfizer-verhandelt-in-Lateinamerika-eisenhart-article22384876.html
[801] Nachrichten, N. (2021, February 25). "Als würden wir erpresst": Pfizer verhandelt in Lateinamerika eisenhart. n-tv.de. https://www.n-tv.de/panorama/Pfizer-verhandelt-in-Lateinamerika-eisenhart-article22384876.html
[802] B. (2022a, March 3). Pfizer-Impfstoff in Indien: Keine Zulassung wegen Entschädigungsklausel. Berliner Zeitung. https://www.berliner-zeitung.de/news/studie-zu-impffolgen-gefordert-pfizer-zieht-antrag-auf-notfallzulassung-zurueck-li.214983
[803] https://d7694293-ffb8-4ed0-a014-3581d49070e4.usrfiles.com/ugd/d76942_5af19ff7389d405585ae0c9db50eb306.pdf (S. 17 Artikel 1)
[804] Mayer, P. F. (2022b, October 24). Was Pfizer wusste .... tkp.at. https://tkp.at/2022/10/24/was-pfizer-wusste/#sdendnote44sym
[805] https://anonfiles.com/v42bWfSbu0/Pfizer_EU_contract_pdf (Seite 24)
[806] Auch hier war der Autor zu doof korrekt zu zitieren. So geht das, Du Anfänger: Castillo JC, Ahuja A, Athey S, Baker A, Budish E, Chipty T, Glennerster R, Kominers SD, Kremer M, Larson G, Lee J, Prendergast C, Snyder CM, Tabarrok A, Tan BJ, Więcek W. Market design to accelerate COVID-19 vaccine supply. Science. 2021 Mar 12;371(6534):1107-1109. doi: 10.1126/science.abg0889. Epub 2021 Feb 25. PMID: 33632897.

[807] Humanity Projects - V Damage - Economic Impact. (n.d.). http://www.phinancetechnologies.com/HumanityProjects/The%20VDamage%20Project%20-%20Economic%20Impact.htm
[808] Bombshell Vax Analysis Finds $147 Billion In Economic Damage, Tens Of Millions Injured Or Disabled. (n.d.). ZeroHedge. https://www.zerohedge.com/markets/bombshell-vax-analysis-finds-147-billion-economic-damage-tens-millions-injured-or-disabled
[809] Kuhbandner, C., & Reitzner, M. (2023). Estimation of Excess Mortality in Germany During 2020-2022. Cureus. https://doi.org/10.7759/cureus.39371
[810] E. (2023f, March 28). The Pfizer Effect: Government Reports suggest COVID Vaccine-Induced Autoimmune Deficiency Syndrome is partly to blame for 2 million Excess Deaths in the West over the past 2 years. The Expose. https://expose-news.com/2023/03/29/covid-vaccine-aids-caused-2-million-excess-deaths/
[811] Mayer, P. F. (2023, March 11). VAERS-Daten belegen Turbokrebs (3): Magen-Darm-Krebs. tkp.at. https://tkp.at/2023/03/07/vaers-daten-belegen-turbokrebs-3-magen-darm-krebs/
[812] Mayer, P. F. (2023b, April 3). Studie zeigt neuerlich: Booster machen Covid schwerer und fördern Krebs. tkp.at. https://tkp.at/2023/04/01/studie-zeigt-neuerlich-booster-machen-covid-schwerer-und-foerdern-krebs/
[813] Mayer, P. F. (2023a, March 3). VAERS-Daten belegen Turbokrebs (2): Brustkrebs. tkp.at. https://tkp.at/2023/03/05/vaers-daten-belegen-turbokrebs-2-brustkrebs/
[814] Mayer, P. F. (2023c, March 12). VAERS-Daten belegen Turbokrebs (5): Blutkrebs. tkp.at. https://tkp.at/2023/03/12/vaers-daten-belegen-turbokrebs-5-blutkrebs/
[815] Mayer, P. F. (2023a, March 3). VAERS-Daten belegen Turbokrebs (1): Prostatakrebs. tkp.at. https://tkp.at/2023/03/03/vaers-daten-belegen-turbokrebs-1-prostatakrebs/
[816] Mayer, P. F. (2023c, March 14). Turbokrebs nach mRNA-Impfung: Pfizer kauft Firma mit Krebs-Medikament um 43 Milliarden Dollar. tkp.at. https://tkp.at/2023/03/14/turbokrebs-nach-mrna-impfung-pfizer-kauft-firma-mit-krebs-medikament-um-43-milliarden-dollar/
[817] Fact check: No evidence supports Trump's claim that COVID-19 vaccine result was suppressed to sway election. (2023, March 27). Science | AAAS. https://www.science.org/content/article/fact-check-no-evidence-supports-trump-s-claim-covid-19-vaccine-result-was-suppressed
[818] Press Room - Press Releases. (2020, September 8). https://www.news.sanofi.us/2020-09-08-Biopharma-leaders-unite-to-stand-with-science
[819] Doepke, M. (2020, September 8). BioNTech, Moderna, Novavax und Co: Alle an einem Strang. DER AKTIONÄR. https://www.deraktionaer.de/artikel/pharma-biotech/biontech-moderna-novavax-und-co-alle-an-einem-strang-20206693.html
[820] Kelly, A. (2022b, December 14). Report 42: Pfizer's EUA Granted Based on Fewer Than 0.4% of Clinical Trial Participants. FDA Ignored Disqualifying Protocol Deviations to Grant EUA. DailyClout. https://dailyclout.io/report-41-the-170-clinical-trial-participants-who-changed-the-world-pfizer-ignored-protocol-deviations-to-obtain-emergency-use-authorization-for-its-covid-19-mrna-vaccine/
[821] Kunadhasan, J. (2022, December 7). 170 patients that changed everything | The Spectator Australia. The Spectator Australia. https://www.spectator.com.au/2022/12/170-patients-that-changed-everything/
[822] Followers, D. 1. (2001, March 13). #MMITB💋✌️🙋 Ep. 38 Dr. Jeyanthi Kunadhasan. Rumble. https://rumble.com/v2cwsy4-mmitb-ep.-38-dr.-jeyanthi-kunadhasan.html
[823] https://www.fda.gov/media/144416/download
[824] Kunadhasan, J. (2022, December 7). 170 patients that changed everything | The Spectator Australia. The Spectator Australia. https://www.spectator.com.au/2022/12/170-patients-that-changed-everything/
[825] Fenton, N., & Neil, M. (2023, February 3). How to create the illusion your vaccine is 90% effective. https://wherearethenumbers.substack.com/p/how-to-create-the-illusion-your-vaccine
[826] K. (2023i, March 10). New Details Emerge on How Pfizer Covered Up COVID Vaccine Trial Failures. Children's Health Defense. https://childrenshealthdefense.org/defender/pfizer-covid-vaccine-trial-failures-cola/
[827] Olliaro P, Torreele E, Vaillant M. COVID-19 vaccine efficacy and effectiveness-the elephant (not) in the room. Lancet Microbe. 2021 Jul;2(7):e279-e280. doi: 10.1016/S2666-5247(21)00069-0. Epub 2021 Apr 20. Erratum in: Lancet Microbe. 2021 Jul;2(7):e288. PMID: 33899038; PMCID: PMC8057721.
[828] Crawford, M. (2023, May 7). Adding to Fenton's Miscategorization Illusion, Part 1. Substack. https://roundingtheearth.substack.com/p/adding-to-fentons-miscategorization
[829] Norman Fenton. (2022b, October 24). How an illusion of efficacy can be established for any treatment [Video]. YouTube. https://www.youtube.com/watch?v=WveCXtr3zVM
[830] Mayer, P. F. (2023). Der Trick mit dem Wirksamkeit von Impfstoffen vorgetäuscht wird. tkp.at. https://tkp.at/2023/03/10/der-trick-mit-dem-wirksamkeit-von-impfstoffen-vorgetaeuscht-wird/
[831] Online, F. (2021b, September 6). "Wir waren Versuchskaninchen": Jetzt gehen auch Laschet und Spahn auf Scholz los. FOCUS Online. https://www.focus.de/politik/deutschland/kritik-von-der-union-wir-waren-die-versuchskaninchen-scholz-sorgt-mit-impf-aussagen-fuer-empoerung_id_20918475.html
[832] https://phmpt.org/wp-content/uploads/2022/03/125742_S1_M5_5351_c4591001-interim-mth6-protocol.pdf (S.192)
[833] Nachrichten, N. (2021, October 28). Lauterbach gegen Lockdowns: Ungeimpfte bis März "geimpft, genesen oder leider verstorben." n-tv.de. https://www.n-tv.de/panorama/Ungeimpfte-bis-Maerz-geimpft-genesen-oder-leider-verstorben-article22893169.html
[834] Hwludwig, A. (2023, January 23). Das entlarvende Buch „Projekt Lightspeed" der BioNTech-Gründer. FASSADENKRATZER. https://fassadenkratzer.wordpress.com/2023/01/23/das-entlarvende-buch-projekt-lightspeed-der-biontech-grunder/
[835] Huber, W. (2023a). Projekt Lightspeed: Gibt BioNTech Impfguru Sahin zu, PEI und Öffentlichkeit getäuscht zu haben? Report24. https://report24.news/projekt-lightspeed-gibt-biontech-impfguru-sahin-zu-pei-und-oeffentlichkeit-getaeuscht-zu-haben/
[836] BioNTech-Gründer hat über Datum des Beginns des Impfprojekts gelogen | Transition News. (n.d.). Transition News. https://transition-news.org/biontech-grunder-hat-uber-datum-des-beginns-des-impfprojekts-gelogen
[837] O., & Guetzkow, J. (2023, April 7). Pfizer/BioNTech C4591001 Trial - The 301 Mysteriously Missing Subject IDs Are Cause for Concern. https://openvaet.substack.com/p/pfizerbiontech-c4591001-trial-the

838 Followers, D. 1. (2001, March 13). #MMITB Ep. 38 Dr. Jeyanthi Kunadhasan. Rumble. https://rumble.com/v2cwsy4-mmitb-ep.-38-dr.-jeyanthi-kunadhasan.html 1h10min
839 Bodderas, E. (2020, December 5). Corona: „Wissen derzeit nicht, wie Impfstoff bei Risikopatienten wirkt". DIE WELT. https://www.welt.de/politik/deutschland/plus221714088/Corona-Wissen-derzeit-nicht-wie-Impfstoff-bei-Risikopatienten-wirkt.html
840 Chef der Arzneimittelkommission der Deutschen Ärzteschaft kritisiert Studienlage bei Herstellern von mRNA-Vakzinen | Transition News. (n.d.). Transition News. https://transition-news.org/chef-der-arzneimittelkommission-der-deutschen-arzteschaft-kritisiert
841 Kelly, A. (2022c, December 14). Report 42: Pfizer's EUA Granted Based on Fewer Than 0.4% of Clinical Trial Participants. FDA Ignored Disqualifying Protocol Deviations to Grant EUA. DailyClout. https://dailyclout.io/report-41-the-170-clinical-trial-participants-who-changed-the-world-pfizer-ignored-protocol-deviations-to-obtain-emergency-use-authorization-for-its-covid-19-mrna-vaccine/
842 Kunadhasan, J. (2022, December 7). 170 patients that changed everything | The Spectator Australia. The Spectator Australia. https://www.spectator.com.au/2022/12/170-patients-that-changed-everything/
843 Pfizer's Inside Man. (n.d.). BitChute. https://www.bitchute.com/video/qDOblYDVeLNU/
844 Mayer, P. F. (2022c, November 13). FDA Dokumente zeigen höchst Eigenartiges aus Pfizer Zulassungsstudie. tkp.at. https://tkp.at/2022/05/10/fda-dokumente-zeigen-hoechst-eigenartiges-aus-pfizer-zulassungsstudie/
845 Kirsch, S. (2022b, May 9). Pfizer fraud? Or just great execution? https://stevekirsch.substack.com/p/if-this-isnt-covid-vaccine-clinical?s=r
846 Mayer, P. F. (2022c, November 13). FDA Dokumente zeigen höchst Eigenartiges aus Pfizer Zulassungsstudie. tkp.at. https://tkp.at/2022/05/10/fda-dokumente-zeigen-hoechst-eigenartiges-aus-pfizer-zulassungsstudie/
847 OpenVAET. (2023c, April 12). Pfizer/BioNTech C4591001 Trial - April 23 - Recapitulation Video. Substack. https://openvaet.substack.com/p/pfizerbiontech-c4591001-trial-april
848 Guetzkow, J. (2023, February 22). The Pfizer Clinical Trial in Argentina Was a Military Operation. Substack. https://researchrebel.substack.com/p/the-pfizer-clinical-trial-in-argentina
849 Ich hasse es, wenn ich Witze erklären muss. Präzession nennt man die Richtungsänderung, die die Rotationsachse eines rotierenden Körpers (Kreisel) ausführt. Kennt man vor allem vom Schwanken der Rotationsachse der Erde. Die eiert daher ein wenig. Alles andere als eine präzise Drehung. Witz verstanden? Nebenbei ist es halt auch noch ein Wortspiel.
850 O., & Guetzkow, J. (2023, April 7). Pfizer/BioNTech C4591001 Trial - The 301 Mysteriously Missing Subject IDs Are Cause for Concern. https://openvaet.substack.com/p/pfizerbiontech-c4591001-trial-the
851 Followers, D. 1. (2001, March 13). #MMITB Ep. 38 Dr. Jeyanthi Kunadhasan. Rumble. https://rumble.com/v2cwsy4-mmitb-ep.-38-dr.-jeyanthi-kunadhasan.html
852 OpenVAET, & Guetzkow, J. (2023c, March 29). Pfizer/BioNTech C4591001 Trial - Local & Central Testing Rates on Symptomatic Visits, by Trial Sites. Substack. https://openvaet.substack.com/p/pfizerbiontech-c4591001-trial-local
853 O. (2023k, March 24). Pfizer/BioNTech C4591001 Trial - Deaths during the trial. https://openvaet.substack.com/p/pfizerbiontech-c4591001-trial-deaths
854 Analysis of the 38 subject deaths in the 6-Month Interim Report of the Pfizer/BioNTech BNT162b2 mRNA Vaccine Clinical Trial. (2023). International Journal of Vaccine Theory, Practice, and Research , 3(1), 973-1008. https://doi.org/10.56098/ijvtpr.v3i1.85 https://ijvtpr.com/index.php/IJVTPR/article/view/86
855 https://phmpt.org/wp-content/uploads/2022/03/125742_S1_M5_5351_c4591001-interim-mth6-protocol.pdf
856 Ja, auch ich bin manchmal anfällig für Baitclicks: MSN. (n.d.). https://www.msn.com/de-de/lifestyle/leben/das-witzigste-anzeichen-daf%C3%BCr-dass-du-intelligent-bist/ar-AA1alJjj?ocid=msedgntp&cvid=1db40e5a262449e99c5b47d4f178cd01&ei=66
857 Willinger U, Hergovich A, Schmoeger M, Deckert M, Stoettner S, Bunda I, Witting A, Seidler M, Moser R, Kacena S, Jaeckle D, Loader B, Mueller C, Auff E. Cognitive and emotional demands of black humour processing: the role of intelligence, aggressiveness and mood. Cogn Process. 2017 May;18(2):159-167. doi: 10.1007/s10339-016-0789-y. Epub 2017 Jan 18. PMID: 28101812; PMCID: PMC5383683.
858 Reitler, P. (2023, March 29). 2021: Fast viermal mehr Krankschreibungen wegen Impfnebenwirkung als wegen Corona. Epoch Times www.epochtimes.de. https://www.epochtimes.de/politik/deutschland/2021-fast-viermal-mehr-krankschreibungen-wegen-impfnebenwirkung-als-wegen-corona-a4209623.html
859 Mayer, P. F. (2023c, March 4). Krankenkassen in Deutschland: 1 von 50 Geimpften arbeitsunfähig gemeldet wegen Impf-Nebenwirkungen. tkp.at. https://tkp.at/2023/03/03/krankenkassen-in-deutschland-1-von-50-geimpften-arbeitsunfaehig-gemeldet-wegen-impf-nebenwirkungen/
860 https://www.fda.gov/media/143557/download
861 Kelly, A. (2023a, February 17). Report 54: Infants and Children Under 12 Given the Pfizer mRNA COVID "Vaccine" Seven Months BEFORE Pediatric Approval. 71% of Adverse Event Cases Classified as Serious. DailyClout. https://dailyclout.io/report-54-infants-and-children-under-12-given-the-pfizer-mrna-covid-vaccine-seven-months-before-pediatric-approval-71-suffered-serious-adverse-events/
862 https://www.tga.gov.au/sites/default/files/foi-2389-06.pdf (Seite 14)
863 https://static1.squarespace.com/static/61910a2d98732d54b73ef8fc/t/64bfd6e7f5ca8d4e8192bdbb/1690293992297/Kissinger+report+declassified.pdf
864 Ms, R. W. M. M. (2023, July 25). Population Control and Official USG Policy. Susbtack. https://rwmalonemd.substack.com/p/population-control-and-official-usg
865 Renner, V. (2023). Bombe in Italien: Arzneimittelbehörde vertuschte alles – Impfgefahren schon Anfang 2021 bekannt. Report24. https://report24.news/bombe-in-italien-arzneimittelbehoerde-vertuschte-alles-impfgefahren-schon-anfang-2021-bekannt/?feed_id=29571
866 Homepage - FAQ App SafeVac 2.0 - Paul-Ehrlich-Institut. (n.d.). https://www.pei.de/DE/service/faq/coronavirus/faq-coronavirus-safevac-app-tabelle.html
867 Meldungen - SafeVac 2.0 – Smartphone-App zur Erhebung der Verträglichkeit von COVID-19-Impfstoffen - Paul-Ehrlich-Institut. (n.d.). https://www.pei.de/DE/newsroom/hp-meldungen/2020/201222-safevac-app-smartphone-befragung-vertraeglichkeit-covid-19-impfstoffe.html

929 Berger, D. (2020, November 10). Peter Liese - Last-minute contract closure. https://www.peter-liese.de/en/32-english/press-releases-en/3492-last-minute-contract-closure

930 RKI-Mail über fehlende Impfwirksamkeit wurde vor Impfpflicht-Abstimmung im Bundestag verschwiegen. (2023, May 29). corona-blog.net. https://corona-blog.net/2023/05/29/rki-mail-ueber-fehlende-impfwirksamkeit-wurde-vor-impfpflicht-abstimmung-im-bundestag-verschwiegen/

931 Geschwärzt: https://fyi.org.nz/request/17787/response/70870/attach/2/CHOIA181%20Binder%20Redacted.pdf
Ungeschwärzt: https://twitter.com/c_plushie/status/1657713864077889537

932 Pfizer Vaccine Authorised, Data Sight Unseen. (2021, June 15). Doctors for COVID Ethics. https://doctors4covidethics.org/pfizer-vaccine-rubber-stamped-data-sight-unseen/

933 Syed, A. K. (2023, February 28). The miscarriage of medicine. By Dr Ah Kahn Syed. https://arkmedic.substack.com/p/the-miscarriage-of-medicine

934 Karenr. (2022a, July 18). Dokumente decken es auf: die FDA hat mit Moderna zusammengearbeitet, um die Sicherheitsstandards für den COVID-Impfstoff zu umgehen. Children's Health Defense. https://childrenshealthdefense.org/defender/dokumente-decken-es-auf-die-fda-hat-mit-moderna-zusammengearbeitet-um-die-sicherheitsstandards-fuer-den-covid-impfstoff-zu-umgehen/?lang=de

935 https://phmpt.org/wp-content/uploads/2022/04/reissue_5.3.6-postmarketing-experience.pdf (Seite 30)

936 Demasi, M., PhD. (2023, February 23). EXCLUSIVE: Whatever happened to Pfizer's covid vaccine trial in pregnant women? https://maryannedemasi.substack.com/p/exclusive-whatever-happened-to-pfizers?utm_source=substack&utm_campaign=post_embed&utm_medium=web

937 Latypova, S. (2022, December 14). My Affidavit on Moderna's Nonclinical Studies: Fetal Malformations in Vaccinated Pregnant Mothers. https://sashalatypova.substack.com/p/my-affidavit-on-modernas-nonclinical?r=d7aep&utm_campaign=post&utm_medium=web

938 Vitriol, D. V. (2024, January 20). #Placentagate revisited - Schadmechanismen der Plörre während der Schwangerschaft. DrBine's Newsletter. https://drbine.substack.com/p/pazentagate-revisited

939 Vitriol, D. V. (2023b, March 21). Der heiße Scheiß Teil 2 – #Plazentagate. https://drbine.substack.com/p/der-heie-schei-teil-2-plazentagate

940 FEHLBILDUNGEN DURCH ACE-HEMMER IM ERSTEN SCHWANGERSCHAFTSDRITTEL? - arznei telegramm. (n.d.). https://www.arznei-telegramm.de/html/2006_07/0607068_02.html

941 Catt, B. H. (2023, March 5). Matt Hancock: Leaked messages suggest plan to frighten public. BBC News. https://www.bbc.com/news/uk-64848106

942 Seddon, B. a. R. &. S. (2023, March 2). Matt Hancock: Eight government WhatsApp Covid messages revealed. BBC News. https://www.bbc.com/news/uk-64823096

943 Neuhaus, M. H. U. B. (2024, January 15). Milliardenbetrug mit Corona-Tests: Niemand kontrolliert mehr nach. Westdeutscher Rundfunk Köln. https://www1.wdr.de/nachrichten/landespolitik/betrug-corona-schnelltests-keine-nachkontrollen-100.html

944 Köhler, I., & Köhler, I. (2022, April 21). "Partygate"-Affäre: Der Vorwurf lautet "Lüge." tagesschau.de. https://www.tagesschau.de/ausland/partygate-103.html

945 Clews, D. (2023, June 16). Number 10 Whistle-blower reveals masks, social distancing etc was a PANTOMIME! Unity News Network. https://unitynewsnetwork.co.uk/number-10-whistle-blower-reveals-masks-social-distancing-etc-was-a-pantomime/

946 Comirnaty, INN-COVID-19 mRNA Vaccine (nucleoside-modified) (europa.eu) https://www.ema.europa.eu/en/documents/assessment-report/comirnaty-epar-public-assessment-report_en.pdf S. 140

947 Giwerzew, N., & Stibi, B. (2023, April 23). Überschuss in der EU: Neun Impfdosen pro EU-Bürger – Unmut über Milliarden-Verträge mit Pfizer & Co. DIE WELT. https://www.welt.de/politik/plus244944678/Ueberschuss-in-der-EU-Neun-Impfdosen-pro-EU-Buerger-Unmut-ueber-Milliarden-Vertraege-mit-Pfizer-Co.html

948 Jonas, U., & Wesolowski, K. (2020). Nein, ein Dokument der Weltbank beweist nicht, dass die Quarantänemaßnahmen bis 2025 andauern. correctiv.org. https://correctiv.org/faktencheck/2020/10/09/nein-ein-dokument-der-weltbank-beweist-nicht-dass-die-quarantaenemassnahmen-bis-2025-andauern/

949 Oe24.At. (2021, January 26). Expertenschock: Pandemie dauert noch bis 05.12.2025. Oe24. https://www.oe24.at/coronavirus/expertenschock-pandemie-dauert-noch-bis-05-12-2025/462711151

950 Seiten115-6 aus m274-summary-clin-safety-blinded-FU-2 (EMA) oder https://phmpt.org/wp-content/uploads/2021/12/STN-125742_0_0-Section-2.7.4-summary-clin-safety.pdf#page=333

951 Seite14 aus m274-summary-clin-safety-blinded-FU bzw. https://phmpt.org/wp-content/uploads/2021/12/STN-125742_0_0-Section-2.7.4-summary-clin-safety.pdf#page=14

952 Ema. (2020, December 9). Cyberattack on the European Medicines Agency -. European Medicines Agency. https://www.ema.europa.eu/en/news/cyberattack-european-medicines-agency

953 Ema. (2021d, January 25). Cyberattack on EMA - update 6 European Medicines Agency. European Medicines Agency. https://www.ema.europa.eu/en/news/cyberattack-ema-update-6

954 Elijah, S. (2023, March 30). The many untruths told by EMA Head, Emer Cooke. Substack. https://soniaelijah.substack.com/p/the-many-untruths-told-by-ema-head?utm_medium=reader2

955 Tinari, S. (2021b). The EMA covid-19 data leak, and what it tells us about mRNA instability. BMJ, n627. https://doi.org/10.1136/bmj.n627

956 Latypova, S. (2023, February 6). Letters from the Underworld. By Sasha Latypova. https://sashalatypova.substack.com/p/letters-from-the-underworld

957 Palomino, M. (n.d.-b). 300: 0b. Die Mitgliederliste des Komitees der 300. http://geschichteinchronologie.com/welt/300/Coleman/Dt/000b-Komitee-300-mitglieder.html

958 https://www.cia.gov/library/abbottabad-compound/4A/4A92FD2FB4DAE3F773DB0B7742CF0F65_Coleman.-.CONSPIRATORS.HIERARCHY.-.THE.STORY.OF.THE.COMMITTEE.OF.300.R.pdf

[959] Segalla, G. (2023b). Chemical-physical criticality and toxicological potential of lipid nanomaterials contained in a COVID-19 mRNA vaccine. International Journal of Vaccine Theory, Practice, and Research, 3(1), 787–817. https://doi.org/10.56098/ijvtpr.v3i1.68
[960] Sahin, U. (2012b, March 26). US20150086612A1 - RNA Formulation for Immunotherapy - Google Patents. https://patents.google.com/patent/US20150086612A1/en
[961] Sahin, U. (2012b, March 26). US10485884B2 - RNA formulation for immunotherapy - Google Patents. https://patents.google.com/patent/US10485884B2/en
[962] Sun, P. (2024, January 29). THE PBS BUFFER CAUSES HIGHLY STABLE FOLDED FORM OF RNA. Patent's Substack. https://patent-sun.substack.com/p/the-pbs-buffer-causes-highly-stable
[963] Comirnaty®: Fertiglösung mit grauer Kappe am Start. (n.d.). DAS PTA MAGAZIN. https://www.das-pta-magazin.de/news/comirnaty-fertigloesung-mit-grauer-kappe-am-start-3119286.html
[964] https://t.me/DrBines_verbales_Vitriol/103
[965] https://t.me/DrBines_verbales_Vitriol/103
[966] Staff, R. (2021, January 22). BioNTech to provide 50 million needles to extract more vaccine doses. U.S. https://www.reuters.com/article/us-health-coronavirus-vaccines-needles-idUSKBN29R1TX
[967] Today, D. L. U. (2021, May 27). Fact check: Medical microchip developed by Columbia University has nothing to do with vaccines. USA TODAY. https://eu.usatoday.com/story/news/factcheck/2021/05/26/fact-check-missing-context-posts-new-microchip-development/5232378001/
[968] Are there microchip technologies that are small enough to pass through a syringe needle and allow people to be tracked? (n.d.). https://health-desk.org/articles/are-there-microchip-technologies-that-are-small-enough-to-pass-through-a-syringe-needle-and-allow-people-to-be-tracked
[969] Digital, T. N. (2021, May 16). World's tiniest implantable chip fits on the tip of a needle, it can monitor medical conditions. Times Now. https://www.timesnownews.com/the-buzz/article/worlds-tiniest-implantable-chip-fits-on-the-tip-of-a-needle-it-can-monitor-medical-conditions/757574
[970] Mu-Chip. (n.d.-b). ITWissen.info. https://www.itwissen.info/Mu-Chip--chip.html
[971] Gingichashvili, S. (2022). Hitachi Develops World's Smallest RFID Chip. TFOT. https://thefutureofthings.com/3221-hitachi-develops-worlds-smallest-rfid-chip/
[972] Online, F. (2022, August 20). Covid-Medikament lässt Virus mutieren. FOCUS Online. https://m.focus.de/gesundheit/news/ausgerechnet-ein-corona-medikament-laesst-das-virus-mutieren_id_136723446.html
[973] Japans Experten sind von der 9. Covid-Welle begeistert. (2023, April 24). uncut-news.ch. https://uncutnews.ch/japans-experten-sind-von-der-9-covid-welle-begeistert/
[974] DocCheck, M. B. (n.d.-f). Immunglobulin A - DocCheck Flexikon. DocCheck Flexikon. https://flexikon.doccheck.com/de/Immunglobulin_A
[975] DocCheck, M. B. (n.d.-h). Immunglobulin G - DocCheck Flexikon. DocCheck Flexikon. https://flexikon.doccheck.com/de/Immunglobulin_G
[976] Velázquez, A. (2023, June 28). Freigeklagt: die geheimakte Corona-Expertenrat. Aya Velázquez. https://www.velazquez.press/p/freigeklagt-die-geheimakte-corona
[977] Ärzteblatt, D. Ä. G. R. D. (2021, March 5). SARS-CoV-2: Neue Impfstoffe gegen Varianten in Planung. Deutsches Ärzteblatt. https://www.aerzteblatt.de/archiv/218091/SARS-CoV-2-Neue-Impfstoffe-gegen-Varianten-in-Planung
[978] FDA no longer needs to require animal tests before human drug trials. (2023, April 14). Science | AAAS. https://www.science.org/content/article/fda-no-longer-needs-require-animal-tests-human-drug-trials
[979] Ärzteblatt, D. Ä. G. R. D. (2021, March 5). SARS-CoV-2: Neue Impfstoffe gegen Varianten in Planung. Deutsches Ärzteblatt. https://www.aerzteblatt.de/archiv/218091/SARS-CoV-2-Neue-Impfstoffe-gegen-Varianten-in-Planung
[980] Guideline on data requirements for vaccine platform technology master files (vPTMF) (europa.eu) https://www.ema.europa.eu/en/documents/scientific-guideline/guideline-data-requirements-vaccine-platform-technology-master-files-vptmf_en.pdf
[981] https://t.me/RA_Roehrig/4819
[982] FDA nutzt Covid-mRNA-«Impfstoffe» als «Plattformtechnologie» | Transition News. (n.d.). Transition News. https://transition-news.org/fda-nutzt-covid-mrna-impfstoffe-als-plattformtechnologie
[983] Liu MA, Zhou T, Sheets RL, Meyer H, Knezevic I. WHO informal consultation on regulatory considerations for evaluation of the quality, safety and efficacy of RNA-based prophylactic vaccines for infectious diseases, 20-22 April 2021. Emerg Microbes Infect. 2022 Dec;11(1):384-391. doi: 10.1080/22221751.2022.2026742. PMID: 35001848; PMCID: PMC8812800.
[984] Malone, R. (2022, September 29). FDA is using Covid Vaccines as a "Platform Technology" Brownstone Institute. https://brownstone.org/articles/fda-is-using-covid-vaccines-as-a-platform-technology/
[985] Concept paper Vaccine platforms master file (europa.eu) https://www.ema.europa.eu/en/documents/scientific-guideline/draft-concept-paper-development-guideline-data-requirements-vaccine-platform-technology-master-files_en.pdf
[986] Hohmann-Jeddi, C. (2023b, May 31). Covid-19-Impfung: EMA empfiehlt für den Herbst XBB-Impfstoff. Avoxa – Mediengruppe Deutscher Apotheker GmbH. https://www.pharmazeutische-zeitung.de/ema-empfiehlt-fuer-den-herbst-xbb-impfstoff-140406/
[987] Steiner, H. (2023). FDA: Impfstoffe müssen Erkrankungen und Übertragungen nicht mehr verhindern. Report24. https://report24.news/fda-impfstoffe-muessen-erkrankungen-und-uebertragungen-nicht-mehr-verhindern/?feed_id=29934
[988] FDA: Vaccines Don't Have to Prevent Infection or Transmission. (2023, April 26). [Your]NEWS. https://yournews.com/2023/04/26/2560052/fda-vaccines-dont-have-to-prevent-infection-or-transmission/
[989] https://s3.documentcloud.org/documents/23786932/fda-letter-on-covid-19-vaccine-labeling.pdf
[990] https://t.me/RA_Roehrig/7008
[991] tagesschau.de. (2020, December 21). "Wir sind zuversichtlich" Biontech-Chef Sahin zur Wirksamkeit des Impfstoffes trotz mutiertem Coronavirus [Video]. tagesschau.de. https://www.tagesschau.de/multimedia/video/video-799689.html
[992] https://t.me/DrBines_verbales_Vitriol/36

993 Jikkyleaks 🐭 auf Twitter: „Do you know what else is not in the death batch log? Any of the 7 batches reserved for Pfizer employees. No, I'm not kidding: FF0884 FA4598 FE3064 FA7338 FA7812 FC8736 FC3558 https://t.co/fD8mSzncjW https://t.co/ZLZxZUqOYH" / Twitter https://twitter.com/Jikkyleaks/status/1607609256521633798

994 Jikkyleaks 🐭 auf Twitter: „BREAKING CHEESE 🧀 🧀 🧀 #humpgate #TGAgate 1️⃣ We found the humps. 2️⃣ the EMA knew about them 3️⃣ the analysis appears to be synthetic @chrismartenson @stkirsch @Daoyu15 @Kevin_McKernan https://t.co/KU5WKznRm0" / X https://twitter.com/Jikkyleaks/status/1610888191342710787

995 Followers, P. P. 1. (n.d.). Australian COVID Released [Video]. Rumble. https://rumble.com/v230jdk-australian-covid-released.html

996 KanekoaTheGreat auf Twitter: „ 🚨 Former IDF Medical Officer and Director of Primary Care at Meuhedet, Israel's third-largest HMO, serving one million clients nationwide, calls for the immediate halt of COVID-19 mRNA vaccines: "Reports are accumulating on pathological findings after https://t.co/az4in1ZfbS... https://t.co/CPm3TfcJr9" / Twitter https://twitter.com/KanekoaTheGreat/status/1638646435737636864

997 2023-02-09 Age-stratified COVID-19 vaccine-dose fatality rate for Israel and Australia - Denis Rancourt. (n.d.). https://denisrancourt.ca/entries.php?id=126&name=2023_02_09_age_stratified_covid_19_vaccine_dose_fatality_rate_for_israel_and_australia

998 Karenr. (2023, March 17). Pfizer, CDC Withheld Evidence of Myocarditis After COVID Shots, New Documents Reveal. Children's Health Defense. https://childrenshealthdefense.org/defender/myocarditis-pfizer-covid-vaccine/

999 https://childrenshealthdefense.org/wp-content/uploads/23-00056-for-2-24-2023-Close.pdf

1000 https://childrenshealthdefense.org/wp-content/uploads/Destafano_response.pdf

1001 Huber, W. (2023). Israelische Bevölkerung als Versuchslabor für Pfizer – geheime Vertragsdokumente aufgetaucht. Report24. https://report24.news/israelische-bevoelkerung-als-versuchslabor-fuer-pfizer-geheime-vertragsdokumente-aufgetaucht/?feed_id=27652

1002 Shir-Raz, Y. (n.d.). "We can't locate a signed agreement with Pfizer": Did the Netanyahu go. https://rtmag.co.il/english/we-can%E2%80%99t-locate-a-signed-agreement-with-pfizer-did-the-netanyahu-government-and-the-israeli-moh-mislead-the-israeli-public-and-the-world-new-documents-reveal-%E2%80%93-the-deal-between-israel-and-pfizer-was-signed-before-their-covid-19-vaccine-even-received-emergency-use-authorization-from-the-fda

1003 Shir-Raz, Y. (n.d.-b). "We can't locate a signed agreement with Pfizer": Did the Netanyahu go. https://rtmag.co.il/english/we-can%E2%80%99t-locate-a-signed-agreement-with-pfizer-did-the-netanyahu-government-and-the-israeli-moh-mislead-the-israeli-public-and-the-world-new-documents-reveal-%E2%80%93-the-deal-between-israel-and-pfizer-was-signed-before-their-covid-19-vaccine-even-received-emergency-use-authorization-from-the-fda

1004 Shir-Raz, Y. (n.d.-b). "We can't locate a signed agreement with Pfizer": Did the Netanyahu go. https://rtmag.co.il/english/we-can%E2%80%99t-locate-a-signed-agreement-with-pfizer-did-the-netanyahu-government-and-the-israeli-moh-mislead-the-israeli-public-and-the-world-new-documents-reveal-%E2%80%93-the-deal-between-israel-and-pfizer-was-signed-before-their-covid-19-vaccine-even-received-emergency-use-authorization-from-the-fda

1005 Shir-Raz, Y. (n.d.-b). "We can't locate a signed agreement with Pfizer": Did the Netanyahu go. https://rtmag.co.il/english/we-can%E2%80%99t-locate-a-signed-agreement-with-pfizer-did-the-netanyahu-government-and-the-israeli-moh-mislead-the-israeli-public-and-the-world-new-documents-reveal-%E2%80%93-the-deal-between-israel-and-pfizer-was-signed-before-their-covid-19-vaccine-even-received-emergency-use-authorization-from-the-fda

1006 Biber, E. (2023, February 4). The Negotiations (#PfizerLeak). By Ehden Biber. https://ehden.substack.com/p/the-negotiations-pfizerleak

1007 Shinar, G. (2022, October 18). How the Israeli Ministry of Health Became an Agent for Pfizer. Brownstone Institute. https://brownstone.org/articles/how-the-israeli-ministry-of-health-became-an-agent-for-pfizer/

1008 Shinar, G. (2022, October 18). How the Israeli Ministry of Health Became an Agent for Pfizer. Brownstone Institute. https://brownstone.org/articles/how-the-israeli-ministry-of-health-became-an-agent-for-pfizer/

1009 Renner, V. (2023a). Offizielle Studie aus Israel zeigt rapiden Anstieg der Sterblichkeit ab 30 Tagen nach Impfung. Report24. https://report24.news/offizielle-studie-aus-israel-zeigt-rapiden-anstieg-der-sterblichkeit-ab-30-tagen-nach-impfung/?feed_id=28211

1010 https://www.skirsch.com/covid/IsraelMoHstudyEnglish.pdf

1011 Renner, V. (2023a). Offizielle Studie aus Israel zeigt rapiden Anstieg der Sterblichkeit ab 30 Tagen nach Impfung. Report24. https://report24.news/offizielle-studie-aus-israel-zeigt-rapiden-anstieg-der-sterblichkeit-ab-30-tagen-nach-impfung/?feed_id=28211

1012 Mayer, P. F. (2021c). Israel: Mortalität unter Geimpften über 65 steigt neuerlich an – Update: Israel in Euromomo wieder da. tkp.at. https://tkp.at/2021/04/01/israel-mortalitaet-unter-geimpften-ueber-65-steigt-neuerlich-an-update-israel-in-euromomo-wieder-da/

1013 Mayer, P. F. (2021a). Corona Delta-Variante in Israel – hauptsächlich Geimpfte betroffen. tkp.at. https://tkp.at/2021/07/15/corona-delta-variante-in-israel-hauptsaechlich-geimpfte-betroffen/

1014 Mayer, P. F. (2021). Israel: Infektionen von Geimpften auch nach dritter Dosis. tkp.at. https://tkp.at/2021/08/09/israel-infektionen-von-geimpften-auch-nach-dritter-dosis/

1015 OpenVAET. (2023c, April 2). Pfizer/BioNTech C4591001 Trial - Phase 1 Antibodies. Where haven't they cheated exactly? Substack. https://openvaet.substack.com/p/pfizerbiontech-c4591001-trial-phase

1016 Matissek, D. (2022). Alarmierende Zahlen aus Israel: Infarkte und Herzstillstände bei jüngeren Geimpften explodieren. Report24. https://report24.news/alarmierende-zahlen-aus-israel-infarkte-und-herzstillstaende-bei-juengeren-geimpften-explodieren/?feed_id=4535

1017 Mayer, P. F. (2022d). Studie aus Israel: 13-fach höheres Risiko von COVID-Erkrankung für Geimpfte gegenüber Immunen nach Infektion. tkp.at. https://tkp.at/2021/08/26/studie-aus-israel-13-fach-hoeheres-risiko-von-covid-erkrankung-fuer-geimpfte-gegenueber-immunen-nach-infektion/

1018 Holocaust in Israel: leaked call with Pfizer scientist admits Israelis are lab rats for fake 'Covid' shots. (2021, September 16). https://davidicke.com/2021/09/16/holocaust-in-israel-leaked-call-with-pfizer-scientist-admits-israelis-are-lab-rats-for-fake-covid-shots/

[1019] Renner, V. (2021). Impfung alle sechs Monate: Endloses Impf-Abo ist in Israel beschlossene Sache. Report24. https://report24.news/impfung-alle-sechs-monate-endloses-impf-abo-ist-in-israel-beschlossene-sache/?feed_id=5751
[1020] Hunter, A. (2021, October 7). Studies Confirm Pfizer Vaccine Immunity Wanes at 2 Months, as Pharma Giant Seeks FDA Approval for Kids 5 to 11. Children's Health Defense. https://childrenshealthdefense.org/defender/pfizer-vaccine-immunity-fda-kids-5-to-11/
[1021] Shitrit P, Zuckerman NS, Mor O, Gottesman BS, Chowers M. Nosocomial outbreak caused by the SARS-CoV-2 Delta variant in a highly vaccinated population, Israel, July 2021. Euro Surveill. 2021 Sep;26(39):2100822. doi: 10.2807/1560-7917.ES.2021.26.39.2100822. PMID: 34596015; PMCID: PMC8485578.
[1022] Israel's covid vaccine efficacy data FAKED: Group of Israeli scientists blow the whistle with. (n.d.). Citizens.news. https://www.afinalwarning.com/565753.html
[1023] Jaffe-Hoffman, B. M. (2021, November 13). More than 10,000 COVID-19 booster breakthroughs - cause for concern? The Jerusalem Post | JPost.com. https://www.jpost.com/health-and-wellness/coronavirus/more-than-10000-covid-19-booster-breakthroughs-in-israel-684832
[1024] Mayer, P. F. (2021b). Studie ín Israel zeigt geringere Wirksamkeit der Booster-Shots als erwartet. tkp.at. https://tkp.at/2021/11/17/studie-in-israel-zeigt-geringere-wirksamkeit-der-booster-shots-als-erwartet/
[1025] Kampf G. The epidemiological relevance of the COVID-19-vaccinated population is increasing. Lancet Reg Health Eur. 2021 Dec;11:100272. doi: 10.1016/j.lanepe.2021.100272. Epub 2021 Nov 20. PMID: 34841383; PMCID: PMC8604656.
[1026] Klagemauer.Tv. (n.d.). Israel: Covid-Impfgeschädigte erheben ihre Stimme. #Impfschaden | Kla.TV. https://www.kla.tv/21100
[1027] Mayer, P. F. (2021c). Israel Bericht: 3. Dosis wirkt nach einem Monat nur mehr zu 25 Prozent. tkp.at. https://tkp.at/2021/12/27/israel-bericht-3-dosis-wirkt-nach-einem-monat-nur-mehr-zu-25-prozent/
[1028] Gastautor, P. F. M. U. (2021). Immer weniger Geimpfte in Israel – immer mehr lehnen Gentechnik-Booster ab. Epoch Times www.epochtimes.de. https://www.epochtimes.de/politik/ausland/immer-weniger-geimpfte-in-israel-immer-mehr-lehnen-gentechnik-booster-ab-a3673616.html
[1029] Zahl der Einweisungen in die Intensivstation in Israel geht nach der vierten Injektion durch die Decke und beweist, dass alle drakonischen Maßnahmen völlig wertlos sind. (2022, February 3). uncut-news.ch. https://uncutnews.ch/zahl-der-einweisungen-in-die-intensivstation-in-israel-geht-nach-der-vierten-injektion-durch-die-decke-und-beweist-dass-alle-drakonischen-massnahmen-vollig-wertlos-sind/
[1030] Jimenez, F. (2022, February 18). Daten aus Israel: Viele Omikron-Ansteckungen trotz Vierfach-Impfung. Business Insider. https://www.businessinsider.de/wissenschaft/gesundheit/daten-aus-israel-viele-omikron-ansteckungen-trotz-vierfach-impfung/
[1031] Israel: Mehr als 66 % leiden jetzt unter unerwünschten Impfstoffnebenwirkungen, viele davon sind schwerwiegend. (2022, March 17). uncut-news.ch. https://uncutnews.ch/israel-mehr-als-66-leiden-jetzt-unter-unerwuenschten-impfstoffnebenwirkungen-viele-davon-sind-schwerwiegend/
[1032] Tagesspiegel, D. (2022, March 17). Neue Studie aus Israel: Vierte Impfung für junge Erwachsene wohl nur von geringem Nutzen. Tagesspiegel. https://www.tagesspiegel.de/wissen/vierte-impfung-fur-junge-erwachsene-wohl-nur-von-geringem-nutzen-8019001.html
[1033] Sun, C. L., Jaffe, E., & Levi, R. (2022). Increased emergency cardiovascular events among under-40 population in Israel during vaccine rollout and third COVID-19 wave. Scientific Reports, 12(1). https://doi.org/10.1038/s41598-022-10928-z
[1034] Admin. (2022). EXKLUSIV: MIT Studie: Herzstillstände unter jungen Menschen nehmen in Israel nach Impfung um über 25 % zu. just-now.NEWS Deutschland. https://just-now.news/de/gesundheit/exklusiv-mit-studie-herzstillstaende-unter-jungen-menschen-nehmen-in-israel-nach-impfung-um-ueber-25-zu/
[1035] Sun CLF, Jaffe E, Levi R. Increased emergency cardiovascular events among under-40 population in Israel during vaccine rollout and third COVID-19 wave. Sci Rep. 2022 Apr 28;12(1):6978. doi: 10.1038/s41598-022-10928-z. PMID: 35484304; PMCID: PMC9048615.
[1036] Mayer, P. F. (2022). Neue Studie aus Israel: Natürliche Immunität ist Impfung überlegen. tkp.at. https://tkp.at/2022/05/31/neue-studie-aus-israel-natuerliche-immunitaet-ist-impfung-ueberlegen/
[1037] Mayer, P. F. (2022b). Daten aus Israel zeigen Wirkungslosigkeit der mRNA-Impfstoffe. tkp.at. https://tkp.at/2022/06/19/daten-aus-israel-zeigen-wirkungslosigkeit-der-mrna-impfstoffe/
[1038] Mayer, P. F. (2022c). Israel: Geimpfte 3 bis 5 mal wahrscheinlicher mit Covid-Diagnose als Ungeimpfte. tkp.at. https://tkp.at/2022/07/06/israel-geimpfte-3-bis-5-mal-wahrscheinlicher-mit-covid-diagnose-als-ungeimpfte/
[1039] Huber, W. (2022b). Riesen-Studie in Israel ergibt: Weder Perikarditis noch Myokarditis nach CoV-Infektion. Report24. https://report24.news/riesen-studie-in-israel-ergibt-weder-perikarditis-noch-myokarditis-nach-cov-infektion/
[1040] Tuvali O, Tshori S, Derazne E, Hannuna RR, Afek A, Haberman D, Sella G, George J. The Incidence of Myocarditis and Pericarditis in Post COVID-19 Unvaccinated Patients-A Large Population-Based Study. J Clin Med. 2022 Apr 15;11(8):2219. doi: 10.3390/jcm11082219. PMID: 35456309; PMCID: PMC9025013.
[1041] News-Medical.net. (2022, June 21). The effect of the COVID-19 BNT162b2 vaccine on semen parameters among semen donors. https://www.news-medical.net/news/20220621/The-effect-of-the-COVID-19-BNT162b2-vaccine-on-semen-parameters-among-semen-donors.aspx
[1042] Covid-19 Vaccination BNT162b2 Temporarily Impairs Semen Concentration and Total Motile Count among Semen Donors. Itai Gat, Alon Kedem, Michal Dviri, Ana Umanski, Matan Levi, Ariel Hourvitz, Micha Baum. Andrology. doi: https://doi.org/10.1111/andr.13209 https://onlinelibrary.wiley.com/doi/10.1111/andr.13209
[1043] Israel veröffentlicht Sterblichkeitszahlen und die sehen nicht gut aus. (2022, September 6). uncut-news.ch. https://uncutnews.ch/israel-veroeffentlicht-sterblichkeitszahlen-und-die-sehen-nicht-gut-aus/
[1044] Die Leiterin des externen CDC-Ausschusses für Impfstoffsicherheit will die vom israelischen Gesundheitsministerium erhobenen Sicherheitsdaten nicht sehen und ruft die Polizei. (2022, September 16). uncut-news.ch. https://uncutnews.ch/die-leiterin-des-externen-cdc-ausschusses-fuer-impfstoffsicherheit-will-die-vom-israelischen-gesundheitsministerium-erhobenen-sicherheitsdaten-nicht-sehen-und-ruft-die-polizei/

1045 Shir-Raz, Y. (2022, September 23). Adverse Effects of the Pfizer Vaccine Covered Up by the Israeli Ministry of Health. Brownstone Institute. https://brownstone.org/articles/adverse-effects-of-the-pfizer-vaccine-covered-up-by-the-israeli-ministry-of-health/

1046 Israel: Todesrate bei Neugeborenen verdreifacht sich nach Impfkampagnen | Transition News. (n.d.). Transition News. https://transition-news.org/israel-todesrate-bei-neugeborenen-verdreifacht-sich-nach-impfkampagnen

1047 Huber, W. (2023a). "Israel Tape Leak" – Beweise für Mitwisserschaft und Vertuschung durch die Regierung. Report24. https://report24.news/israel-tape-leak-beweise-fuer-mitwisserschaft-und-vertuschung-durch-die-regierung/?feed_id=26308

1048 Walia, A. (2023, January 23). Former Head of Israels Defense Ministry's Biological Institute & Vaccine Developer Speaks Out Against COVID-19 mRNA Vaccines. The Pulse. https://www.thepulse.one/p/former-head-of-israels-defense-ministrys

1049 Huber, W. (2024, January 29). Riesenstudie aus Estland zeigt: Natürliche Immunität wirksamer als Covid-19-Impfungen. Report24. https://report24.news/riesenstudie-aus-estland-zeigt-natuerliche-immunitaet-wirksamer-als-covid-19-impfungen/?feed_id=36118

1050 Uusküla, A. (2023). Risk of SARS-CoV-2 infection and hospitalization in individuals with natural, vaccine-induced and hybrid immunity: a retrospective population-based cohort study from Estonia. Nature. https://doi.org/10.1038/s41598-023-47043-6

1051 Rede: Verleihung des Großen Verdienstkreuzes mit Stern des Verdienstordens der Bundesrepublik Deutschland an Özlem Türeci und Uğur Şahin. (2021, March 21). Der Bundespräsident. https://www.bundespraesident.de/SharedDocs/Reden/DE/Frank-Walter-Steinmeier/Reden/2021/03/210319-OV-Tuereci-Sahin.html

1052 Rede: Verleihung des Großen Verdienstkreuzes mit Stern des Verdienstordens der Bundesrepublik Deutschland an Özlem Türeci und Uğur Şahin. (2021, March 21). Der Bundespräsident. https://www.bundespraesident.de/SharedDocs/Reden/DE/Frank-Walter-Steinmeier/Reden/2021/03/210319-OV-Tuereci-Sahin.html

1053 Otte, R. (2023, February 7). IWF: Deutschland und Großbritannien Schlusslichter der Weltwirtschaft. Business Insider. https://www.businessinsider.de/wirtschaft/konjunktur-iwf-sieht-deutschland-und-grossbritannien-als-schlusslichter-der-weltwirtschaft-a/

1054 Wirtschaftsnachrichten, D. (2023, March 14). Rekord-Krankenstand belastet die deutsche Wirtschaft. Deutsche Wirtschafts Nachrichten. https://deutsche-wirtschafts-nachrichten.de/702659/Rekord-Krankenstand-belastet-die-deutsche-Wirtschaft

1055 Fernsehen, Z. D. (2021, August 9). Biontech mit großem Gewinnsprung. Impfstoffhersteller: Biontech Mit Großem Gewinnsprung - ZDFheute. https://www.zdf.de/nachrichten/wirtschaft/corona-impfstoffhersteller-biontech-gewinn-unternehmen-100.html

1056 Tagesschau. (2022, October 24). Milliardengeschäft mit Impfstoffen: BioNTech verdreifacht Gewinn. tagesschau.de. https://www.tagesschau.de/wirtschaft/biontech-comirnaty-impfstoff-gewinn-covid19-101.html

1057 Aktuell, S. (2023, March 27). BioNTech erwartet Rückgang beim Geschäft mit Corona-Impfstoff. swr.online. https://www.swr.de/swraktuell/rheinland-pfalz/mainz/biontech-zahlen-2022-100.html

1058 Aktuell, S. (2023, May 12). Mainzer Finanzdezernent Beck bestürzt über Umsatz-Einbruch bei BioNTech. swr.online. https://www.swr.de/swraktuell/rheinland-pfalz/mainz/mainzer-finanzdezernent-bestuerzt-ueber-umsatz-einbruch-bei-biontech-100.html

1059 Jahresabschluss der BioNTech SE zum 31.12.2020.pdf https://investors.biontech.de/system/files-encrypted/nasdaq_kms/assets/2023/04/13/6-40-12/Jahresabschluss%20der%20BioNTech%20SE%20zum%2031.12.2020.pdf

1060 Unglaubliche Enthüllungen aus Israel: NULL COVID-TODESFÄLLE bei Menschen unter 50. (2023, May 25). uncut-news.ch. https://uncutnews.ch/unglaubliche-enthuellungen-aus-israel-null-covid-todesfaelle-bei-menschen-unter-50/

1061 Defense Advanced Research Projects Agency. (n.d.). https://www.darpa.mil/

1062 Wikipedia-Autoren. (2003a). Defense Advanced Research Projects Agency. de.wikipedia.org. https://de.wikipedia.org/wiki/Defense_Advanced_Research_Projects_Agency

1063 https://bioclandestine.substack.com/

1064 https://twitter.com/WarClandestine

1065 https://t.me/bioclandestine

1066 Military Health System. (2020, December 11). Hepburn: DOD role in Operation Warp Speed was 'transformative.' https://health.mil/News/Articles/2020/12/11/Hepburn-DOD-role-in-Operation-Warp-Speed-was-transformative

1067 fremdwort.de. (n.d.). ▷ transformativ: Bedeutung, Herkunft | fremdwort.de. https://www.fremdwort.de/suchen/bedeutung/transformativ

1068 Long CM, Marzi A. Biodefence research two decades on: worth the investment? Lancet Infect Dis. 2021 Aug;21(8):e222-e233. doi: 10.1016/S1473-3099(21)00382-0. PMID: 34331891; PMCID: PMC8364771.

1069 https://www.darpa.mil/news-events/2017-02-06a: DARPA aims to develop an integrated end-to-end platform that uses nucleic acid sequences to halt the spread of viral infections in sixty days or less. (2017, February 6). DARPA. Retrieved April 19, 2023, from https://www.darpa.mil/news-events/2017-02-06a

1070 Defense Advanced Research Projects Agency. (n.d.). https://www.darpa.mil/

1071 Knapp, A. (2022, March 8). Moderna Aims To Make Vaccines Against 15 Deadly Diseases—And The Next Pandemic. Forbes. https://www.forbes.com/sites/alexknapp/2022/03/07/moderna-aims-to-make-vaccines-against-15-deadly-diseases-and-the-next-pandemic/?sh=6ddeed03145d

1072 Defense Advanced Research Projects Agency. (n.d.). https://www.darpa.mil/

1073 United Nations. (n.d.). Prepare to Prevent: Developing Pandemic-Busting Vaccines Against "Disease X" | United Nations. https://www.un.org/en/un-chronicle/prepare-prevent-developing-pandemic-busting-vaccines-against-%E2%80%9Cdisease-x%E2%80%9D

1074 DARPA auf Twitter: „.@moderna_tx has begun Phase I trials of DARPA-funded mRNA-1325 #Zika vaccine & cleared to begin trials of mRNA-1388 #Chikungunya #vaccine https://t.co/Avbevjnm1W" / Twitter https://twitter.com/DARPA/status/819556371213484032

1075 Briefing on the eve of Ninth BWC Review Conference. (2022, November 26). Telegraph. https://telegra.ph/Briefing-on-the-eve-of-Ninth-BWC-Review-Conference-11-26

[1076] Hvistendahl, M. (2022, November 1). Student Infected With Debilitating Virus in Undisclosed Biolab Accident. The Intercept. https://theintercept.com/2022/11/01/biosafety-lab-accident-chikungunya-virus/
[1077] Gates, B. (2022, August 15). This factory breeds 30 million mosquitoes per week. Here's why. gatesnotes.com. https://www-gatesnotes-com.translate.goog/Mosquito-Factory?WT.mc_id=20220826120000_Mosquito-Week-2022_BG-LI_&WT.tsrc=BGLI&_x_tr_sl=auto&_x_tr_tl=de&_x_tr_hl=de&_x_tr_pto=wapp
[1078] reissue_5.3.6-postmarketing-experience.pdf (phmpt.org) https://phmpt.org/wp-content/uploads/2022/04/reissue_5.3.6-postmarketing-experience.pdf
[1079] ZEIT ONLINE | Lesen Sie zeit.de mit Werbung oder im PUR-Abo. Sie haben die Wahl. (n.d.). https://www.zeit.de/gesundheit/2022-01/richard-hatchett-cepi-corona-impfstoffverteilung-pandemiepraevention?utm_referrer=https%3A%2F%2Fswisscows.com%2F
[1080] Desort-Henin: The SAIVE Trial, Post-Exposure use of ivermectin in Covid-19 prevention: Efficacy and Safety Results. (n.d.). https://c19ivm.org/desorthenin.html
[1081] Craig Kelly auf Twitter: „READ & WEEP IVERMECTIN DENIERS - wash the blood from your hands, then get down on your hands & knees and beg forgiveness from the families of the covid dead, the vaccine injured, and the covid hospitalised. It's time to apologise for your gullibility & stupidity in spreading… https://t.co/rTwQUUHrgy" / Twitter https://twitter.com/CKellyUAP/status/1648399078550802433
[1082] Mayer, P. F. (2023e). Wie mit medizinischer Falsch-Behandlung die Pandemie gemacht wurde. tkp.at. https://tkp.at/2023/03/13/wie-mit-medizinischer-falsch-behandlung-die-pandemie-gemacht-wurde/
[1083] Meltzer DO, Best TJ, Zhang H, Vokes T, Arora V, Solway J. Association of Vitamin D Status and Other Clinical Characteristics With COVID-19 Test Results. JAMA Netw Open. 2020 Sep 1;3(9):e2019722. doi: 10.1001/jamanetworkopen.2020.19722. PMID: 32880651; PMCID: PMC7489852.
[1084] Schwartz L, Aparicio-Alonso M, Henry M, Radman M, Attal R, Bakkar A. Toxicity of the spike protein of COVID-19 is a redox shift phenomenon: A novel therapeutic approach. Free Radic Biol Med. 2023 Jun 29;206:106-110. doi: 10.1016/j.freeradbiomed.2023.05.034. Epub ahead of print. PMID: 37392949.
[1085] Hamidi-Alamdari D, Hafizi-Lotfabadi S, Bagheri-Moghaddam A, Safari H, Mozdourian M, Javidarabshahi Z, Peivandi-Yazdi A, Ali-Zeraati A, Sedaghat A, Poursadegh F, Barazandeh-Ahmadabadi F, Agheli-Rad M, Tavousi SM, Vojouhi S, Amini S, Amini M, Majid-Hosseini S, Tavanaee-Sani A, Ghiabi A, Nabavi-Mahalli S, Morovatdar N, Rajabi O, Koliakos G. METHYLENE BLUE FOR TREATMENT OF HOSPITALIZED COVID-19 PATIENTS: A RANDOMIZED, CONTROLLED, OPEN-LABEL CLINICAL TRIAL, PHASE 2. Rev Invest Clin. 2021;73(3):190-198. doi: 10.24875/RIC.21000028. PMID: 34019535.
[1086] Mehra, M. R., Desai, S. S., Ruschitzka, F., & Patel, A. N. (2020). RETRACTED: Hydroxychloroquine or chloroquine with or without a macrolide for treatment of COVID-19: a multinational registry analysis. The Lancet. https://doi.org/10.1016/s0140-6736(20)31180-6
[1087] (1) Gain of Fauci auf Twitter: „Never forget that The Lancet published and later retracted this completely fake study that was used to discredit hydroxychloroquine: https://t.co/7GwpaTC9zP This was one of the single-most egregious examples of medical and academic fraud in the history of the world. https://t.co/SwndZwz5a4" / X https://twitter.com/dschlopesisback/status/1677028473737560065?s=46&t=G8osZoHuXTQhHbGFJD4WZg
[1088] Vincent MJ, Bergeron E, Benjannet S, Erickson BR, Rollin PE, Ksiazek TG, Seidah NG, Nichol ST. Chloroquine is a potent inhibitor of SARS coronavirus infection and spread. Virol J. 2005 Aug 22;2:69. doi: 10.1186/1743-422X-2-69. PMID: 16115318; PMCID: PMC1232869.
[1089] Pezzullo AM, Axfors C, Contopoulos-Ioannidis DG, Apostolatos A, Ioannidis JPA. Age-stratified infection fatality rate of COVID-19 in the non-elderly population. Environ Res. 2023 Jan 1;216(Pt 3):114655. doi: 10.1016/j.envres.2022.114655. Epub 2022 Oct 28. PMID: 36341800; PMCID: PMC9613797.
[1090] Ioannidis JPA. Infection fatality rate of COVID-19 inferred from seroprevalence data. Bull World Health Organ. 2021 Jan 1;99(1):19-33F. doi: 10.2471/BLT.20.265892. Epub 2020 Oct 14. PMID: 33716331; PMCID: PMC7947934.
[1091] Erikstrup C, Laksafoss AD, Gladov J, Kaspersen KA, Mikkelsen S, Hindhede L, Boldsen JK, Jørgensen SW, Ethelberg S, Holm DK, Bruun MT, Nissen J, Schwinn M, Brodersen T, Mikkelsen C, Sækmose SG, Sørensen E, Harritshøj LH, Aagaard B, Dinh KM, Busch MP, Jørgensen CS, Krause TG, Ullum H, Ostrowski SR, Espenhain L, Pedersen OBV. Seroprevalence and infection fatality rate of the SARS-CoV-2 Omicron variant in Denmark: A nationwide serosurveillance study. Lancet Reg Health Eur. 2022 Oct;21:100479. doi: 10.1016/j.lanepe.2022.100479. Epub 2022 Aug 5. PMID: 35959415; PMCID: PMC9355516.
[1092] Dänische Studie: Nur 1 von 16.129 SARS CoV2 Infizierten ohne Vorerkrankungen unter 72 Jahren stirbt. (2023, April 16). Transparenztest. Retrieved April 20, 2023, from https://www.transparenztest.de/post/daenische-studie-nur-1-von-16129-sars-cov2-infizierten-ohne-vorerkrankungen-unter-72-jahren-stirbt
[1093] Redaktion abgeordnetenwatch.de. (2022, February 23). Das interne Strategiepapier des Innenministeriums zur Corona-Pandemie. abgeordnetenwatch.de. https://www.abgeordnetenwatch.de/recherchen/informationsfreiheit/das-interne-strategiepapier-des-innenministeriums-zur-corona-pandemie
[1094] bmi-corona-strategiepapier.pdf (abgeordnetenwatch.de) https://www.abgeordnetenwatch.de/sites/default/files/media/documents/2020-04/bmi-corona-strategiepapier.pdf
[1095] Kreutzfeldt, M. (2020, March 28). Strategiepapier des Innenministeriums: Schockwirkung erwünscht. TAZ Verlags- Und Vertriebs GmbH. https://taz.de/Strategiepapier-des-Innenministeriums/!5675014/
[1096] https://twitter.com/aya_velazquez/status/1430794719769026560
[1097] Dowideit, A., & Nabert, A. (2021, February 7). Interner E-Mail-Verkehr: Innenministerium spannte Wissenschaftler ein. DIE WELT. https://www.welt.de/politik/deutschland/article225864597/Interner-E-Mail-Verkehr-Innenministerium-spannte-Wissenschaftler-ein.html
[1098] Rebmann, K. (2023). Bezahlte Stimmungsmache im Auftrag der Bundesregierung. reitschuster.de. https://reitschuster.de/post/bezahlte-stimmungsmache-im-auftrag-der-bundesregierung/

1099 Alexander, P. (2023, April 22). Did the media cover this SHOCKING pre-print by Wagenhäuser et al. showing adverse reactions & inability to work aftet getting the Pfzier bivalent booster compared to the monovalent COVID-19 booster? Substack. https://palexander.substack.com/p/did-the-media-cover-this-shocking
1100 Wagenhäuser I, Reusch J, Gabel A, Krone LB, Kurzai O, Petri N, Krone M. Bivalent BNT162b2 mRNA original/omicron BA.4-5 booster vaccination: adverse reactions and inability to work compared with the monovalent COVID-19 booster. Clin Microbiol Infect. 2023 Apr;29(4):554-556. doi: 10.1016/j.cmi.2023.01.008. Epub 2023 Jan 16. PMID: 36657489; PMCID: PMC9841732.
1101 Perrefort, F. (2023, April 19). https://www.achgut.com/artikel/Corona_impfung_nebenwirkungen_dunkelziffer_leugner_im_paul_ehrlich_institut. Achgut. Retrieved April 19, 2023, from https://www.achgut.com/artikel/Corona_impfung_nebenwirkungen_dunkelziffer_leugner_im_paul_ehrlich_institut
1102 Just Now News. (2023). "Keine Daten vorhanden": PEI gibt zu, brisante Verdachtsfälle gar nicht auszuwerten. just-now.NEWS Deutschland. https://just-now.news/de/deutschland/keine-daten-vorhanden-pei-gibt-zu-brisante-verdachtsfaelle-gar-nicht-auszuwerten/
1103 Versteegen, S. (2023). Paul-Ehrlich-Institut: Deutschlands oberste Impf-Behörde erhebt keine Daten zu Impfschäden. pleiteticker.de. https://pleiteticker.de/paul-ehrlich-institut-deutschlands-oberste-impf-behoerde-erhebt-keine-daten-zu-impfschaeden/
1104 Angestellter einer Bundesbehörde: PEI hält Datenbank mit Impfnebenwirkungen unter IT-Vorwand zurück. (2023, April 1). corona-blog.net. https://corona-blog.net/2023/03/31/angestellter-einer-bundesbehoerde-pei-haelt-datenbank-mit-impfnebenwirkungen-unter-it-vorwand-zurueck/
1105 Transparenztest. (2023, March 27). EMA löscht auffallend viele Reports zu schweren Covid Impfnebenwirkungen. Transparenztest. https://www.transparenztest.de/post/ema-loescht-auffallend-viele-reports-zu-schweren-covid-impfnebenwirkungen
1106 ICAN - Informed Consent Action Network. (2023, February 15). ICAN Confronts CDC And FDA About Hiding Important Vaccine Adverse Event Reports From Public View - ICAN - Informed Consent Action Network. https://icandecide.org/press-release/ican-confronts-cdc-and-fda-about-hiding-important-vaccine-adverse-event-reports-from-public-view/
1107 Vitriol, D. V. (2023, October 3). Wie man sich aus seinen eigenen Worten einen Strick dreht weiß der Klausi. DrBine's Newsletter. https://drbine.substack.com/p/wie-man-sich-aus-seinen-eigenen-worten
1108 Vitriol, D. V. (2023, December 21). Wie man sich aus seinen eigenen Worten einen Strick dreht weiß der Klausi Teil 2. DrBine's Newsletter. https://drbine.substack.com/p/wie-man-sich-aus-seinen-eigenen-worten-e15
1109 Vitriol, D. V. (2023, December 18). Entweder hat das PEI wirklich absolut keine Ahnung, oder es lügt wie gedruckt. DrBine's Newsletter. https://drbine.substack.com/p/entweder-hat-das-pei-wirklich-absolut
1110 Vitriol, D. V. (2023, December 27). Wie man sich aus seinen eigenen Worten einen Strick dreht, weiß auch das PEI. DrBine's Newsletter. https://drbine.substack.com/p/wie-man-sich-aus-einen-eigenen-worten
1111 Vitriol, D. V. (2024, January 11). Wie man sich aus seinen eigenen Worten einen Strick dreht, weiß auch das PEI Teil 2. DrBine's Newsletter. https://drbine.substack.com/p/wie-man-sich-aus-seinen-eigenen-worten-48b
1112 Vitriol, D. V. (2024, January 16). Wie man sich aus seinen eigenen Worten gemeinsam einen Strick dreht wissen das PEI und der Klausi Teil 1. DrBine's Newsletter. https://drbine.substack.com/p/wie-man-sich-aus-seinen-eigenen-worten-a18
1113 Vitriol, D. V. (2024, February 1). Wie man sich aus seinen eigenen Worten gemeinsam einen Strick dreht wissen das PEI und der Klausi Teil 2. DrBine's Newsletter. https://drbine.substack.com/p/wie-man-sich-aus-seinen-eigenen-worten-4ff
1114 Update on First BioNTainer for African-based mRNA Manufacturing Facility | BioNTech. (n.d.-b). BioNTech. https://investors.biontech.de/news-releases/news-release-details/update-first-biontainer-african-based-mrna-manufacturing
1115 https://de.linkedin.com/in/jochen-hecky-4b7845a0
1116 Dr Julia Sämann - Director Pharmacovigilance - Safety Operations - BioNTech SE. (n.d.). XING. https://www.xing.com/profile/Julia_Saemann
1117 https://www.xing.com/profile/Mara_Dinkel
1118 https://www.xing.com/profile/Jessica_Hueske
1119 https://www.xing.com/profile/Christian_Maeurer3
1120 https://www.xing.com/profile/Xiaoxing_Qing
1121 https://www.xing.com/profile/Amir_Rafiq
1122 https://www.xing.com/profile/Judith_Weigel
1123 https://www.xing.com/profile/Michael_Werthebach
1124 BioNTech SE: Information and Updates | XING. (n.d.). XING. https://www.xing.com/pages/biontechse
1125 Employees of BioNTech SE | XING. (n.d.). XING. https://www.xing.com/pages/biontechse/employees
1126 Kämmerer, U., Pekova, S., Klement, R., Louwen, R., Borger, P., & Steger, K. (2023). RT-PCR Test Targeting the Conserved 5'-UTR of SARS-CoV-2 Overcomes Shortcomings of the First WHO-Recommended RT-PCR Test. International Journal of Vaccine Theory, Practice, and Research, 3(1), 818–846. https://doi.org/10.56098/ijvtpr.v3i1.71
1127 Offizielle Zahlen: Hohe Impfquote korreliert mit hoher Sterblichkeit. (2023, January 19). https://multipolar-magazin.de/artikel/impfquote-korreliert-mit-sterblichkeit
1128 Startseite - MIG Fonds. (2023, April 13). MIG Fonds. https://www.mig-fonds.de/
1129 Czarnowska A, Kapica-Topczewska K, Tarasów E, Tarasiuk J, Chorąży M, Kochanowicz J, Kułakowska A. Case report: First manifestation of multiple sclerosis temporally correlated with COVID-19 vaccination. Front Neurol. 2023 Feb 15;14:1097799. doi: 10.3389/fneur.2023.1097799. PMID: 36873437; PMCID: PMC9975751.
1130 Lake CM, Breen JJ. Sequence similarity between SARS-CoV-2 nucleocapsid and multiple sclerosis-associated proteins provides insight into viral neuropathogenesis following infection. Sci Rep. 2023 Jan 8;13(1):389. doi: 10.1038/s41598-022-27348-8. PMID: 36617594; PMCID: PMC9825799.
1131 Al-Midfai Y, Kujundzic W, Uppal S, Oakes D, Giezy S. Acute Multiple Sclerosis Exacerbation After Vaccination With the Johnson & Johnson COVID-19 Vaccine: Novel Presentation and First Documented Case Report. Cureus. 2022 Apr 10;14(4):e24017. doi: 10.7759/cureus.24017. PMID: 35547449; PMCID: PMC9090220.

[1132] Fujimori J, Miyazawa K, Nakashima I. Initial clinical manifestation of multiple sclerosis after immunization with the Pfizer-BioNTech COVID-19 vaccine. J Neuroimmunol. 2021 Dec 15;361:577755. doi: 10.1016/j.jneuroim.2021.577755. Epub 2021 Oct 20. PMID: 34700047; PMCID: PMC8527738.

[1133] Alluqmani, M. (2023). New Onset Multiple Sclerosis Post-COVID-19 Vaccination and Correlation With Possible Predictors in a Case-Control Study. Cureus. https://doi.org/10.7759/cureus.36323

[1134] Qiu, Y. (2022). Covid-19 vaccination can induce multiple sclerosis via cross-reactive CD4+ T cells recognizing SARS-CoV-2 spike protein and myelin peptides. Multiple Sclerosis Journal; 28(3 Supplement):776, 2022. | EMBASE. https://search.bvsalud.org/global-literature-on-novel-coronavirus-2019-ncov/resource/en/covidwho-2138820

[1135] Studie: „Covid-19-Impfung kann Multiple Sklerose auslösen". (2023, June 14). Paul Brandenburg: Schwarz Auf Weiß. https://paul-brandenburg.com/bericht/studie-covid-19-impfung-kann-multiple-sklerose-ausloesen/

[1136] https://t.co/DvESIVHjkj

[1137] https://t.me/antiilluminaten/38363

[1138] World Health Organization: WHO. (2023, April 20). mRNA Technology Transfer Programme moves to the next phase of its development. WHO. https://www.who.int/news/item/20-04-2023-mrna-technology-transfer-programme-moves-to-the-next-phase-of-its-development

[1139] Jf-Online. (2023, April 21). Deutschland finanziert mRNA-Impfstoff-Forschung in Afrika. JUNGE FREIHEIT. https://jungefreiheit.de/politik/deutschland/2023/mrna-afrika/

[1140] Wikipedia-Autoren. (2003c). Meritokratie. de.wikipedia.org. https://de.wikipedia.org/wiki/Meritokratie

[1141] Kirsch, S. (2023, April 9). It's time we hold these people accountable; let the lawsuits begin. Substack. https://kirschsubstack.com/p/its-time-we-hold-these-people-accountable

[1142] Hulscher, N., Alexander, P. E., Amerling, R., Gessling, H., Hodkinson, R., Makis, W., Risch, H. A., Trozzi, M., & McCullough, P. A. (2023). A Systematic Review of Autopsy Findings in Deaths after COVID-19 Vaccination. Archive.org. https://doi.org/10.2139/ssrn.4496137

[1143] Bosveld, J. (2020b). Isaac Newton, World's Most Famous Alchemist. Discover Magazine. https://www.discovermagazine.com/the-sciences/isaac-newton-worlds-most-famous-alchemist

[1144] Shock Video Contrasts Royal Academy of Dance's First Trans Dancer with Ballerina. (n.d.). NewsWars. https://www.newswars.com/shock-video-contrasts-royal-academy-of-dances-first-trans-dancer-with-ballerina/

[1145] De Barros, L. (2020, July 9). Dancing for change: Meet trans ballet dancer Sophie Rebecca - MambaOnline - Gay South Africa online. MambaOnline - Gay South Africa Online. https://www.mambaonline.com/2020/07/08/dancing-for-change-meet-trans-ballet-dancer-sophie-rebecca/

[1146] Erste Transgender-Eiskunstläuferin Finnlands stürzt nach wenigen Metern | Exxpress. (n.d.). https://exxpress.at/erste-transgender-eiskunstlaeuferin-finnlands-stuerzt-nach-wenigen-metern/

[1147] Anandamide. (2023, March 8). Pfizer and Moderna bivalent vaccines contain 20-35% expression vector and are transformation competent in E.coli. Substack. https://anandamide.substack.com/p/pfizer-and-moderna-bivalent-vaccines

[1148] November 8, 2021 Summary Basis for Regulatory Action - Comirnaty (fda.gov) https://www.fda.gov/media/151733/download (S. 4)

[1149] Comirnaty, INN-COVID-19 mRNA Vaccine (nucleoside-modified) (europa.eu) https://www.ema.europa.eu/en/documents/variation-report/comirnaty-h-c-5735-x-0044-g-epar-assessment-report-extension_en.pdf (S. 14)

[1150] Priority OCs in quality LoQ - COVID-19 mRNA Vaccine BioNTech (catbox.moe) https://files.catbox.moe/cnkfc7.pdf S. 32

[1151] November 8, 2021 Summary Basis for Regulatory Action - Comirnaty (fda.gov) https://www.fda.gov/media/151733/download (S. 4)

[1152] https://t.me/DrBines_verbales_Vitriol/103

[1153] description and composition.pdf (whatdotheyknow.com) https://www.whatdotheyknow.com/request/835119/response/2313527/attach/3/description%20and%20composition.pdf?cookie_passthrough=1 S.2

[1154] https://phmpt.org/wp-content/uploads/2023/11/125742_S2_M3_32p1_description-and-composition.pdf

[1155] Rapporteur's Rolling Review assessment report https://view.officeapps.live.com/op/view.aspx?src=https%3A%2F%2Fwww.covid-truths.co.uk%2Fwp-content%2Fuploads%2F2021%2F04%2FPriority-OCs-in-quality-LoQ-COVID-19-mRNA-Vaccine-BioNTech.docx&wdOrigin=BROWSELINK.pdf S. 32

[1156] Richter ordnet an, dass die FDA die Sicherheitsdaten von Pfizer nun inert 8 Monaten vorlegen muss und nicht erst in 75 Jahren. (2022, January 9). uncut-news.ch. https://uncutnews.ch/richter-ordnet-an-dass-die-fda-die-sicherheitsdaten-von-pfizer-nun-inert-8-monaten-vorlegen-muss-und-nicht-erst-in-75-jahren/

[1157] Pfizer und FDA verlieren ihren Antrag auf weitere Verzögerung der Veröffentlichung der Sicherheitsdaten des Covid-Impfstoffs. (2022, February 14). uncut-news.ch. https://uncutnews.ch/pfizer-und-fda-verlieren-ihren-antrag-auf-weitere-verzoegerung-der-veroeffentlichung-der-sicherheitsdaten-des-covid-impfstoffs/

[1158] Phmptadmin. (2022). Pfizer's Documents - Public Health and Medical Professionals for Transparency. Public Health and Medical Professionals for Transparency. https://phmpt.org/pfizers-documents/

[1159] https://www.globalresearch.ca/wp-content/uploads/2023/05/pfizer-report.pdf

[1160] Hardy. (2023, March 22). 🎙 Virologe in Erklärungsnot – Dr. Sabine Stebel im Interview bei Mutigmacher TV - Mutigmacher e.V. Mutigmacher e.V. https://mutigmacher.org/virologe-in-erklaerungsnot-dr-sabine-stebel-im-interview-bei-mutigmacher-tv/

[1161] Freiburger Virologe wlrd Vorsitzender des wissenschaftlichen Beirats des Paul-Ehrlich-Instituts. (n.d.). Universitätsklinikum Freiburg. https://www.uniklinik-freiburg.de/presse/pressemitteilungen/detailansicht/3182-freiburger-virologe-wird-vorsitzender-des-wissenschaftlichen-beirats-des-paul-ehrlich-instituts.html

[1162] Von Osten Ard Moskau, D. (2022, March 28). Ukraine-Krieg: Zeigen des "Z"-Symbols kann strafbar sein. tagesschau.de. https://www.tagesschau.de/inland/z-symbol-russland-verbot-101.html

[1163] BAH – Bundesverband der Arzneimittel-Hersteller e.V. (2023, February 10). BAH-Podcast Folge 6: „Corona und danach: Impfstoffversorgung in Deutschland mit Prof. Dr. Cichutek“ [Video]. YouTube. https://www.youtube.com/watch?v=3rifSpjKhVo
[1164] Spezifikation Comirnaty für staatliche Chargenprüfung §32 AMG. (n.d.). FragDenStaat. https://fragdenstaat.de/anfrage/spezifikation-comirnaty-fur-staatliche-chargenprufung-32-amg/#nachricht-665919
[1165] Klaus Cichutek Inventions, Patents and Patent Applications - Justia Patents Search. (n.d.). https://patents.justia.com/inventor/klaus-cichutek
[1166] Klaus Cichutek - Search Results - PubMed (nih.gov) https://pubmed.ncbi.nlm.nih.gov/?term=Klaus+Cichutek&sort=date
[1167] US Patent for Pseudotyping of retroviral vectors, methods for production and use thereof for targeted gene transfer and high throughput screening Patent (Patent # 10,415,057 issued September 17, 2019) - Justia Patents Search. (2017, December 22). https://patents.justia.com/patent/10415057
[1168] US Patent Application for PSEUDOTYPING OF RETROVIRAL VECTORS, METHODS FOR PRODUCTION AND USE THEREOF FOR TARGETED GENE TRANSFER AND HIGH THROUGHPUT SCREENING Patent Application (Application #20180201954 issued July 19, 2018) - Justia Patents Search. (2017, December 22). https://patents.justia.com/patent/20180201954
[1169] US Patent for Pseudotyping of retroviral vectors, methods for production and use thereof for targeted gene transfer and high throughput screening Patent (Patent # 9,862,971 issued January 9, 2018) - Justia Patents Search. (2007, September 26). https://patents.justia.com/patent/9862971
[1170] US Patent Application for PSEUDOTYPING OF RETROVIRAL VECTORS, METHODS FOR PRODUCTION AND USE THEREOF FOR TARGETED GENE TRANSFER AND HIGH THROUGHPUT SCREENING Patent Application (Application #20100189690 issued July 29, 2010) - Justia Patents Search. (2007, September 26). https://patents.justia.com/patent/20100189690
[1171] US Patent Application for MODULATION OF PRODUCTION OF RETROVIRUSES BY APOBEC4 Patent Application (Application #20110129490 issued June 2, 2011) - Justia Patents Search. (2008, June 26). https://patents.justia.com/patent/20110129490
[1172] US Patent for Lentiviral vectors derived from SIVsmm/PBj14, method for their production and uses thereof Patent (Patent # 7,727,522 issued June 1, 2010) - Justia Patents Search. (2003, April 3). https://patents.justia.com/patent/7727522
[1173] US Patent for Cell-specific retroviral vectors with antibody domains and method for the production thereof for selective gene transfer Patent (Patent # 7,531,322 issued May 12, 2009) - Justia Patents Search. (2005, April 15). https://patents.justia.com/patent/7531322
[1174] US Patent for Gene transfer in human lymphocytes using retroviral scFv cell targeting Patent (Patent # 7,138,272 issued November 21, 2006) - Justia Patents Search. (2002, January 17). https://patents.justia.com/patent/7138272
[1175] US Patent Application for Lentiviral vectors derived from sivsmm/pbj14, method for their production and uses thereof Patent Application (Application #20050202560 issued September 15, 2005) - Justia Patents Search. (2003, April 3). https://patents.justia.com/patent/20050202560
[1176] US Patent Application for Cell-specific retroviral vectors with antibody domains and method for the production thereof for selective gene transfer Patent Application (Application #20050191740 issued September 1, 2005) - Justia Patents Search. (2005, April 15). https://patents.justia.com/patent/20050191740
[1177] US Patent for Retroviral vectors, methods for their preparation and their use for gene transfer into CD4-positive cells Patent (Patent # 6,902,929 issued June 7, 2005) - Justia Patents Search. (1998, February 27). https://patents.justia.com/patent/6902929
[1178] US Patent for Pseudo-type retroviral vectors with modifiable surface capsid proteins Patent (Patent # 6,544,779 issued April 8, 2003) - Justia Patents Search. (2000, August 24). https://patents.justia.com/patent/6544779
[1179] US Patent for Lentiviral vectors derived from SIVagm, methods for their preparation and their use for gene transfer into mammalian cells Patent (Patent # 6,323,031 issued November 27, 2001) - Justia Patents Search. (2000, March 3). https://patents.justia.com/patent/6323031
[1180] US Patent Application for Lentiviral vectors derived from SIVagm, methods for their preparation and their use for gene transfer into mammalian cells Patent Application (Application #20010018202 issued August 30, 2001) - Justia Patents Search. (2000, December 11). https://patents.justia.com/patent/20010018202
[1181] Redaktion: BMBF LS5 Internetredaktion. (2012, August 15). RNA statt DNA: die „Gentherapie“ der Zukunft? - Wissenschaftler erforschen innovative Therapie gegen Mukoviszidose - DLR Gesundheitsforschung. Deutsche Zentrum Für Luft Und Raumfahrt e.V. - DLR Gesundheitsforschung. https://www.gesundheitsforschung-bmbf.de/de/rna-statt-dna-die-gentherapie-der-zukunft-wissenschaftler-erforschen-innovative-therapie-2832.php
[1182] GmbH, D. R. Ä. D. Ä. (1999, November 5). Gentherapie: Nach erstem Todesfall müssen „alle Fakten auf den Tisch“. Deutsches Ärzteblatt. https://www.aerzteblatt.de/archiv/19705/Gentherapie-Nach-erstem-Todesfall-muessen-alle-Fakten-auf-den-Tisch
[1183] Wilson RF. The death of Jesse Gelsinger: new evidence of the influence of money and prestige in human research. Am J Law Med. 2010;36(2-3):295-325. doi: 10.1177/009885881003600202. PMID: 20726398.
[1184] Wagner R, Hildt E, Grabski E, Sun Y, Meyer H, Lommel A, Keller-Stanislawski B, Müller-Berghaus J, Cichutek K. Accelerated Development of COVID-19 Vaccines: Technology Platforms, Benefits, and Associated Risks. Vaccines (Basel). 2021 Jul 6;9(7):747. doi: 10.3390/vaccines9070747. PMID: 34358163; PMCID: PMC8310218.
[1185] https://cdn.prod.www.manager-magazin.de/media/4cc0d9db-b895-4b7f-ba07-42ef335634d8/BiontechPfizer_Clinical_Protocol.pdf
[1186] Kelly, A. (2023). Report 56: Autopsies Reveal Medical Atrocities of Genetic Therapies Being Used Against a Respiratory Virus. DailyClout. https://dailyclout.io/report-56-autopsies-reveal-the-medical-atrocities-of-genetic-therapies-being-used-against-a-respiratory-virus/
[1187] https://www.tga.gov.au/sites/default/files/foi-2389-06.pdf
[1188] Summary Basis for Regulatory Action. (2021, November 8). FDA. Retrieved March 19, 2023, from https://www.fda.gov/media/151733/download (S. 15)
[1189] Nachrichten, N. (2022, January 14). Beitrag von 0,5 Prozent zum BIP: Biontech-Erfolg hilft Wirtschaft bei Aufschwung. n-tv.de. https://www.n-tv.de/wirtschaft/Biontech-Erfolg-hilft-Wirtschaft-bei-Aufschwung-article23059097.html

[1190] BAH – Bundesverband der Arzneimittel-Hersteller e.V. (2023, February 10). BAH-Podcast Folge 6: „Corona und danach: Impfstoffversorgung in Deutschland mit Prof. Dr. Cichutek“ [Video]. YouTube. https://www.youtube.com/watch?v=3rifSpjKhVo
[1191] Hinz T, Kallen K, Britten CM, Flamion B, Granzer U, Hoos A, Huber C, Khleif S, Kreiter S, Rammensee HG, **Sahin U**, Singh-Jasuja H, **Türeci Ö**, Kalinke U. The European Regulatory Environment of RNA-Based Vaccines. Methods Mol Biol. 2017;1499:203-222. doi: 10.1007/978-1-4939-6481-9_13. PMID: 27987152.
[1192] Mayer, P. F. (2023, February 8). Geleakte Emails der EMA: Politik verlangte Freigabe der Corona-Impfstoffe praktisch ohne Prüfung. tkp.at. https://tkp.at/2023/02/08/geleakte-emails-der-ema-politik-verlangte-freigabe-der-corona-impfstoffe-praktisch-ohne-pruefung/
[1193] Latypova, S. (2023, February 6). Letters from the Underworld. By Sasha Latypova. https://sashalatypova.substack.com/p/letters-from-the-underworld?utm_source=%2Fsearch%2Flatypova&utm_medium=reader2
[1194] Tinari, S. (2021, March 10). The EMA covid-19 data leak, and what it tells us about mRNA instability. BMJ; BMJ. https://doi.org/10.1136/bmj.n627
[1195] USA und Vereinigtes Königreich schlossen geheime Pakte, um Impfstoffreaktionen zu verbergen. (2023, May 4). uncut-news.ch. https://uncutnews.ch/usa-und-vereinigtes-koenigreich-schlossen-geheime-pakte-um-impfstoffreaktionen-zu-verbergen/
[1196] Wilson, R. (2023c, May 3). Globalist scientists whose job is to control the “narrative” are named. The Expose. https://expose-news.com/2023/05/03/expoerts-whose-job-is-to-control-the-narrative-named/
[1197] Wikipedia-Autoren. (2015, August 15). Regulatory capture. https://de.wikipedia.org/wiki/Regulatory_capture
[1198] tagesschau.de. (2020, January 27). tagesthemen. https://www.tagesschau.de/multimedia/sendung/tagesthemen/tt-7275.html
[1199] Nachrichten, N. (2019, March 7). Skandale und Affären: Der rasante Absturz der Ursula von der Leyen. n-tv.de. https://www.n-tv.de/politik/Der-rasante-Absturz-der-Ursula-von-der-Leyen-article20880411.html
[1200] Online, F. (2018, October 21). Von der Leyen unter Druck: Vetternwirtschaft im Verteidigungsministerium? FOCUS Online. https://www.focus.de/politik/deutschland/bams-verdacht-auf-vetternwirtschaft-im-verteidigungsministerium_id_9787349.html
[1201] Stock, O. (2022, December 12). Das Schweigen von der Leyens: EU muss sich einem Korruptions-Skandal stellen. Chefin von der Leyen hat für Betrugs-Bekämpfung eine eigene Ermittler-Truppe. Nur ist davon nichts zu hören. Die Weltwoche. Retrieved February 16, 2023, from https://weltwoche.ch/daily/das-schweigen-von-der-leyens-die-eu-muss-sich-einem-korruptions-skandal-stellen-die-eu-chefin-hat-fuer-die-betrugs-bekaempfung-ein-eigenes-aufsichtsgremium-davon-ist-nichts-zu-hoeren/
[1202] S. (2023, January 20). Von der Leyen: Korruptionsskandal trifft gesamte EU. Nau. https://www.nau.ch/news/europa/von-der-leyen-korruptionsskandal-trifft-gesamte-eu-66369688
[1203] https://d7694293-ffb8-4ed0-a014-3581d49070e4.usrfiles.com/ugd/d76942_5af19ff7389d405585ae0c9db50eb306.pdf (S. 17 Artikel 1)
[1204] **Sahin, U.** (2012, March 26). US20150086612A1 - RNA Formulation for Immunotherapy - Google Patents. https://patents.google.com/patent/US20150086612A1/en
[1205] Muskelzellen brauchen Kalzium-Ionen. (n.d.). Max-Planck-Gesellschaft. https://www.mpg.de/14592945/muskelzellen-brauchen-kalzium-ionen
[1206] Wilson, R. (2023, May 3). Before mRNA covid “vaccines” were given to the public there was NO scientific proof they were safe, a new study finds. The Expose. https://expose-news.com/2023/05/03/no-scientific-proof-mrna-safe-a-new-study/
[1207] Wilson, R. (2023b, May 3). Before mRNA covid “vaccines” were given to the public there was NO scientific proof they were safe, a new study finds. The Expose. https://expose-news.com/2023/05/03/no-scientific-proof-mrna-safe-a-new-study/
[1208] Kelly, A. (2023, February 16). Report 56: Autopsies Reveal the Medical Atrocities of Genetic Therapies Being Used Against a Respiratory Virus. DailyClout. https://dailyclout.io/report-56-autopsies-reveal-the-medical-atrocities-of-genetic-therapies-being-used-against-a-respiratory-virus/
[1209] Röltgen K, Nielsen SCA, Silva O, Younes SF, Zaslavsky M, Costales C, Yang F, Wirz OF, Solis D, Hoh RA, Wang A, Arunachalam PS, Colburg D, Zhao S, Haraguchi E, Lee AS, Shah MM, Manohar M, Chang I, Gao F, Mallajosyula V, Li C, Liu J, Shoura MJ, Sindher SB, Parsons E, Dashdorj NJ, Dashdorj ND, Monroe R, Serrano GE, Beach TG, Chinthrajah RS, Charville GW, Wilbur JL, Wohlstadter JN, Davis MM, Pulendran B, Troxell ML, Sigal GB, Natkunam Y, Pinsky BA, Nadeau KC, Boyd SD. Immune imprinting, breadth of variant recognition, and germinal center response in human SARS-CoV-2 infection and vaccination. Cell. 2022 Mar 17;185(6):1025-1040.e14. doi: 10.1016/j.cell.2022.01.018. Epub 2022 Jan 25. PMID: 35148837; PMCID: PMC8786601.
[1210] Notes and recommendations for conducting post-mortem examination (autopsy) of persons deceased in connection with COVID vaccination. (2021, December 30). Doctors for COVID Ethics. https://doctors4covidethics.org/notes-and-recommendations-for-conducting-post-mortem-examination-autopsy-of-persons-deceased-in-connection-with-covid-vaccination/
[1211] Schwab, C., Domke, L.M., Hartmann, L. et al. Autopsy-based histopathological characterization of myocarditis after anti-SARS-CoV-2-vaccination. Clin Res Cardiol (2022). https://doi.org/10.1007/s00392-022-02129-5
[1212] Mörz, M. A Case Report: Multifocal Necrotizing Encephalitis and Myocarditis after BNT162b2 mRNA Vaccination against COVID-19. Vaccines 2022, 10, 1651. https://doi.org/10.3390/vaccines10101651
[1213] Wikipedia-Autoren. (2011, December 31). Bayh–Dole Act. https://de.wikipedia.org/wiki/Bayh%E2%80%93Dole_Act
[1214] Sturgess, L. (2023, February 13). Follow the Patents: Lipid Nanoparticles and COVID-19 Genetic Vaccines. https://liamsturgess.substack.com/p/follow-the-patents-lipid-nanoparticles
[1215] Unlimited Hangout. (2022, August 18). Moderna’s “Hail Mary” - Unlimited Hangout. https://unlimitedhangout.com/modernas-hail-mary/
[1216] DocCheck, M. B. (2019, January 14). Crigler-Najjar-Syndrom - DocCheck. DocCheck Flexikon. https://flexikon.doccheck.com/de/Crigler-Najjar-Syndrom
[1217] Webb, W. (2021b, December 2). Moderna: A Company “In Need Of A Hail Mary.” Unlimited Hangout. https://unlimitedhangout.com/2021/10/investigative-reports/moderna-a-company-in-need-of-a-hail-mary/
[1218] Vardi, N. (2016, December 14). Moderna’s Mysterious Medicines. Forbes. https://www.forbes.com/sites/nathanvardi/2016/12/14/modernas-mysterious-medicines/#19ea9831730e
[1219] https://www.sec.gov/Archives/edgar/data/1682852/000119312518323562/d577473ds1.htm

[1220] Webb, W. (2021b, December 2). Moderna: A Company "In Need Of A Hail Mary." Unlimited Hangout. https://unlimitedhangout.com/2021/10/investigative-reports/moderna-a-company-in-need-of-a-hail-mary/
[1221] Thomas D. Madden Ph.D. (2022, July 28). Acuitas. https://acuitastx.com/company/thomas-d-madden-ph-d/
[1222] Reuters Staff. (2016, October 5). Alnylam ends development of drug due to patient deaths in trial. Reuters. https://web.archive.org/web/20181129214036/https://www.reuters.com/article/us-alnylam-study-idUSKCN1252M1
[1223] Pagliarulo, N. (2017, August 10). Alnylam review turns up no clear answers on revusiran deaths. BioPharma Dive. https://www.biopharmadive.com/news/alnylam-revusiran-investigation-patient-deaths-imbalance/449067/
[1224] PMGroup Worldwide Limited. (n.d.). Arbutus hit hard as new hep B drug fails on safety. PMLive. https://www.pmlive.com/pharma_news/arbutus_hit_hard_as_new_hep_b_drug_fails_on_safety_1311845
[1225] Garde, D. (2017, October 20). Lavishly funded Moderna hits safety problems in bold bid to revolutionize medicine. STAT. https://www.statnews.com/2017/01/10/moderna-trouble-mrna/
[1226] *nonclinical Evaluation Report BNT162b2 [mRNA] COVID-19 vaccine (COMIRNATY™)* https://www.tga.gov.au/sites/default/files/foi-2389-06.pdf (S. 12)
[1227] MedBVSV - nichtamtliches Inhaltsverzeichnis. (n.d.). https://www.gesetze-im-internet.de/medbvsv/index.html
[1228] Ndeupen S, Qin Z, Jacobsen S, Bouteau A, Estanbouli H, Igyártó BZ. The mRNA-LNP platform's lipid nanoparticle component used in preclinical vaccine studies is highly inflammatory. iScience. 2021 Dec 17;24(12):103479. doi: 10.1016/j.isci.2021.103479. Epub 2021 Nov 20. PMID: 34841223; PMCID: PMC8604799.
[1229] Chantra S, Chaitanuwong P, Seresirikachorm K, Brinks M, Serirat O, Chamberlain W, Ruamviboonsuk P. Ocular Surface Erosion after Suspected Exposure to Evaporated COVID-19 Vaccine. Case Rep Ophthalmol. 2021 Dec 2;12(3):944-951. doi: 10.1159/000520500. PMID: 35082653; PMCID: PMC8739641.
[1230] Demicheli, V., Jefferson, T., Ferroni, E., Rivetti, A., & Di Pietrantonj, C. (2018, February 1). Vaccines for preventing influenza in healthy adults. The Cochrane Library; Elsevier BV. https://doi.org/10.1002/14651858.cd001269.pub6
[1231] Morens DM, Taubenberger JK, **Fauci AS**. Rethinking next-generation vaccines for coronaviruses, influenzaviruses, and other respiratory viruses. Cell Host Microbe. 2023 Jan 11;31(1):146-157. doi: 10.1016/j.chom.2022.11.016. PMID: 36634620; PMCID: PMC9832587.
[1232] https://www.tga.gov.au/sites/default/files/foi-2389-06.pdf (Seite 45)
[1233] Underdog. (2023, January 12). How Long Do Pfizer Lipids Last? By the Underdog. https://thedailybeagle.substack.com/p/how-long-do-pfizer-lipids-last
[1234] https://www.tga.gov.au/sites/default/files/foi-2389-06.pdf (Seite 46)
[1235] https://www.judicialwatch.org/wp-content/uploads/2022/03/JW-v-HHS-prod-3-02418.pdf Seite 16)

[1236] Cott, E., deBruyn, E., & Corum, J. (2021, May 3). How Pfizer Makes Its Covid-19 Vaccine. The New York Times. https://web.archive.org/web/20230101053651/https://www.nytimes.com/interactive/2021/health/pfizer-coronavirus-vaccine.html
[1237] Biomay-Admin. (2022, May 11). Biomay Cooperates with BioNTech to Supply DNA Template for COVID-19 mRNA Vaccine. Biomay AG. https://www.biomay.com/biomay-cooperates-with-biontech-to-supply-dna-template-for-covid-19-mrna-vaccine/
[1238] AGC Biologics' Heidelberg Facility to Further Supply Plasmid DNA for COVID-19 Vaccine. (2021b, June 7). Bloomberg.com. https://www.bloomberg.com/press-releases/2021-06-07/agc-biologics-heidelberg-facility-to-further-supply-plasmid-dna-for-covid-19-vaccine
[1239] GlobeNewswire (Europe). (n.d.). AGC Biologics' Heidelberg Facility to Further Supply Plasmid DNA for COVID-19 Vaccine. Finanz-Nachrichten.de. https://www.finanznachrichten.de/nachrichten-2021-06/53081641-agc-biologics-heidelberg-facility-to-further-supply-plasmid-dna-for-covid-19-vaccine-399.htm
[1240] AGC Biologics' Heidelberg Facility to Further Supply Plasmid DNA for COVID-19 Vaccine. (n.d.). https://www.agcbio.com/news/agc-biologics-heidelberg-facility-to-further-supply-plasmid-dna-for-covid-19-vaccine
[1241] BioNTech stärkt Produktionsstandort Marburg durch erste unternehmenseigene Plasmid-DNA-Herstellungsstätte | BioNTech. (n.d.). BioNTech. https://investors.biontech.de/de/news-releases/news-release-details/biontech-staerkt-produktionsstandort-marburg-durch-erste
[1242] Croda supports Pfizer-BioNTech COVID-19 vaccine | Croda. (n.d.-b). https://www.croda.com/en-gb/about-us/case-studies/pioneering-science-supports-pfizerbiontech-covid19-vaccine
[1243] Steer, G. (2021, March 2). Chemicals group Croda expects boost from BioNTech/Pfizer vaccine contract. Financial Times. https://www.ft.com/content/a29be5dd-c72d-44de-93f6-08cdc1148f02
[1244] Priyan, V., & Priyan, V. (2021, February 8). Merck and BioNTech to boost lipid supply for Covid-19 vaccine production. Pharmaceutical Technology. https://www.pharmaceutical-technology.com/news/merck-biontech-lipid-supply/
[1245] Doepke, M. (2022, February 23). BioNTech-Partner Merck KGaA: mRNA-Deal fix. DER AKTIONÄR. https://www.deraktionaer.de/artikel/pharma-biotech/biontech-partner-merck-kgaa-mrna-deal-fix-20246177.html
[1246] Göbelbecker, J. (2022, January 7). Merck übernimmt mRNA-Spezialisten Exelead. Pharma-Food. https://www.pharma-food.de/markt/merck-uebernimmt-mrna-spezialisten-exelead-796.html
[1247] Exelead. (n.d.). Exelead Helps Manufacture Pfizer-BioNTech Covid-19 Vaccine. https://www.exeleadbiopharma.com/news/exelead-helps-manufacture-pfizer-biontech-covid-19-vaccine
[1248] Produktions-Start in Rekordzeit: Evonik liefert erste Lipide aus deutscher Produktion an BioNTech - Evonik Industries. (2021, April 22). https://corporate.evonik.com/de/produktions-start-in-rekordzeit-evonik-liefert-erste-lipide-aus-deutscher-produktion-an-biontech-157143.html
[1249] Dostert, E., & Müller-Arnold, B. (2021, February 12). Impfstoffe von Biontech und Moderna: Eine fette Packung aus Lipiden. Süddeutsche.de. https://www.sueddeutsche.de/wirtschaft/corona-impfung-lipide-evonik-1.5203601
[1250] Rapporteur's Rolling Review Report Quality - COVID-19 mRNA Vaccine BioNTec S. 120
[1251] Menzel, N. (2021b, April 21). Biontech-Pfizer: Vom Reaktor bis zum Impfzentrum. Pharma-Food. https://www.pharma-food.de/ausruestung/fluessig-prozesstechnik/biontech-pfizer-vom-reaktor-bis-zum-impfzentrum-349.html

[1252] Telgheder, M. (2021, October 6). Dermapharm will sich langfristig bei Impfstoffen engagieren. Handelsblatt. https://www.handelsblatt.com/unternehmen/mittelstand/familienunternehmer/covid-19-impfstoff-biontech-partner-dermapharm-will-sich-langfristig-bei-impfstoffen-engagieren/27628984.html

[1253] Doepke, M. (2021, January 11). BioNTech-Partner Dermapharm: "Wir können die Produktionskapazitäten erhöhen" – CEO im AKTIONÄR-Interview. DER AKTIONÄR. https://www.deraktionaer.de/artikel/pharma-biotech/biontech-partner-dermapharm-wir-koennen-die-produktionskapazitaeten-erhoehen-ceo-im-aktionaer-interview-20223540.html

[1254] Adhoc, A. (2020c, October 9). Dermapharm produziert für Biontech/Pfizer. APOTHEKE ADHOC. https://www.apotheke-adhoc.de/nachrichten/detail/coronavirus/dermapharm-produziert-fuer-biontechpfizer/

[1255] Adhoc, A. (n.d.). Allergopharma produziert für Biontech. APOTHEKE ADHOC. https://www.apotheke-adhoc.de/nachrichten/detail/markt/allergopharma-produziert-fuer-biontech/

[1256] November 8, 2021 Summary Basis for Regulatory Action - Comirnaty (fda.gov) https://www.fda.gov/media/151733/download

[1257] Johnston, M. (2022). 7 Companies Owned by Pfizer. Investopedia. https://www.investopedia.com/companies-owned-by-pfizer-5211303

[1258] Scientific, T. F. (2019, February 26). Thermo Fisher Scientific to Support mRNA-based Vaccine Candidate Production for BioNTech. Prnewswire. Retrieved May 9, 2023, from https://www.prnewswire.com/news-releases/thermo-fisher-scientific-to-support-mrna-based-vaccine-candidate-production-for-biontech-300801628.html

[1259] Kaustinen, K. (2019). Thermo Fisher Scientific, BioNTech ink licensing agreement. Drug Discovery News. https://www.drugdiscoverynews.com/thermo-fisher-scientific-biontech-ink-licensing-agreement-13125

[1260] Scientific, T. F. (2019, February 26). Thermo Fisher Scientific to Support mRNA-based Vaccine Candidate Production for BioNTech. Prnewswire. Retrieved May 9, 2023, from https://www.prnewswire.com/news-releases/thermo-fisher-scientific-to-support-mrna-based-vaccine-candidate-production-for-biontech-300801628.html

[1261] Kaustinen, K. (2019). Thermo Fisher Scientific, BioNTech ink licensing agreement. Drug Discovery News. https://www.drugdiscoverynews.com/thermo-fisher-scientific-biontech-ink-licensing-agreement-13125

[1262] Yahoo is part of the Yahoo family of brands. (n.d.-b). https://finance.yahoo.com/news/trilink-biotechnologies-introduces-latest-mrna-120000431.html

[1263] News - Press Releases and Announcements - Detail - Rentschler Biopharma SE. (n.d.). https://www.rentschler-biopharma.com/news/press-releases-and-announcements/detail/view/joining-forces-against-sars-cov-2/

[1264] Adhoc, A. (2020b, August 10). Rentschler produziert Biontech-Vakzine. APOTHEKE ADHOC. https://www.apotheke-adhoc.de/nachrichten/detail/coronavirus/rentschler-produziert-biontech-vakzine/

[1265] Rentschler slapped with FDA Form 483 citing lax manufacturing procedures. (2022, June 14). Fierce Pharma. https://www.fiercepharma.com/manufacturing/rentschler-slapped-form-483-citing-lax-manufacturing-procedures

[1266] Menzel, N. (2021, April 21). Biontech-Pfizer: Vom Reaktor bis zum Impfzentrum. Pharma-Food. https://www.pharma-food.de/ausruestung/fluessig-prozesstechnik/biontech-pfizer-vom-reaktor-bis-zum-impfzentrum-349.html

[1267] Comirnaty, INN-COVID-19 mRNA Vaccine (nucleoside-modified) (europa.eu) https://ec.europa.eu/health/documents/community-register/2020/20201221150522/anx_150522_de.pdf S. 16

[1268] November 8, 2021 Summary Basis for Regulatory Action - Comirnaty (fda.gov) https://www.fda.gov/media/151733/download

[1269] Prachar, A. (2021). Arcturus Therapeutics and Catalent Announce Partnership to Manufacture mRNA-Based COVID-19 Vaccine. Catalent. https://www.catalent.com/catalent-news/arcturus-therapeutics-and-catalent-announce-partnership-to-manufacture-mrna-based-covid-19-vaccine/

[1270] November 8, 2021 Summary Basis for Regulatory Action - Comirnaty (fda.gov) https://www.fda.gov/media/151733/download

[1271] Menzel, N. (2021c, April 21). Biontech-Pfizer: Vom Reaktor bis zum Impfzentrum. Pharma-Food. https://www.pharma-food.de/ausruestung/fluessig-prozesstechnik/biontech-pfizer-vom-reaktor-bis-zum-impfzentrum-349.html

[1272] Sanofi to provide support to BioNTech in manufacturing their COVID-19 vaccine to help address public health needs - Sanofi. (2021, January 27). https://www.sanofi.com/en/media-room/press-releases/2021/2021-01-27-06-30-00-2164797

[1273] Sanofi füllt für Biontech ab. (2021, January 29). DAZ.online. https://www.deutsche-apotheker-zeitung.de/daz-az/2021/az-5-2021/sanofi-fuellt-fuer-biontech-ab

[1274] Hofmann, S. (2019, January 4). Biotech: Sanofi steigt bei Biontech ein. Handelsblatt. https://www.handelsblatt.com/unternehmen/industrie/sanofi-investiert-in-biontech-weiterer-pharmariese-steigt-bei-deutschem-biotech-star-ein/23828008.html

[1275] Feldges, D. (2022, August 19). Impfstoffe: Siegfried wartet auf Folgeaufträge von Biontech. Neue Zürcher Zeitung. https://www.nzz.ch/wirtschaft/naechster-biontech-auftrag-laesst-bei-siegfried-auf-sich-warten-ld.1698595

[1276] Finanzen.Ch. (n.d.-b). Siegfried wird Impfstoff von Biontech und Pfizer abfüllen. FinanzNachrichten.de. https://www.finanznachrichten.de/nachrichten-2020-09/50696665-siegfried-wird-impfstoff-von-biontech-und-pfizer-abfuellen-485.htm

[1277] Pfizer and BioNTech Announce Collaboration with Brazil's Eurofarma to Manufacture COVID-19 Vaccine Doses for Latin America | BioNTech. (n.d.). BioNTech. https://investors.biontech.de/news-releases/news-release-details/pfizer-and-biontech-announce-collaboration-brazils-eurofarma

[1278] Novartis signs new initial agreement with BioNTech to support fill and finish of the mRNA Pfizer-BioNTech COVID-19 vaccine. (n.d.). Novartis. https://www.novartis.com/news/media-releases/novartis-signs-new-initial-agreement-biontech-support-fill-and-finish-mrna-pfizer-biontech-covid-19-vaccine

[1279] biopharma-reporter.com. (2021b, February 10). France ramps up COVID-19 vaccine production. https://www.biopharma-reporter.com/Article/2021/02/10/France-ramps-up-COVID-19-vaccine-manufacturing

[1280] biopharma-reporter.com. (2023, January 5). Delpharm acquires injectable drug development center in the Netherlands from Dr Reddy's. https://www.biopharma-reporter.com/Article/2023/01/05/Delpharm-acquires-injectable-drug-development-center-in-the-Netherlands-from-Dr-Reddy-s

[1281] Prachar, A. (2021). Arcturus Therapeutics and Catalent Announce Partnership to Manufacture mRNA-Based COVID-19 Vaccine. Catalent. https://www.catalent.com/catalent-news/arcturus-therapeutics-and-catalent-announce-partnership-to-manufacture-mrna-based-covid-19-vaccine/

[1282] Ema. (2021, October 18). New manufacturing sites and new formulation approved for COVID-19 vaccine from BioNTech/Pfizer - European Medicines Agency. European Medicines Agency. https://www.ema.europa.eu/en/news/new-manufacturing-sites-new-formulation-approved-covid-19-vaccine-biontech-pfizer

[1283] Stanton, D. (2022, January 13). Catalent hit with 483 at Belgian fill finish facility - BioProcess Insider. BioProcess International. https://bioprocessintl.com/bioprocess-insider/regulations/catalent-hit-with-fda-483-at-belgian-fill-and-finish-facility/

[1284] Ema. (2021, October 18). New manufacturing sites and new formulation approved for COVID-19 vaccine from BioNTech/Pfizer - European Medicines Agency. European Medicines Agency. https://www.ema.europa.eu/en/news/new-manufacturing-sites-new-formulation-approved-covid-19-vaccine-biontech-pfizer

[1285] Staff, R. (2021, March 25). Thermo Fisher to work with Pfizer-BioNtech on vaccine production in Italy. U.S. https://www.reuters.com/article/us-health-coronavirus-italy-thermo-fishe-idUSKBN2BH2SB

[1286] Menzel, N. (2021c, April 21). Biontech-Pfizer: Vom Reaktor bis zum Impfzentrum. Pharma-Food. https://www.pharma-food.de/ausruestung/fluessig-prozesstechnik/biontech-pfizer-vom-reaktor-bis-zum-impfzentrum-349.html

[1287] Menzel, N. (2021c, April 21). Biontech-Pfizer: Vom Reaktor bis zum Impfzentrum. Pharma-Food. https://www.pharma-food.de/ausruestung/fluessig-prozesstechnik/biontech-pfizer-vom-reaktor-bis-zum-impfzentrum-349.html

[1288] Menzel, N. (2021c, April 21). Biontech-Pfizer: Vom Reaktor bis zum Impfzentrum. Pharma-Food. https://www.pharma-food.de/ausruestung/fluessig-prozesstechnik/biontech-pfizer-vom-reaktor-bis-zum-impfzentrum-349.html

[1289] Pfizer and BioNTech Announce Collaboration with Biovac to Manufacture and Distribute COVID-19 Vaccine Doses within Africa | BioNTech. (n.d.). BioNTech. https://investors.biontech.de/news-releases/news-release-details/pfizer-and-biontech-announce-collaboration-biovac-manufacture/

[1290] Pfizer and BioNTech Announce Collaboration With Biovac to Manufacture and Distribute COVID-19 Vaccine Doses Within Africa | Pfizer. (n.d.). https://www.pfizer.com/news/press-release/press-release-detail/pfizer-and-biontech-announce-collaboration-biovac

[1291] Reuters. (2021, January 13). Baxter to start production in Germany of BioNTech/Pfizer vaccine by early March. Nasdaq. https://www.nasdaq.com/articles/baxter-to-start-production-in-germany-of-biontech-pfizer-vaccine-by-early-march-2021-01-13

[1292] Welt. (2021, January 13). Biontech-Impfstoff: Werk in Halle übernimmt Produktion. DIE WELT. https://www.welt.de/regionales/nrw/article224301914/Biontech-Impfstoff-Werk-in-Halle-uebernimmt-Produktion.html

[1293] Magazin, M. (2021, January 13). a-e16e0695-ce99-44e6-931b-c94efc35726d. Manager Magazin, Hamburg, Germany. https://www.manager-magazin.de/unternehmen/pharma/biontech-baxter-produziert-corona-impfstoff-ab-ende-februar-in-halle-westfalen-a-e16e0695-ce99-44e6-931b-c94efc35726d

[1294] BioNTech und Fosun Pharma schließen Liefervereinbarung mit China für mRNA-basierten COVID-19-Impfstoff | BioNTech. (n.d.). BioNTech. https://investors.biontech.de/de/news-releases/news-release-details/biontech-und-fosun-pharma-schliessen-liefervereinbarung-mit

[1295] Almac Group Ltd. (2020, November 11). Almac Group Welcomes COVID-19 Vaccine Trial News Announced by Pfizer & BioNTech - Almac. Almac. https://www.almacgroup.com/news/almac-group-welcomes-covid-19-vaccine-trial-news-announced-by-pfizer-biontech/

[1296] Campbell, B. J. (2020, November 11). NI pharma firm Almac's role in Covid-19 vaccine. BBC News. https://www.bbc.com/news/uk-northern-ireland-54902978

[1297] https://t.me/RA_Roehrig/5402